国医大师亲笔真传系列

张学文

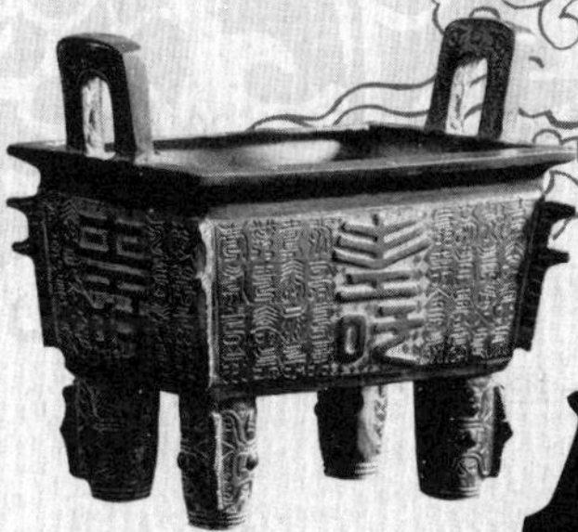

国医大师

临证心得手记

张学文 编著
张宏伟 李军 王景洪 整理

中国健康传媒集团
中国医药科技出版社

内容提要

本书较为系统地洪了张学文教授潜心钻研中医药理论所积累的主要观点和经验，经如温热病的扫毒致病说、瘀热病理说和寒温统一观；急症中的活血化瘀观、毒瘀交挟论、清脑通络论；疑难杂病中关于脑病气血阴阳论、益气活血论、颅脑水瘀论等等。书中还整理了各种典型 疑难大证病案百余例，充分反映了张教授融贯古今、巧辨精思、选方择药之匠心。其他如老药新用、新方立意等方面亦有不少独到和精辟的见解。文中颇多创新和求索。这些观点无疑对宏扬医理、解析疑难、启迪后学大有裨益。

图书在版编目（CIP）数据

张学文临证心得手记/张学文编著.—北京：中国医药科技出版社，2014.1
（2024.12重印）（国医大师亲笔真传系列）
ISBN 978-7-5067-6420-9

Ⅰ.①张… Ⅱ.①张… Ⅲ.①中医学-临床医学-经验-中国-现代
Ⅳ.①R249.7

中国版本图书馆 CIP 数据核字（2013）第 237279 号

美术编辑 陈君杞
版式设计 郭小平

出版 **中国健康传媒集团**｜中国医药科技出版社
地址 北京市海淀区文慧园北路甲 22 号
邮编 100082
电话 发行：010-62227427 邮购：010-62236938
网址 www.cmstp.com
规格 710×1020mm 1/16
印张 27
字数 464 千字
版次 2014 年 1 月第 1 版
印次 2024 年 12 月第 2 次印刷
印刷 北京印刷集团有限责任公司
经销 全国各地新华书店
书号 ISBN 978-7-5067-6420-9
定价 79.00 元

本社图书如存在印装质量问题请与本社联系调换

《国医大师亲笔真传系列》

总编委会

学术顾问 邓铁涛 任继学 张 琪 班秀文 李济仁 张学文 张灿玾

主任委员 吴少祯

副主任委员 王应泉 许 军 刘建青 范志霞

编 委 (按姓氏笔画排序)

马 进 王 朔 王景洪 邓中光 仝小林 乔福渠 任玺勃 刘小斌 米 鹂 李 军 李 艳 李禾薇 邱仕君 张宏伟 张鹤鸣 金芬芳 胡剑北 南 征 郭新宇 贾清华 黄 坤

出版者的话

祖国医学源远流长，千百年来，中医药学能够传承发扬，不断创新，一代又一代的医家经验功不可没。

2009年4月由原卫生部、国家中医药管理局、人力资源和社会保障部联合评选产生了我国首届30位“国医大师”。这是新中国成立以来，中国政府部门第一次在全国范围内评选出的国家级中医大师，是中医发展历史上重要的里程碑。

国医大师是当代中医药学术的集大成者，也是当代名老中医的杰出代表，体现着当前中医学术和临床发展的最高水平，他们的学术思想和临证经验是中医药学的宝贵财富。这些大师大都在自己的学术壮年时期，就著述颇丰，并且对目前的临床工作依旧有很强的指导性。但遗憾的是由于出版时间已久，目前市场已很难见到，部分著作甚至已成为中医学习者的收藏珍品。

基于此，我社决定出版一套《国医大师亲笔真传系列》丛书，主要挑选各位大师亲笔撰写的、曾经很有影响力、到目前还对临床具有较高实用价值的图书，重新修订再版，以满足广大临床工作者的需求，同时，也为我国的中医药传承事业尽一些微薄之力。

为使读者能够原汁原味地阅读各医家原著，我们在再版时采取尽可能保持原书原貌的原则，主要修改了原著中疏漏的编辑印制错误，规范了文字用法和体例层次。此外，为不影响原书内容的准确性，避免因换算造成的人为错误，部分旧制的药名、病名、医学术语、计量单位、现已淘汰的检测项目与方法等均不做改动，更好地保持了原貌。

本套丛书第一批有15个品种，为了突出每位医家的特点，我们对原书名进行了微调，具体如下：

《任继学医学全书》：包含任老亲笔编著的两本著作：《悬壶漫录》和《任继学经验集》。其中《任继学经验集》一书，还补充了一些任继学教授晚年的随笔文章和医话。

《邓铁涛医话集》：按照邓铁涛教授的建议，将《邓铁涛医话集》和《邓铁涛医话续集》两本书合并，并对相关内容进行分类和整理，以便能够更集中地反映邓老在中医学术和教育上的主要观点。

《李济仁点评杏轩医案》：原书名为《杏轩医案并按》。《杏轩医案》本身即为中医上乘之作，《李济仁点评杏轩医案》一书不仅有经作者认真点校后的《杏轩医案》全文，而且有李济仁先生为各条案例所撰写的按语、注文，实为校按古籍医书之典范。

《李济仁点评名老中医肿瘤验案》：原书名《名老中医肿瘤验案辑按》。本书搜集当代80余位名老中医治疗肿瘤之验案201篇，尤为珍贵者，书中大部分医案，为名老中医珍藏之手迹。其中有些医案更是名老中医教授生前最后时刻亲笔成文的，从未公诸于世。

《痹证痿病通论》：为《痹证通论》和《痿病通论》两本书合订而成。是李济仁教授在20世纪八九十年代编纂出版的。

《济仁医录》：保持原书名。为李济仁教授行医期间对中医理论和临床的心悟体会。

《新安名医及学术源流考》：原书名为《新安名医考》，此书不仅是一本医家人物史志，而且是一本学术性专著，可谓新安名医各家学说集大成之作。

《班秀文妇科奇难病论治》：原书名《妇科奇难病论治》。

《班秀文妇科医论医案选》：保持原书名。

《张琪脉学刍议》：原书名《脉学刍议》。

《张学文论治瘀血》：原书名《瘀血论治》。

《张学文谈中医内科急症》：原书名《中医内科急症学简编》。

《张学文临证心得手记》：原书名《张学文医学求索集》

《实用温病学》和《感证治法与类方》：此两本书是张灿玾教授早年的临床教学心得，又经近两年亲笔修改补充而成，属于第一次出版。

希望本套丛书的出版能够在一定程度上满足广大临床工作者对名医经验学习的渴求，对推动中医事业的继承和发展、弘扬民族医学和文化，做出一定的贡献。

中国医药科技出版社

2014年1月

前　言

1995年，我在王景洪、李军等同志协助下，根据中医学一些理论和多年的临床实践，出版了《医学求索集》一书，当时因其文字简洁，内容广博而深受广大中医内科工作者欢迎。该书对中医内科诸多理论进行了较为系统的归纳整合，并对中医内科诸多证治进行了初步的概括，但时过境迁，20年过去了，现代医学和中医药学对疾病的认识和了解均有了很大的提高，因此，我们应广大读者的要求修订了此书。书名由《医学求索集》改为《张学文临证心得手记》。

编撰修订此书，意在反映我数十年来在中医教学、临床、科研方面，继承探索医理，研究解析疑难所走过的道路。不求流芳后世，旨在激励后学，抛砖引玉，共同为推动中医学术的发展与进步，为中医药事业的振兴与繁荣，为保障人类的健康而贡献绵薄之力。

为保持原貌，对近年来许多临床、科研、实验等进展的内容，我们不再一一增加。

限于水平，书中不妥之处，请批评指正。

张学文

2013年11月

目录

外感温热病篇 …… 1

温热病的基本特点及卫气营血辨证在临床中的应用 …… 1

谈谈温病卫分证辨治中的几个问题 …… 10

略论汗法和下法的临床应用体会 …… 14

试论温病中"毒"的概念及其临床意义 …… 17

《千金方》清热解毒法初探 …… 22

试论活血化瘀法治疗温热病 …… 25

寒温关系纵横谈 …… 30

活血化瘀法在外感及杂病中的应用心得 …… 38

再论活血化瘀法在热性病中的应用 …… 46

试论温病厥证的辨治 …… 56

流行性出血热中西医结合临床研究近况 …… 75

急症疑难病篇 …… 91

加强中医治疗急症研究促进中医学术发展 …… 91

中医内科急症发展简况及治疗 …… 95

《千金方》论治内科急症初探 …… 110

略论刘守真对中医内科急症的贡献 …… 116

《景岳全书》论治内科急症初探 …… 121

辨治中风病的思路与方法 …… 128

中风先兆证发病规律的研究 …… 133

中风先兆证及清脑通络片的理论、临床、实验研究 …… 143

论"痰"在中风发病及治疗中的意义 …… 150

"虚、瘀、风"与中风之关系 …… 154

通脉舒络液治疗脑血栓形成110例临床观察 …… 157

中风痴呆证治探讨 …… 163
活血化瘀法及其临床体会 …… 166
瘀证辨治纲要 …… 179
活血化瘀法中几个问题小议 …… 182
略论《千金方》的瘀血证治 …… 185
《傅青主女科》扶正化瘀的学术观点探讨 …… 188
益气活血法抗衰老的理论及实验研究 …… 190
浅谈补阳还五汤治疗冠心病的体会 …… 204
疑难病概论 …… 206
疑难病病因探源及治疗对策 …… 214
浅谈治疗疑难病证的思路与方法 …… 219
试论脑脏生理之气血阴阳 …… 222
脑病证治概论 …… 225
“颅脑水瘀”理论初探 …… 231
水瘀交结，脑窍闭塞证治体会 …… 233
热病急症中之“毒瘀交挟”论 …… 236
休克的中医辨治体会 …… 240
破伤风的中医防治 …… 242
小儿脑积水的中医辨治体会 …… 246

医话及医案篇 …… 249

医话 …… 249
辛香开胃与甘寒滋胃 …… 249
怪病多痰与怪病多瘀 …… 250
效不更方与效必更方 …… 250
读《药王孙思邈》 …… 251

医案 …… 253
浮肿（慢性肾炎） …… 253
浮肿（血管神经性水肿） …… 254
浮肿（肾积水） …… 254
眩晕（美尼尔综合征） …… 255
眩晕（原发性高血压） …… 256
眩晕兼脏躁（链霉素中毒） …… 257
眩晕（高血压病） …… 258
眩晕（高血压） …… 258
心悸（风湿性心脏病） …… 259
心悸（病毒性心肌炎） …… 260

心悸（心肌缺血）…… 261
泄泻（溃疡性结肠炎）
…………………… 261
胸痹（冠状动脉硬化性
心脏病）………… 262
胸痹（冠心病心绞痛）
（一）…………… 263
胸痹（冠心病心绞痛）
（二）…………… 264
脑萎缩（一）……… 264
脑萎缩（二）……… 266
喘证（慢性支气管炎）
…………………… 266
咳喘（肺炎、肺结核）
…………………… 267
黄汗 ……………… 268
中风（脑梗死）……… 269
中风（脑血栓形成）
…………………… 269
中风（高血压脑病）
…………………… 271
中风（脑血栓形成）
…………………… 271
中风（高血压脑病）
…………………… 272
胃脘痛（萎缩性胃炎）
…………………… 273
胃脘痛兼梅核气 ……… 274
气厥抽搐证 ………… 275
毒瘀交结抽搐证（磷化
锌中毒）………… 275
气厥（脑动脉供血不良）
…………………… 277
皮痹 ……………… 278
热痹（风湿性关节炎）
…………………… 278
着痹（风湿性关节炎）
…………………… 279
行痹（风湿性关节炎）
…………………… 280
痛痹（坐骨神经痛）
…………………… 281
痛痹（风湿性关节炎）
…………………… 281
脊背痛 …………… 282
腰痛（腰肌劳损）…… 282
头冷痛 …………… 283
面痛 ……………… 284
胃痛（胃柿石）……… 285
不孕证 …………… 286
轰热证 …………… 286
半身麻痛症 ………… 287
无名定时高热 ……… 288
翻甲 ……………… 288
鼻衄 ……………… 289
咯血（支气管扩张）
…………………… 289
尿血（急性肾小球肾炎）
…………………… 290
尿血 ……………… 291
便血（溃疡性结肠炎）
…………………… 292

崩漏（功能性子宫出血）………………………… 293
瘿瘤（甲状腺囊肿）………………………… 294
单纯性肥胖 ………………… 295
瘰核（淋巴结炎）…… 295
瘰核（淋巴结肿大）………………………… 296
瘰核症（淋巴反应性增生症）………… 297
乳腺增生 ………………… 298
毛细胞白血病 ………… 299
肺痨（肺结核）……… 300
肺痿（肺不张）……… 301
小儿阳强不倒 ………… 301
小儿痉证（新生儿破伤风）………………………… 302
解颅（脑积水）……… 303
黧黑斑 ………………… 304
骨槽风（下颌关节炎）………………………… 305
夜游症 ………………… 305
白细胞增多症 ………… 306
血小板增多症 ………… 307
虚劳（再生障碍性贫血）………………………… 307
惊叫症 ………………… 308
点头症 ………………… 309
严重恶寒证（植物神经功能紊乱）……………… 310
奔豚气 ………………… 311
胁痛（慢性肝炎）……… 312
肝郁（慢性肝炎）……… 313
臌胀（肝硬化腹水）…… 314
积聚（早期肝硬化）…… 315
狂证（精神分裂症）…… 316
阴火（高热不退）……… 317
感冒 ………………… 318
腰痛（肾下垂）……… 318
胁痛（乙型肝炎）……… 319
中药及验方篇 ………………………………………… 321
试论丹参活血作用的广泛性 ……………………… 321
牛膝当分川怀补消两擅其长 ……………………… 325
三棱化瘀止痛力宏性平 …………………………… 327
浅谈药贱效佳之豨莶草 …………………………… 328
三七活血又止血可治多种瘀血证 ………………… 329
草果仁化腻苔立竿见影 …………………………… 331
黄芪用途广，益气功效彰 ………………………… 332
磁石为平肝良药 …………………………………… 335
苦参虽苦用途广 …………………………………… 337

水蛭可治中风心痛痼疾 …… 339
山楂消食又活血，心脑疾病功不灭 …… 340
漫谈鹿衔草在心血管疾病中的应用 …… 343
清解七味饮 …… 344
绿豆甘草解毒汤 …… 345
四参安心汤（自拟方） …… 346
清脑通络汤（自拟方） …… 347
益肾化瘀利水汤（自拟方） …… 347
散结软坚汤 …… 348
通脉舒络汤 …… 348
通窍活血利水汤 …… 349
加减柴胡舒肝散 …… 350
新加杞菊地黄汤 …… 351
脑窍通方 …… 352
加味桃红四物汤 …… 353
眩晕宁 …… 354
强胃汤 …… 354
变通天麻钩藤饮 …… 355
宽胸通痹汤 …… 356
四参安心汤治疗心肌炎体会点滴 …… 357
麻黄附子细辛汤临床应用举隅 …… 359
附篇 …… 361
改进温病学硕士研究生教育之我见 …… 361
加强中医内科急症教学环节的体会 …… 363
认真加强理论学习，充分利用实践机会 …… 367
试论孙思邈的形神医学观 …… 370
日本在活血化瘀研究领域对中国的挑战 …… 375
中医发展简史、现状与展望 …… 381
谈老年保健原则和抗衰防病的措施 …… 384
饮食疗法简论 …… 395
参考文献 …… 416

外感温热病篇

温热病的基本特点及卫气营血辨证在临床中的应用

温热病是感受四时不同温热病邪所引起的多种急性热病的总称。它主要是指感受外邪所引起的以发热为主要症状的一类病证，相当于现代医学的一些感染性疾患。即包括了许多急性传染病（如流行性感冒，流行性乙型脑炎，钩端螺旋体病，麻疹，流行性腮腺炎等）以及部分传染性小和非传染性（如肺炎、中暑、中毒、急性胃肠炎等）。并可施治于一些如胆道、尿路感染和妇产科、外科的一部分感染性疾患等）的急性发热性疾病。而卫气营血辨证，则是目前中医对温病所采用的主要的辨证方法。我们在学习一些文献和有关著作的基础上，并结合临床体会，主要从以下几个方面进行讨论。由于水平所限，错误之处难免，不当之处请批评指正。

一、温热病的基本特点

温热病不是一个独立的病名，而是包括许多病证。这些病证除具有它们各自特点之外，在临床上也有它的共同特点，这些共同特点是：

（1）从病因上讲：内为体质之虚，外为温热病毒侵袭。因为“外因是变化的条件，内因是变化的根据，外因通过内因而起作用”。所以身体抵抗力减弱是感受温热病毒的基本原因。即所谓“邪之所凑，其气必虚”。需要说明的是这里所谈的“病毒”，不等于现代医学所说的“病毒”。我们认为，从温热病观点来理解“毒”字，从性质上讲主要是属于热性；从流行病学角度来看，有传染和流行的可能；从证情上看，一般较重，变化较多，所以治疗温热病的许多方剂（如银翘解毒丸、清瘟败毒饮、黄连解毒汤等）都有不同程度的清热解毒功能。从现代药理研究来看，有许多治疗温热病的药物（如金银花、板蓝根、连翘、黄芩、黄柏以及丹参等等）对细菌、病毒等病原体都有不同的抑制或杀灭作用。

（2）从邪入部位看：许多病邪先侵肺卫，因肺主皮毛，开窍于鼻，主人体的卫外。温热病毒大多是通过鼻窍、皮肤、汗孔而入，由表及里，由上而下。故叶天士说“温邪上受，首先犯肺”。

（3）从发病情况看：多数发病急骤。因温为阳邪，变化迅速。临床上一般有三种情况：一是初起见发热、恶寒、咳嗽等病发于表的类型；一是初起即见发热、心烦、尿赤等里热外发类型；第三即表里同病类型。

（4）从病情及病变来看：一般的是热象偏盛，发展快，变化多，易于化燥伤阴；易现神昏谵语；易发斑疹；易致吐衄，后易津液大伤、动风痉厥。因温为阳邪，阳盛伤阴，阴伤化燥，灼伤津血，热极生风或虚风内动。

（5）从分类上看，尽管分类角度不同，但温热类病不外单纯热邪的温热类和湿邪与热邪共见的湿热类两大类。

（6）从治疗上看，总宜清热解毒，但处处注意保护津液（即包括保津和生津）。也就是说，一般在阴液未伤或初伤的情况下要注意保护它，以免妄耗；在阴液已伤或大伤的情况下，急需补充，以免阴竭。所以古人在治疗温热病时有“留得一分阴液，便有一分生机”之说。

二、卫气营血辨证在临床上的应用

卫气营血这一名词，祖国医学早有记载。它源于《内经》。以后各家均有所阐述，但其范围有大小，所指有侧重。《内经》、《难经》里一般多指人体正常的生理功能和部位。《伤寒论》已谈到病理概念，如“营卫不和”等。由于温病不但其病理变化的整个过程具有一定的规律性，主要表现为人体卫气营血的功能失调，或实质性损害，而且因病理损害部位不同，在病理发展的不同阶段中临床证候表现各异。据此，叶氏宗内经，参诸家，引申其意，加以发挥，主要说明温病过程中的病理变化，作为温病辨证论治的纲领。所以，我们在学习、研究、应用温病学时，必须首先掌握卫气营血辨证的基本特点及规律，以指导临床实践。

1. 卫气营血辨证在温热病中的主要意义

温热病，除了运用八纲、脏腑、三焦辨证来认识其证候的整个传变规律外，目前主要是运用卫气营血辨证来了解在疾病发生、发展过程中的各个不同阶段的病理变化和证候特点，为治疗提供可靠的依据，其临床主要意义是：

①辨别病变部位。如：病变部位在卫、气、还是在营、血。

②说明发病机制。如：卫分病理是温邪客表，肺卫失宣；气分病理为，里热蒸腾，热郁气机；营分病理乃热灼营阴，心神被扰；血分病理系热盛动血，神明扰乱。

③概括证候类型。如：临床表现有发热、微恶风寒、头痛、无汗或少汗、咳嗽、口渴、苔薄白、舌边尖红、脉浮数，其中以发热与恶寒并见的证候即为卫分证的证候类型；若不恶寒反恶热，口渴、苔黄、脉滑数或洪大等症状，便是气分证候类型；若身热夜甚，心烦谵语，舌绛脉细数，斑疹隐隐，口反不渴等症状，乃为营分证候类型；若舌质深绛，躁扰甚或狂、昏

谵，斑疹密布，吐、衄、便血等见症，方为血分证候类型。

④了解传变规律。卫之后方言气，营之后乃为血。由卫到气至营达血，依此为顺传，由卫达心包，乃是逆传。

⑤区分证情轻重。如卫分证较气分证为轻，气分证较营血分证为轻。顺传证较逆传及内陷证为轻。

⑥制定治疗法则。诚如叶氏所云“在卫汗之可也，到气才可清气，入营犹可透热转气，……入血则恐耗血动血，直须凉血散血。”

2. 卫气营血的主要证治

（1）卫分证

卫分是温热病的初期阶段，病位主要在肺与皮毛。

[主证] 发热微恶风寒，头痛咳嗽，鼻流清涕，身困疼痛、舌边尖红苔薄白，脉浮。

[特征] 发热恶寒、苔白脉浮。

[病理] 温邪袭肺、肺卫失宣。卫分是人体的最外一层，即是肌表。卫气盛于肌表，它有保护肌肤，调节汗孔开合，防御外邪侵袭的作用，正如《灵枢·本藏》篇说“卫气者，所以温分肉、充皮肤、肥腠理，司开合者也”。若病邪外袭伤卫，卫气受迫，减弱或失其护卫体表、抵抗外邪的作用，邪气即可入内，因当外邪入侵之后，人体的正气与疾病进行激烈的斗争，所以出现一系列症候，这时属于表证、实证，内脏器官还没有出现器质性的损害和功能的严重障碍，故病势轻浅。

[治则] 宜疏表散邪。这里需要指出的是，疏表法也属汗法的一种方法。其作用是开泄腠理，逐邪外出。外邪初侵人体，大多始于皮毛，然后由表入里。当邪在卫表，还未入里之前，宜从汗解，也就是给邪一出路，即叶天士所说的“在卫汗之可也”，这是叶氏对《内经》“其在皮者，汗而发之”之旨在温病治疗中的具体运用和发展。因温病所感受的是温热之邪，当以辛药疏表，凉药清热，这同感受寒邪的伤寒用辛温发汗恰恰相反，故宜桑菊饮、银翘散之类，疏散表邪、微汗而解。但由于感邪不同，体质有异，故临床上又将卫分证主要分为以下几类：

①风热表邪（风热客表）

[主证] 具有卫分证的特征，但发热重而恶寒轻，鼻塞流涕咽喉痛，口微渴，头身痛，小便黄，脉浮数、舌边尖红。

本证四时可见，但以冬春为多。因风热之邪侵袭肺卫，肌表失调，故出现上述主证，但因受邪部位不同，故治疗重点有异。

[治则] 辛凉解表。

[方药] 银翘散、桑菊饮。

临床上一般是邪在皮毛、发热恶寒等表证突出者，以银翘散清解表热为主，如表邪偏肺，以咳嗽咽痛等肺经症状突出者，以桑菊饮宣透肺邪为主。

加减法：若发热恶寒，项背不舒明显者，可加柴胡、黄芩、葛根；恶寒轻的减其荆芥、淡豆豉用量；若发热重者，加其金银花，连翘用量；口渴甚者加天花粉；鼻衄、咯血加焦栀、茅根（可重用至60g，或煎汤代水饮）；汗多去淡豆豉、荆芥等；咽喉肿痛、耳前后肿是瘟毒，应加马勃、野菊花、玄参、山豆根、土茯苓、大青叶等；若发热甚并见斑疹，应去荆芥、薄荷、杏仁、淡豆豉等疏表散邪之品，加丹皮、生地、大青叶等清热凉血解毒之味。

②暑湿兼寒（暑湿及寒邪郁表）

[主证] 发热微恶寒，头痛身困倦，有汗或无汗，口渴胸闷烦，小便黄赤，大便不爽，脉多濡数或浮数。舌质多红，苔多薄黄而腻。

本证主发于夏季暑湿旺盛之时。由于暑湿之邪侵犯卫表而发病，又因暑多挟湿，故临床既有暑湿内郁的暑湿证，又有暑湿为寒所遏的寒邪束表证；诚属暑、湿、寒三气交感，表里同病。与单纯的风寒束表和单纯暑热伤气者均有所不同。故宜辨证是清，治疗如法。

[治则] 疏表散寒，涤暑化湿。

[方药] 新加香薷饮加减。

加减法：如有嗳腐吞酸，食积内停者加焦三仙、莱菔子等。如热盛心烦者加黄连。

③燥热表邪（燥气伤表）

[主证] 微恶风寒，干咳无痰，发热胸痛，口燥咽干，舌边尖红，苔薄而干，脉多浮数。

本证是由外感温燥，侵袭肺卫所致，病主发于秋末冬初之际，与一般外感风热病表现基本相同，但因燥气伤津，“燥胜则干”，故初起即出现口、鼻、唇、眼，甚至皮肤干燥，并因燥伤肺津，故咳嗽较甚，且多干咳无痰。

[治则] 疏表润燥。

[方药] 桑杏汤。

加减法：如喉痒或声音嘶哑者可加牛子、桔梗、薄荷、蝉蜕、胖大海等清咽利喉，疏解风热之品。

其他因外感湿浊用藿香正气散之类；外感风毒用荆防败毒散之类；或因阳虚外感用参苏饮；或阴虚外感用加减葳蕤汤等均与卫表有一定的关系，临床宜根据邪之属性，体质强弱，辨证施治，随证加减。

总之，邪入卫表，为外感热病的初期，一般都是邪浅病轻，如能抓紧治疗，可以防止疾病的传变，促使其好转。如正气不足，或病邪过甚，或治疗不当，亦可继续深入，变生他证。临床上以风热表证比较多见，暑湿兼寒证与燥热表证均有明显的季节性，但不论是哪一种表证，主要偏热，故以解表清热为主。因此，多用具有辛散偏凉的药物。如兼他邪，可随证加减。但必须注意的是：解表药多为辛散之品，极易挥发，故宜急煎，一般煎开后10分钟左右即可；否则，气味耗散，作用减弱，甚至无效；解表药用量适可而止，不宜过用，否则过汗伤阴，变生他病。

（2）气分证

气分证主要是指邪在卫分未解，而继续深入，或径自入里而成，多系温热病中期或极期。病位主要在肺、胃、肠、脾、胆。

［主证］高热不恶寒，口渴汗大出，谵语狂躁，腹满胀痛，大便秘结，小便黄少，脉洪大或滑数、苔黄。

［特征］但热不寒，苔黄脉数。

［病理］热郁气机。《灵枢·决气》篇说“上焦开发、宣五谷味、熏肤、充身、泽毛，若雾露之溉，是为气。”因气主指人体脏腑组织的各种不同功能活动及物质基础，牵涉面广。如温热病变影响到肺、胃、肠、胆、脾等脏腑时，则热邪郁阻气机，失去其正常疏泄功能，故出现上述证候，气分是卫分深入一步，故热毒较深。

［治则］清气透热。

病邪侵入气分，邪气与正气均盛，“阳胜则热”，故出现气分热证。但根据病位及发热、伤津、夹湿等证候的不同特点，临床又分下列几种证型。

①热邪郁肺（痰热壅肺）

［主证］发热、咳嗽、胸痛、气喘、痰多黄稠、脉多滑数、苔多白黄而燥。因热邪伤肺、酿津成痰、痰热阻滞，肺气失宣，故咳嗽痰多、胸痛。

［治则］清肺泄热，平喘化痰。

［方药］麻杏石甘汤，宣肺合剂。

加减法：若喉痒而痛加牛子、桔梗；热甚加黄芩、连翘、鱼腥草；口渴加花粉、芦根；阴伤加沙参、麦冬；便秘加大黄、蒌仁、枳实。

②胃热炽盛（无形热盛）

［主证］具有气分证的特征。主要是高热，口渴、汗出、气粗，脉洪大，苔黄燥。因热邪入里，蒸腾于胃，追津外泄，引水自救。故出现大热、大渴、汗大出、脉洪大的“四大证”。

［治则］清热生津。

［方药］白虎汤。

加减法：如汗出太过，而见口渴，脉洪大无力者，因热伤津气，宜加西洋参或重剂量太子参或推注生脉注射液，亦可加入石斛、麦冬、竹叶等益气生津、清心泄热之品；有抽搐的可加地龙、钩藤、全蝎、羚羊角等清热平肝熄风之味；若伴有昏迷者可给清开灵或醒脑静滴注或配服安宫牛黄丸之类，以解毒清心开窍，并配合针刺。

③湿热在肠（有形热结）

［主证］具有气分证的特征。主要是大便秘结，或腹泻黄腥臭稀水，腹满硬痛，烦躁谵语等。脉象多沉数有力，舌红苔多黄燥或灰黑起刺。因热入肠中，耗伤津液，阻滞气机，传导失司。

［治则］清热通便。

［方药］调胃承气汤。

加减法：如腹胀痛较重的加积实以增其行气通便之力；如口干舌燥，脉沉而无力者可加玄参、麦冬、生地以滋阴清热通便；如见肠热下利之泄下频繁、肛门灼热，脉数苔黄者，宜用葛根芩连汤泄热生津，清里解表。

④脾胃湿热（里热夹湿）

［主证］身重脘闷，神情淡漠，渴不欲饮，午后热度增高，小便不畅，大便不爽（有的可能出现黄疸），舌红，苔黄而白腻，脉濡滑。此证为湿滞于里，热伏湿中，湿热重伤脾胃所致。

［治则］清热利湿，化浊解毒。

［方药］甘露消毒饮，三仁汤。

加减法：如有大热口渴甚，舌红苔黄，是热多湿少，可加生石膏、知母；如发热不高，口不渴，舌红苔腻，是湿多热少，可加佩兰，重用薏仁；有黄疸可加黄柏，重用茵陈和板蓝根；如见神昏谵语，时清时昧，似清似昧，痰涎涌盛者，多为湿痰阻于清窍，可改用菖蒲郁金汤加减，以清化湿热、涤痰开窍，并配合针刺。

需要注意的是：湿为阴邪，其性痼瘟黏腻，不同热邪一汗即解，温热一清即退。在湿热交蒸之际，采用芳香化浊能使湿邪易于转化，因此，湿温、暑秽等证多用此法。芳香之品除有辟秽开窍之功外，并能疏利气机，气化则湿亦化，这是治疗湿温的特有法则。故临床上化表湿可选用藿香、佩兰等；化里湿可选用苍术、厚朴等；湿痰可选用半夏、茯苓、陈皮、南星等，湿热可选用黄芩、黄柏、黄连、山栀、六一散等；对湿热阻滞脾胃的病证，常以黄芩配半夏，黄连配厚朴，苦辛合用，开泄湿热。总之，须分清湿和热之孰重孰轻，尔后遣方用药。更不可误治，如误汗则神昏耳聋，误下则洞泄不止，误润则病深难解。

通过以上邪在气分的证候分析，可以看出邪入气分，正盛邪实，正是热炽阶段，故在治疗上当以清热、泻火、解毒为主。此时若兼有卫分见症，宜于清气药中参入辛散之品，如牛子、薄荷之属；热盛气分、小便短少，多为邪热伤阴之故。所以宜重用竹叶、滑石、茅根、灯芯、知母、芦根、二冬等清热养阴利尿之品，不宜用篇蓄、瞿麦、木通、萆芨等分利之辈，以防再伤阴液。诚如吴鞠通所告诫的那样“温病小便不利者，淡渗不可与也，忌五苓八正辈”。

邪在气分最易挟湿，阻滞脾胃，气机升降失司。或因湿温之邪困阻中焦，总是以脾胃为病变重心，或上蒸中阻下注，或弥漫三焦。但其治疗总须清热祛湿两者兼顾。若湿重于热者，祛湿为主佐以清热；若热重于湿者，清热为主佐以祛湿。若弥漫三焦者宜在清热利湿中选用宣上、畅中、渗下之品，如杏仁、厚朴、茯苓等类。

湿邪困阻中焦，其因人而异，中气实则病在阳明；中气虚则病在太阴。然蕴结日久亦化燥伤津，故《温热论》所说“在阳旺之躯，胃湿恒多；在阴盛之体，脾湿亦不少，然其化热则一”。临床很有指导意义。

（3）营分证

营分证比气分证的更深重证。多系温热病的极期和晚期阶段，病变重点是心与心包。

[主证] 舌质红绛而干，心烦不寐，斑疹隐隐，身热夜甚，甚则谵语，脉多细数。

[特点] 舌绛心烦、神志改变。

[病理] 热灼营阴，心神被扰。

营血具有“和调于五脏，洒陈于六腑”的功能。温热病邪深入营分，每致津液耗伤，功能受损，因“营气通心”，热扰心神。故出现神志症状。热入营分，说明病邪进一步发展，病情增重，热毒更甚。

[治则] 清营泄热开窍。

①热灼营阴（营热阴伤）

[主证] 舌绛心烦，身热夜甚，斑疹隐隐，甚则谵语，脉细数。诸证为邪入营分，营阴受损，热邪伤络之故。

[治则] 清营泄热。

[方药] 清营汤。

加减法：兼见痉厥者可加钩藤、羚羊角配紫雪丹；兼有热痰者，宜加天竺黄、胆南星、竹沥等。

②热入心包（热邪侵脑）

[主证] 除具有营分证的特征外，主要是出现不同程度的意识障碍，神昏谵语，牙关紧闭，甚则抓空摸床、舌蹇肢厥或深度昏迷，大小便失禁等。脉滑细数，有的可能出现抽搐。因其营热内炽，侵犯于脑之故。

[治则] 先予清心开窍，继则清营泄热。

[方药] 安宫牛黄丸、紫雪丹、至宝丹或犀珀至宝丹，清营汤（见窍闭先用针刺及清开灵、醒脑静等苏醒剂静脉注入），待窍闭启开之后，再用清营汤之类，清心泄热，醒脑解毒。

（4）血分证

血分证主指温热病的危重阶段，多系温热病的极期和晚期。病邪由营转入血分时，往往仍带有营分的证候，故营血有很多相似之处。所谓“举血可以赅营”。血行于脉中，周流营养全身、如毒邪侵入血分则病变主要涉及心、肝、肾。由于心主血脉藏神，肝藏血主筋脉，肾主骨生精髓，均和血液系统有一定之关系，因此当病邪侵入血分时，病变会影响这些脏腑的生理功能，而出现血液、津液、神志等一系列功能紊乱的症状与体征，故病情深重。

[主证] 除见营分证外，主要的是出血证候及谵语，抽搐等。

[特征] 出血躁扰，舌质深绛。

[病理] 热盛迫血外出，热盛引动肝风。

[治则] 凉血散瘀清热，滋阴平肝熄风。

邪入血分，是温热病的后期，病情危笃，虚实交夹，临床多见如下几类：

①热盛动血（血热妄行）

[主证] 除身热舌绛外，主要是吐血、衄血、便血或斑疹密布，或非时经血、脉数等。

因其热伤血络，迫血妄行之故。

[治则] 清热凉血，解毒化瘀。

[方药] 犀角地黄汤。

加减法：犀牛为野生保护动物，犀角禁止药用，故可用水牛角加量（一般十倍）代替，我们个别病例曾用黄牛角亦有效。在临床上亦可用玄参、丹皮等合用。如出血过多的可加三七、小蓟、白茅根、旱莲草、仙鹤草等；出紫黑斑疹者重加生石膏、知母、玄参、大青叶等；如舌绛而紫，胸腹疼痛拒按，狂躁不安者，是血热夹瘀，须加桃仁、丹参、红花之类，或静脉、肌肉推注丹参注射液，以达活血祛瘀，兼清毒热之功。

②热动肝风（热极生风）

[主证] 高热抽搐，头痛眩晕，项强舌歪，躁扰不宁，角弓反张，神志不清，脉象弦数（本证多出现在营血分，但有时气分亦有）此为火热亢盛之时，热极生风，侵脑闭窍，故病情属实属热。

[治则] 清热、熄风、镇痉。

[方药] 羚羊钩藤汤加地龙等。

加减法：若抽搐不止者，还可加全蝎、僵蚕等；若项强痛明显者，可加葛根；伴有神昏者加入安宫牛黄丸或静脉给清开灵、醒脑静，并配合针刺。

③虚风内动（筋脉失养）

[主证] 低热不退，形体消瘦、口干舌燥，手足蠕动或抽搐，脉虚数，舌红而干少苔。此为热病后期，热邪损伤阴液，筋脉失其濡养，虚风内动所致，病情属虚属热。

［治则］滋阴熄风。

［方药］大定风珠。

如见夜热早凉，能食而消瘦，是邪留阴分，余邪未清，阴精耗伤，可用青蒿鳖甲汤之类，滋阴清热以除余邪。并且由于热伤气阴，往往过于损耗津血之后，突然出现大汗、烦躁、呼吸短促、脉细数无力，舌不鲜而干枯等亡阴危象，或由于阴阳互根，阴损及阳，而出现大汗亡阳重证，宜立即用生脉、参麦或独参或四逆注射液（汤剂亦可）等救阴回阳，挽转逆舟。

总之，营血分证是指温热病后期的危重阶段，临床上，它们两者不能截然分开，往往交叉出现。邪入营血重点是侵犯心包（脑）、肝、肾。证情多见虚实交夹，故临床辨证时宜分清正气之盛衰，热邪之轻重，伤津之程度，必须谨守病机，丝丝入扣，方能转危为安。

三、卫气营血的传变规律

卫气营血，是由浅入深的四个病理阶段，即叶天士先生所称的“卫之后方言气，营之后方言血”之义。这是指温热病的一般传变规律。但事物总是一分为二的。如在一定条件下，可因人之体质强弱有异，或致病因子不同而出现的不同证候，如邪在卫分，不经气分旋即出现营分的“逆传心包”证，或“卫气同病”；或“气血两燔”；或“疫毒充斥表里，卫气营血俱病”。又如一般感冒病，多数只在卫分而解，很少传入营血，而许多“流脑”、“乙脑”、“出血热”等病，则卫气营血可能都见，但不可能按常规，由卫到气，由营及血，循序前进，往往是传变迅速。所以治疗就不能按解表常规处理，而是应有未兆先谋，见微察著，打主动仗，及早清热解毒，否则按常规处理，表药未进，病邪可能已入营血，故临床时不仅辨证，尚要辨病。因此在温病整个发生、发展过程中，卫气营血四个阶段的传变不是一成不变的，而是需要灵活掌握，既要注意它一般演变的规律性，也要充分估计他们之间互相交错的多变性，知常达变，揆度奇恒。

四、卫气营血辨证和六经、三焦辨证的关系

六经辨证是东汉张仲景在《素问·热论》的基础上，结合临床实践，重点地把外感热病的发展变化过程分为太阳、阳明、少阳、太阴、少阴、厥阴六种证候类型，作为《伤寒论》的辨证论治纲领，它的理法方药目前在临床仍然为广泛应用。

三焦辨证是清代吴鞠通根据《内经》三焦部位划分的概念，在叶天士《温热论》卫气营血辨证的基础上，结合临床实践，把温病的变化过程分作上、中、下焦三个阶段，作为辨证论治的依据，它也是用于温热病的一种辨证方法，但主要运用于湿热辨证方面更为合拍。

卫气营血辨证是清代叶天士在《内经》的启发下，引申其义，并在《伤寒论》六经辨证的基础上，结合临床实际，按其病理变化和不同阶段，由表及里，由浅入深的把温热病的整个过程分为四个证候类型，所以他弥补了六经辨证在外感热病的不足之处，从而丰富了祖国医学对外感热病的辨证内容。

总之，六经辨证是基础，卫气营血与三焦辨证补充了六经辨证在外感热病的不足之处。三焦辨证主要是用于湿热方面，卫气营血辨证虽然主要用于温热病方面，但目前凡属温病，基本可以用它来作为辨证论治纲领。今后是否在理论研究和临床实践的基础上，通过执简驭繁，整理提高，创出一个新的热性病的辨证纲领，还有待于我们共同努力。

谈谈温病卫分证辨治中的几个问题

卫分证是以温热毒邪侵袭肺卫，卫气开合失司，肺气失宣为基本病机，以发热微恶风寒为主要证候的一个病证。本证见于温病的初期阶段，虽然病情尚轻，邪气尚浅，但要做到证治得当却并非易事。况且，温病气分、营分、血分证每由卫分失治、误治，或病邪过甚而深入所致。基于这点，试将我们在临床中辨治卫分证的几点体会，略述如下，以供临床参考。

一、首当明辨寒温之异

关于寒温之辨，何廉臣《重订广温热论》有辨气、辨色、辨舌、辨神、辨脉之温热五种辨法。认为风寒面色多绷结光而洁；温热面色多松缓而垢晦。风寒在表，舌多无苔，即有白苔，亦薄而滑；温热一见头痛发热，舌上便有白苔，且略厚而不滑，或色兼淡黄，或白苔即燥，风寒之中人，如头痛寒热之类，皆自知之；温热初起，大概烦躁者居多。温热之脉，初起时与风寒迥别，风寒从皮毛而入，一二日多脉浮，或兼紧、兼缓；温热自里出表，脉始数，或兼弦或兼大。此论切实可法，精湛入微，对于卫分证性质寒热的辨证确有价值。杨栗山《伤寒温疫条辨》有温病与伤寒不同诊脉辨，证候辨等篇，也能切合临床可法可师。但是，由于患者个体的差异等因，有些患者所表现的卫分证寒温区别极不明显，究竟属寒属温，仍尚难辨清。因此，我们体会到，还应从以下五方面认真辨析。

1. 辨口气

患者自觉口气热或燥者为风热。自觉口中和（不热）或凉者为风寒。

2. 辨鼻气

患者自觉鼻燥，所出之气热者为风热，鼻无燥热感或凉感者为风寒。

3. 辨鼻涕

鼻涕易出且清稀者为风寒，鼻涕稠浊而自觉热者为风热。

4. 辨面色

面白唇青或肤起粟而恶寒甚者为风寒；虽恶寒明显而面白唇红者为风热。

5. 辨小便

患者自觉小便微有热感者为风热，无热感而清长者为风寒。

若能细细分辨，再参以脉、舌、症状及病史，自可分辨清楚。

二、辨证分型宜切合临床实际

辨明卫分证的寒热属性之后，我们根据温热毒邪的性质，将卫分证分为五个证候。

1. 风毒在卫

主证为发热微恶风寒，面目或局部皮肤红肿，身痒或游走性疼痛，舌质红苔白，脉浮数等。此证在临床上比较常见，而一般多忽视之，或用银翘散之类方剂治之，效果不甚理想。《温病学讲义》谓：凡因感受温毒之邪，除具有一般外感见证外，并出现局部红肿热痛，甚则溃烂等证的病候，可称之为温毒。陈平伯《外感温病篇》载：“风温证，身热咳嗽，口渴胸痞，头目胀大，面发泡疮者，风毒上壅阳络”。上述症状基本上指出了温毒的临床特点。若见寒热表证及卫分舌脉，即为“风毒在卫”证。

本证为风夹温毒壅郁卫表，治宜疏风透表，清热解毒。若用桑菊、银翘诸方，往往效果不理想，麻黄、桂枝等方更不适宜。我们体会以荆防败毒散加减化裁为好。本方不仅可以内服，取服汤剂后药渣煎汤外洗、外敷，疗法更为理想。在用药中，一定要注意化裁，我们非常注意用上方加野菊花、土茯苓、僵蚕、蝉蜕、丹参等药，以加强清热解表，疏风败毒之力，往往收效甚捷。此法对于西医所称的一些过敏性疾患亦较适宜。例如：林某某，女，38 岁，工人。患者因汽油过敏，发热（体温 38℃），微恶寒，双前臂红肿，局部溃疡，发痒尤甚，鼻尖红痛，舌质红苔薄白，脉象浮数。历时二十余日，经中西医针、药并用未愈。审证分析，辨属风毒郁表。处方：荆芥、防风、枳壳、薄荷、柴胡、黄芩、玄参、野菊花、蝉蜕、地丁、陈皮各 9g，生甘草 6g，土茯苓 15g。上方共服五剂，并用药渣加艾叶煎洗前臂，寒热去，肿消痒止结痂转愈。

2. 风热在卫

主证为发热重而恶寒轻，口燥咽干或喉痛，口微渴，咳嗽，舌边尖红苔薄白，脉浮数。治宜疏风解表，清热解毒，方用银翘散加减。发热恶寒，颈项不舒明显者加柴胡、黄芩、葛根；恶寒轻者减荆芥、豆豉量；发热重增银花、连翘量；口渴加天花粉；鼻衄、咯血去荆芥、豆豉加焦栀、茅根（可重用至二两或煎汤代水饮）；若热势较盛，可改用清解七味汤（自拟方、暂定名）：柴胡、黄芩、薄荷、银花（如里热较盛改用连翘）、菊花、葛根、生石膏。本方搜风清热、解毒生津，若能根据临床实际灵活化裁，可收到比较满意的效果。例如郝某，女，6岁。本院子弟。发热39℃，不欲饮食，腹胀痛，脉浮数，舌红苔白厚，经用针药治疗，体温反而增高至40℃，并见抽风。辨为风温在卫，内兼食积。处方用柴胡、黄芩、连翘、菊花、葛根、丹参、焦三仙各9g，枳实6g，生石膏30g（先煎），钩藤、薄荷各5g。令急煎服，一剂烧退，二剂痊愈。

3. 湿温在卫

主证为发热，汗出不解，恶寒、身重疼痛，头胀重如裹，脘腹满闷，呕恶，脉象濡数，舌苔薄微腻。治宜解表祛湿，宣展气机，方用藿补夏苓汤、三仁汤加减化裁。如某厂一次食物型伤寒暴发流行，在起初西医尚未明确诊断时（20天后才找出病原，明确诊断），中医组按患者脉证辨为湿热毒邪阻遏卫气，伏于膜原，故而分为偏表、热重、湿重、后期伤阴等证型，以藿香、厚朴、槟榔、黄芩、滑石、生石膏、大青叶、金银花、半夏、葛根、枳壳、白茅根等药组成三组方药，分别投用。对初期湿温在卫表者，宣表化湿，侧重芳化行气，并每日肌注附院自制含板蓝根的“201”针剂2支，结果取得了满意的疗效。

4. 暑温在卫

主证为发热微恶寒，头身困重疼痛，脘闷心烦，少汗或无汗，小便黄赤，脉濡数或浮数，舌苔薄腻。本证发生于夏季暑湿较盛之时，其证内有暑湿，外感风寒，治宜疏表散邪，涤暑化湿，方用新加香薷饮。热盛心烦，溺赤者加黄连；食积内停者加莱菔子、焦三仙。夏季由于气候炎热，人多贪凉饮冷，暑易夹湿，但也有不夹湿者，故对古人“暑必夹湿”应活看，似以“暑多夹湿”为妥。

5. 燥邪在卫

主证为发热微恶风寒，咳嗽少痰，咽干鼻燥，口干或渴，或觉肌肤干燥，苔白舌质红略干，脉浮数。本证为温燥初起，邪袭肺卫，治宜辛凉甘润、疏表润燥，方用桑杏汤。咽痛声哑加牛蒡、桔梗、薄荷、蝉蜕、胖大海。

三、充分注意兼夹之症

戴天章《温疫明辨》指出：凡热不清，用清凉药不效，即当去其热之所附丽。凡热所附丽者，非痰即滞，非滞即血，径清其热，不去其物，未能有效，必视其附丽何物，于清热方中加入何药，效始能捷。何廉臣《重订广温热论》进一步指出："以夹邪为先，伏邪为后，盖清其夹邪，而伏邪始得透发，透发方能传变，传变乃可解利。"可见，论治温病其中包括卫分证，均应注意察明兼夹证的有无，否则，就有可能延误病机，影响疗效。

1. 兼瘀血

素有血瘀之人，一旦受温热毒邪侵袭，毒邪最易与瘀相互依附，而成卫分兼瘀之证。其证候表现，除卫分证外，必兼舌黯，或舌下瘀点，舌下脉络粗张，或瘀丝满布等瘀血见证。另外，温热毒邪郁卫不解，也可致荣卫凝涩而血瘀不畅，而见鼻衄、皮肤红疹等症。对于此证，我们每于疏散表邪、清热解毒方中，参以丹参等活血化瘀之品，疏散之中兼以化瘀。

2. 兼食滞

卫分证兼食滞者，临床上常可见到。或由感外邪后，胃气失和、多食难消化之物积而不消，或先有积滞，复感外邪，均可致邪郁肺卫，食积中焦。其证候表现除具有卫分证的基本特征外，多兼恶食、吞酸、嗳气、脘胀，舌苔白厚而腻等，治宜酌加枳实、莱菔子、焦山楂、炒麦芽等味，积甚者可加大黄导泻。

3. 兼痰湿

卫分证兼痰湿，多系素有痰饮宿疾，复感温热毒邪所致。王孟英指出："凡视温症，必察胸脘，如拒按者……多夹痰湿。"何廉臣《重订广温热论》指出："夹痰者更增其热，每见昏眩痞闷，右脉滑盛。"此皆为有得之见。临床卫分证兼见胸脘痞闷，恶心呕吐，头眩肢胀，舌苔黏滑者，则可认为卫分证兼夹痰湿，治宜在宣表化湿，芳化行气基础上，酌加枳壳、竹茹、半夏、陈皮、贝母、橘红之类，以加强化痰祛湿之功。

4. 兼阴虚

我们在临床中体会到，卫分证兼阴虚（或者阴虚外感）一般女性多于男性。临床除卫分见症外，多半有周身困倦，口燥咽干，五心烦热，舌红少苔，脉细数无力等。虽然热象不高，但却缠绵难愈。治宜疏表透卫，滋阴养液并举，方如加减葳蕤汤加葛根等；困倦甚而更兼气虚者，当以上方增黄芪之类补气药，以达气阴双顾，驱邪外出之目的。

当然，卫分证常见的兼夹证，并不限于以上四种，由于病人的体质、起居环境、发病季节等不同，临床常见各种卫分兼夹证。对于兼夹证的认真辨析，对于提高疗效，防止变迁，有十分重要的意义。

四、用药之法，尤当讲究

银翘散、桑菊饮为治风热在卫之方，临床上不少人皆喜用中成药银翘解毒丸或桑菊感冒片。应该说，这种剂型的变化方便了患者，应用极广，是有积极意义的。但我们在临床体会到，本症用丸药（特别是蜜丸），其作用远不如用汤剂。有时往往按说明增加一倍量，疗效仍不理想，究其原因，一方面可能由于制药时蒸熬太过，其轻清辛散之力锐减，另一方面加蜜为丸，甘缓制约其疏散之性，这与吴鞠通制方原旨及煎服方法大相径庭。因此，我们主张以少量葱白、薄荷煎汤送服成药，药后稍事休息，微微汗出，常可提高疗效。卫分证所选方药以辛凉轻散为主，煎药宜武火急煎，并须盖好盖子，一般煎煮后 5 ~ 10 分钟即可。也可令患者坐于药锅前，以鼻吸药气，以助宣肺透达，汗出表解之功。

五、物理降温应辨证用之

卫分证出现高热时，能否应用冷敷降温？有待商讨。冷敷在中医理论和实践中是早有记述的。从中医辨证施治的角度来看，《内经》早有“其在皮者，汗而发之”的论述，叶天士说：“在卫汗之可也”。前者明确指出，病邪在表者应该用汗法，后者侧重从温病角度指温邪在卫表，应该用辛凉疏表，驱邪外出。总的精神都是宜疏解外邪，不宜冰遏邪气，如果只注意高热，不重视卫分的基本病机，就等于舍本逐末，必然会影响疗效。因此，对于卫分证恶风寒明显者，即使高热，也不主张冷敷，尤其是冰敷。对此，我们在临床上多配合外治法，以温水或荆芥、薄荷煎汤擦浴，或用复方柴胡液兑水擦浴，或用该药滴鼻降温，热甚者配合十宣针刺放血等，往往可收到较为理想的疗效。我们认为使用冰敷的指征应是无明显恶寒、湿邪或正值经期的高热患者。

略论汗法和下法的临床应用体会

一、汗法

汗法是通过内服或外用方药或其他治疗手段，使机体适当发汗，以疏散外邪、解除表证的治法。通过发汗，可达到宣发肺气，调畅营卫，开泄腠理的作用。但贵在活用，如麻黄汤为治伤寒表实证之方，借其开泄腠理的特点，结合辨证加减药物，本方尚可治疗咳喘、痢疾、黄疸、水肿等初期。又如桂枝汤为治伤寒中风证之方，依据其调和营卫的作用，本方稍事加减又可治经期及产后感冒、皮痹、自汗、血痹等证。银翘散加减可治许多传染病或非传染病以及发热性疾病的初期证。进一步研究，汗法将有更大的潜力可挖。

尽管汗法有许多用途，但在临床使用时需要注意以下几点：

（1）辨证准确，切中病机，做到使用汗法缓急得法，以汗出邪去为当，过缓则有邪留之虞，过急则致伤正之忧。

(2) 对于病证混杂，两证间的过渡病证，宜两证并治。如温病热邪由卫入气的过渡病变——卫分证候未罢，气分证候不著，证见发热重，恶寒轻，口微渴，微汗出或汗不出，苔白、舌尖边红，脉浮数。笔者常投以清解七味饮（自拟方）：柴胡、黄芩、葛根、生石膏、银花（或连翘）、菊花、薄荷，辛凉甘寒并进，共解卫、气之邪，往往微取其汗，临证多收捷效。

(3) 物理降温一般用于高热、汗出、口渴之证，但对于热邪郁遏卫气之高热，若以冷敷，则汗孔闭塞而闭门留寇，使发热更甚，或热邪入里，变生他病。笔者对于其证则采取撤掉冰敷，换用薄荷、荆芥各30克煎汤，趁热擦洗皮肤，以宣发透邪，汗出则热退。

(4) 不可凡见脉数、高热，便施辛凉之法，应该说麻黄汤也有治脉数之证。麻黄附子细辛汤加味，治太阳、少阴两感所致之高热，临床每取捷效。此外常谓“有一分恶寒，便有一分表证”之论点，应相对而言，徐洄溪曰“凡汗出多之病，无不恶寒者，以其恶寒汗出而误认为寒，妄而热剂，则立危矣。”故不可一见恶寒，即用麻桂，一见发热，即用银翘；必须辨证立法遣方用药。

二、下法

下法是运用泻下方药以攻逐里实的治法，现已成为临床中十分重要的治法之一。今就下法的临床运用，略谈个人点滴体会。

使用下法，关键在于辨证，必须明确病邪之性质、种类；病位之所在；患者之体质，以掌握病机，投用恰当。下法分为四类：①寒下法，用于阳明腑实证，不必拘于“伤寒下不厌迟，温病下不嫌早”之戒，也不限于“必有燥屎结粪”，有些肺热炽盛病人，虽未见燥屎之时，但在清解肺热之时佐以通下之品，往往可使热退嗽轻，痰出痛减。②温下法，用于寒气结胸，肠胃冷积之腹痛便秘。本法（如熟大黄）寓于温中健脾益气等方中，有理脾益胃，促进消化，提高疗效，可治脾胃虚寒证等。③润下法，用于肠燥便秘，温病津枯便秘，我们常在增液承气汤中加莱菔子等。④逐下法，用于饮证、水肿、臌胀等。笔者常以甘遂为末，装入胶囊开水送服，每次1g，2小时后出现二便通利，水饮直下。此外，水饮聚于体内，多有气机壅滞，瘀血内生，故于逐水方中稍佐理气导滞，活血祛瘀药，能增强逐水之功，这样即使减少逐水药及其剂量，也能达到专事逐水药的效果，同时又可减少本法的副作用；如加化痰药于逐水方中，有利水饮化痰涎之功。

疾病发生发展，往往多因多变或一因多变，故下法常与他法配伍应用，如行气活血、化痰开窍、清热熄风、消食杀虫、养阴健脾等法。

巧用泻下，各有法度。①上病下取：凡眩晕、中风失语、吐衄等在上之证，病机同为热毒内盛，气血内燔，蒸腾上壅，治当上病下取，釜底抽薪，应在辨证论治的方药中加泻下药；此外在泻下药中加川牛膝，以期引血、热、水等下行，达到事半功倍的效果。②升清降浊：实邪中阻，气机升降失调，则清阳不升而耳鸣、头痛等，浊阴不降则呕吐、呃逆、癃闭等，治宜涤荡中腑，以承气汤类加减，可一下再下，直至便通为止。③通因通用：湿邪内蕴所致之泄泻、痢疾等证，治宜因势利导，健脾利湿或清热利湿为主，佐以通利，助湿下行，此时泻下药不可量多。④引邪外出：在相应的祛邪方中加入少量大黄以通便，不仅有清热解毒止痛之功，且有祛瘀生新止血之效，使病邪有外出之路，将大助祛邪之力。

由上可见，利用下法：可借通降阳明胃腑之势，直折火之炎炎；可借泻下之力，上病下取，引血、热、水等下行，并使浊阴得降，清阳即升；可借硝黄之力，推陈致新，使痰火、风痰、瘀血、水湿有外出之路；可急下存阴，使真阴得以保存。现代医学认为下法可改善血液循环，促进新陈代谢，排除毒性产物。

下法对于中风的治疗，更具重要意义。肝肾阴虚，气血不足，致痰瘀内生，肝阳上亢，一旦肝阳暴张，阳化风动，痰火上扰，气血逆乱，阻于脑络发为中风，此时痰热互结阻滞中焦，腑气不通，又可加重气血逆乱，使中风病情加剧，故通腑化痰为中风急性期的当务之急。据前人的经验及个人临床体会，病情及疗效随大便通畅而好转，故恢复期及后遗症的治疗，也可配伍下法。可见下法既是中风急性期的急救措施之一，又是中风各证常用兼法。

下法使用注意事项：泻下剂的功效，主要不在药，重在用。

（1）药物加工：大黄不久煎，宜后下；芒硝不作煎，宜冲服；峻下用生大黄，缓下用熟大黄，攻逐离经之血，宜大黄炭。

（2）药物服法：急下宜汤剂、顿服；缓下宜丸剂、分服；呕吐者宜频服。

（3）给药途径：对于昏迷，牙关紧闭者，①鼻饲；②导法，将煎剂或丸剂化水保留灌肠；③肠道给药法。

（4）泻下后处理：常在峻下的同时，可酌情给予生津养液之品内服，或糖盐水内服，或静脉输液，以防脱水。

泻下法是危急症的急救方法之一，同时还作为常见疾病的惯用常法，其可广泛用于内外妇儿五官各科各系统疾病。下法由于组方、用法不同（或主用或佐用）而效用各异，因而如使泻下剂运用有效、有力，尚需注意使用方法。

试论温病中“毒”的概念及其临床意义

“毒”的概念在中医学中应用非常广泛，温病学中犹然。然而对温病中“毒”的含义及致病特点，临床上怎样正确应用解毒法等问题，似尚未见到系统的论述。因此，作者搜集了古今部分资料，结合自己的粗浅体会，重点谈谈温病中“毒”的概念及其临床意义。

一、“毒”在温病中的含义

“毒”在温病中是应用得非常广泛的一个概念。大致说来，有以下几种含义：①指病因，如毒气（疫疠之气）、热毒、风毒、瘴毒、麻毒等。②指病名、病证，常见如中毒、丹毒、毒痢、疔毒、脏毒等。③指治法，如毒药攻邪，清热解毒、拔毒、下胎毒等。④指药物的性能，如毒药、大毒、小毒、常毒等。⑤把热证、火证之顽恶猛烈者称为热毒或火毒。⑥方剂命名中也多用之，如银翘解毒丸、清瘟败毒饮、黄连解毒汤等。由此可见“毒”的含义的多样性和应用的广泛性。据《辞源》“毒”字的本义有三：①恶也，害也；②痛也，苦也；③物之能害人者皆曰毒。可见，凡是对机体有严重损害，使人感到苦痛的致病因子，可以认为就是“毒”的作用。大凡由“毒”所致的疾病，主要有两个方面，一是自外感受，如直接为温热毒邪所侵袭，或间接由风、寒、湿、燥等邪所转化；二是素体阳盛或阴亏，兼以七情失调，气有余便是火，火自内生，蕴而成毒。临床以外感温热毒邪多见，也可内外相引而成。因此，对毒酌本质和病理进行深入的探讨，是继承发扬温热病学的一个重要课题。

1. 六淫邪盛化火成“毒”

温病的外因，以叶天士为代表的温病学家倡导六淫致病说。叶氏统称温病的病因为“温邪”，并进一步划分为风热、湿热、暑热、燥气、寒邪化温等。后世学者进一步发挥并扩大了六淫致病说，如陈平伯详论了“风温”，薛生白则精辟地论述了湿温，张凤逵对暑湿颇有研究，吴鞠通则对燥气有独到的见解。余如俞根初、柳宝诒等人也发展了“伏寒化温”学说。他们虽未明确地提出“毒”与温病病因的关系，“毒”的病机以及“毒”与六淫病邪的关系，但在他们的著作中，却都程度不同地提到“毒”，并且广泛地应用着“毒”的概念。虽然早在《素问·五常政大论》中就认识到偏盛之气为毒，并提出“寒毒”、“热毒”、“湿毒”、“燥毒”等名称，但究竟“毒”与六淫是什么关系，却未曾明了。今根据古今论述，结合临床实际，我们认为六淫邪盛化火即可成毒。自然界正常的气候演变，一般称之为“六气”；六气过激而偏盛，前人称为“六淫”；六淫致病轻重有别，邪盛化火可谓之“毒”或“热毒”。

（1）热（火）盛成毒

感受温热邪气，或它邪化热，壅遏不解，阻碍气血，耗伤津液，即可化火成毒。叶天士《外感温热篇》中说：“舌绛而干燥者，火邪劫营”，舌绛有“大红点者，热毒乘心，用黄连、金汁”。舌绛干燥或有大红瘀点，是营分热邪过盛，血瘀津伤之象，所以叶氏用了“火邪”“热毒”的概念，以区别于其他轻浅证候。另外尚有内在火热壅盛而成毒者，虽有热毒见证，但病因病机有别，与外邪所致热毒不同。

（2）风盛成毒

风为百病之长，风邪偏盛每多化火，遂为风火壅盛成毒。陈平伯《外感温病篇》载：“风温证，身热咳嗽，口渴胸痞，头目胀大，面发泡疮者，风毒上壅阳络，当用荆芥、薄荷、连翘、玄参、牛蒡、马勃、青黛、银花之属，以清热散邪。”此证既有风邪偏盛，又有热毒上壅症状，故以疏风解毒为治。

（3）暑热邪盛成毒

王孟英认为暑为火邪，心为火脏，暑邪易于入心。所以炎暑外受与心阳相得，最易化火化风而成毒。雷丰《时病论》以祛暑解毒法，治“暑毒，烦热赤肿，身如针刺。”并云“凡暑热成毒者，此法最宜。”可见暑热极盛足以成毒。只是前人多提暑风、暑厥、暑瘵等，而较少提“暑毒”而已。

（4）湿热邪盛化火成毒

湿热之邪，侵袭人体，湿遏热伏，弥漫熏蒸，阻气遏阳，可以化火成毒加薛生白《湿热病篇》载：“湿热证，上下失血或汗血，毒邪深入营分，走窜欲泄，宜大剂犀角、生地、赤芍、丹皮、连翘、紫草、茜根、银花等味。”上下失血或汗血，即湿热化火成毒，毒邪损伤血络，迫血妄行所致。故薛氏以犀角地黄汤重加银翘等以治之。

（5）燥盛化火成毒

燥气致病，与其他邪气相比，其程度相对较轻浅，故燥盛成毒较为少见，但前人也有类似的记载。如《温病条辨·上焦篇·秋燥门》载：“燥气化火，清窍不利者，翘荷汤主之”。此证由于燥气化火，上壅清窍，出现耳鸣目赤、龈肿咽痛之症，故主以连翘、栀子、牛蒡、黄芩等清热解毒之品。

（6）伏寒化温成毒

成无已云：“阴寒为病，最为肃杀毒疠之气。”王叔和认为：“寒毒藏于肌肤，至春变为温病，至夏变为暑病。”由此可见寒邪侵袭，蓄积潜藏，伏寒化温，聚而成毒，古人也是有一定认识的。尽管对“伏寒化温”的理论目前还有争议，但寒邪在一定条件下可以化热成毒却是客观存在的事实。

上述六淫邪盛化火成毒的观点，是我们学习温病有关著作结合临床实践的一点体会。前贤对于温病危重证，特别是邪入气、营、血分阶段，由于热深毒重，其病机多为“热毒壅盛，充斥内外”。尽管起病之初，病因各异，但一旦转化为“热毒证”，就具有共同的病机，临床就多用清热解毒法，并结合兼证，与祛风、除湿、凉血、化瘀等法配合应用。这就是为什么解毒法在温热病中应用广泛，疗效显著的一个重要原因。至于六淫邪盛如何化火成毒？我们初步认为有两点：其一，六淫本身毒力有强有弱，侵入人体有程度的不同，加之正气强弱有异，故邪盛化火多成毒证。其二，邪气侵入人体，有一个发展变化过程，初起邪少正气旺盛，病多较轻浅，随着病情进展，毒邪鸱张，正气受损，故“毒”的证候就愈来愈明显。所以卫分、气分轻证一般不称毒，而气分重证和营、血分证，则多认为是毒邪炽盛所致。由此可以认为：温、热（火）、毒，异名而同类，程度轻重有别而实质相同，轻浅者可以称为温证、热证，危重者可以认为是感受毒邪或其他邪气转化的“热毒证”。

2. 疫毒

温病中传染性强，易引起大流行的温病病因，传统称为疫毒（或毒气、疫气、杂气、戾气、大风苛毒等）。如《素问·刺法论》云：“五疫之至，皆相染易，无问大小，病状相似，不施救疗，如何，可得不相移者？岐伯曰：‘不相染者，正气存内，邪不可干，避其毒气。’”明代吴又可著《温疫论》，创杂气学说，认为杂气是有别于六淫的特殊致病物质，是各种温病的主因，其为病种，各有不同，都具有传染性和流行性。其中毒力强，危害大者又称为戾气（或疠气）。如他说：“疫气者亦杂气中之一，但有甚于他气，故为病颇重，因名之疠气。”同时吴氏在整个《温疫论》中提到“毒”者比比皆是。如“元气胜者毒易传化”，“内壅一通，则毒邪亦从而外解”，“邪毒传胃，前方加大黄下之”，“邪毒最重，复瘀到胃，急投大承气汤”等等。可见吴氏把温疫致病主因和毒气互称，特别谈到攻下法时，多认为是“邪毒”盛，间接地说明了疫与毒的关系。

清代余师愚进一步发展了吴又可的理论，阐述了疫与毒的关系，认识到暑燥疫由毒气所致，强调应用清热解毒法的重要性。他在《疫病篇》中说：“疫既曰毒，其为火也明矣，火之为病，其害甚大，土遇之而焦，金遇之而熔，木遇之而焚。”他认为暑燥疫之头痛，乃由毒火盘踞于内，热气上腾所致；疫证呕吐，是由邪火干胃，毒气上冲而成；坐卧不安，由毒火内扰；抽惕若惊，由热毒流于肝经；下利清水，由毒火注于大肠；昏闷无声，由窍因气闭，气因毒滞等等。说明温疫大多夹毒，疫可致毒，毒盛疫亦烈，处方以大剂清瘟败毒饮加减，取效甚捷。充分说明疫与毒是密切相关的。

3. 温毒

温毒是由于感受温热时毒后所引起的外感温病。临床除具有一般温热症状外，多见局部红肿疼痛，甚则破溃糜烂等症状。至其病因，吴鞠通认为是“诸温夹毒，秽浊太甚”。雷丰指出：“由于冬令过暖，人感乖戾之气，至春夏之交，更感温热，伏毒自内而出，表里皆热”。俞根初《通俗伤寒论》认为：“凡温毒将发，更感时毒，乃天行之疠气，感其气而发者，故名大头瘟”。叶天士在《临证指南医案》中指出：“烂喉丹痧发于冬春之季，不分老幼，遍相传染，……初起之时，频进解肌散表，温毒外达，多有生者”。综上所述，温毒为病，多因感受时行毒疠之气，或夹秽浊，或伏毒外发，与单纯的六淫致病有很大区别，临床也有典型症状可资鉴别。其治疗大法以清热解毒为主，兼以疏风、活血化瘀等为治。

4. 毒物

“物之能害人者皆曰毒”，即常说的中毒，多由误食有毒食物、药物而成。其中有些中毒证可出现高热、抽搐、昏迷、惊厥等症状，以热病的特点出现，故其治疗也可宗温病理论，重视解毒法的运用。当然，急性中毒者的临床表现是多种多样的，只有以温热病特点出现的病人，才可以用清热解毒法。这类病人由于吞食大量毒物，毒邪内聚，伤津耗气、瘀阻气血，内扰神明，故以清热解毒佐以益阴、化瘀、利尿等为治，往往能收到同样满意的疗效。

综上所述，“毒”的概念在温病中应用很广。不但六淫邪盛可以化火成毒，而且直接感受疫毒、温毒，或食物、药物中毒就更为人们所了解。南京中医药大学（前南京中医学院）主编的二版《温病学讲义》（1964 年）明确地提出了温病的病因是“风热病毒”、“暑热病毒”、“湿热病毒”、“燥气病毒”，强调温病病因要重视“毒”，是很有见地的。虽然目前对此有不同看法，如上书三版（1979 年）又把“温热病毒”易为“温热病邪”，但我们认为在温病病因中提出“毒”的概念，探讨“毒”与“热”的关系，研究毒的本质和病理作用，是发扬温病学理论，探索清热解毒法实质的重要内容，是值得深入研究的。

二、“热毒”的致病特点

1. 发病较急

温热毒邪侵犯人体，发病多急骤，来势多迅猛。如陈平伯《外感温病篇》说：“风温毒邪，始得之，便身热口渴，目赤咽痛，卧起不安，手足厥冷，泄泻，脉伏者，热毒内壅，络气阻遏。”此病初起即见里热壅盛成毒，且上扰心神，下逼肠道，郁阻气机，故陈氏单独提出以示区别。余师愚在论及“闷疫”时说：“疫疹初起，六脉细数沉伏，面包青惨，昏愦如迷，四肢逆冷，头汗如雨，其痛如劈，腹内搅肠”，可见其病初的急骤状态。吴又可认为温疫是“急证”宜“急攻”。《喉痧至要论》认为：“喉痧至危之证，重则不过三四日。”如此等等，均强调了热毒证发病之急的特点。

2. 证情较重

凡温热毒邪所致的温病，病情多重。如陈平伯《外感温病篇》载：“风温证，身大热，口大渴，目赤唇肿，气粗烦躁，舌绛齿板，痰咳，甚则神昏谵语，下利黄水者，风温热毒，深入阳明营分，最为危候……间有生者。”其病情之重就可想而知了。其他如麻毒内陷，误食大量毒物等亦然。

3. 热邪较盛

温热毒邪，一旦侵入机体，正气奋起抗邪，热势多较高，并易很快化燥化火，劫伤阴液。余师愚说：“疫既曰毒，其火也明矣。”周国雄把“热证、火证之猛烈顽恶者称之为热毒或火毒”，均说明温毒致病，热势较盛，非同一般。

4. 传染流行

由于疫与毒关系密切，故具有毒证特点的疫病，大多有传染与流行性。如吴又可说：“某年疫气盛行，所患者众，最能传染”。其他如烂喉丹痧、痄腮等，也都具有这种特点。但热毒证不尽传染，传染者未必尽毒。

5. 特殊的证候及发病史

除上述发病急、病情重等特点外，毒邪所致的病证有的可有局部红、肿、热、痛、斑、疹等症状。且其病程中多出现谵语、神昏、惊厥、瘛疭等症状。有的毒证如食物和药物中毒，还有明显的病因或发病经过，若仔细询问，每可弄清病因，作为临证参考。

三、辨“毒”的意义

了解毒的概念、特点，其临床意义在于辨热毒的发病部位，区分毒证的深浅轻重，辨别六淫与毒的因果关系，以指导解毒法的应用。

一般说来，卫分热毒证，必须辨毒由何邪所化，兼夹何邪而致者。常见病证有风毒壅卫，热毒壅卫，暑毒壅卫，燥毒壅卫等。临床表现除见发热恶风之卫分证以及风、热、暑、燥邪的疾病症状外，还各有特点。如属风毒者多见皮肤红肿、发痒，或游走作痛，或泛发疱疹，或头面红肿，或咽喉肿痛等症，治宜疏风清热解毒，方如普济消毒饮之类。属热毒者，多见热势较盛，咽喉疼痛，头痛烦躁等症，治宜清热解毒，方以银翘散或自拟清解汤（柴胡、黄芩、葛根、丹参、生石膏、薄荷、菊花、连翘或银花）加减。属暑毒者则多见头胀疼痛，心烦胸闷，小便短赤，舌苔浊腻等症，治宜祛暑化湿，解毒疏表，以黄连新加香薷饮或雷丰祛暑解毒法加减。属燥毒者，则多见目赤、龈肿、咽痛干燥、声哑、耳鸣等症，治宜解毒润燥，轻宣清热，用翘荷汤加减。

气分热毒证，除要明辨温热邪毒或湿热邪毒外，还要辨明毒犯何脏何腑。诸如热毒壅肺，热毒阻肠，湿热邪毒壅遏中焦等。临床表现除有气分高热不恶寒及某脏腑功能失调的症状外，也有许多特点。如属热毒壅肺者，可见高热气促，咳嗽胸痛，痰中带血，烦躁甚或谵语等证，治宜清肺解毒，泄热化痰，方用麻杏石甘汤重加鱼腥草、连翘、黄芩、丹参、大黄等。属热毒阻肠者，可见高热如焚，烦躁谵语，甚或动风惊厥，舌苔焦黄起刺等症，治宜通下解毒，方用承气类方加减。属湿热壅遏中焦者，可见高热腹胀，胸痞脘闷，神识时清时昧，小便不利，肌肤发黄等，治宜解毒化浊，清热利湿，方用甘露消毒丹加减。

营血分毒证，多数危重，因毒入营血，搏血为瘀，瘀毒相结，灼营耗阴，侵心犯脑，迫血损络，诸证丛生。其临床表现，除有营血分症状外，属热毒入营者，可见身热烦躁，斑疹隐隐，甚或谵语惊厥等，治宜凉营透热，解毒化瘀。属毒犯心脑者，可见神昏谵语，或昏愦不语，舌蹇肢厥等症，治宜清心（脑）解毒，化瘀开窍，方以牛黄丸、犀珀至宝丹等化裁。属邪毒迫血者，可见口鼻等诸窍出血、紫斑、神识昏愦等症，治宜凉血解毒化斑，方以犀角地黄汤化裁。

总之，由于温病的“毒证”多急骤危重，其辨证治疗也是相当复杂的。以上仅是例举了几种常见的证型。临床治疗时，尚须根据温病学基本理论，辨清邪毒所犯卫气营血或三焦所属脏腑的病位，辨清毒由风、暑、湿、燥等何邪所化及其兼夹，从而强调解毒而兼及其他，方可提高临床疗效。另外，我们体会到毒多夹瘀，因而在应用解毒法的同时酌情配以活血化瘀药如丹参、赤芍等，疗效较为理想。

四、结语

以上我们简谈了“毒”在温病病因中的涵义，热毒证的临床特点、辨“毒”的意义等问题，试图阐明“毒”在温病学中的概念、特点以及重要性等，为进而探讨“毒”的实质，研究清热解毒法在温热病中的应用规律作若干探讨。

《千金方》清热解毒法初探

近代温病学家多认为“寒凉治温”始于河间，非也。其实孙思邈在《千金方》早已有：“凡除热解毒，无过苦酢之物。故多用苦参、青葙、栀子、葶苈、苦酒、乌梅之属，是其要也。夫热盛非苦酢之物不解也，热在身中既不时治，治之，又不用苦酢之药，如此救火不以水也，必不可得脱免也。苦参、青葙、葶苈之属所在尽有，除热解毒最良”的精辟论述。《内经》虽有“热者寒之”之论，但终未有清热解毒之用；《伤寒论》虽用葛根芩连汤，白头翁汤治热痢，但终未把清热解毒理论系统化。孙氏在继承前人经验的基础上，从理论上明确提出了除热解毒，用苦寒之品。并在实践中把清热解毒方药灵活地运用到急性热病，痈疽恶肿，湿毒蕴肠，脓疮瘾疹，温疫中毒，风毒脚气，毒热卒发，毒热内闭，热毒下结等病症，从而扩大了清热解毒法的适应范围，为后世临床准确、灵活运用清热解毒法提供了理论和实践依据。兹将孙氏清热解毒法归纳为十二类，并对每类的特点、适应范围探讨如下。

（一）清热解毒泻火法

孙氏在《卷九伤寒上》门中用青葙子丸（青葙子、黄芩、黄连、黄柏、山栀、胆草、苦参、瓜蒌根）治疗伤寒后热结在内，烦渴燥扰证。用三黄散（大黄、黄连、黄芩）治疗热郁胆腑，瘀热发黄的黄疸。以上两方为此法之代表方。从药物组成看主要以栀、柏、芩、连、大黄、胆草、青葙子等苦寒之品组成，直清里热，清泄郁火。主治热蕴于里，三焦火郁成毒等证。

（二）清热解毒益气法

孙氏在前人治验的基础上，清热解毒药与补气药相伍，解毒而不伤气，补气而不助热，相得益彰。《千金卷十伤寒下》就有用茵陈汤（茵陈、黄连、黄芩、大黄、山栀、人参）治疗“黄疸身体面目尽黄”的实例。在《金匮》茵陈蒿汤的基础上加入三黄散以增强清热解毒之功。在一派苦寒之剂中尤加一味人参补阳益气，以成苦甘合化寒温并施之剂。

（三）清热解毒养阴法

由于热邪伤及脏腑阴液不同，所以孙氏在清热解毒养阴中又有清热解毒养肺胃之阴与清热解毒滋肝肾之阴法。前者常在清热解毒药中加麦冬、花粉、玉竹。后者常在清热解毒药中加生地、阿胶等味。《千金卷二十一》“治消渴除肠胃实热方”（胆草、黄芩、黄连、升麻、枳实、麦冬、玉竹、枸杞、花粉、石膏、人参、茯苓、生姜）中用胆草、黄芩、升麻、黄连清热解毒，麦冬、花粉、枸杞、玉竹养肺胃之阴。

又《千金卷三》治妇人产后下利和伤寒后下利致阴伤者，用干地黄汤（干地黄、白头翁、黄连、阿胶、蜜、蜡及阿胶、黄柏、山栀）以滋补肝肾之阴。

（四）清热解毒辟秽法

孙氏常用清热解毒药物配芳香解毒辟秽药物组方，以防治温疫流行。《千金卷九》就用太乙流金散（雄黄、雌黄、矾石、鬼箭羽、羚羊角）烧或熏防治温疫病。方中雄黄、雌黄有芳香辟秽解毒之功，但无清热之能，羚羊角既清热又解毒，故把它们合为一炉。

（五）清热解毒凉血法

孙氏常以清热解毒之品伍以凉血散血之味而组方。把清热解毒、凉血、活血、止血、散血合为一炉。如《千金卷十二胆腑门》用“犀角地黄汤治伤寒及温病应发汗而不汗之，内蓄血者及衄血吐血不尽，内余瘀血，面黄大便黑”的病人。其中犀角清心凉血，凉解血分热毒，生地甘寒量重，凉血养阴，两药相伍凉血养阴止血。赤芍、丹皮，凉血、散血、活血。共奏清热解毒，凉血散血之功。

（六）清热解毒疏风散邪法

孙氏常用此法治疗风毒聚结，四肢历节、乳腺病等症。如《千金卷二十三》用连翘汤（连翘、芒硝、芍药、射干、升麻、防己、杏仁、黄芩、大黄、柴胡、甘草）治疗妒乳、乳痈病。《翼卷十八杂病上》用犀角汤（犀角、羚羊角、栀子、黄芩、大黄、升麻、豆豉、延胡索、射干）治疗热毒流入四肢，出现历节肿痛等证。此法以清热解毒药物与疏风之品为伍组方，清疏结合，风热毒邪自消。常用清热解毒药有犀角、羚羊角、栀子、黄芩、大黄、连翘；疏风散邪之品有：升麻、柴胡、射干、豆豉、延胡索等。

（七）清热解毒燥湿法

《翼方卷十伤寒下》引《伤寒论》云：“热利下重，白头翁汤主之”。孙氏师古而不泥古。治疗“诸热毒下黄汁赤如烂血，滞如鱼脑，腹痛壮热”证时，除用白头翁、黄柏、黄连、黄芩外，又加当归、牡蛎、犀角、升麻、石榴皮、寄生、甘草、艾叶。灵活化裁古方，不拘一格。对脓疮湿疹一类湿毒浸淫之病，常用地榆汤（地榆、苦参、大黄、黄芩、黄连、川芎、甘草）煎汤外洗。

（八）清热解毒祛瘀法

孙氏治疗瘀毒交夹，瘀热互结之证，常用此法。如《千金卷三》治疗“产后下痢黄散方”（黄连、黄芩、䗪虫、干地黄）及《千金卷十二》治疗“吐血酒客，温疫中热毒，干呕心烦者方”（蒲黄、犀角、花粉、甘草、寄生、葛根）都是以具有清热解毒功能的黄连、犀角与活血祛瘀的䗪虫、蒲黄为主组方。实验证明，在温病卫气营血四个阶段加入不同的活血化瘀药物，对缩短疗程，提高疗效，扭转病势及预后都是有积极作用的。

（九）清热解毒芳香化浊法

如《千金卷二十二》用五香连翘汤（青木香、麝香、沉香、熏陆香、丁香、连翘、大黄、射干、升麻、独活、寄生、通草）治疗“一切恶核瘰疬、痈疽恶肿”。这种方法，目前对癌瘤的防治具有意义。

（十）清热解毒开窍安神法

《千金翼卷十八杂病》篇云：“紫雪，主脚气毒遍，内外烦热，口生疮，狂叫走及解渚石草热毒发卒，热黄等瘴疫毒最良方”。并列出药物组成及炮制方法是："金、寒水石、石膏、磁石，水一石煮取四斗去渣内后药，升麻、玄参、羚羊角、青木香、犀角、沉香、丁香、甘草，并在前药汁中取一斗去渣内硝石、木硝、硼砂粉、麝香粉，寒之二日成于霜雪紫色"。它是后世紫雪丹之祖方。《千金卷十二》中的牛黄丸（耆婆丸），大麝香丸及《千金卷十七》大附著散，分别由清热解毒开窍安神的牛黄、麝香、犀角、羚羊角、雄黄、朱砂、金粉、寒水石、黄连、黄芩等组成。

（十一）清热解毒熄风法

孙氏对中焦实热闭塞，上下不通，隔绝关格，腹满膨膨喘息，邪热鸱张，欲动肝风之证，往往通腑泻热与凉肝熄风兼施。如《千金卷二十膀胱腑》篇中：用大黄泻热汤（蜀大黄、黄芩、泽漆、升麻、芒硝、羚羊角、栀子、生玄参、生地汁）治疗中焦实热波及厥阴之证。

（十二）清热解毒通利法

若脏中热病者，胞涩小便不通，尿黄赤；病苦胞转不得小便，头眩痛，烦满，脊背强，腹满，腰痛不可俯仰。此时直须以清热解毒，通利为法。此证常选瞿麦、冬葵子、猪苓、泽漆、地肤子、茯苓、石韦、车前、通草、滑石等味伍以竹叶、葶苈、小蓟、黄芩、大黄、山栀、知母之属组成清热解毒通利之法。《千金卷二十一》用地肤子汤（地肤子、知母、黄芩、猪苓、瞿麦、枳实、升麻、通草、葵子、海藻）治疗"下焦结热，小便赤黄不利，数起出少，茎痛或出血，温病后余热及霍乱后，当风取热过度，饮酒房劳及行步冒热冷饮逐热，热结下焦及散石热动关格，小腹坚饱胀如斗"证《千金方卷十九》又用（榆白皮、滑石、子芩、通草）治疗"肾热小便赤不出如栀子汁或黄柏汁，每欲小便即茎头痛"证及《千金方卷二十》用滑石汤（滑石、子芩、榆白皮、车前子、冬葵子）治疗"膀胱急热，小便黄赤"。

以上对《千金方》清热解毒法进行了初步探讨，这对研究掌握孙氏清热解毒法及其用药规律，进一步探讨清热解毒的本质，是有历史意义和现实意义的。

试论活血化瘀法治疗温热病

目前，对活血化瘀法在热性病中的运用及原理的探讨，专题研究尚少。笔者认为：活血化瘀法与清络、清营、生津、育阴等法紧密配合，贯穿于温热病辨证论治的始终。现就活血化瘀法在温热病中的应用作一探讨。

（一）温热病中活血化瘀法应用源流

治疗温热病运用活血化瘀法早在《内经》中就有记载。《灵枢·刺节真邪》有"大热遍身，狂而妄见、妄闻、妄言、视足阳明及大络取之……，血而实者泻之"的记载。此阳明热盛，搏血为瘀，瘀热上菀，心神被扰而致，故用泻血实法治之。

张仲景在《伤寒论·太阳篇》云："太阳病不解，热结膀胱，其人如狂，血自下，下者愈。其外不解者，尚未可攻，当先解其外。外解已，但少腹急结者，乃可攻之，宜桃核承气汤。"又云："太阳病，六七日，表证仍在，脉微而沉，反不结胸，其人发狂者，以热在下焦，少腹当硬满，小便自利者，下血乃愈，所以然者，以太阳随经，瘀热在里故也，抵当汤主之。"两条所论病机俱为太阳经热，不从表散，内传于里，与血相搏，结于下焦少腹部位，而成蓄血病证。其"乃可攻之，下血乃愈"，是对蓄血证治法及预后的精确论述，所拟桃核承气、抵当汤、抵当丸等活血逐瘀，荡涤瘀热之方，经历代沿用，至今为人推崇。

唐代孙思邈认为：伤寒及温病，邪在卫表，应发汗而不汗之，邪热失于外散，内迫营血，可导致鼻衄，吐血；热血相结可形成"蓄血"、"瘀血"，主张用犀角地黄汤凉血消瘀以治之。突破了张仲景治疗蓄血的下瘀血法，其千金犀角散、犀角地黄汤又成为治疗温病热入营血之名方。

金元张子和治病的主导思想是"贵流不贵滞"，除常用活血法治疗"血积"外，并提出：血虽有奉养全身之功，但热血壅滞，则反为病，当以《内经》"血实宜决之"的原则，放出其血，使血热清而血行畅的出血疗法。此对于上部血行壅滞，属热郁血瘀之目肿喉痹，或毒瘀内结之多种病证等，每每施用，且有良效。朱丹溪提出"血受湿热，久必凝浊"的见解，从而为热性病湿热致瘀的理论奠定了基础。

明代·吴又可对温疫病中运用活血化瘀法的理论作了不少的发挥。如《温疫论·蓄血》篇云："大小便蓄血，便血，不论伤寒时疫，尽因失下，邪热久羁，无由以泄，血为热搏，留于经络，败为紫血，溢于肠胃，腐为黑血。"并提出"表里壅闭，郁而为黄，热更不泄，搏血为瘀，凡热经气不郁，不致发黄，热不干血分，不致蓄血"的观点。在治疗上吴氏除选用桃仁承气汤、犀角地黄汤、抵当汤外，创制了三甲散。方中鳖甲、龟甲、穿山甲、当归活血通络，并选䗪虫引诸药入血脉搜邪祛瘀，立意新颖，成为温病后期，余热入络，与血相搏，胶固难解证的历验之方。

叶天士对温病进入血分的论治，总则为"入血犹恐耗血动血，直须凉血散血，如生地、丹皮、阿胶、赤芍等药物是也"。一个"散"字，画龙点睛，意指凉血而莫忘活血之法。叶氏认为素有瘀血之人，感受温热之邪，尤可导致热瘀血结证，舌色必紫而黯，扪之潮润，当加散血之品如琥珀、丹参、桃仁、丹皮等，这是叶氏长期临床经验的总结。

柳宝诒在《温热逢源》中告诫说，对于热入营血，迫血外溢之出血证，不能只图凉血止血，"以致血虽止，而上则留瘀在络，下则留瘀在肠，甚至留瘀化热"。另外，他根据瘀血之部位不同，治法也分缓急："凡瘀留在肠胃者，易于疏化，以其在康庄大道，不在细微曲折之处，药力易于疏通也。若留于肺肝血络之中，则络道蚕丛，药力既非一日可到，而又不宜于猛剂攻消，只有通络化瘀泄热之法，缓缓图功，如曹仁伯清瘀热汤之法，最为得窍”。

王清任在《医林改错》中说：“血受热则煎熬成块。”精辟地阐明了热与瘀血的关系。在《论痘非胎毒》篇中又指出：“受瘟疫至重，瘟疫在内，烧炼其血，血受烧炼，其血必凝。”

目前，热性病学与瘀血学说皆有了新的发展，在对乙脑、流脑、出血热、急性黄色肝萎缩等急性热性病中运用卫气营血辨证论治的同时，进一步重视了活血化瘀法的运用，这是热性病治疗上的一个新苗头。

（二）热性病变中的瘀血证

根据“肺主气属卫，心主血属营”、“营行脉中，卫行脉外”、“气为血帅，血为气母”等理论，可见卫气营血在生理上互相化生，病理上互相影响，故温热病变中出现瘀血证，虽为热血相结，但并不单纯见于营血分阶段，而可见于卫气营血的各个病变过程。

1. 卫分瘀证

温热病毒，初入卫分，邪郁于肺，肺卫失宣，则见发热恶风、咯痰咳嗽、咽痛口渴等症，若治不及时，或邪盛表实，郁热不得宣泄，则可内涉肺络与营血相搏，脉络凝塞，鼻衄频作。或见胸痛如刺，痰中带血，甚或暮热舌绛等瘀血见证。《温病条辨·上焦篇》曾载：“太阴温病，血从上溢者，犀角地黄汤合银翘散主之。”此外，温邪郁肺，卫分不解，波及营分，外窜血络，留瘀于肌肤，则除卫分之证尚存外，可见外发红疹，如麻疹、猩红热等，中医称之为肺热发疹证。吴鞠通曾以银翘散去豆豉，加生地、丹皮、大青叶倍元参方，以辛凉透卫、解毒化瘀，亦是很符合临床实际的。

2. 气分瘀证

温热病邪传入气分，虽以正邪剧争，热郁气机而见但热不寒为特点，但若气热郁结，不能外泄，内及血脉，郁滞血络则可成气分热瘀证。如热入气分，肺热壅盛，失于宣泄，灼伤肺络，瘀阻痰凝，则可出现高热、喘咳、痰中带血等症。从《临证指南医案》治某“邪郁热壅咳吐脓血、音哑，麻杏石甘汤加桔梗、薏仁、桃仁、紫菀”案可知，叶氏对于邪郁热壅，气分热炽，肺络瘀血之咳吐脓血证，也已重视了宣肺泄热方与活血化瘀药的配用。

3. 营血分瘀证

（1）热灼营阴，瘀热不懈　热邪内陷营分，热营相搏，一则耗损营阴，二则成瘀阻络，营阴亏而血更滞，血络凝而阴愈亏，瘀热蒸腾，营阴亏损，故见身热夜甚，心烦躁扰，时有谵语，舌绛少苔等。吴鞠通《温病条辨》

亦载："脉虚夜寐不安，烦渴舌赤，时有谵语，目常开不闭或喜闭不开，暑入手厥阴也。手厥阴暑温，清营汤主之。"说明吴氏对于热灼营阴，心神被扰的证治是并不忽视活血化瘀药的配用的。

（2）热毒壅盛，瘀滞发斑　热毒壅盛，内侵营血，迫血外溢，瘀阻肌肤，则外发为斑。吴又可也认为发斑的机制是"邪留血分，里气壅闭，则伏邪不得外透"而得。又据余师愚治疗"颜色青紫，宛如浮萍之背"的瘀斑症以大剂清瘟败毒饮加紫草、红花、桃仁、归尾等活血化瘀药的经验分析，可知热病发斑，即是瘀血的主要见证。

（3）热壅瘀阻，迫血妄行　温热邪毒，侵入血分，灼伤血络，充斥内外，见咯血、吐衄、尿血、便血。凡此种种，除热邪壅盛，迫血妄行外，热入血分，煎血为瘀，瘀阻脉络，血不循经是其更重要的病因病理，如唐代·容川所云："经隧之中，既有恶血居住，则新血不能安行无恙"。且瘀血与血溢互为因果，瘀热不去，则血不归经，离经之血反附其瘀，以致造成多处留瘀、广泛出血的险恶证情，如吴鞠通《温病条辨》所举："吐粉红色血水者死不治"、"血从上溢，脉七八至以上，面色黧黑者，死不治"。

（4）瘀塞心窍，瘀阻气脱　温热毒邪内陷心包，一般认为是由邪热内陷，灼液为痰，痰热闭阻包络；或湿热内郁不解，酿蒸痰浊，蒙蔽心包而得。但据叶天士"外热一陷，里络即闭"及何秀山"热陷包络神昏，非痰迷心窍，即瘀塞心孔"的观点分析，可知热闭包络，瘀塞心窍，当为神昏窍闭的重要因素，因热陷心包，血为邪滞，包络壅塞，机窍不灵，气阻血凝，壅塞心窍，故见神昏谵语，或昏愦不语。况心窍既受壅塞，宗气不行，全身血液阻滞为瘀，则新血不能归经，外溢肌肤为瘀斑，上逆鼻窍为衄血，下流大肠为便血。除此之外，血溢一久，气随血脱，则可形成喘渴多汗，肤冷肢厥，颜面青灰，内闭外脱之险证。

（5）瘀热在营，引动肝风　心包营分热盛，除可形成瘀塞心窍外，一般认为热毒波及厥阴肝经，热极生风，横窜经脉，则可出现神昏狂乱，手足躁扰，甚则瘈疭等营热炽盛所引动之肝风证。肝藏血而主筋，热邪既入厥阴，每多煎熬肝血为瘀，瘀滞筋脉，也为动风瘈疭的重要原因。参考《温病条辨》对于"热初入营，肝风内动，手足瘈疭"的营热动风证，以"清营汤中加钩藤、丹皮、羚羊角"论治的经验，可以看出吴氏对此证在清营透热、凉肝熄风的同时，亦重视了活血化瘀药的配用。

（6）余邪留阴，瘀滞不解　热病后期，阴液亏损，余邪留伏阴分，继续煎熬血液，热瘀相搏，阴液失于布化，故见夜热早凉，热退无汗，舌干绛少苔等，吴鞠通认为是"邪深伏血分，混处血络之中"所致，并提出治疗"不能纯用养阴，又非壮火，更不得任用苦燥"，故选青蒿鳖甲汤治之。生地、丹皮配以鳖甲，除养阴清热外，祛瘀通络为其主要作用。

(7) 邪久入络，凝瘀胶固　湿热证或湿热疫证，若湿热邪毒久积不解，正气日益亏耗，邪陷经脉深处，与营血相结，胶固难开，气钝血滞，脉络凝塞，则可出现如薛生白所述“口不渴，声不出，与饮食亦不却，默默不语，神识昏迷，进辛开凉泄，芳香逐秽，俱不效”之“主客交”病，临床表现类似于乙脑恢复期症状及后遗症，薛氏提出仿吴又可之三甲散“破滞破瘀，斯络脉通而邪得解”的治疗原则是很有卓见的。

综上所述，温热病变过程的始终，皆有可能出现不同程度的瘀血现象。《医林改错》云：“既是血块，当发烧”，可见瘀血又可发热，这样，瘀留体内，郁久生热，邪热炽盛，煎血为瘀，瘀热互为因果。柳宝诒云：“热附血而愈觉缠绵，血得热而愈形胶固”，这便是热与瘀结的一个突出的病理特点。

（三）热性病中瘀血证候诊断的基本依据

热性病过程中出现的瘀血证，随着热瘀的程度、部位及时间暂久的不同，临床表现也复杂多样，但其机制都是热血相搏而为热瘀，所以辨证施治有规律可循。“心主血脉”，“舌为心之苗”，手少阴心经之络又系舌本，热血相搏成瘀，势必反映于舌，因而舌诊对于热性病中瘀血证的诊断有着极其重要的意义。一般说来，舌质青紫、深绛或舌尖舌边出现瘀点、瘀斑，即为瘀血见证。另外舌下脉络色黯，或脉形粗胀，或舌底有紫黑瘀点、瘀丝，也为瘀血的重要标志，他如口唇青紫，面色青灰黧黑，白睛赤丝，以及局部红肿热痛，皮肤斑疹，吐衄便血，神昏谵语，抽风惊厥等，也可以作为热性病中瘀血证的依据之一。

另外，日本龙野雄在《关于瘀血》的报道中曾列“瘀血的证候群”为：①血行障碍：出现颜面、舌、齿龈、唇、皮肤、甲状腺等处黯红发紫等；②热症：患者自觉如热状，或暮即发热，或手掌发热等；③干燥症：口燥，但欲嗽不欲咽，或口干燥而渴，或唇口干燥等，亦可作为参考。

（四）热性病中运用活血化瘀的基本法则

活血化瘀法在热性病的具体运用上，一般根据热性病发展过程的病理机制，并结合瘀血形成的特点而灵活应用。

(1) 清卫化瘀　是以辛凉透卫、清热解毒为主，佐以活血化瘀的一种治法。适用于温热病毒郁于肺卫，波及血络为瘀而出现以卫分证候为主，兼见鼻衄、咳痰带血、皮肤斑疹等的一类病症。代表方剂如银翘散合犀角地黄汤、银翘散去豆豉，加生地、丹皮、大青叶、倍元参方等。

(2) 清热化瘀　是以辛寒清气生津，或苦寒解毒泄热为主，佐以活血化瘀的一种治法。适用于气分热邪壅盛，内犯血脉为瘀而出现高热不恶寒等以气分证候为主，兼见斑疹、吐衄、咯血、便血等的一类病症。代表方如麻杏石甘汤加桃仁、加减玉女煎、导赤承气汤、化斑汤等。

(3) 清营化瘀　是以清营凉血、透热转气为主，佐以活血化瘀的一种治法。适用于热入营分、灼伤营阴，热营相搏为瘀而出现舌绛、心烦、少寐、身热、时有谵语等以营热为主，兼见斑疹、鼻衄等的一类病症。代表方如清营汤等。

（4）凉血化瘀　是凉血解毒和活血化瘀的复法。适用于热入营血，迫血妄行，煎血为瘀，瘀阻脉络而出血的一类疾患。代表方如犀角地黄汤等。

（5）解毒化瘀　是清热解毒和活血化瘀的复法。适用于热毒充斥三焦，气血两燔、阻络为瘀而见高热如狂、神昏谵语、斑疹吐衄等的一类疾病。代表方如清瘟败毒饮等。

（6）开窍化瘀　是以清心开窍为主，佐以活血化瘀的一种治法。适用于热陷心包，瘀塞心窍而致神昏谵语，或昏愦不语等证。代表方如清营汤合至宝丹、紫雪丹、安宫牛黄丸，或琥珀至宝丹等。

（7）熄风化瘀　是以清营凉肝熄风为主，佐以活血化瘀的一种治法。适用于营分热盛，引动肝风，伴有经脉瘀阻而出现舌绛神昏、手足瘈疭，甚至角弓反张等表现的一类疾病。代表方如清营汤加钩藤、丹皮、羚羊角等。

（8）益气生津化瘀　是大补元气、生津敛阴和活血化瘀的复法。适用于热阻脉络，伤津耗血，阴竭气脱而见舌绛而干、喘渴大汗、肢冷厥逆之内闭外脱证。方如生脉散加丹参等。

（9）滋阴透邪化瘀　是以滋补真阴、透邪外出为主，佐以活血化瘀的一种治法。适用于热病后期，真阴亏损，余邪伏于血分，热血相搏为瘀而见舌干绛无苔，夜热昼凉，热退无汗等证。代表方如青蒿鳖甲汤等。

寒温关系纵横谈

伤寒与温病的争论，从温病学理论开始形成至今，数百年来，时起时伏，从未间断过。总括起来看，一种观点认为，《伤寒论》可以包括温病，伤寒和温病是同一种疾病，《伤寒论》与温病学是同病异说，无须再立新说；另一种观点则强调《伤寒论》是单对狭义伤寒而设，不能包括温病，二者是两种性质根本不同的疾病。长期以来各执己见，争论不休，特别在近年来，中医界统一外感热病辨证纲领的主张的兴起，对于用六经辨证还是以卫气营血、三焦辨证作为统一纲领的讨论，又成为新的焦点。我们认为这一争论是关系到祖国医学的继承和发扬的大问题，故不揣冒昧，谈几点肤浅的见解，以就正于同道。

（一）伤寒与温病的概念及含义

伤寒与温病的名词均见于《内经》。我们认为这两个名词均是概括性的，不是单指一个病证。伤寒有广狭义之分。所谓广义伤寒是泛指一切外感热性病的总称，即《素问·热论》篇所说："今夫热病者，皆伤寒之类也”之伤寒；而狭义伤寒则是广义伤寒的一种证候，是指因于人体感受风寒之邪以后所引起的脏腑经络发生病理变化而出现的。如《素问·刺志论》所说的“气盛身寒得之伤寒”和《伤寒论·太阳篇》“太阳病或已发热，或未发热，必恶寒，体痛，呕逆，脉阴阳俱紧者名曰伤寒”的伤寒。王孟英说：“五种伤寒，唯感寒即病者为正伤寒”。其所谓正伤寒，就是狭义伤寒。温病是指一切因于温热毒邪所引起的以发热为主的一类外感热病，也是广义伤寒内不同于狭义伤寒的其他热病。如《素问·评热病论》篇所说之“有病温者，汗出辄复热而脉躁疾不为汗衰，狂言不能食”和《伤寒论·太阳篇》所说的“太阳病发热而渴，不恶寒者为温病”及吴鞠通在《温病条辨》中所说的“温病者，有风温，有温热、有温疫，有温毒，有暑温，有湿温，有秋燥，有冬温、有温疟”之温病。从而我们可以有这样的概念：广义伤寒包括了狭义伤寒和温病，而温病只包括狭义伤寒之外的所有温热病。也就是说，狭义伤寒和温病这两个不同概念，是不能混淆的。至于《伤寒论》虽然重点论述了外感风寒之邪所引起的病候和变证，对温病论述较少，但就其实质来看，它则比较全面地系统地归纳和论述了外感热病的一般发展变化规律、病理特点和治疗方法，应属于广义的伤寒。

（二）伤寒学说与温病学说发展概况及争论由来

伤寒与温病在《内经》中是分门论述的，到了《难经》则明确指出“伤寒有五：有中风、有伤寒、有湿温、有热病、有温病”以区别广狭义伤寒，并认为温病从属于广义的伤寒，也正是由于《内经》、《难经》的这种理论，才埋下了后世寒温之争的种子。张仲景时代将伤寒与温病综合起来论述，在鉴别诊断上认为温病与狭义伤寒有本质的不同，故在太阳篇中提出“太阳病或已发热，或未发热，必恶寒，体痛，呕逆，脉阴阳俱紧者名曰伤寒”。“太阳病，发热而渴不恶寒者为温病”。而在整个论述中则只掌握其多种外感疾病的共同规律，以六经归纳证候指导辨证施治，而于各种温病证候的特殊性未曾论述，不像后世兴起的温病学说，已经有了较为系统的病因病机学说，而且详述了各种温病的临床特点及辨证施治。

晋代·王叔和也认识到《伤寒论》是包括温病在内的，根据《内经》“冬伤于寒春必病温”的理论，他在《伤寒例》中指出“冬时严寒……中而即病者，名曰伤寒，不即病者，寒毒藏于肌肤，至春变为温病，至夏变为暑病”。所以多种外感热病都可统称伤寒，《伤寒论》书名的含义，也在于此。正如王孟英说：“五气感人古人皆谓之伤寒，故仲景著论，皆以伤寒名之”。在这种伤寒温病混称时期，有些临床医生并没有领会张仲景辨证论治精神，而是墨守经方，使用热药。这种流弊的产生客观上促进了温病学的分化。金代·刘河间在治疗热病中不拘于前人的先表后里之法，他认为“既言伤寒为热病，便只能作热治，不能从寒医，邪热在表，腑病为阳，邪热在里，脏病为阴……”这种见解，是热病发展史上的转折点，他制定的双解散、凉膈散等方，对后世影响很大，他的学生马宗素，进一步阐发了“六经传变皆热证”之说，认为“热病只能从阴阳分表里，不能以阴阳训寒热”。所以当时盛行所谓“伤寒宗仲景，热病崇河间”的说法。温病理论脱离《伤寒论》实始于此，寒温之争自然也就随之产生了。到了王安道，他认为刘河间虽然主张六经传变皆为热证的观点，只在治法上打破陈规，但总还是在伤寒范围内论述，故明确提出温病与伤寒在病名、病机、治法上均有不同：①寒温病名不得混称，他说：“夫唯世人以温病混称伤寒……以用辛热之药，因名乱实，戕害人生，名其不可正乎”。②温病发病机转是邪热自内达外。③温病治法以清泄里热为主。吴又可是我国医学史上独有创见的医家，他首先发现了诸医以治伤寒之法医治当时流行的“温疫”无效，认识到此病非风、寒、暑等邪气所致，而是一种特殊的致病因素，即“疠气”，创立了邪自口鼻而入，直达膜原的病因病机学说，并制定达原饮等方，力主温疫与伤寒应该严格区分。总之，由于各医家在实践中逐渐认识到《伤寒论》在指导温病证治方面的局限性，遂萌发了温病学说的苗头，宋金至明期间，温病学术已形成雏形，他们对伤寒与温病关系认识的最突出表现是：①温病脱离了伤寒圈子独树其帜。②突破了长期以来的“冬伤于寒，春必病温”的温病病因。③有了论述温疫的专著，从而扩大了温热病的范围，丰富了《伤寒论》的治疗方药。

清代·叶、薛、吴、王等温病大家辈出，温病著作相继问世，使温病学说逐渐完备而独立于《伤寒论》之外。为了强调创立温病学说的必要性，首先必须辨析伤寒与温病的不同，所以叶天士在《温热论》中明确的指出“辨营卫气血虽与伤寒同，若论治法则与伤寒大异也”，并且在《温热论》中处处与《伤寒论》对比，阐明其异同；吴鞠通也说：“若真能识得温病，断不致以辛温治伤寒之法治温病”。尽管从他们的主观愿望讲，没有将两种学说对立起来的意思，并明确地说温病学说“实为羽翼伤寒”。但这种温病不同于伤寒的理论，事实上成为后世医家门户之见的理论根据。因为《伤寒论》这部经典著作，一千多年来在医家思想上和临床实践中已有了深刻的影响，不少医家对后世逐步发展起来的新学科——温病学说，比较生疏，且受尊古崇经等思想的束缚，难免要竭力反对，其中以维护伤寒学派而反对温病学派称著的陆九芝先生为代表，他认为：①温病就是伤寒阳明病，他说：“温病热自内燔，其最重者只有阳明经腑两证，经证用白虎汤，腑证用承气汤，有此两法无不可治之温病矣”。②认为神昏皆属阳明，如说：“人病之热，唯胃为甚，胃热之甚，神为之昏，从来神昏之病皆属胃家。”③对叶氏横加批评与指责，说叶氏“滥用滋阴，不敢用芩连以清热，硝黄以攻下，以致救人少而误人多”。反对叶氏“仲景伤寒先分六经，河间温热须究三焦”的说法，陆说：观“先分”“须究”等字，亦全不成句法，乃因托名大医，人尽耳食，遂开吴鞠通三焦之弊，置六经于不问。不知《伤寒论》六经提纲，本不独为伤寒设，“废伤寒则六经不传，废六经则百病失传，莫谓叶氏所言无关大局也”。

以陆氏为代表的一些医家反对温病学理论，除了说明他们的宗经崇古思想外，更为重要的是，说明了温病理论的成熟和广为流传，以及对外感热病辨证施治的指导作用，已造成伤寒学派所不可轻视的巨大影响。

事实说明温病与伤寒是临床上客观存在的两类性质不完全相同的疾病，依靠《伤寒论》的理法方药已不能完全解决许多温热病的理论与治疗问题，因此温病学说的产生与发展也是势在必然，是对《伤寒论》的发展，并非与《伤寒论》抗衡。而清代一些医家倡议和维护温病学说，据理争鸣，以期打破当时所谓正统的伤寒派的统治局面，无形之中就使伤寒与温病学说似乎有了更深的门户之见。但是，从积极的方面来看，正是由于这种激烈的争论，才更加认清了伤寒与温病学说的关系，促进了学术的发展与进步。

（三）伤寒（狭义）与温病的不同

因为温病与伤寒是临床上客观存在的两类性质不完全相同的外感热病，所以在病因、病机、传变和治疗等方面各有不同特点，温病学说之所以能在来自各方面（包括宗经崇古等思想）的反对声中存在下来并逐渐地得到充实、发展、提高，原因就在于它符合客观实际需要，具有旺盛生命力。二者虽总属热性病，但仔细分析，尚有许多不同之处，如以下几方面。

1. 病因方面

前人认为：伤寒系感冬日寒厉之气而即发之病。如《伤寒例》说：“冬时严寒……以伤寒为毒者……中而即病者为之伤寒……”。而温病除冬日感受寒邪伏藏体内至春夏邪气化热而发生外（如《内经》冬伤于寒春必病温），还有感受当令或非时温毒之气而发生的新感温病。如汪机说：“有不因冬感寒邪而成温者，谓之新感温病”。其后叶天士所谓的“温邪”“温热时疠”，吴鞠通的“风夹温”“厉气流行多兼秽浊”等等，都明确了伤寒（狭义）与温病的病因有寒温的不同。

2. 受邪途径方面

温病学家认为伤寒是由毛窍内侵，温病乃由口鼻而入，如吴又可说“伤寒之邪自毫窍而入，时疫之邪，自口鼻而入”这一观点得到了叶、吴的确认和发展，如叶天士谓“温邪上受”；吴鞠通明确指出：“伤寒由毛窍而入，自下而上，始足太阳。……温病由口鼻而入，自上而下，鼻通于肺始手太阴”。这种邪从口鼻而入之说，对“百病之始生也，必先于皮毛”的观点无疑是认识上的发展和进步，在临床分析病因病机方面也有一定的价值，但把它作为温病发生的必然形式和唯一途径又显得不完全符合临床实际，因肺开窍于鼻，肺与皮毛又相为表里。所以，将二者结合起来，才较为全面。

3. 病机方面

伤寒以六经来识别“所系的脏腑经络的病理机制进行辨证论治”，以六大证候类型来区别病之阴、阳、寒、热、表、里、虚、实，而决定汗、吐、下、和、温、清、消、补和针灸等法，而温病则是依据卫气营血和三焦来识别它“所属脏腑生理失常而反映的临床证候为依据”，归纳成为轻重浅深不同的程度和阶段来指导临床实践。伤寒六经虽是概括广义的伤寒，但对温热病的病理变化规律阐述很少；而温病学术的卫气营血、三焦辨证只适于温热病的辨证。但是，三者在临床上有互相通假之处。

4. 主要证治方面（分初、中、末三期）

伤寒和温病在临床上的病情表现是比较复杂且变化多端的，为了便于叙述，主要归纳为初、中、末三期简述。

（1）初期　均见表证，但伤寒为感受外界寒邪所致，寒为阴邪，其性凝敛，故寒邪初犯太阳表分，初起即见恶寒无汗，头痛身痛，项强脉浮紧，苔白口和等，治宜用麻、桂等辛温之剂以开其表；温病则系受温热毒邪，温为阳邪，其性疏泄，故温邪初入上焦卫分，见微恶风寒，发热，咳嗽微渴脉浮数，舌红口燥等，治宜用银翘、桑菊之辛凉轻平之剂以宣透卫分。寒温在初起虽均有表证，同施解表之法，但具体用药有很大区别，如伤寒应以辛温发汗，温病则以辛凉疏散，正如吴鞠通说：“伤寒非汗不解，最喜发汗，……温病亦喜汗解，最忌发汗，只许辛凉解肌，辛温又不可用，妙在导邪外出，俾营卫气血调和，自然得汗，不必强责其汗也”。倘若以辛凉之品治疗伤寒，则药证不符，有变生它病之虞；反之以辛温之剂来治疗温病，轻则斑衄谵妄，重则液枯阴亡。

（2）中期　伤寒邪气化热，内传阳明，则现身大热，汗大出，口燥渴，苔黄燥，脉洪大等证，即宜用白虎汤清热保津；温病若邪热传入中焦气分，见是证者仍用是法，因同是邪热炽盛，胃津灼伤，故在这个时期的治法大致相同。若邪传胃肠热盛津亏，形成燥结，而见潮热腹胀痛，大便秘结，小便黄赤，脉沉实有力，苔老黄而燥等，治疗都应急下存阴，但伤寒主要是下其结滞，故多用大小承气，以取承气通利之义；而温病主要泄其郁热，故多用调胃承气及增液承气之类，以避辛燥伤津之弊。至于“伤寒下不厌迟，温病下不厌早”之说，并不是说伤寒应后下，温病应先下，而是二者必待合宜之时方可议下。如伤寒用下，一般是表证全罢，里实已成；温病则不论表证罢与不罢，但见里证即可用下。若以三焦论，伤寒邪在上焦一般不用下，必待入中焦，而温病上焦虽有邪，但见里证就可下，若全待邪入中焦则有津枯液涸下之不通而危之弊；伤寒必见舌苔焦老有刺，粪便坚硬者方可下之，并且下通即止，而温病苔干黄燥，或粪黏色黄如酱，或便溏不爽即可议下，并可再三下之，以邪尽为度。此外，因温病易于耗伤津液，多有津枯便秘，故常用增水行舟法，如增液承气汤等，《伤寒论》中虽有蜜煎导、麻子仁丸等润下法，但二者在程度上是有差别的。同时，温病用于扶正祛邪通下的新加黄龙汤，用于通腑泻热开窍的牛黄承气汤等等，进一步发展了《伤寒论》的下法。

（3）末期　寒为阴邪，最易伤人阳气，阳伤则阴盛阳微，故后期证多见真阳衰弱，吐利肢厥，脉细沉弱，从而拟以理中、四逆辈以回阳救逆；温为阳邪，最易伤人阴液，阴伤则阳盛阴衰，故后期证多见精、血、津损伤，真阴涸竭，虚风内动，脉多细数，从而宜复脉、定风之类以滋阴固摄。但在伤寒后期，亦有因失治误治或素体阴亏，而呈阴虚阳盛，需用黄连阿胶汤等清热育阴者；而湿温病后期也有热化燥化，大便出血过多之气虚欲脱而用独参，黄土汤之类扶阳益阴者。尽管这种现象临床不多，但可以说明伤寒温病的证候在一定的条件下也可以互相转化，而不是一成不变的。

总之，寒为阴邪，多伤阳气，治宜辛温，苦温，甘温以时时顾护阳气；温为阳邪，多伤阴液，治宜辛凉、甘寒、咸寒以时时保存津液。二者病因不同，证治有异，不可混淆。

（四）《伤寒论》与温病学有着共同的理论基础

1.《伤寒论》是对《素问·热论》的发展

张仲景《伤寒杂病论》一书，其立论根据主要是《素问·热论》中“今夫热病者，皆伤寒之类也”的论点，在辨证纲领上，仍沿用了《热病》的六经为纲，对外感热病的传变规律的认识由太阳而阳明而少阳，由太阴而少阴而厥阴的由表入里，由阳入阴的总原则也是一致的，同时《热论》治疗外感热病的汗泄二法，在《伤寒论》中也得到了具体运用，尽管张仲景补充了六经证候，在传经上提出了“越经”“直中”“合病”“并病”，使用了八法治则并充实了具体方药，但基本理论脱胎于《内经·热论》则是毋庸置疑的。

2. 温病学理论是对《内经》有关卫气营血和三焦学说的发挥

《内经》中有关营卫气血的生理功能和病变特点的论述较多。叶天士首先认识到温病病变规律主要表现为人体卫气营血功能失调或实质损害，他根据《内经》中卫气“温分肉，充皮肤，肥腠理，司开合”的生理功能和“卫气不得泄越则生热”的病理表现，把温病初起的见证归纳为卫分证。根据《内经》阳明经：脉大、血多、气盛、热壮的理论把邪正剧烈交争的高热阶段分为气分证。因为《内经》认为营气有“和调于五脏，洒陈于六腑”的营养作用，叶氏则明确指出“营分受热则血液受劫”。叶氏根据《内经》

营卫气血的理论，结合温热病发生发展的临床实际，大胆创立了卫气营血辨证纲领，也是对《内经》理论的继承和发展。

《内经》论三焦有“决渎之官”的脏腑三焦，有把躯壳分为上、中、下三部分的部位三焦的理论，吴鞠通将此发展为概括温病早、中、晚不同阶段的辨证三焦。这种理论近代不少医家认为对湿温病辨证具有指导意义，其导源于《内经》，也是显然的。

总之，无论六经辨证，还是卫气营血辨证、三焦辨证，都是以《内经》有关论述为依据，都是以外感病为研究对象，以中医的基本理论如阴阳、五行、脏腑经络、气血津液为其理论基础的，因而二者在理论渊源上、研究对象上、研究方法和目的上有很多共同之处，它们最终的统一是势在必然的。

（五）温病羽翼发展了伤寒

《伤寒论》在揭示外感病传变规律方面创六经辨证，给温病学的发展以很大影响；《伤寒论》在外感病的治疗中，创立的丰富多彩的治法，如汗、清、下、和等，制定的承气、白虎诸方，一直是温病学发展的基础；特别是《伤寒论》所建立的辨证施治、理法方药四位一体的理论体系，是中医学（包括温病学在内）的病生观和方法论的核心，不仅是《伤寒论》的精华所在，也是温病学赖以产生和发展的根本。因此说《伤寒论》是《温病学》的基础，这是毫无疑义的。

但是《伤寒论》是否就不再发展了呢？是否对外感病的因、机、证、治都囊括无遗了呢？这也是不尽然的。诚如上面所述，它在论述外感病方面的确是“详于寒而略于温”，而温病正恰恰在温热性疾病的认识上又有新的飞跃，从而羽翼、发展、乃至刷新了《伤寒论》。

诸如在病因方面，除了“冬伤于寒”的伏寒化温外，又有新感、新感引动伏邪；除了直接感受六淫邪气外，又有戾气、毒气病因说。在邪入途径上，除了从皮毛而入的理论外，又有邪从口鼻而入的理论。在治法方面，温病学除广泛应用汗、清、下、和、补诸法外，对每一种具体治法又有新的发展。如汗法中，温病学创辛凉解表法，既扩充了汗法的应用范围，且更有广泛的实用价值。温病学在《伤寒论》三承气汤的基础上创立的“宣白、导赤、牛黄”等五承气汤，更是有口皆碑的发展伤寒治法的一个例证。温病学“留得一分津液，便有一份生机”的注重养阴的理论，更是《伤寒论》所未论及的。在药物方剂方面，温病学创制的新方、所运用药物之广，都是比《伤寒论》有明显增多的。它如辨证纲领的创新，诊断方面辨斑疹白痦、辨舌验齿的发展，都说明了《温病学》是羽翼和发展了《伤寒论》的。当然这种发展也是社会发展的必然结果，是人们对疾病认识不断深化的结果，我们不能因此就贬低《伤寒论》的科学史上的地位和价值，而应该把它放在当时的社会、科学文化水平上去评价和认识，才不致有贬寒褒温或贬温褒寒等片面性的认识，也才是一个中医工作者应该具备的科学态度。

（六）从临床实际来看寒温关系

祖国医学对于外感热性病的认识，“也都是一步一步地由低级向高级发展，即由浅入深，由片面到更多的方面”这样一个规律。在人们对温病学尚认识不深时代，温病隶属于伤寒阶段，人们用伤寒理法指导外感热性病的治疗，这是很自然的。但是随着社会的向前发展，科学的不断进步，人们对疾病认识的不断深化，逐步萌发了新的理论和新的防治方法，这也是很自然的。

《伤寒论》六经传变中由表及里，由浅入深，由轻到重，由实致虚的规律，对温病卫气营血的深浅层次的顺序是有一定启发的，因为《伤寒论》中已有了关于营、卫、气、血病理改变的论述，如：“时发热，自汗出而不愈者此卫气不和也。”《医宗金鉴》论太阳病：“不解于卫则解于营。汗出而解者从卫解也，衄血而解者从营解也。”此外像“太阳病不解，热注膀胱，其人如犯血其下，下者愈”的蓄血证等，可见一斑。所以叶天士有“辨营卫气血虽与伤寒同”的说法。

又成无己论伤寒：“邪热客于上焦、虚烦，与栀子豉汤，邪热不客于上焦而客于中焦干燥烦渴用白虎汤，邪热客于下焦为三焦俱热，与猪苓汤”。这对吴氏《温病条辨》以三焦立论不能说没有影响。所以说温病学说的产生，是人们对外感疾病认识的深化和提高，那种认为伤寒和温病是两种根本不能相提并论的疾病，和“六经可钤万病”的说法都有狭隘的门户之见，我们不能说有了《伤寒论》再提出温病学说，就是离经叛道；也不能因为有了温病学说就否定《伤寒论》对外感热病治疗的指导意义和其在辨证论治、理法方药上的贡献。《伤寒论》是在《内经》关于热性病的理论启示下发展起来的，是张仲景在“家家有僵尸之痛，室室有号泣之哀”疫病流行、死亡惨重的教训下，通过大量临床实践，并“求勤古训，博采众方”才总结出来的。从《内经·热论》篇中的“六经传变”到六经分证，理法兼备的《伤寒论》，就是对外感病认识的一个飞跃，由《伤寒论》到温病学说的产生，特别是对温热疫毒的认识，使人们对外感热病的辨证论治达到了相当的科学水平。但是临床实践检验的结果告诉我们，《伤寒论》的理法方药并没有过时，而温病学说也不是完美无缺，二者都是从不同角度对外感热病的认识。问题的关键不在于经方和时方疗效的孰高孰低，而在于要用辩证唯物主义的观点评价伤寒学说和温病学说，进一步熔“六经辨证”，“卫气营血”和、“三焦”辨证为一炉，用现代科学方法创造出一个新的辩证方法来，才能更有效地指导临床实践。

（七）结语

通过以上讨论，我们对伤寒与温病的关系有以下几点认识。

（1）《伤寒论》是在内、难经理论的指导下，总结了汉以前的医学成就，是一部系统地论述了多种外感疾病的专书。其内容虽重点的阐述了人体感受风寒之邪而引起的脏腑经络的病理变化，但它辨证论治的思想方法能指导多种疾病的治疗，有些方药也为后世医家广泛应用，对临床实用价值很大。

（2）温病名称虽源出于《内经》，而学说的形成，还是在《伤寒论》的基础上，经过历代医家们的努力实践总结而发展起来的，因而可以说：《伤寒论》是温病学说的基础，温病学说是对《伤寒论》的发展。

（3）广义伤寒是一切热性病的总称，而温病与狭义伤寒则是其中性质不同，证治相异的两类疾病，概念必须搞清，寒温的因机证治应当有别。

（4）六经、卫气营血与三焦，虽然均源出于内经，并为多种热性病的病理机制和辨证纲领，但其特点各不相同，故目前三者仍不可偏废，结合临床执简驭繁，创造一个新的辨证纲领，是我们的努力方向。

（5）伤寒与温病的关系，必须用辩证唯物主义的方法去认识，可以有学术上的不同见解，不能有门户之间的隔阂，要向前看，着眼于建立一个新的外感热性病学，从而更好的服务于人类健康。

活血化瘀法在外感及杂病中的应用心得

（一）温热病证重治瘀，卫气营血皆可与

中医温病学说与瘀血学说在发展史上有密切联系，且起到了相互促进作用，而活血化瘀法与清络、生津、育阴等法亦是紧密配合，贯穿于温热病辨证论治的始终。卫气营血在生理上互相化生，病理上互相影响。温热病变中出现血热搏结的瘀血证，虽多见于营血分阶段，但不限营血分，在卫气营血的各个阶段均可见到。故临床不但要注意热入营血后出现的瘀血证治疗，还要充分注意卫、气分亦有瘀。基于此观点，在温热病的辨证治疗中，应重视活血化瘀法的应用。针对卫、气、营、血分瘀证的不同病理变化过程，并拟定了泄卫化瘀、清气化瘀、清营凉血化瘀等不同治法。

1. 卫分瘀证的辨治

温热病毒，初入卫分，邪郁于肺，肺卫失宜，久则发热恶风，咳嗽、咯痰、咽痛口渴等。若治不及时，或邪盛表实，郁热不得宣泄，则可涉及肺络与营血相搏，脉络凝塞，血不归经，而见胸痛如刺，鼻衄频作，痰中带血，久则潮热，舌绛等瘀血见证。治疗上，我们常以辛凉透泄，清热解毒为主，佐以活血化瘀之法。常用方药以《温病条辨》之银翘散去豆豉，加生地、丹皮、大青叶、倍元参方加减治之。

2. 气分瘀证的辨治

温热病邪传入气分，虽以正邪相争、热郁气机，证见但热不寒为特点，但若气热郁盛，不得外泄，内伤营血，郁滞血络，久则可成气分瘀热证。如热入气分，肺热壅盛，失于宣泄，灼伤肺络，瘀阻痰凝，可见高热、喘咳、痰中带血；若气分热炽，内犯营血为瘀，常兼见斑疹、吐衄、咯血、便血、尿血的一类病证。治疗以辛寒清气生津，或苦寒解毒泄热为主，佐以活血化瘀为法，常用方剂如：苇茎汤、化斑汤、加减玉女煎等化裁。

应特别指出，以上两种治法与卫营（血）同治或气（营）血两清是不同的，而是以泄卫、清气为主，辅以活血和络之品。故所治之证分别为卫分证和气分证，兼有热搏血瘀，而不同于卫营同病或气血两燔。并强调在温热病的早期瘀血证虽有但不显时，亦可酌用活血化瘀之品，从而提高疗效。

3. 营血分瘀证的辨治

温热病邪，传入营血，热与营血相煎熬，最易形成热瘀之证。根据多年临证实践，我们将营、血分瘀证病机证治归纳为 7 个方面：①热灼营血，瘀热不解；②热毒壅盛，瘀滞发斑；③热壅瘀阻，迫血妄行；④瘀塞清窍，瘀阻气脱；⑤余邪留阴，瘀滞不解；⑥瘀热在营，引动肝风；⑦邪久入络，凝瘀胶固。

关于对温热病出现四肢厥逆，肤冷汗出，神色昏迷等厥脱证候的病机证治，首先要明确，导致厥脱的病因病机固然是多方面的，而瘀血阻络是其最重要的原因之一。阴阳表里之气顺接与否，与络脉功能活动是否正常及气机的调畅，有着直接的关系。络脉较经脉细小，呈网络样分布，其气血运行较缓，若机体感受温热病邪，络脉受损，气机不畅，最易导致瘀血。瘀血阻络，反过来又影响气机之调畅，使之不能沟通表里阴阳之气而致厥脱。同时，瘀血阻滞，津气不布，日久化毒，毒伤络脉，阻碍血行，相互影响，毒瘀互结，病情愈发加重。临床表现除厥脱的一般症状外，尚可有舌质紫黯，脉沉细弱，或斑疹密布，紫黑成片，或口唇及指趾苍白，紫绀等。在治疗上，应采取益气敛阴或回阳固脱，或清热解毒，或化瘀通络等一系列综合性措施。其中尤以化瘀通络更须重视。为此，临证中在治疗流行性出血热等急性传染病及其他急性感染性疾患中遇到此类情形时，除根据具体病症，在口服汤药中选用清热解毒，扶阳护阴药外，每常加用活血化瘀之品，如丹参、桃仁、赤芍、丹皮、茜草等。从而提高了临床治疗效果。在厥脱抢救过程中，静脉滴注中药制剂具有重要作用。如清开灵注射液、生脉注射液、人参注射液、丹参注射液等。这些注射液的作用，不但充分发挥了中药的独特功效，且又增加了体内的有效循环血量。在临床上，常根据其证之属阳脱或阴竭，以及是否伴有瘀阻或邪盛等病机的不同，在辨证论治的同时，每辅以不同中药制剂静脉滴注。如丹参注射液，每日一次，每次40～60ml，加入5%～10%葡萄糖注射液500ml中，静脉滴注，以冀瘀通、热除、毒解、正复、厥脱得以挽回。如此每取得良好的疗效。

（二）中风辨治重预防，化瘀通络功效彰

中风病居风劳臌膈四大难证之首，因其发病急骤，变化迅速，证候纷繁，病情凶险，致残致死率极高，故医者常视之为畏途，治疗颇感棘手，尤其在急危证的治疗上，一时难于掌握主动。我们在吸收先贤经验及自己长期临床实践中，对中风病的病因病机，发病规律，证候特点及其防治方面进行了长期观察和探讨，并在理、法、方、药上有所创新，从而总结出了一套行之有效的治疗手段和方法。主要体现在以下几方面。

1. 详辨先兆证，预防为要务

祖国医学对中风的前驱症状认识较早，历代医家对中风先兆证的病因病机及证候特点都有大量描述。我们在此基础上综合古今医家的认识认为，中风病多有先兆，中风先兆实为中风之轻症，或可称为可逆性中风，它与中风有相同的病因，其发生和发展与情志失调、劳累、天气寒冷、偏嗜醇酒厚味、遗传、肥胖、腑气不通等因素密切相关。这些因素作用于机体后，均产生一个共同的病理变化——气血失调。中风发病与气血失调的关系密切，而血瘀乃为其发病的关键病理环节所在。诚然，中风病以中老年者居多，其平素内伤积损易致肝肾阴虚或气虚，但这仅是其病理的一个方面。盖精血不足，脉道不充，血涩不行可成血瘀；气虚无力帅血亦致血流瘀滞；痰湿内生，痰浊壅滞，血滞不行，而成瘀血，甚则日久痰浊瘀血相结为患，愈致宗气不行，精血难充，肝肾阴亏则日甚，肝阳亢张则愈烈，或化风作眩，或阻窍音痱，此即中风先兆发作之谓；或气血逆乱，内风升动，气血痰火壅塞脑络，膨胀脉络，致络破血溢，瘀伤神明，而发为中风危候；气虚血凝，脑络瘀阻，神明失养亦可发为中风之候。在中风的后遗症阶段，由于久病耗气或久卧少动，气机壅塞，亦导致气虚血瘀或气滞血瘀。故气血失调而致血瘀。这一病理机制存在于中风病的整个病程之中。

对于中风先兆证的辨治，应早发现、早防治，若在中风之先兆阶段积极地进行干预性防治和调养，防患于未然，才是阻止或延缓中风发病的最关键所在。为此，尽早识别和诊断中风先兆表现极为重要。我们将中风先兆临床表现归纳为：年龄常在40岁以上，眩晕昏视，偏身无力麻木，头麻胀痛，一过性晕厥或言謇，步态不稳，神倦嗜卧，健忘，舌紫黯，舌下瘀丝瘀点，脉弦滑或弦细等，而其中，眩晕，偏身麻木无力，舌紫黯，舌下瘀丝瘀点，脉弦滑为其最主要的临床特征。掌握这些特征，对于正确诊治中风先兆证，具有重要意义。因中风先兆证无论何种原因产生，均存在一个共同的病理变化，即气血失调，瘀血形成。故我们主张在防治上应采用各种药物或非药物的防治手段，促使其经脉疏通，气机调畅，防止其瘀血的形

成，此为防止中风及其先兆产生的根本。药物预防应以活血化瘀为基础，具体方法上宜以固定成方结合辨证配药施治。就调摄而言，要紧紧着眼于疏调气机。基于此观点，在长期实践的基础上经过反复筛选，研制出以草决明、丹参、川芎等为主组成的具有清肝活血、化瘀通络功效的中药复方制剂——清脑通络片，结合辨证治疗中风先兆证，预防中风发病。如气虚之象著者用黄芪15g泡水送服之，如兼痰瘀互结之象者以竹沥水10ml送服之，如兼肝热偏盛之象者以菊花15g泡水送服之。原方中既以清肝活血药为主，又兼佐调气之品，而辨证用药则着眼于补气及化痰，调畅气机，充分体现了从调理气血入手，促使瘀血消散的治疗思想。另外，剂型相对固定，便于患者长期服用，而结合辨证用药，又充分体现了中医辨证论治的精神，增强了防治效果，经过近千名科研病例的观察，疗效十分显著，证明其在预防中风发病，降低小中风的复发率，改善临床症状、体征以及实验室指标诸方面具有明显功效。

2. 急性期治疗，活血尤重要

中风病急性期，可分为缺血性和出血性两大类。对于缺血性脑血管病，认为其病机关键在于“气虚致瘀”，故益气活血、疏通经络为其治疗大法。据以此思想，以清代王清任的补阳还五汤为基础方，结合中医药理论及实践经验，参考现代医学对某些中药的药理研究，对该方稍事加减，主持研制了复方静脉滴注液——通脉舒络液。将传统的水煎剂型改为滴注剂从静脉直接给药，从而大大增强了其疗效。据现代药理研究表明：黄芪能兴奋中枢神经系统，提高机体抗病能力，增强毛细血管抵抗力，延长细胞体外寿命，具有降压、强心、利尿等作用；丹参、川芎、赤芍等具有抗凝血，降低血小板集聚的作用，尤其是其改善心脑循环，降低血液黏度，扩张血管，疏通血流的作用，对防治脑血栓形成最为相宜。即使对于病程较长，血管已无再通之可能的病人，用其促进侧枝循环代偿，改善局部血流，促进组织再生（祛瘀生新）的作用也甚为可观。据临床观察表明，通脉舒络液辨证治疗脑血栓形成具有症状消失快，肌力恢复早，住院时间短、疗效可靠和毒副作用少等优点，而对于一些用低分子右旋糖酐治疗无效的病例，重新使用本品仍可获得一定效果。

对于在脑出血急性期是否可用活血化瘀药，目前有颇多争论，治疗不可拘泥于常法，而应从分析脑出血的病因病机着手，提出合乎临床实际的见解。在脑出血急性期及时使用适当的活血化瘀药是十分必要而且有益的。从中医理论上讲，脑出血后，离经之血即为瘀血，且出血愈多，瘀血也越重。瘀血壅阻脑窍，不仅直接损伤神明，且使之失去正常的主司和调节功能，或致脑络不利，津血流行不畅，血滞留而为瘀，津外渗而为水，形成瘀、水并存的病理格局，同时瘀血阻滞，血行失去常道，还可进一步加重出血。故在此期及时加用活血化瘀药，既可减轻脑血肿的形成，加速血肿的吸收消散，防止再出血，又能控制和减轻脑水肿，防止脑疝形成，对于终止和延缓脑出血急性期病理发展环节具有十分重要的作用。在具体的运用上，力峻势猛之破血逐瘀药不可过用，因用之不当反而加重出血，可选用一些具有活血与止血双重作用之品，或酌加虫类药物。我在临证时，一般在辨证用药基础上，常加三七3～6g，水蛭10g，花蕊石15g，再加入川牛膝15g引热引水引血下行，丹参15～18g以养血活血。如此，辨证论治与活血化瘀专方专药结合，既着眼于整体功能的改善，又直接针对瘀阻脑窍这一病机关键，二者相得益彰，临床经用此法治疗出血性脑血管病疗效甚为满意。

3. 治疗后遗症，方法要全面

中风急性期过后，多遗留有半身不遂，口眼㖞斜，语言不利等症，且恢复期较长，或不满意，如何加快其恢复过程，提高其临床治疗效果及减少再复发，是值得认真研究的问题。此时若采用单纯的内服汤药或针灸治疗恐疗效均不能令人满意。病至此期，死血、顽痰阻痹经脉乃为其基本病理环节，其病势胶结顽痼，必须采用多种疗法协同配合，全力去除其壅结之瘀，方可取得较为理想的疗效。在内服药物上，当以活血化瘀药为基础（宜着重选用益气、理气活血通络类药物）结合辨证用药，其中须特别重视虫类药物的运用。非用搜风剔邪，逐痰祛瘀通络之峻品，不以使顽痰、死血得以尽祛。故临床治疗中风后遗症，必常规配用乌梢蛇、地龙、僵蚕、全蝎、水蛭等，长期服用，对偏瘫肢体及语言功能的恢复及改善口舌㖞斜症状疗效甚佳，且未发现任何毒副作用。此外，在后遗症期，由于脑络瘀血致脉道不利，血不利而为水，则易形成以颅脑水瘀为最主要病理，以言语不利为主要表现的中风后遗症。故治疗上，常以王清任之通窍活血汤遵原方剂量（黄酒常重用至60～90g）加川膝15g，白茅根30～60g，茯苓15～20g，水蛭6g等以通窍活血，利水化浊，每获佳效。另外，还应在患者服药后将所剩之药渣再加陈艾叶、花椒、桂枝、路路通等再予煎煮，使之热浴、热敷或蘸药汁擦洗患侧，使药力直达病所。并每日常规配以丹参注射液2～8ml，分二次肌注或注患侧穴位。另嘱患者每日做2～3次有规律的患肢功能锻炼，如此局部与整体治疗相结合，内服与外治相结合，建立对中风后遗症的整体辨治思想。

（三）疗杂病每责痰和瘀，临证施治宜分明

对内科杂病的治疗，总的原则是理法知常达变，遣方用药恰到好处。对于内科杂病及久病顽疾，除有古人谓之的“怪病多痰”，“久病入络”因素外，亦须认识到气血不和，瘀血为患这一病理因素的影响。内科杂病及其他久病顽疾，多有病因复杂，病程冗长，证候繁杂的特点，在其病理变化过程中，往往都涉及到气与血，郁与痰，而郁与痰日久必波及气与血，最后共同导致气血不和，血滞痰凝的病理结局。从而在临床上引发诸多怪症。故对临床上一般难症顽疾，久治无效者，多从瘀血方面考虑。每获捷效。

我们说固然怪病多痰多瘀，但不可不加辨证，动辄认为有瘀。而必须根据临床表现，结合四诊所见，辨证论治，方能有的放矢。故明确中医瘀血概念，掌握瘀血证的临床特点相当重要，临床才不致迷惑。中医的瘀血，指积血、留血、恶血、蓄血、干血、死血、败血、污血等。并与西医对照，归纳为四个方面的病理变化：①指血液不循脉道，妄行脉外，又未流出之血。②指血行不畅，郁滞或停积于脏腑或局部组织之中。③指污秽之血，多为血液成分异常，或感染后所致者。④指血液本身病变而致血液浓、稠、黏、聚、凝固性增高。总之，瘀血证是泛指一切引起体内血液停滞，瘀结不散而形成的病证。在诊断病证是否有瘀存在，我主张四诊合参。如问病史就从是否有外伤史、手术史、失血史，妇科经、带、胎、产史，精神创伤史，神经、精神病变史等方面了解。它如问寒热、口渴、痛痒、胸腹、二便亦属问诊内容。闻诊从闻咳喘、语言声音、气味方面入手。望诊注意望神气、舌质、毛发、面色、眼目、耳轮、鼻部、口唇、皮肤、爪甲、出血及排泄物等方面。切诊着重切脉、切肌肤、触按血海穴压痛等来加强诊断。四诊合参应抓住以下方面的临床特点：①痛。瘀证之痛，乃为气血不通所致，故疼痛的特点是剧痛、久痛、刺痛、痛处固定而拒按或疼痛反复发作，活动加剧。②发热或寒热交作。气血壅塞，脉络痹阻，卫气内留，营卫不和，邪正相争，少阳枢机不利所致。⑧癥瘕和积聚。气血不和，血滞痰凝，经络闭塞遂成。④出血。因瘀血内积，气血流行不畅，故致血不循经。⑤神经、精神症状的异常。如健忘、喜怒、癫狂等。此多为瘀血阻络，脑窍不利，心脑之气不相顺接所致。⑥心悸怔忡。瘀阻血脉，心脉运行不畅，心失所养。⑦痈肿。瘀血内阻，气血凝滞，蕴久化热，腐灼血肉，化为痈疮。⑧经闭、经痛、月经不调、不孕。气滞血瘀，胞宫失养所致。⑨肢体萎废。多由气血不和，瘀血内阻，血脉失养所致。⑩脉迟涩。因气血凝滞，脉运艰涩。此外，还特别注意观察舌、唇、鼻、眼、皮肤、爪甲、面色、毛发等诸方面的细微变化。这些部位的细微变化对早期诊断瘀血证有重要的临床意义。其变化常显现这几方面的临床指征：①舌质青紫，红而不鲜，或黯，或布有紫斑点，舌下脉络粗大或曲张，或紫黯，有瘀点瘀丝。②口唇青紫，或唇部有黑斑或现萎缩。③鼻尖暗红或酒糟鼻。④眼结膜有青紫斑点，或血丝紫赤。⑤皮肤肥厚隆起，或皮下紫斑，或肌肤甲错，或青筋暴露，或赤缕蛛丝。⑥指甲青紫暗红，按压甲床颜色变化慢。⑦面色黧黑无光，或面颊蟹状纹。⑧毛发萎黄，干枯不荣或脱落。临床若能把这些临床体征同血液流变学，微循环指标的测定结合起来，就能在诊治疑难杂病中，把握住正确的辨证施治方法，从而提高临床疗效。

在杂病病机上每责之于瘀，在治疗上常根据其临床症状和体征，详辨瘀之有无，瘀之轻重，瘀之寒热，瘀之虚实，遣方用药知常达变，方为中的。杂病中举凡具备瘀血证者，活血化瘀法为治疗的基本大法。具体临床应用时，尚须根据瘀血之轻重、缓急、寒热、兼挟证而灵活立法，以适应临床之变化。常以桃红四物汤加丹参、山楂作为活血化瘀的基本方，随证化裁。如对气滞而致血瘀者，常用活血化瘀行气法，于活血化瘀方中伍用行气药物。常用血中之气药，如没药、乳香、降香、川芎、郁金等。并根据脏腑病位不同，而选用行脏腑之气药。如选台乌行三焦之气；菖蒲、郁金行心气；砂仁、蔻仁行脾胃之气；川椒、荔核行睾丸之气；柴胡、青皮行肝胆之气。对久病气虚致瘀者，常用养血活血补气法，于养血活血方中加入补气药物，如黄芪、党参、白术等。对于血实之证，常在活血化瘀方中加破血逐瘀之品。如三棱、莪术、水蛭、全蝎、乌梢蛇等。对瘀证挟寒者，常用温经活血法，选用活血化瘀并有温经作用的药物，如川芎、红花、鹿角霜、穿山甲等。且配以温经散寒之品。如温胃阳常选干姜、高良姜、草豆蔻；温心阳，选桂枝、薤白；暖子宫常加吴萸、台乌；温肾常用肉桂、附子。对瘀证挟热者，常用活血化瘀兼清热解毒法，如疮疡疔毒常以桃红四物加黄连解毒汤化裁；对于因热而瘀的痛证，常以川楝子、玄胡、丹参、郁金等药物加连翘、蚤休治疗；对于因瘀致热的低热证、干血痨，常以大黄䗪虫丸或青蒿鳖甲汤合桃红四物汤化裁取效；对于临床瘀象不显，无瘀象舌脉症可辨者，须从病史、病程、病理变化上去考虑，如服它药无效，而服活血化瘀药有效者，就可断定可能存在瘀证，此时应在辨证施治基础上伍用活血化瘀药。对于瘀证属实者，如症瘕积聚、肿瘤等。且患者体质壮实，常采取破血逐瘀法，并酌用破血逐瘀力强的虫类药物，如水蛭、虻虫、䗪虫等。瘀证属虚者，如震颤麻痹、偏瘫等一些久病顽疾又多伴有气短自汗，体倦乏力等表现，治之就要活血化瘀同时佐以补益药物，如党参、黄芪、白术之类，或用补阳还五汤化裁治疗。

治瘀证，还常按瘀血部位而选用药物。如治脱发、顽固性头痛、脑水肿，常以开窍活血法定方选药，用通窍活血汤类或自拟脑窍通方化裁；对于胸部疾患，如心绞痛、胸痹则用通阳祛瘀法选方用药；如在胁肋部的肝脾肿大，肝胃气痛等症，则用行气活血法的血腑逐瘀汤、复元活血汤之类；对于四肢痿躄或半身不遂者，常用益气活血法之补阳还五汤类化裁；头部注意用川芎、白芷等。胁肋多用郁金、延胡索、香附、赤芍等。上肢用桂枝等，下肢用川牛膝等。病久体虚重用黄芪、当归、鸡血藤等。血热有瘀加丹皮、紫草等。症情顽固考虑加入虫类药。妇科及水肿则加入益母草、泽兰之类。出血、疼痛明显者加三七之类。血压高或伴有食欲差则用鸡内金、山楂之类。神志方面多加琥珀、菖蒲之类。疑有顽痰为患者加入白芥子、南星类药物。任何瘀血证，都可考虑加入丹参。现举二例杂病病案，以观杂病辨证从瘀论治兼按部位选药之大概。

例1　点头病，王某某，男，51岁。西安市新城运输厂职工。1979年4月25日初诊。病者1978年来每晚睡觉后（约午夜12点许）不自主的点头，遂即致醒，连续点十余次而过。有时则连续不断，得出户外游转，习以揉按颈部令止后再行入睡。但有时则抑制不住，严重影响休息，经在西安市某医院多次诊治，未找出病因，化验也无异常，故服以谷维素、维生素等药。自1979年4月开始，伴胸闷气短，心前区疼，记忆力差等，但经西医检查，排除心血管疾患。观舌黯红，诊脉沉涩。辨证属痰瘀交加不解，阻络引动肝风。治以活血化瘀，化痰通络，熄风止痉，佐以生津解肌。方用丹参30g，川牛膝、川芎、薤白、僵蚕各10g，山楂、瓜蒌、茯苓各15g，天麻、钩藤、菊花、葛根各12g。水煎分二次早晚服。日1剂。并配丹参注射液，每日2支（4ml），分2次肌内注射。服药8剂，点头基本痊愈，气短胸闷大减，原方去茯苓加降香10g，桂枝6g，再服7剂，诸症悉除而愈，至今未再复发。

【按】无原因点头，实属少见。抓住其舌暗苔腻，脉沉见涩之临床表现，从瘀痰考虑。认为肝为风木之脏而主筋，痰瘀交结，久入于肝，引动肝风，风甚则动；风痰瘀血交阻，痹阻经络，筋脉凝滞不利，故点头乃作。治以丹参、牛膝、川芎、山楂活血化瘀。瓜蒌、薤白、云苓除痰化湿。伍以菊花、天麻、钩藤、僵蚕平肝熄风。使以葛根以升津解肌舒筋，引药上行，全方化痰活血，熄风止痉，解肌舒络，药证合拍，方投病机，配伍精当，故服药数剂“怪病”见愈。

例2　辛某，男，64岁，退休干部。1979年6月10日以半身不遂就诊。患者于5日前突然右肢软弱无力，继而右侧肢体活动失灵，而在某医院治疗，4天无效转陕西中医学院附属医院，以脑血栓形成而入院。邀余会诊。患者神志清楚，言语蹇涩，右鼻唇沟变浅，舌向右歪，右侧肢体瘫痪，肌力：上肢Ⅰ级，下肢Ⅱ级，反射稍亢进，病理反射未引出。证属气血亏虚，内郁化热致络脉瘀阻。法予益气活血，佐以清热除湿。方用“通脉舒络汤”去桂枝加大黄、白术、薏仁治疗。水煎服，每日一剂。同时配合每日静滴250ml“通脉舒络液”。经第一疗程（10天）治疗后，肌力和全身状况都有显著好转。继续第二疗程，共住院28天。出院时，上下肢肌力均达Ⅴ级，行动自如，肌张力及腱反射均正常，口舌不偏，语言清晰，脉舌正常。半年后随访仍一切正常，并可参加轻体力劳动。

【按】患者年高，平素肝肾不足，气血衰少，加之烦劳过度，使气血虚损，经脉血液流行不畅，遂成血瘀经脉，半身不遂，口舌㖞斜等中经络之证。故用通脉舒络汤之黄芪、丹参、川芎、红花、川牛膝、地龙、山楂益气活血，去桂枝辛温，佐大黄泻热祛瘀。白术、薏苡仁健脾除湿。法投病机，故见效较速。

以上总结了瘀血证治方面的一些心得，从对温热病，中风病，疑难杂病的辨证施治来看，突出强调论瘀治瘀，临证善用活血化瘀法，对瘀血证的治疗是值得深入探讨的治法。瘀血病机可见于多种疾病的病程中，临证要善于辨别，用药要恰到好处。

再论活血化瘀法在热性病中的应用

活血化瘀法，是祖国医学根据疾病过程中出现的瘀血症而确立的一种治疗方法。随着瘀血学说的不断发展，这一治法已作为一个新的研究课题而得到现代中西医界的极大重视。截止目前，对于活血化瘀原理的研究及其在临床应用方面，已取得了不少新的成就。但是，对其在热性病中的运用及原理的探讨上，专题研究尚少。笔者认为：热性病学说与瘀血学说在发展史上有着密切联系，且起到了相互促进的作用，而活血化瘀法与清络、清营、生津、育阴等法也正是紧密配合，而贯穿于热性病辨证论治的始终。因此整理与研究活血化瘀法在热性病中应用的文献，是进一步研究瘀血学说及热性病学说的重要内容。

（一）热性病中瘀血学说及活血化瘀法运用的源流

热性病中瘀血学说的产生及化瘀法的运用，早在《内经》中就有记载。如《素问·六元正纪大论》云："……寒乃去，候乃大温，草木早荣。寒来不杀，温病乃起，其病气怫于上，血溢目赤……"其"血溢目赤"，即为感受温热时邪，热毒怫郁于上，与血搏结，阻络迫血而出现之瘀血见症。另外，《灵枢·刺节真邪》有"血实者泻之"的记载，则足以证明大热神狂是阳明热盛，搏血为瘀，瘀热上菀，心神被扰而致；相反，对于瘀血进而导致发热的理论。《内经》中亦已论述，如《灵枢·五变》云："血气逐留，宽皮充肌，血脉不行，转而为热……"。

西汉《神农本草经》收集中药365种，具有活血化瘀作用的就占41种，其中丹参、丹皮、大黄等药既能活血化瘀，又可清热凉血，是治疗温热病中瘀血症的常用药。

张仲景著成《伤寒论》，不但为热性病学说的发展奠定了基础，而且将热性病变中瘀血证的理论亦大大推进了一步。如《伤寒论·太阳篇》云："太阳病不解，热结膀胱，其人如狂，血自下，下者愈，其外不解者，尚未可攻，当先解其外，外解已，但少腹急结者乃可攻之，宜桃核承气汤"。又云："太阳病六、七日，表证仍在，脉微而涩，反不结胸，其人发狂者，以热在下焦，少腹当硬满，小便自利，下血乃愈，所以然者，以太阳随经，瘀热在里故也，抵当汤主之。"两条所论述证情，前者较轻，后者为重，但病机俱为太阳经热，不从表散，内传于里，与血相搏，结于下焦少腹部位，而成蓄血病证。其“太阳随经瘀热在里”，是仲景对蓄血证病机的高度概括，而“乃可攻之，下血乃愈”，是其对蓄血证治法及预后的精确论述，所拟桃核承气、抵当汤、抵当丸等活血逐瘀、荡涤瘀热之方，亦历代延用，至今受人推尊。

《金匮要略》一书，除有“病者如热伏，烦满，口干燥而渴，其脉反无热，此为阴伏，是瘀血也，当下之”的热伏血分、导致瘀血证的记载外，所述“阳毒之为病，面赤斑斑如锦纹，咽喉痛，唾脓血”，“阴毒之为病，面目清，身痛如被杖，咽喉痛”的阴阳毒病，亦属毒疫之气，荡于血脉之急性传染病，而其“面赤斑斑如锦纹”，“面目青”等症又显系热郁血分，壅遏于肌肤的瘀血征象。其治方升麻鳖甲汤，升麻、甘草与当归、鳖甲相互配伍，也正是为解毒逐瘀而设。可见当时在热性病中运用活血化瘀的方法已有一定的经验。

唐代孙思邈对温病的论说虽与伤寒并列一门，而与阴阳病同论，但已创立戾气观点等。并认为：伤寒及温病，邪在卫表，应发汗而不汗之，邪热失于外散，内迫营血，可导致鼻衄、吐血；热血相结可形成“蓄血”、“瘀血”，主张用犀角地黄汤凉血消瘀以治之，突破了张仲景治疗蓄血的下瘀血法，其千金犀角散、犀角地黄汤又成为治疗温病热入营血之名方，从而给温热病应用活血化瘀法一新的启发。

王焘在论治温病发斑法下谓：“赤斑者，五死一生，黑斑者，九死一生”，这对温热病瘀血发斑的预后推断上也算是一种经验认识。

金元·张子和论热病与刘河间虽同一脉，而在治法上却别开生面。其治病的主导思想是“贵流不贵滞”，除常用活血法治疗“血积”外，并提出：血虽有奉养全身之功，但热血壅滞，则反为病。当以《内经》“血实宜决之”的原则，放出其血，使血热清而行畅的出血疗法，对于上部血行壅滞，属热郁血瘀之目肿喉痹，每多施用。

朱丹溪认为：江南地土卑湿，湿热相互，为病最多，并创立了六郁学说，提出“气血充和，百病不出，一有怫郁，诸病出焉”的观点，其六郁之中，即有“热郁”、“血郁”两证。治法选山栀川芎等味以泄热行瘀。尤为重要的是他曾提出“血受湿热，久必凝浊”的见解，从而为热性病湿热致瘀的理论奠定了基础。

明·吴又可，总结了前人辨治传染病的经验，结合自己的体会首创戾气学说，其《温疫论》，不但对于温疫病的病因病机，传染途径，流行特点及治疗原则作了精辟的论述，而且对温疫病中运用活血化瘀法的理论作了不少的发挥。如《温疫论·蓄血篇》云：“大小便蓄血、便血，不论伤寒、时疫，尽因失下，邪热久羁，无由以泄，血热相搏，留于经络，败为紫血，溢于肠胃腐为黑血”。并指出：“表里壅闭，郁而为黄，热更不泄，搏血为瘀”，“凡经气不郁不致发黄，热不干血分不致蓄血”的观点。至于瘀血的临床表现他亦记有“少腹硬满，至夜发热，甚则喜笑如狂，如瘀血下行，则便血如漆”等。在治疗上吴氏选用桃仁承气汤、犀角地黄汤、抵当汤等方药酌情施治，实开温热病活血化瘀法运用之先河。更为推尊的是吴氏对正虚疫邪陷于经脉，与营血相结，主客交混之所谓“主客交”病，创制三甲散以治之。方中除鳖甲、龟甲、穿山甲、当归为主活血通络外，并选䗪虫引诸药入血脉搜邪祛瘀，立意新颖，用药独特，不仅成为温病后期，余热入络，与血相搏，胶固难解证的历验之方，且为后世三甲复脉汤治疗一些顽证痼疾奠定了基础。

继吴氏之后，戴天章在《温疫论》的基础上，著有《瘟疫明辨》，其中除在辨证上独有心得外，并明确提出：“时疫入里，瘀血最多”的观点，曾积累了不少治疗疫病瘀血的经验，如对尿血证就提出“唯小便黑者，当逐瘀清热为主，犀角地黄汤加大黄等”。

至余师愚，对于感受暑燥淫热疫毒所致之暑燥疫，又作了深刻的研究，著成《疫疹一得》，不但对温疫病的辨证施治开拓了一新的境地，且对热性疾病中出现之瘀血证有较深的探索。如对瘀血发斑的预后，曾记有“……今人不悟此理……至论大者为斑，小者为疹，赤者为极热，五死一生，紫黑者胃烂，九死一生。余断生死，则又不在斑之大小紫黑，总以其形之松浮紧束为凭。如斑一出，松活浮于皮面，红如朱点纸，黑如墨涂肤，此毒之松活外见者，虽紫黑成片可生，一出虽小如粟，紧束有根，如履透针，如矢贯的，此毒之有根固结者，纵不紫黑亦死”。余氏在治疗“紧束有根，如从皮里钻出，其色青粗之瘀斑”，采用清瘟败毒饮加紫草、红花、桃仁、归尾等，以大队清热解毒药与活血化瘀药相配，这些可贵的经验至今仍为中医界所重视，并实践于临床而有效。

叶天士对温病学之贡献，可称继往开来，是建立较为完整体系之第一人，对热性病学说的贡献除首创卫气营血辨证论治体系，发展了温病诊断方法等外，对于热病中瘀血学说也有较深的研究。他曾明确提出：“夏月热久入血，最多蓄血一证”的观点，并拟定病进入血分的论治总则为“入血犹恐耗血动血，直须凉血散血，如生地、丹皮、阿胶、赤芍等药物是也”。一个散字，画龙点睛，意指凉血而莫忘活血之法。除此而外，叶氏尚认识到素有瘀血之人，感受温热之邪，尤可导致热瘀血结证，如他在谈紫舌时曾指出：“热传营血，其人素有瘀伤，宿血在胸膈中，舌色必紫而黯，扪之潮润，当加散血之品如琥珀、丹参、桃仁、丹皮等，否则瘀血与热相搏，阻遏正气，遂变发狂、如狂之证”。这些体会，都是叶氏长期临床经验的总结，对后世温热病使用活血化瘀法有重要意义。

与叶天士同时代的薛生白，著有《湿热病篇》，其中不仅对湿热病变的证治条分缕析，易于临床实用，而且对湿热导致瘀血的证治也有不少论述，如《湿热病篇》载“湿热证，上下失血或汗血，毒邪深入营分，走窜欲泄，宜大剂犀角、生地、丹皮、赤芍、连翘、紫草、茜根、银花等味”。其失血、汗血，当为湿热化燥，侵入营血，损伤血络，迫血外溢，络脉凝涩，血不归经所致，故用犀角地黄汤加味以凉血化瘀，清热解毒，非专止血，而实为止血之用。除此，薛氏对于湿热后期，邪入血络之主客交证，遵又可而仿三甲散论治，但用药更为精详，如淬土鳖虫，醋炒鳖甲，土炒穿山甲、桃仁、柴胡以祛瘀透络，可法可师，遵古而不泥古。

吴鞠通师承叶天士的理论，在《伤寒论》、《内经》、《难经》的基础上，综前贤学说，结合自己的实践，汇辑成一部系统的温病专书《温病条辨》。其中对温热病变中，瘀血证论治，也分条记载，明若列眉。如《温病条辨·下焦篇》载：“少腹坚满，小便自利，夜热昼凉，大便闭，脉沉实者，蓄血也，桃仁承气汤主之，甚则用抵当汤”。并自注云：“大便闭者，血分结也”。对于燥热与血相结成瘀者，吴氏论有：“燥气延于入下焦，搏于血分，而成瘀血者，无论男女，化症回生丹主之。”

柳宝怡的《温热逢源》，不但对温热病学说有不少新的见解，且对温热病中瘀血的原因、病机、诊断、治法作了深刻的研究。如《温热逢源》载：“平时有瘀血在络，或因病而有蓄血，温热之邪与之纠结，热附血而愈觉缠绵，血得热而愈形胶团，或早凉昼热，或外凉内热，或神呆不语，或妄见如狂。种种奇险之证，皆瘀血所为。治之者，必须导去瘀血，俾热邪随瘀而下，庶几病势可转危为安也”。不仅如此，在瘀血治法上还告诫我们，对于热入营血，迫血外溢之出血证，不能只图凉血止血，“以致血虽止，而上则留瘀在络，下则留瘀在肠，甚至留瘀化热”等。另外，他根据瘀血部位之不同，体验到治疗有难异，治法也当分缓急。如他说：“凡瘀留在肠胃者，易于疏化，以其在康庄大道，不在细微曲折之处，药力易于疏通也。若留于肺肝血络之中，则络道蚕丛，药力既非一日可到，而又不宜于猛剂攻消，只有通络化瘀泄热之法，缓缓图功，如曹仁伯清瘀热汤之法，最为得窍”。

王清任《医林改错》虽非温病专著，但算是一部研究瘀血学说及活血化瘀法的专书，其中明确指出：“血受热则煎熬成块”，从而精辟地阐明了热与瘀血的关系。在“论痘非胎毒篇”中又指出：“受温疫至重，瘟疫在内，烧炼其血，血受烧炼，其血必凝”，除此而外，值得借鉴的是王氏对于伤寒温疫等热病后脱发的论治，力辟一般医书皆认为是肾虚津亏血耗的旧说，指出：“伤寒温疫后头发脱落各医书皆言伤血，不知皮里肉外，瘀血阻塞血络，新血不能养发致发脱落”，这种见解对于活血化瘀法在温热病后出现血不润养之津亏血燥证中的运用，开辟了新的途径。

晚清中西医汇通派唐容川著《血证论》，亦算是一部治疗血证的专著，其中所述："凡血证，总以去瘀为要"，"瘀血不行，则新血断无法生理，然又非去瘀是一事，生新是另一事，盖瘀血去则新血已生，新血生而瘀血自去，其间初无间隔"等瘀血证较新的观点，对于热性病中活血化瘀法的运用，也是有一定指导意义的。

除国内而外，热性病与瘀血的关系尚已得到国外医学界的重视。日本从事这方面的研究较多，如《汉方の临床》12卷5号龙野一雄在"血的病理"中曾明确指出血燥血结的病因证候为："血燥，当血滞有热的时候，或水分缺乏之时，或血流停滞的情况下，继之发生血燥，这是自然可以认为的，因此，可以引起身上感觉发烧、发痒、皮肤干燥、口渴等证；血结，血是必须循环流动的，而其一旦停滞就陷入病态，这种情况所引起的变化不只是一个。或者出现血燥，或者化脓，或者瘀血，或成血结"。

目前，热性病学与瘀血学说皆有了新的发展，对于乙脑、流脑、出血热、急性黄色肝萎缩等急性热性病运用卫气营血辨证论治的同时，人们进一步重视了活血化瘀法的运用，这是热性病治疗上的一个新苗头。

（二）热性病变中瘀血形成的基本机制

温热病"卫气营血"辨证论治纲领，是以温热病的发展特点和脏腑分证学说为基础的。例如温病初起，多见咳嗽、寒热、烦闷等肺经症状，若逆传心包可出现烦躁、神昏、谵语、吐衄等症。

肺主气，故前者病在气分，心主血，故后者病在血分，然"肺主气属卫，心主血属营"，故气之轻浅者为卫，血之轻浅者为营，分之为卫气营血，合之则为气血。况"营行脉中，卫行脉外"，营卫可互相交会。"气为血帅，血为气母"，气血可互相化生。可见卫气营血在生理上，互相化生，病理上互相影响，故温热病变中，所出现瘀血证，虽为热血相结，但并不单纯见于营血分阶段，而可见于卫气营血的各个病理过程。

1. 卫分瘀证

温热病毒，初入卫分，邪郁于肺，肺卫失宣，则见发热恶风、咯痰咳嗽、咽痛口渴等症，若治不及时，或邪盛表实，郁热不得宣泄，则可内涉肺络与营血相搏，脉络凝塞，鼻衄频作。或见胸痛如刺，痰中带血，甚或暮热舌绛等瘀血见证。联系现代医学大叶性肺炎充血期与实变早期，由于细菌毒素的作用，肺泡壁毛细血管扩张充血，肺泡腔内出现浆液性渗出，患者常突然出现寒战高热咳嗽等，炎症进一步发展，充血则更为明显，肺泡中除浆液外，充满了大量纤维蛋白及红细胞，病变肺叶实变为红色如肝，可出现咯痰带血等。其高热寒战咳嗽属卫分证，而咯痰带血，肺实变如肝色为血分瘀滞证。可见大叶性肺炎的这种病理表现与中医卫分郁热不解、损伤肺络成瘀的机制有类同之处。参考《温病条辨》"太阴风温，但咳身不甚热，微渴者，辛凉轻剂，桑菊饮主之……舌绛，暮热，甚燥，邪初入营，加元参二钱，犀角一钱；在血分者，去薄荷、苇根，加麦冬、细生地、玉竹、丹皮各二钱”的文献可知，古代医家对卫热伤及肺络为瘀证，早已有所认识。

另外，《温病条辨·上焦篇》曾载：“太阴温病血从上溢者，犀角地黄汤合银翘散主之”。据方推证，这种上窍溢血是因卫分郁热炽盛，波及血分脉络，热血相搏，瘀阻热结所致。现代医学之钩端螺旋体病肺出血型，早期除寒战、高热、头痛、身痛外，部分患者则伴有咳嗽、咯血、鼻衄、结膜充血等络伤血瘀证，对此，陕西省中医研究所以银翘散为基础方，加丹皮、侧柏炭等，辨证施治，取得了较好的疗效。其实吴鞠通所举犀角地黄汤合银翘散辛凉透表，解毒化瘀也是切合实用的。

除此，温邪郁肺，卫分不解，波及营分，外窜血络，留瘀于肌肤，则除卫分之证尚存外，可见外发红疹，如麻疹、猩红热等，这种中医称之为肺热发疹证，吴鞠通曾以银翘散去豆豉加生地、丹皮、大青叶倍元参方，以辛凉透卫、解毒化瘀，亦是很符合临床实际的。

2. 气分瘀证

温热病邪传入气分，虽以正邪剧争，热郁气机而见但热不寒为特点，但若气热郁结，不能外泄，内及血脉，郁滞血络则可成气分热瘀证。如热入气分，肺热壅盛，失于宣泄，灼伤肺络，瘀阻痰凝，则可出现高热、喘咳、痰中带血等症。联系大叶性肺炎实变期，由于细菌毒素的作用，肺泡中渗出物逐渐增多，肺泡壁毛细血管因渗出物压迫而狭窄，并由于渗出的红细胞为巨噬细胞所吞噬，将血红蛋白分解并转变为黄褐色的含铁血黄素，故临床表现为高热咳嗽咯铁锈色痰等，这种病理变化符合于中医邪热壅肺，肺络热瘀的观点。因此，对于肺热过盛，伤络成瘀型大叶性肺炎论治时，于清肺泄热剂中，佐以活血化瘀之品，收效更捷，因据有关实验证明，活血化瘀药有利于渗出物的吸收与白细胞的游离以及消炎解毒等作用。从《临证指南医案》治某“邪郁热壅咳吐脓血、音哑，麻杏石甘汤加桔梗、薏仁、桃仁、紫菀”案可知，叶氏对于邪郁热壅，气分热炽，肺络瘀血之咳痰脓血证，也已重视了宣肺泄热方与活血化瘀药的配用。这些可贵经验至今用之临床也是甚为合拍。

3. 营血分瘀证

祖国医学认为，营血皆来源于水谷精微，同行于脉中，以奉养全身，故营血分病理颇为相似，即所谓“举血可以赅营，温热病邪传入营血，热与营血相互煎炙”，故最易形成热瘀之证。

（1）热灼营阴，瘀热不解　热邪内陷营分，热营相搏，一则耗损营阴，二则成瘀阻络，营阴亏而血更滞，血络凝而阴愈亏，瘀热蒸腾，营阴亏损，故见身热夜甚，心烦躁扰，时有谵语，舌绛少苔等。吴鞠通《温病条辨》亦载："脉虚夜寐不安，烦渴舌赤，时有谵语，目常不闭或喜闭不开，暑入手厥阴也。手厥阴暑温，清营汤主之"。手厥阴即指心包营分，而清营汤除具清营透热转气之功外，其中生地、丹参正为凉血活血化瘀而设。现代医学认为：丹参煎剂除对金黄色葡萄球菌、绿脓杆菌、志贺痢疾杆菌、福氏痢疾杆菌Ⅱ及Ⅲ型都有抗菌作用外，且通过使血液流速加快，毛细血管开放数目增多，以及对聚集的红细胞解聚等途径，以起到改善微循环障碍的作用。这一药理，进一步说明了丹参在清营汤中所起的重要作用，另外也说明吴氏对于热灼营阴、心神被扰的证治是并不忽视活血化瘀药的配用的。

（2）热毒壅盛，瘀滞发斑　热毒壅盛，内侵营血，迫血外溢，瘀阻肌肤，则外发为斑。吴又可也曾认为发斑的机制是"邪留血分，里气壅闭，则伏邪不得外透"而得。又根据余师愚治疗"颜色青紫，宛如浮萍之背"的瘀斑症，以大剂清瘟败毒饮加紫草、红花、桃仁、归尾等活血化瘀药的经验分析可知，热病发斑，即是瘀血的主要见证。现代医学认为，不少传染病发斑，是由于微循环障碍的结果。如流行性脑脊髓膜炎在败血症期，细菌侵袭皮肤血管的内壁，引起栓塞坏死，出血与细胞浸润而产生临床上的瘀点或瘀斑。与此同时，细菌内毒素进入人体，可使血管发生致敏性坏死现象，引起广泛性血管内凝血及血栓形成，这更说明了发斑不仅是瘀血的外症表现，而其内在脏腑也伴有不同程度的瘀血现象。所以前人有"疹发于肺，斑发于胃"之说。

（3）热壅瘀阻，迫血妄行　温热邪毒，侵入血分，灼伤血络，充斥内外，上逆清道，则见咯血、衄吐，下趋浊窍，则见尿血、便血。凡此种种，除热邪壅盛，迫血妄行，为其病因病理外，热入血分，煎血为瘀，瘀阻脉络，血不循经则为其更重要的病因病理。如唐容川所云："经隧之中，既有恶血居住，则新血不能安行无恙"。且瘀血与血溢互为因果，瘀热不去则血不归经，离经之血反附其瘀，以致造成多处留瘀，广泛出血的险恶证情。如吴鞠通《温病条辨》所举："吐粉红色血水者死不治"，"血从上溢，脉七八至以上，面色黧黑者，死不治"。据现代医学认为，不少急性热性病出血，多系微循环障碍所致。如流行性出血热，病原体侵入人体，直接作用于血管壁造成损害，管壁渗透性增加，血浆大量外渗，血液浓缩，有效血容量减少，进而出现休克。并由于病原体对小血管内皮的损害和血管内瘀血因素的参与，微血管内可有弥漫性血栓形成，血管内的凝血过程导致凝血成分大量消耗，加上休克时血液和组织活化素的释出，使纤维蛋白酶的活力增强，造成血栓溶化而发生多发性出血。流行性出血热这一病理过程，足以说明热入血分所致全身广泛性出血，瘀血为其重要的因素之一。

（4）瘀塞心窍，瘀阻气脱　温热毒邪内陷心包，一般认为是由邪热内陷，灼液为痰，痰热阻闭包络，或湿热久郁不解，酿蒸痰浊，蒙蔽心包而得。但据叶天士“外热一陷，里络即闭”及何秀山“热陷包络神昏，非痰迷心窍，即瘀塞心孔”的观点分析可知，热闭包络，瘀塞心窍，当为神昏窍闭的重要因素。因热陷心包，血为邪滞，包络壅塞，机窍不灵，气阻血凝，壅塞心窍，故见神昏谵语，或昏愦不语。况心窍既受壅塞，宗气不行，全身血液阻滞为瘀，则新血不能归经，外溢肌肤为瘀斑，上逆鼻窍为衄血，下流大肠为便血。除此之外，血溢日久，气随血脱，则可形成喘喝多汗，肤冷肢厥，颜面青灰，内闭外脱之险证。联系现代医学感染性休克，由于微血管痉挛，毛细血管内缺氧，酸性代谢产物积聚，这时毛细血管壁的肥大细胞释放出大量血管活性物质，使所有毛细血管同时扩张，结果大量血液停滞于血管床内，内脏瘀血，机体有效循环血量急骤减少，出现昏睡，以至半昏迷，面色发绀，四肢冰凉，皮肤湿冷，脉搏微弱等休克症。同时由于血灌注量不足，血流缓慢，血液浓缩，血管内酸性产物积存，再加以血管壁内毒素的损伤，毛细血管内易有凝血和血栓形成，其中充满白细胞、血小板、纤维素，以至毛细血管内出现瘀积现象，而形成急性弥漫性血管内凝血，其后果是：①发生 DIC，消耗大量凝血因子，使患者有出血倾向。②毛细血管为凝血块所阻塞，严重影响微循环通畅，使休克不易恢复。感染性休克发生的机制及 DIC 形成的后果，从而提示我们：①瘀热窍阻，单用安宫、紫雪、至宝等以清心开窍则力不胜任，须开窍化瘀并进，以标本同治，庶几可以挽回。对此症的治疗，何廉臣首推犀珀至宝丹，认为是治疗“热邪内陷，里络壅闭”的开窍“前锋”。他说：“此丹大剂通瘀，直达心窍，又能上清脑络下降浊邪，专治一切实邪内陷血分，瘀塞心房，不省人事，昏厥如尸，目瞪口呆，四肢厥冷等症”。可见前人对瘀热内陷心脑证，已有一定的治疗经验。②热性病阴竭气脱，单用生脉散益气生津，或阴盛阳脱，单用四逆汤回阳固脱皆不够理想，当益气生津，或回阳固脱与活血化瘀同用方合病机。天津市第一中心医院以清温散合血府逐瘀汤加减治疗弥漫性血管内凝血的热盛瘀血型，以独参汤或升压汤合血府逐瘀汤加减治疗弥漫性血管内凝血的气虚血瘀型，已取得了较好的疗效。这一事实便证明了活血化瘀药在中医热性病出现窍闭与脱症的治疗中有着重要意义。

（5）瘀热在营，引动肝风　心包营分热盛，除可形成瘀塞心窍外，一般认为：热毒波及厥阴肝经，郁极生风，横窜经脉，则可出现神昏狂乱，手足躁扰，甚则瘈疭等营热炽盛引动肝风证，但是由于肝藏血而主筋，热邪既入厥阴，每多煎熬肝血为瘀，瘀滞筋脉，也为动风瘈疭的重要原因。参考《温病条辨》对于“热初入营，肝风内动，手足瘈疭”的营热动风证，以“清营汤中加钩藤、丹皮、羚羊角”论治的文献，可以看出吴氏对此证的治疗在清营透热，凉肝熄风的同时，亦重视了活血化瘀药的配用。因清营汤本有生地、丹参，若再加以丹皮，则活血之用更增。联系流行性乙型脑炎，若病毒通过血脑屏障，引起中枢神经系统病变，除神经细胞变性坏死，胶质细胞增生外，脑实质血管高度充血水肿，血管周围浆液渗出，脑膜血管亦见充血水肿，并有小出血及炎细胞浸润，从而出现了高热，意识障碍，强直性抽风等。而活血化瘀药除具消炎抗菌，减毒作用外，能改善血液循环，减少血浆渗出，增加组织血管的血氧供应，加强组织新陈代谢及渗出物吸收等。这些药理作用，从而证实了活血化瘀药的运用，能够改善脑实质广泛性急性炎症，从而达到中医所谓熄风止痉的目的。

（6）余邪留阴，瘀滞不解　热病后期，阴液亏损，余邪留伏阴分，继续煎熬血液，热瘀相搏，阴液失于布化，故见夜热早凉，热退无汗，舌干绛少苔等，吴鞠通认为其病机是“邪深伏血分，混处血络之中”所致，并提出治法“不能纯用养阴，又非壮火，更不得任用苦燥”，故选青蒿鳖甲汤治疗，而青蒿鳖甲汤中，生地、丹皮配以鳖甲，除养阴清热外，祛瘀通络则为其主要作用。从而证明了热伏阴分、留瘀在络是确实存在的。

（7）邪久入络，凝瘀胶固　湿热证或湿热疫证，若湿热邪毒久积不解，正气日益亏耗，邪陷经脉深处，与营血相结，胶固难开，气钝血滞，脉络凝塞，则可出现如薛生白所述：“口不渴，声不出，与饮食亦不却，默默不语，神识昏迷，进辛开凉泄，芳香逐秽，俱不效”之“主客交”病。联系现代医学，此证类似于乙脑恢复期症状及后遗证，是由于中枢神经功能失调，或脑实质受损害的结果，薛氏提出仿吴又可三甲散“破滞破瘀，斯络脉通而邪得解”的治疗原则是很有卓见的。从浙江省中医研究所运用吴又可三甲散治疗乙脑后遗症之神志呆钝、四肢瘫痪等获得一定疗效的经验推论，䗪虫、穿山甲等破血逐瘀药与鳖甲、龟板等滋阴潜阳、软坚散结药同用，可能有调整中枢神经功能、恢复脑实质损害的作用。

综上所述，温热病变过程的始终，皆有可能出现不同程度的瘀血现象。而《医林改错》云：“既是血块，当发烧”，可见瘀血又可致热。这样瘀留体内，郁久生热，邪热炽盛，煎血为瘀，瘀热互为因果。柳宝怡所云：“热附血而愈觉缠绵，血得热而愈形胶固”，这便是热与瘀结的一个突出的病理特点。

（三）热性病中瘀血证候诊断的基本依据

热性病过程中出现的瘀血证，由于随着热瘀的程度、部位及时间暂久不同，其临床表现也复杂多样，但因其共有的机制是热血相搏而为热瘀，所以就为我们辨证施治带来了规律性。由于“心主血脉”，而“舌为心之苗”，手少阴心经之络又系舌本，热血相搏成瘀，势必反映于舌，因而舌诊对于热性病中瘀血证的诊断有着极其重要的意义。一般说来，舌质青紫、深绛或舌尖舌边出现瘀点、瘀斑，即为瘀血见证。另外舌下脉络色黯，或脉络粗胀，或舌底有紫黑瘀点、瘀丝，也为瘀血的重要标志，他如口唇青紫，面色青灰黧黑，白睛赤丝，以及局部红肿热痛，皮肤斑疹，吐衄便血，神昏谵语，抽风惊厥等，也可以作为热性病中瘀血证的依据之一。

另外，日本龙野雄在《关于瘀血》的报道中曾列“瘀血的证候群”为①血行障碍；……出现颜面、舌、齿龈、唇、皮肤、甲状腺等处黯红发紫等；②热证：患者自觉如热状，或暮即发热，或手掌发热等；③干燥症：口燥，但欲嗽不欲咽，或口干燥而渴或唇口干燥等，亦可作为参考。

（四）热性病中运用活血化瘀的基本法则

活血化瘀法，在热性病的具体运用上，一般根据热性病发展过程的病理机制，并结合瘀血形成的特点而灵活使用。

其①清卫化瘀；②清热化瘀；③清营化瘀；④凉血化瘀；⑤解毒化瘀；⑥开窍化瘀；⑦熄风化瘀；⑧益气生津化瘀；⑨滋阴透邪化瘀法，已在本书前节“试论活血化瘀法治疗温热病”中论及，本节不再赘述外；⑩养血、破滞化瘀：是以滋阴潜阳，软坚散结，合于破血通经的一种治法。适用于温热毒邪稽留不解，伏于血分，与血搏结，气钝血滞，而见默默不语，肢体不用为特点的一类病证。代表方如吴又可三甲散等；⑪温阳救逆化瘀：是以回阳救逆合活血化瘀的一种治法。适用于温热邪毒，深入营血，内闭包络，瘀塞心窍，真阴大耗，阴竭阳脱，而见神识昏迷，手足厥逆，汗冷淋漓之危证。代表方如王清任救急回阳汤等。

以上我们通过有关文献的复习，结合临床中的一些粗浅体会，从而提出了热毒与血相搏为瘀，可见于温热病卫、气、营、血各个病理阶段的观点，并通过对活血化瘀药有关药理作用的分析，阐述了热性病中运用活血化瘀法的机制，并简述了温热病中瘀血证的诊断要点，提出了热瘀证必须坚持辨证施治的原则，或予透卫化瘀，或予清气化瘀，或予清营化瘀，或予凉血化瘀等治疗方法。但尚须说明的是，热性病中活血化瘀法运用的机制还不完全明确，加之我们临床实践资料不多，还将有待于今后进一步研究与体验，以资不断改进提高。

试论温病厥证的辨治

温病厥证是在各种温病过程中出现的一个危重证候。许多医家将其归入“坏证”之中。此证两见于温病卫气营血。上中下三焦各个病程阶段，其成因颇为复杂，证情有寒热虚实之别，治法有温清消补之异。虽然历代医家对其脉、因、证、治皆有不同程度的阐述（尤以明、清温病学家更为突出），而且目前也将该证列为中医急症研究专题之一。但是，据文献来看，尚缺乏对该证的系统阐述，而近年的研究工作又仅仅处于对某些病种的临床疗效观察和重复验证阶段，尤其缺乏对其病因病机在理论上做更加深入的和系统的研究工作。为此，在参阅了有关文献资料并结合笔者的临床体会，拟将对温病厥证的病因病机以及病机演变规律及证治规律作一比较深入系统的探析，力求能对温病厥证的中医理论研究和临床辨治有所裨益。

一、厥及厥证的概念

“厥”在中医理论中有多种含义。概括起来有如下几种：①尽义。如《素问·至真要大论》篇谓：“厥阴何也？岐伯曰：两阴交尽也”。吴鞠通赤说：“厥者，尽也。阴阳极造其偏。皆能致厥”。②指寒邪。《灵枢·百病始生》篇说：“厥气生足悗，悗则胫寒”。《素问·至真要大论》说：“寒厥入胃，则生内心痛”。③指气逆之病机。如《灵枢·厥病》篇之“厥头痛”、“厥心痛”均指。“气逆”所导致的疾病。④指症状。如张仲景谓：“厥者。手足逆冷者是也”。

由于“厥”的含义颇杂。故作为病证名的“厥证”一词，在中医文献中的含义也不尽相同。在内科杂证中，厥证泛指突然昏倒、不省人事。但大多能逐渐苏醒的一类病症。历代文献记载有尸厥、薄厥、煎厥、痰厥、食厥、气厥、血厥、酒厥、色厥等名称。在外感热病中，厥证的概念首先由东汉末年的张仲景所定义：“凡厥者，阴阳气不相顺接，便为厥，厥者，手足逆冷是也”。笔者通过对各类温病厥证的临床表现和病机分析，认为温病厥证是以“营卫气血运行失其常度”为总病机。以“手足逆冷”为主要症状的一个证候。它既是一个单独的证候，而主要又是在许多温病过程中都可能出现的一个症状。临床中往往常见该证与神昏、痉证、闭证、脱证一并出现。故在温病文献中又有昏厥、痉厥、闭厥、脱厥等证候名称。

注：此文作者为张学文、李军。

二、温病厥证的病因病机

1. 病因

温病厥证的成因较为复杂，概括起来有如下几种。

（1）温热邪毒

温热邪毒是在温病过程中导致厥证的主要成因。温病病因虽有风热、暑热、湿热、燥热、火热等不同，然其邪毒在一定的发病条件下皆可滞闭气机，腐害营血，导致厥证发生。

①热（火）毒致厥：感受温热邪气，或它邪化热，壅遏不解，化火成毒，热灼津液，毒腐气血，致津少液亏，气滞血瘀；或热毒直逼心营，闭阻络脉，终致阴阳气不相顺接而成厥。正如陈平伯所云："热邪极盛，与三焦相火相煽，最易内窜心包，逼乱神明，闭塞络脉，以致昏迷不语，其状如尸，俗为发厥是也"。

②风热邪毒致厥：风热毒邪外袭，其邪热上蒸则可见身热口渴，目赤咽痛；其热毒内伏滞闭营气，可见手足逆冷而脉伏。《外感温病篇》载"风温毒邪，始得之，便身热口渴，目赤咽痛，卧起不安，手足厥冷，泄泻，脉伏者，热毒内壅，络气阻遏；当……升散解毒。

③暑毒致厥：暑为火热之气，毒性暴戾，其侵入人体，不仅多径入气分，而且极易内陷心营，闭阻心包，蒙闭清窍，致阳郁不达而手足反见厥冷，若为暑热疫毒之患，更易发生厥证。《疫病篇》谓："疫疹初起，六脉细数沉伏，面色青惨，昏愦如迷，四肢逆冷……"甚者，"初病周身如冰"。

④湿热邪毒致厥：湿热之邪。侵袭入体，湿遏热伏，弥漫熏蒸，阻气遏阳，即可致"肢微厥"；若湿热酿痰蒙蔽心包，痰浊交阻气机，阳不外达，即可见痰壅昏愦，手足逆冷等症。若属湿热疫毒致病，内结壅闭，营气逆乱，可致"脉厥"，甚或"身冷如冰"的"体厥"。

⑤燥热致厥：燥热致厥，多因感受燥气日久不愈，耗伤肝肾阴液，以致水不涵木，肝风内动，发生痉挛抽搐，四肢厥逆，吴鞠通议治此证，选用"三甲复脉汤、定风珠、专翕大生膏"，以滋养阴液，止痉回厥。

（2）病理产物

在温病过程中产生的病理产物（或素宿的病理产物），其在温热毒邪的作用下，亦是导致厥证发生的重要因素。

①瘀血致厥：上面已经述及，温热邪毒腐害营血，可致血瘀，如张仲景所论述的"阳毒之为病，面赤斑斑如锦纹……"，就显系热毒郁于血分壅遏肌肤的瘀血征象。戴天章在《瘟疫明辨》中云："时疫入里，瘀血最多"，叶天士提出的"入血犹恐耗血动血，直须凉血散血"，其"散血"即针对瘀血而设。此外，素有瘀血之人，感受温热之邪，尤可导致热瘀血结证，如《外感

温热篇》载："热传营血，其人素有瘀伤，宿血在胸膈中，舌色必紫而黯，扪之潮润，当加散血之品……，否则瘀血与热相搏，阻遏正气……"。

《重订广温热论》指出："蓄血在上焦者属心包络，症必脉细肢厥，胸痹痛厥……；蓄血在中焦者属脾络，症必脘痛串胁，脉涩肢厥……；蓄血在下焦者属肝络冲脉，症必左脉弦涩，手足厥冷，大便溏黑，小便自利，神昏如狂"。从何秀山"热陷包络神昏，非痰迷心窍，即瘀塞心孔"的观点分析可知，热闭包络，瘀塞心窍，当为神昏窍闭肢厥的重要因素。因热陷心包，血为邪滞，包络壅塞，宗气不行，全身血液阻滞为瘀，必致"阴阳之气不相顺接"而为厥。若毒重瘀甚，脏气衰败，则可形成喘喝多汗，肤冷肢厥颜面青灰，内闭外脱之险证。另外，瘀血一旦形成，亦可化毒（病理之毒）。我们认为"瘀血即为败血，败血也可化毒，其理昭然"。

联系现代医学的感染性休克，颇似瘀热交结所致之厥证，病初由于微血管痉挛，毛细血管内缺氧，酸性代谢产物积聚，继之毛细血管壁的肥大细胞释放大量血管活性物质，使所有毛细血管同时扩张，结果大量血液停滞在血管床内，内脏瘀血，机体有效循环血量急骤减少，出现昏睡，以至半昏迷，面色发绀，四肢冰凉，皮肤湿冷，脉搏微弱等休克症。同时由于血灌注量不足，血流缓慢，血液浓缩，血管内酸性产物积存，再加以血管壁内毒素的损伤，毛细血管内易有凝血和血栓形成，其中充满白细胞、血小板、纤维素，以至毛细血管内出现瘀积现象，而形成急性弥漫性血管内凝血，严重影响微循环通畅，使休克不易恢复。

②痰浊致厥：痰浊致厥，多为痰浊壅肺，肺气闭塞而厥；或湿热久郁不解，酿蒸痰浊，蒙蔽心包而得。此外，"平素心虚有痰，外热一陷，里络就闭"，若不急用"牛黄丸、至宝丹之类以开其闭"，必致"昏厥为痉也"。

痰与瘀为不同的病理产物。一旦产生，又成为新的致病因素。且致病纷杂，各呈异端。然而痰与瘀的病理变化，追溯其本，实为同源，因为痰来自津，瘀本乎血，津血同源，血受热则煎熬成块，津受热则灼炼为痰；"血受湿热，久必凝浊"，湿热郁久，酿津为痰。而且，痰瘀又可相因为患，如瘀血阻滞，碍于气化，气不化津，可蓄津为痰（饮）；反之，痰滞气机，气滞血不畅流，亦可致瘀，可见二者在温病过程中往往相兼为患，只不过证情表现各自有所偏重罢了。

③燥屎、溺毒致厥：热邪传于阳明，与胃肠宿垢相搏，结为燥屎，阻塞腑气，气机壅闭而发厥，吴鞠通谓："阳明温病，面目俱赤，肢厥，甚则通体皆厥……"，此乃"火极似水，热极而厥之证"。

溺毒致厥。文献中论述尚少，但前人也有类似的记载。如《温病条辨·湿温》云："吸受秽湿，三焦分布，热蒸头胀，身痛呕逆，小便不通，神识昏迷……，先宜芳香通神利窍，安宫牛黄丸；继用淡渗分消浊湿，茯苓皮汤”，三焦受秽湿熏蒸，膀胱气化失司，以致小便不通，溺毒内生之理昭然，吴氏在此虽未言及手足厥冷，但从其急以牛黄丸宣窍清热之用推理之，联系临床实际证实之，定有此症又属必然。溺毒致厥之候，《重订广温热论》所述更见明确：“溺毒入血，血毒上脑……，甚或神昏痉厥不省人事”。

（3）失治误治

温病诊治不慎，失治误治，耗津损液，或失下热壅，或凉遏邪伏，亦是导致温病厥证发生的重要诱因。

①误表发汗：如吴鞠通谓：“湿温邪入心包，神昏肢厥……，医者误以为伤寒而汗之，遂成是证”。1964年出版的《温病学讲义》亦指出：“白痦为气分湿热蕴蒸所成……，透表发汗反有助热伤津之弊，甚或使湿热上蒙而有昏愦痉厥之变”。

②误用升提：斑疹之邪在血络，只宜轻宣凉解，误用升提，则可致厥，吴鞠通对此已有明训：“斑疹，用升提，则衄，或厥，或呛咳，或昏痉，用壅补则瞀乱”。

③失下误下：胃热腑实，应下失下，即如吴又可所谓“内结壅闭，营气逆于内，不能达于四末”，可致“脉厥”，手足逆冷自不待言。吴氏还指出：“时疫下后，气血俱虚……，若攻之脉必反数，四肢渐厥，此虚虚之祸，危在旦夕”。此皆言厥，而寒热虚实则判然分明。

④过用寒凉：温为阳邪，苦寒清热乃为正治，但不可不顾病机而猛浪滥用，否则，邪热非但难除，反恐其变证蜂起。如吴又可所言的“脉厥”证，除因腑实失下所致外，亦有因“过用黄连石膏诸寒之剂，强遏其热，致邪逾结，脉愈不行”。《温疫论》又载：“尝遇微疫，医者误进白虎汤数剂，续得四肢厥逆，脉势转剧……。盖病本不药自愈之证，因连进白虎汤，寒凉慓悍，抑遏胃气，以致四肢厥逆，疫邪强伏，故病增剧”，此证尝属邪伏气分，而何秀山在《重订通俗伤寒论》中指出的过用寒凉导致血厥之证，堪称危候：“即感温暑热病，亦不得纯用苦寒凉血，血得寒则凝，凝则瘀结不散，或发如狂，或变咳喘；甚至瘀血上冲，昏迷不醒，酿成血厥”。

（4）正虚邪陷

以上讨论的诸种因素，是导致温病厥证的重要成因，而正气亏虚，乃是重危厥证发生的内在原因。正虚，可分为阴（液）虚及阳（气）虚两个方面。平素体弱多病，或感受温热病邪伤阴耗气，均可导致正虚，阴液阳气乃系人体的重要的抗病精微物质，若有亏耗，则正不敌邪，易致厥变。如心阴亏者，邪热易陷心包而致厥，甚者可致内闭外脱之危候；肾精不足者，邪热极易传入下焦，导致“热深厥甚”，甚或阴不济阳，阴竭阳绝而死亡，肾阳素虚，暴感温病，邪热内陷，既可见厥阴包络之昏愦、痉厥之标证，又有肾阳先馁，不能托邪达热之面色苍灰无神，冷汗淋漓，四肢厥逆，脉沉细弱等阳脱而厥之本证。此外，温病厥证的发生与否，除与正虚等因素相关外，还与人体所感受的温热病邪的种类、数量、毒力等有关。如春温（流脑）、暑温（乙脑）、瘟疫（出血热）、霍乱、毒痢等病邪，由于致病暴戾，热重毒烈，病程中最易发生厥变。

总观上述，可见致厥成因确有多端，既有外邪因素，又有正虚内因，或失治误治，痰瘀相兼。然其导致厥证发生，往往是几种或多种因素共同作用的结果。如热邪内陷心包之神昏肢厥，既有温热邪毒的致病作用，又有心阴素亏或热伤阴亏的内在因素，且痰瘀夹杂其中，共致营卫气血逆乱——阴阳气不相顺接，使厥证发生。

2. 病机演变规律探析

温病厥证的病机，前贤仍多遵仲景所言，即“阴阳气不相顺接”之句。如陈平伯云：“盖阳受气于四肢，阴受气于五脏……，若寒厥则阳不与阴相顺接，热厥则阴不与阳相顺接也”。笔者认为：阴阳气不相顺接，只是前人对于厥证各种复杂病机的高度概括，若以此理论来具体指导临床辨治厥证，难免失之笼统，尤其是对于病势危急的温病厥证来说，更显得其粗略。笔者分析认为：机体的阴阳之气的正常循行（顺接），必须赖以营卫气血的正常运行交会才能实现，而营卫气血具体运行的道路则必通过脏腑经络相互连接。在心神的统帅下，表里相通，周流不息，流溢于中，布散于外，常营无已，终而复始。即如《灵枢·营卫生会》篇所云：“阴阳相贯，如环无端”。若各种致病因素导致了营卫气血运行逆乱，或使气亏血少，皆能破坏营卫气血运行交会的动态平衡状态，轻则只是阴阳十二经络在四肢末端的气血交接发生障碍，致阳气内遏或阳虚（血虚）不达，而致四肢逆冷，逆乱甚者，可致表里膈阻，通体（表）皆厥，最危者导致阳气暴脱，阴阳离绝，内外皆厥而亡，正如《素问·热论》篇所谓：“荣卫不行，五脏不通，则死矣”。

温病厥证的成因虽有多种，而且证情之属性又有寒热虚实之别，但通过对其病因病机进行综合深入地分析，就会发现，各种温病厥证病机中，都夹有不同程度的“营卫气血运行失常”这个病理环节。例如，对于实热之厥证（多见于温病之初、中期）来说：热毒滞气，或腑实气闭，可致血流不畅而血郁，治之重在清热解毒，或通腑承气，气机通则血畅流。病邪深入，热深毒重，腐害营血，必致血瘀，故治之应以解毒化瘀，“凉血散血”为宜。对于虚证之厥（多见于温病之末期）来说，邪陷下焦，热毒久羁，灼伤肝肾阴精，精亏血少，血流必然滞涩，治应滋阴养液佐以消散血滞，若阴枯导致阳竭，或正虚毒烈导致阳气暴脱，血失阳气之温运，亦可致瘀，急应回阳益阴，固脱活血，或可挽救危机。以上分析的温病厥证病机演变规律，可归纳示意图如下：

温病厥证病机演变规律示意图

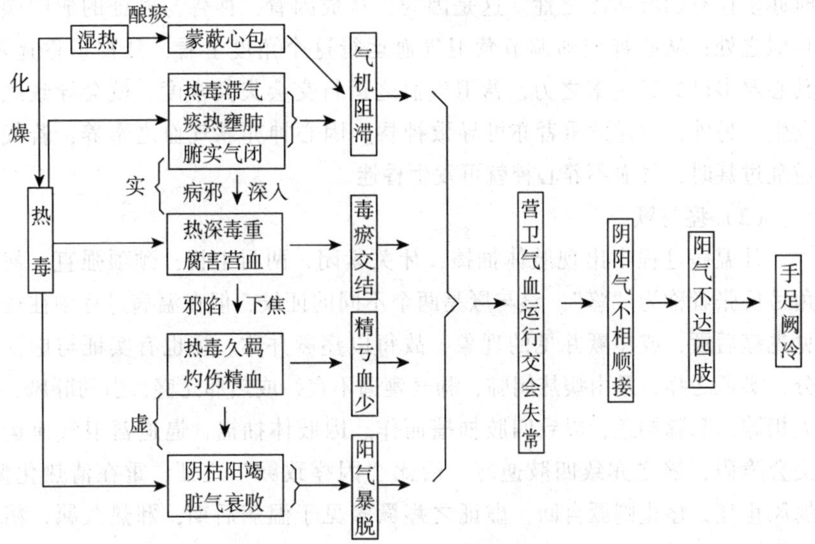

通过以上归纳分析，还可以看出“热毒”在温病厥证病机中的重要致病作用。一则毒滞气机（余师愚谓：“气因毒滞”），营气壅闭，阳气不能外达四末而致厥；二则毒腐营血，可致血瘀，瘀血阻滞，阳气不运可致厥，又因瘀阻，正气不能奋起抗邪，温毒为害更加鸱张，势必形成“毒致瘀血愈甚，瘀致毒化愈烈”之坏证；三则热毒伤阴，精亏血耗，阴阳之气难以续接而致厥。此外，邪毒暴烈而侵犯正气素亏者，亦可致阳气骤亡而脱厥。可见“热、毒、瘀”三者在温病厥证病机中占有重要的地位。此点提示我们，治疗温病厥证应重视研究清热解毒法和活血化瘀法的应用。

现代医学对于温病厥证中的“热厥证”病机亦颇有研究。有资料报道：“现已研究证实热厥证情多与急性感染性疾病，急性传染性疾病的致病微生物所释放的毒素有关。一方面由于毒素产生外源性致热原，以及炎区组织细胞变质和中性白细胞崩解释放的内源性致热原刺激体温调节中枢引起内热；另一方面又由于毒素作用引起微循环障碍，影响末梢血液循环，动脉血液灌注不足和静脉血液流行不畅引起缺氧，再加末梢血管痉挛收缩，血流迟缓，既不能通过血液循环把体内之热运到体表散发，又不能使血液所载之氧输送于体表四末而氧量减少，以致出现外寒征象”。

3. 温病厥证与其他证候的关系

(1) 昏与厥

昏指温病过程中出现的神识昏迷之证，亦系温病危重证之一。其成因也较复杂。沈氏将其成因归纳为四类：①邪入营血，心神被扰；②邪在气分，热盛神昏；③湿热蕴阻，清阳蒙蔽；④正虚气脱，心神无主。温病神昏时亦多伴有四肢逆冷之症。这是因为，从成因看，神昏与厥证的成因颇多相似之处；从心神统帅调节营卫气血运行这个角度上看，凡神识昏迷者，其心君多已失其主宰之力，营卫气血之运行交会失其常度，就会导致厥证发生。另外，厥逆危重者亦可导致神昏。因心神亦靠气血之奉养，若气血逆乱过甚时，气血不养心神就可发生昏迷。

（2）痉与厥

凡温病过程中出现肢体抽搐，牙关紧闭，两目上视，颈项强直，甚则角弓反张者称为“痉”。痉与厥是两个不同的证候，但在温病过程中往往常见先痉后厥，或痉厥并见的现象，故每以痉厥并称。痉也有实证与虚证之分，实证之痉，乃由痰热闭肺，肺气壅遏不宣，或热邪亢盛，引动肝风，风火相煽，筋脉拘急，以致四肢抽搐而作。因肢体抽搐，逼迫营卫气血运行交会障碍，继之亦致四肢逆冷。治此“因痉致厥”之证，重在清热化痰，熄风止痉，痉止则厥自回，虚证之痉厥多见于温病后期，邪热久羁，精血耗损，一则水不涵木，筋失所滋而作痉；另则精亏血少，血气涩滞而致厥，施药重在滋阴养液，痉厥同治。

（3）闭与厥

闭者邪闭心包，清窍阻闭，并见神昏肢厥。在温病过程中闭证与厥证可以同时出现或先后出现。闭厥同见者，其厥总因邪闭所致，开其闭则厥自复。

（4）脱与厥

脱指阳气暴脱。阴阳离绝之谓。故凡脱者，必伴有厥。另外，厥逆时久，脏气衰败，亦可致脱。治之总在回阳固脱为是。

三、温病厥证的诊断

厥证是在温病过程中出现的一个危重证候，辨证施治必须慎重。吴鞠通告诫：“盖痉厥则阴阳逆乱。少不合拍则不可救。病家情急，因乱投药饵，胡乱针灸而死者，不可胜记”。故辨治厥证，明确诊断当为首务。

厥证虽以手足厥冷为主症。但不是仅凭此症就可以判断出证候类型来的。前已述及。因其成因复杂，证情多端，且常与昏、痉、闭、脱等危证并见。故诊断厥证。仍宜通过四诊手段（参考现代的一些诊断方法）全面收集证候表现，进行综合分析，做出判断。

1. 辨寒热

温病厥证以热厥为多，但也有发为寒厥的，临床宜从如下几点鉴别之：

热厥与寒厥鉴别要点

征象	热厥	寒厥
面色	色赤	苍白
眼目	目赤	目不赤
口渴	喜凉饮	口不渴或喜热饮
体温	胸腹灼热而四肢厥冷	通体发冷四肢厥逆
二便	大便闭，小便短赤	大便通利，小便清白
舌象	舌红赤，苔黄、黑干（焦）燥	舌质淡，苔白、灰、黑而滑润
脉象	脉伏有力	微弱若无

寒厥、热厥之辨，在处理外感病时必须切实掌握。因为此时邪势急重，一经误治，变在俄顷。故医者必须有识于平时，始能有定见于关键时刻。吴鞠通辨“火极似水。热极而厥”之证，谓“全在目赤、小便赤、腹满坚、喜凉饮定之”。此外，利用现代的诊断方法，亦有利于寒热厥证的鉴别。有资料报道，用半导体温度计测定肛趾温差（肛温－趾温）。有助于热厥证的诊断和预后判断。该资料指出，在低温季节肛趾温差大于7.5℃，高温季节大于6℃，结合病史、脉舌等，在排除冻伤、一般阳虚肢冷、周围血管疾患之后，便可诊断为热厥证。还指出肛趾温差越大，提示厥逆越危重，预后不良。观察14例，肛趾温差大于19.5℃的4例中，死亡2例；大于10℃的5例中，死亡1例；小于10℃的5例中，全部治愈。

2. 辨虚实

邪气盛则实，实则易闭；精气夺则虚，虚则易脱。在温病闭证和脱证伴发厥证之时，更应注意辨别虚实，从下列症状中可以做出闭厥与脱厥的鉴别。

闭厥与脱厥鉴别要点

征象	闭厥	脱厥
神识	神昏谵语或昏愦不语	昏睡露睛或郑声
眼目	上吊或斜视	目呆无精光
面色	潮红，青紫，垢腻	㿠白、灰暗或妆红
四肢	握拳或抽搐	撒开或蠕动
出汗	多无汗	汗多而冷或汗出如油
征象	闭厥	脱厥
呼吸	粗大，急促	浅表，喘喝似断无力
体温	胸腹灼热，四肢厥冷	通体不温，四肢逆冷

续表

征象	闭厥	脱厥
牙关	多紧闭	多松开
二便	大便秘闭，小便短赤	二便自遗
舌象	红绛或紫，苔黄燥或厚腻	质淡，苔白滑或黑枯
指纹	紫滞	淡而沉
脉象	滑数或沉伏有力	微细欲绝或疾数而虚

另外，温病过程中以热厥为多见，而热厥亦有虚实之分。如属实热厥证的有痰热壅肺厥，邪闭心包厥，胃热腑实厥等，而肝肾阴伤所致之厥则属虚热，临证须详察各种证候特点予以鉴别。

辨虚实，对于温病来说。主要在于辨邪盛与阴伤程度如何。因为温为阳邪，“不燥胃津，必耗肾液”。尤其是辨别阴伤程度，有助于早期诊断和预防某些厥证的发生。吴鞠通云：“温病七八日以后，热深不解。口中津液干涸，但觉手指掣动，即当防其痉厥，不必俟其已厥而后治也”。尤拙吾曰：“少阴厥逆，舌不干者生，干者死”。可见前人对阴伤程度的判断，除结合病者素禀体质、病变经过等方面辨察外，更注意舌象的观察，以舌之润燥枯荣来判断津液的存亡。前人的辨舌经验实属宝贵，然其不足之处，在于因历史条件所限，只解决了定性判断和粗略的定量判断问题，而其定量判断在很大程度上易受主观心理因素的影响，缺乏客观具体的定量指标。笔者尝试利用测定舌面电阻值的方法，作为判断阴伤程度的客观指标，并取得了较为满意的结果。

笔者采用 U－10 型袖珍万用表，应用 R×1k 档测量，并自制一测试板，两电极间距 0.7 厘米，测定结果见下表：

156 名健康人和 30 名津亏阴伤者舌面电阻值（平均值）

	健康人	津亏阴伤者
舌尖	21.28kΩ	28.13kΩ
舌中	18.90kΩ	24.93kΩ
舌根	18.10kΩ	26.56kΩ

从测定结果看，津亏阴伤者的舌面电阻值明显高于健康人。笔者推测，这是由于阴伤者舌面缺乏水分而致电阻值增高的缘故。在测试过程中还发现，病者舌面尖、中、根的电阻值变化与其上、中、下三焦的病变部位相对应，即上焦肺津伤甚者，舌尖的电阻值明显升高；中焦胃津亏者，舌中部电阻值偏高；肝肾阴亏者，舌根部电阻值升高。如测试一位病情危笃、时

时欲脱的病者，肝肾阴竭，舌体枯萎，舌尖电阻值只是34kΩ，舌中80kΩ，而舌根部是200kΩ，比健康人高10多倍。据此可以证明中医舌诊的三焦划分是具有科学根据的，其内在联系的机制很值得继续深入探讨。至于测定舌面电阻值对于诊断温病厥证的价值如何，更有待于继续临床观察，深入研究。

3. 检查甲皱微循环有助于诊断厥证

检查甲皱微循环，主要在了解微循环的功能状态。微循环是机体各组织器官内最小的功能——形态联系单位。为机体循环系统中一个基层结构，其基本功能是向全身各脏器和组织运送营养物质，排泄代谢产物，并且调节组织内液和血管随液，故健全的微循环功能是保证机体正常生理功能的前提。微循环发生障碍也是很多疾病发病的重要环节，为此在治疗上调整微循环的功能已日为医界所重视。中医学认为，气血流行全身是一切组织器官包括脏腑生理活动的物质基础，如果“血气不和”，则“百病乃变化而生”（《素问·调经论》）。同时气血的生成与发挥作用又与脏腑的正常功能有关，脏腑病变，不但引起本脏气血的失调，而且会影响全身气血的盛衰与运行。因此，“疏其血气，令其条达，而致和平”（《素问·至真要大论》），是中医治疗学的基本思想。由此看来，微循环学说与气血理论是有密切联系的。有资料报道：通过对487例经中医诊断有气血病变者的检查，发现其甲皱微循环确有一定变化。这就不仅在理论上，而且在实践上，证明了微循环与气血理论是可以结合起来分析的。

联系温病厥证的病机，营卫气血运行交会失其常度乃病机的重要环节，而检查甲皱微循环则可直接观察到微循环的功能状态（微循环类属于中医的“孙络”或“毛脉”），借以能够了解营卫气血的运行交会情况。笔者基于以上分析，检查了50名健康人与部分温病厥证患者的甲皱微循环。经比较分析初步发现：由于热毒壅闭气机而厥的患者，甲皱毛细血管多呈痉挛细小型，血管袢长度缩短，甚至仅见袢顶；由于毒瘀交结所致的厥证患者，其甲皱毛细血管呈粗大扩张型，血流速度变慢，甚者可见血球凝集、管袢周围渗出现象。笔者初步认为，以甲皱微循环所见作为“气滞遏阳”与“血瘀阻阳”的病机鉴别，还是具有临床意义的。而且检查甲皱微循环可作动态连续观察，对了解温病厥证的病机演变过程也有所帮助。但是，甲皱微循环毕竟只能反映外周微循环的一些情况，利用其诊断温病厥证，仍宜和其他诊断方法（包括传统的和现代的）结合起来，进行综合分析，才不至于失误。

四、温病厥证的证候类型及辨治

温病厥证的证候类型。前贤吴鞠通以三焦分证，谓“热厥之中亦有三等”。有“邪在络居多，而阳明证少”的上焦厥；有“邪搏阳明，阳明太实”之中焦厥；还有“日久邪杀阴亏”的下焦厥。笔者在学习温病学的过程中结合临床实践体会，逐渐认识到吴氏的“三焦分证说”内容，只是对部分温病厥证的概括而言，尚未囊括温病过程中的其他类型厥证。为此，笔者试以虚实为纲，将温病厥证分类如下：

- 温病厥证
  - 实
    - 肺卫阳郁厥
    - 痰热壅肺厥
    - 胃热腑实厥
    - 湿热蒙蔽厥
    - 瘟毒内伏厥
    - 邪闭心包厥
    - 瘀热交阻厥
  - 虚
    - 阴液虚竭厥
    - 阳气暴脱厥

当然，分型论证，也还只是言其大概而已，临证之时，仍宜详辨证候为是。如阳明、心包俱病，徒泻阳明无益，而必须阳明心包同治。邪入下焦，真阴大伤而邪尚有余者，吴氏有用牛黄、紫雪之属以搜邪，又用复脉等以养阴之法。临证之际，万万不可以不变应万变。下面将就各型厥证的证候表现、病机、治法、主要方药等作一论述，并附以验案、参以心得，以期反映不同类型厥证的基本面貌及治法。

1. 肺卫阳郁厥

［证候］此型婴幼儿多见，风温初起，发热势高，憎恶风寒，无汗或少汗，手足发凉，甚或厥冷，闷乱不宁，口渴、咳嗽，喘急气促，或咽喉肿痛，甚或痉厥抽搐。苔薄白，舌边尖红。

［病机］“温邪上受，首先犯肺”，肺气郁遏不宣，卫气开合失司，阳郁不达于肌表及四末，故憎恶风寒而手足发冷，甚或四肢厥冷。阳气郁遏于内，则发热势高以胸腹为甚，郁热内扰故闷乱不宁。肺为华盖，受热毒之熏蒸则咳嗽，风温邪毒伤于肺系则咽喉肿痛。

［治法］宣肺泄热、辛凉解表。

［方法］银翘散、桑菊饮加减。常用药：银花、连翘、薄荷、牛蒡子、象贝、桑叶、沙参、栀皮、杏仁、竹叶、丹参等。

【按】此型临床多见，因小儿本为稚阴稚阳之体。脏腑清灵而薄弱，一旦受温邪侵袭，每易发生痉厥变证。治疗宜予辛凉轻清之剂宣肺透邪。使肺卫气机宣畅，邪热解除，诸症即可平息，叶天士云：“风温肺病。治在上焦。夫春温忌汗，初病投剂，宜用辛凉，若杂入消导发散。不但与肺病无涉，劫尽胃津，肺乏津液上供，头目清窍，徒为热气熏蒸。鼻干如煤，目瞑或上窜无泪，或热深肢厥，狂躁溺涩。胸高气促，皆是肺气不宣化之征”。对于此证，叶氏强调“以肺药少加一味清降，使药力不致直趋肠中，而上痹可开，诸窍自爽……”。若不循此治，误以辛温发表升散及消导化食之品，或辄投攻逐导痰之剂，皆可致病情转重而生他变，甚有邪传心包之虞，临床辨治不可不慎。

2. 痰热壅肺厥

［证候］高热喘促，痰涎壅盛，鼻翼扇动，面色暗滞，唇舌紫青，时时抽搐，手足不温，甚或四肢厥冷。

［病机］风温犯肺，邪郁化火，炼津为痰，痰热壅肺。盖肺为娇脏，主气司呼吸，痰热壅滞，肺失宣发肃降之常，肺气不利，气机不畅，肺朝百脉之功能失其常度，肺气不能通达四末，营气不能运达四肢，故见手足不温或四肢厥冷。

［治法］清热化痰，宣肺平喘。

［方药］麻杏石甘汤加减。常用药：麻黄、石膏、杏仁、桔梗、菊花、钩藤、象贝、郁金、天竺黄、丹参等。

【按】此型亦多见于小儿风温病程中。因痰热壅阻，每可出现痉厥动风之象，法当清化痰热，痰热一除，痉厥亦随之自愈，切不可见风治风，专以凉肝为事。在此摘录丁甘仁的“风温痰热痉厥案”一例，以示辨治规范：

病例：徐孩，发热6天，汗泄不畅，咳嗽气急，喉中有痰声漉漉，咬牙嚼齿，时时抽搐，舌苔薄腻而黄，脉滑数不扬，指纹色紫，已达气关。前医迭进羚羊、石膏、钩藤等，病情加剧。良由无形之风温与有形之痰热，互阻肺胃，肃降之令不行，阳明之热内炽，太阴之温不解，有似痉厥，实非痉厥，即为马脾风之重证，徒治厥阴无益也，当此危急之秋，非大将不能去敌，拟麻杏石甘汤加减，冀挽回于十一。

麻黄5g，杏仁10g，甘草5g，石膏15g，象贝15g，天竺黄10g，郁金5g，竹沥25g，鲜竹叶30张，活竹根50g（去节）。

二诊：昨投麻杏石甘汤加减，发热较轻，咬牙嚼齿抽搐均定……。《温病学释义》评述此案：“抽搐虽是肝经的见证，但其起因却是由于痰热互阻肺胃，所以用麻杏石甘汤清宣痰热，不治抽搐而抽搐自平，治病必求其本，所以能获得理想疗效”。

此外，痰热壅肺厥证，病势多急，除应详辨病本外，还要急用治标之法。痰热轻者，仅用猴枣散、葶苈泻肺汤以化痰定喘；痰盛壅潮者，化痰之药已不克胜任。必须重用导痰涤痰之法，如玉枢丹、牛黄夺命散之类。但使用时，必须掌握具有舌苔黄厚，脉大有力之邪实之象，同时应与真气衰竭、肾不纳气，虚性痰喘作鉴别。

3. 胃热腑实厥

［证候］壮热或日晡潮热，面目俱赤，声重气粗，神昏谵语。惕而不安或扬手掷足，四肢厥冷，甚则通体皆厥，腹硬满痛，大便秘结或热结旁流。舌短或舌卷且硬，舌质红，苔黄燥或焦黄，甚则起芒刺，脉沉伏或迟。

［病机］邪入阳明，内热壅郁，宿垢不行，蒸而为结，本应手足皮肤灼热，脉象滑数或实大，或沉迟有力，但燥实内结于肠道，日久不下，腑气不通而窒塞，气机不畅而壅滞，实热邪毒不能下趋而郁闭于里，阳气受遏不能畅行于外，故反见四肢厥冷，甚或通体皆厥（全身皮肤冷凉）而脉沉伏。另则，燥屎内结，致大肠传导失司，粪毒秽浊之气内壅，与邪毒为伍，更增热毒戕害之势，故壮热、目赤、神昏谵语诸症随之俱见。

［治法］清泄胃热，攻下腑实。

［方药］白虎承气汤加减。常用药：生石膏、知母、大黄、玄明粉、枳实、厚朴、甘草等。

【按】邪热初入阳明，致阳明气分热盛津伤，但尚未与宿垢相结者，证见壮热、头痛、汗出（或无汗）、烦躁、面红、口渴饮冷，舌苔黄燥而薄，脉象滑数，手足厥冷。此乃邪热炽盛，津液耗伤，热邪郁闭于里而致“厥”。治宜用白虎汤清解郁闭在里之邪热。若邪热与宿垢相搏结，遂成胃热腑实之证，就要加用大承气汤泻下热结，荡涤积滞，顺通腑气，畅达气机。燥结得下，腑气得通，邪毒下出，邪热得除，阳气畅通而外达，即可使厥回神清。治疗此证宜重用大黄，一则可清热泻火，二则可泻下腑实以除毒源，最与病机合宜。

病例：患者张姓，年43岁，体素健壮，于1947年7月中旬，始患发热头痛，凛然形寒，继则壮热自汗，口渴心烦。延管姓医师诊治，断为暑温热结阳明，投以银翘散合白虎汤加减，连服两剂，病势不减，反见四肢厥冷，神昏谵妄。管君犹疑不决，邀余会诊，当时症状，身热肢厥，烦躁狂言，面赤汗多，渴喜冷饮，舌苔焦黄起刺，脉象滑实而数，细询其病经过，乃由周前饱啖酒食，复在烈日炎威之下往返村镇。因而致病，五天以来，并未更衣，再按其腹，则硬满拒按，蒸热灼手。余曰：据证确属暑温重证，热结阳明。药授清解，本无不合，其所以不效者，乃缘无形之邪热与有形之积滞，互蕴交蒸，胶固胃肠，白虎虽能清阳明之热气，而不能去有形之实邪。至于四肢厥逆，尤为“热深厥深”之明征。前人本有“温病下不嫌早”之训，故当急下存阴为主治。盖扬汤止沸，莫如釜底抽薪也，管君深信余言。共议白虎与承气合用，一清胃经之燥热，一泻胃府之实邪。药用：生军15g（后下），玄明粉15g（烊冲），甘草10g，生枳实10g，生石膏50g，肥知母15g，瓜蒌仁40g，南花粉20g，活芦根50g，药后泻下两次，状如泥污，臭秽难闻。神志转清，手足回温，腹部松软，烦躁亦安，病势大有转机……。

4. 湿热蒙蔽厥

[证候] 身热缠绵不退，朝轻暮重，神识昏蒙，似清似昧，或昏愦深沉，痰声漉漉，或见面目发黄，胸膈痞满，手足不温，甚或逆冷，小便短赤。舌质虽红但苔黄厚而腻，脉象模糊或沉细似伏。

[病机] 湿为重浊阴邪，最易阻遏清阳之气，而湿热秽浊之邪熏蒸弥漫，酿成痰浊，又可蒙蔽心包，阻遏营气不能畅达于四末，故见手足不温，甚或逆冷。

[治法] 清热化湿，豁痰开窍。

[方药] 菖蒲郁金汤（石菖蒲、郁金、银花、山栀、连翘、菊花、滑石、竹叶、丹皮、牛蒡子、竹沥、姜汁、玉枢丹）加减。若偏于热重者，可用汤剂煎送至宝丹；如秽浊甚者，可用苏合香丸。

【按】湿温证初起，湿热困脾，经俞不利，气机不畅，亦可见两足发凉而有似“厥逆”，但神识清醒而不昏蒙，治宜芳香宣化；亦有邪在膜原，湿浊偏重，格阳于内而肢厥者，其苔白厚如积粉，舌四边红绛，治宜用达原饮疏利透达；又若热闭心包，证见昏谵肢厥或昏愦不语，但舌绛无苔，治宜清心开窍。均宜与本证区别。

病例：酒客中虚，内伏湿温，口鼻又吸秽浊之气，初病头胀，胸痞，身痛，微汗不解，湿温在膜原内蒸，邪从中道斜行，兼以鼻受秽湿，皆蕴结于气分，治以芳香，邪气得开；奈不分气血，偏以消导清热攻下，致邪混血分成斑，陷入膻中，神昏谵妄，内闭脏络，外反肢冷大汗，势已危笃。勉以芳透胞络，庶神气稍清，冀其回生：至宝丹四颗，金汁一杯，石菖蒲汁一匙。研细和匀，重汤温服。次诊：凡湿温秽浊，填塞内窍，神识昏迷，胀闷欲绝者，须以芳香宣窍，深入脏络，以开锢闭之邪。前投至宝丹开透发，初则神气稍清，继即闭目不语，昏厥如尸，病情危笃若此。勉以紫雪丹五分，微温开水调服，百中图一而已。三诊：斑疹遍发，心胸前后尤多，咯出黏痰数口，神清厥回……。

5. 瘟毒内伏厥

[证候] 壮热烦渴，面色垢暗，口秽喷人，头痛如劈，谵狂不安，摇头鼓颔，手足厥冷，泄利秽臭，斑疹紫黑，或疔毒走黄，或丹毒流注，或咽痛喉烂头面红肿，苔黄焦燥，或舌白如霜，舌体厚大，舌质紫绛，脉伏或沉细而数。

[病机] 瘟毒郁伏于里不能外达，邪毒炽盛闭阻脉络，血脉瘀滞，故反见手足厥冷，甚或周身如冰，堪谓阳极似阴，热极似寒，火极似水，头痛如劈，因于热毒上攻。《内经》谓：“诸噤鼓栗，如丧神守，皆属于火”。热毒

内盛，故见谵狂不安，或摇头鼓颔。

［治法］大剂清热解毒，凉血散血救阴。

急救法：先刺少商、中冲、曲池、委中等穴，以宣泄其血毒，再灌以紫雪丹，清透伏邪，使其外越。

［方药］清瘟败毒饮加减。常用药：生石膏、生地、水牛角、黄连、山栀、玄参、连翘、丹皮、赤芍、黄芩、桔梗、知母、生甘草、丹参、紫草、红花、归尾等。

【按】瘟毒致病。其脉浮大而数者，火毒发扬于外；沉数者，毒势较深；若六脉俱伏或沉细而数，四肢厥冷，则其毒尤深。故治宜大剂清热解毒，凉血散血救阴。不可误用表散，误则烈焰煽扬，如火得风助，必致势不可抑。治用清瘟败毒饮重清瘟毒，使毒热外透，瘀滞消散，周身脉络畅通，营气外达，则四肢厥冷可转为四肢灼热，周身如冰可转为全身大热，六脉沉细可转为洪滑。此系邪毒外达之象，但仍需酌情再进清瘟败毒饮，清解弛张表里之邪毒，俟邪毒尽解方可休。

以上所言系余师愚论治瘟毒之常法。而对于六脉细数沉伏，面色青惨，昏愦如迷，四肢逆冷，头汗如雨，其痛如劈，腹内搅肠，欲吐不吐，欲泄不泄，男则仰卧，女则俯卧，摇头鼓颔，此由瘟毒深入厥阴，血瘀气闭所致，称为闷疫，毙不终朝，余师愚仍主张用大剂清瘟败毒饮泻火解毒。然以此治闷疫有凉遏冰伏之嫌。何廉臣谓："清瘟败毒饮，不可轻试……宜急刺少商、曲池、委中三穴，以泄营分之毒，灌以瓜霜紫雪八分至一钱，清透伏邪，使其外达"。戴麟郊主张解毒化瘀并举，指出非犀角、黄连加桃仁、丹皮、赤芍不可。戴何二所论诚属经验之谈，其认识比余氏更进一步。

另外，风温邪毒内壅亦可致厥，治宜升散热毒，其证治与瘟毒内伏厥迥然不同，风温始得之，便身热口渴，目赤咽痛，烦躁不安，泄利热臭，舌红苔黄，"手足厥冷"，"脉伏不出"。病虽始得，但因热毒内壅。肺胃邪热炽盛。络脉阻遏，阳气被炽盛的邪毒所闭阻。脉络不通。故反见手足厥冷，脉伏不出。治用升麻、石膏升泄郁闭在里之邪热，清解肺胃；黄芩、犀角、银花、甘草、豆卷直清风温热毒。内壅之邪热得以升散，炽盛之邪毒得以清解，阻闭之脉络得以畅通，阳气畅达，脉气流通，则收毒清热散，厥回脉复之效。

6. 邪闭心包厥

［证候］高热神昏，谵语烦躁，甚或昏愦不语，目睛上吊，颈项强直，角弓反张，手足抽搐；四肢厥逆，或"足冷阴缩"，舌质红绛；或暑邪直中，猝然昏倒，不省人事，身热肢厥，气粗如喘，牙关紧闭，舌绛脉数。

［病机］温热之邪炽盛，又因误治失治或心气素亏，热邪内陷心营，阻

闭心包；或暑邪直中包络，营气遏阻，不能畅达于外；且邪陷厥阴，肝风内动，肝气横逆，致气血逆乱，终致“阴阳气不相顺接”而反见手足厥冷。

［治法］清心开窍，凉肝熄风。

［方药］清宫汤送服安宫牛黄丸、至宝丹；或羚角钩藤汤送服紫雪丹；或清瘟败毒饮加减。常用药：玄参心、莲子心、竹叶卷心、连翘心、水牛角、麦冬、羚羊角、钩藤、川贝、生地、白芍、菊花、竹茹、生甘草等。此证因有神昏痉厥、牙关紧闭等症，口服给药多有困难，可采用鼻饲给药或直（结）肠加压注射给药等方法。

【按】热邪内陷心包，有邪由肺卫逆传者（多见于风温、春温病），亦有病邪直接侵犯心包者。叶天士云：“夏令受热，昏迷若惊，此为暑厥，即热气闭塞孔窍所致……，大凡热深厥深，四肢逆冷，但看面垢齿燥，二便不通，或泻不爽为是，大忌误认伤寒也。”热邪内陷，又有邪陷手厥阴心包和邪陷足厥阴肝之偏重，概以动风与否别之。实际往往二者同病多见，出现“痉厥”，故治宣合法。另外，临床还可见到热毒内陷心营，闭窍动风，出现神昏痉厥，又因热毒过盛，正不胜邪。又可见冷汗如油，喘促不匀等正气欲脱的危重证候。遇此内闭外脱之危象，则须急予参附汤送服安宫牛黄丸以开闭固脱，临床常须采取中西医结合措施积极抢救。

病例：郭某，年25岁，男性。……初病恶寒发热，头疼体痛，延医作伤寒治……酿成坏证。神志昏愦……不语，牙关紧闭，手足逆冷，状若“尸厥”。细诊脉象，举之若无，重按则沉实有力，撬齿察舌，苔黑而干，舌质深绛。四肢虽然厥冷，而胸腹灼热异常，良由……邪热深陷，内闭神明，阴阳格拒，营卫不通，乃“热深厥深”之候也。……亟以紫雪丹5g，先用银花露调灌。并从清营通气立法，以白虎合清宫汤加减为方。药用：生石膏100g（先煎），肥知母15g，川贝母15g，玄参40g，连翘20g，天竺黄10g，豆豉15g，鲜生地50g（二味同捣），朱染石菖蒲4g，广郁金10g。活水芦根100g（绞汁冲服），竹叶卷心30支，嘱其连夜服完，翌日复诊：神志转清，肢厥转温……。

7. 瘀热交阻厥

［证候］灼热神昏，谵语躁扰，或其人如狂，但欲漱水不欲咽。斑疹密布，紫黑成片，四肢厥冷，口唇爪甲青紫，或少腹硬满急痛，大便秘结，或自利酱粪，舌质深绛紫黯，脉沉涩。

［病机］此证乃由营血受热，热毒煎熬而致血瘀，或素有瘀伤宿血在胸，挟热而搏，瘀热交阻心窍，脉络闭阻，营气不行而致厥。

［治法］清热解毒，化瘀开窍。

［方药］清瘟败毒饮合血府逐瘀汤；犀地清络饮或犀珀至宝丹。

【按】临床上对单纯的温热病邪内陷心包，用安宫、紫雪、至宝丹等“三宝”清心开窍，泻热解毒必不可少。然而“外热一陷，里络就闭”，心窍闭阻，络脉壅塞，血为邪滞，气为血阻，当开窍通瘀并进。何廉臣首推犀珀至宝丹（犀角、羚羊角、广郁金、琥珀、炒川甲、连翘心、石菖蒲、蟾酥、飞辰砂、真玳瑁、当门子、血竭、红花、桂枝尖、丹皮、猪心血）。认为是治疗“邪热内陷，里络壅闭”的开窍“前锋”，并谓：“此丹大剂通瘀，直达心窍，又能上清脑络，下降浊阴，专治一切时邪内陷血分，瘀塞心房，不省人事，昏厥如尸。目瞪口呆，四肢厥冷等症”。对于瘀热交阻致神昏肢厥者，采用清热解毒、活血化瘀的联合治疗是温病治疗学上的一大发展，此类神昏肢厥诚非“三宝”所能开。何秀山谓：“热陷包络神昏，非痰迷心窍，即瘀阻心孔，必用轻清灵通之品，始能开窍而透络，故以千金犀角地黄汤凉血通瘀为君。臣以带心连翘，透包络以清心，桃仁行心血而化瘀……，此为轻清透络，通瘀泄热之良方”。叶天士对邪入营血的挟瘀证亦颇重视，对于“热传营血，其人素有瘀伤宿血在胸膈中”，即加入“琥珀、丹参、桃仁、丹皮等”，清营凉血散瘀，以防瘀血与热为伍。联系现代医学的感染性休克发展至弥漫性血管内凝血阶段，表现为热盛瘀血证，采用清热化瘀法，应用清瘟败毒饮合用血府逐瘀汤加减取得疗效，即体现了这一原则。

8. 阴液虚竭厥

［证候］邪热久羁，热深厥甚，舌干齿黑，唇裂，手足蠕动，心中动荡不安，甚则心中痛，脉沉细数。

［病机］由于温邪深入下焦，肾阴劫灼，阴气虚衰于下，营血运行艰涩。则为四肢厥冷。邪热越深，阴亏越重，肢厥越甚。肾阴虚衰不能上济心火，涵养肝木，故见心中动荡不安，脉细数，手足蠕动，严重时阴维失于滋养，故心胸作痛，因阴维脉通于心。

［治法］育阴潜阳。

［方药］三甲复脉汤、大定风珠加减。常用药：生牡蛎、生鳖甲、生龟板、炙甘草、干地黄、麦冬、生白芍、阿胶、鸡子黄等。

【按】阴液虚竭厥，即吴氏“日久邪杀，阴亏而厥者”之谓。辨治此证，首先宜与邪闭心包的手少阴证鉴别。《温病条辨·下·18条》云：“痉厥神昏，舌短，烦躁，手少阴证未罢者，先与牛黄紫雪辈，开窍搜邪，再与复脉汤存阴，三甲潜阳，临证细参，勿致倒乱”。与手少阴证鉴别。以“寸脉大，口气重，颧赤、白睛赤，壮热”（上条吴氏注文）来判断。临证之时，病邪错乱，虚实纷杂，证情多不可断然明判，总之，“在上焦以清邪为主，清邪之后，必继以存阴，在下焦以存阴为主，存阴之先，若邪尚有余，必先以搜邪”（上条吴氏注文）。

病例：壬戌七月十四日，周某，52岁，世人悉以羌防柴葛治四时杂感，竟谓天地有冬而无夏，不亦冤哉！以致暑邪不解，深入血分成厥，衄血不止。夜间烦躁，势已胶锢难解，焉得速功。飞滑石三钱、犀角三钱、冬桑叶三钱、羚羊角三钱、元参五钱、鲜芦根一两、细生地五钱、丹皮五钱、鲜荷叶边一张、杏仁泥三钱，今晚一帖，明早一帖。十五日，厥与热似乎稍缓，据云夜间烦躁亦减，是其佳处，但脉弦细沉数，非痉厥所宜，急育阴而敛阳。复咸以制厥法。元参50g，天冬15g，丹皮25g，沙参15g，麦冬25g，银花15g。犀角15g，鳖甲40g，桑叶10g。日服三帖。十七日即于前方中加细生地30g，连翘7.5g，鲜荷叶边15g。再按：暑热之邪，深入下焦血分，身半以下，地气主之。热来甚于上焦，岂非热邪深入之明征乎？必借芳香以为搜邪之用，不然，恐日久胶锢之邪，一时难解也。一日热邪不解，则真阴正气日亏一日矣，此紫雪丹必不可少也。紫雪丹一钱五分，分3次服。十八日，厥已回，面赤，舌苔干黑芒刺，脉沉数有力，十余日不大便，皆下症也。人虽虚，然亦可以调胃承气汤小和之。大黄（生）五钱、元明粉（冲）三钱、甘草（生）三钱，先用一半煎一茶杯，缓缓服，俟夜间不便再服下半剂。服前方半剂，即解黑大便许多。

9. 阳气暴脱厥

［证候］神识恍惚，汗出淋漓如油，四肢厥冷过膝肘，面色苍白，呼吸短促微弱，脉象微细欲绝。

［病机］温病虽以伤阴为主，但发展过程中亦有因素体正虚，或邪气太盛，或汗下太过阴液骤损，阴不抱阳。导致阳气暴脱而发生厥逆。

［治法］回阳救逆，益气固脱。

急救法：立即艾灸关元、神阙、百会。强刺人中、涌泉穴。

［方药］参附龙牡汤、急救回阳汤加减。常用药：人参、附片、干姜、龙骨、牡蛎、白术、甘草、桃仁、红花等。

【按】急救回阳汤系清代王清任所创制，是回阳救逆与活血化瘀法则的结合运用，方中用大量的参、附、姜、草回阳救逆。白术健脾补中，以助回阳之气，因阳气虚脱易致血瘀，故佐桃仁、红花以通气血之路，阳气更易回复。

此证病情危急，故施治用药必须及时快速，传统的煎剂多有缓不济急之嫌，可首先选用近年来研制的中药注射针剂。如参麦针、清开灵、人参针、参附注射液、枳实注射液、生脉注射液等，必要时中西医结合积极抢救。

回阳救逆法是治疗温病过程中阳气暴脱的一种应急措施，使用时必须适可而止。一旦阳回脱止，即应根据具体证候辨证施治。

病例：周某某，男，28 岁，住院号 177075，以中毒性肺炎收入病房。

一诊：高热，咳嗽胸痛，热深厥深，突然大汗淋漓，气促烦躁，口唇青紫，舌质黯，苔薄，脉细数无力，重按若无，风温逆传，邪热内陷，已成亡阳之候，阳气暴脱在即，急拟回阳救逆。处方：附子（先下）15g，干姜 6g，党参 30g，煅龙骨（先下）30g，煅牡蛎（先下）30g，一剂。

二诊：昨投四逆合参附龙牡之剂，配合西药抢救，血压上升，亡阳之象稍有好转，仍见汗出较多，痰吐黄白相兼。气急。舌苔白腻，脉象细数，重按仍见，续以回阳之剂以竞全功。处方：附子（先下）9g，党参 30g，干姜 3g，煅龙骨（先下）30g，煅牡蛎（先下）30g，鸭跖草 15g，杏、蒌仁各 9g，一枝黄花 15g，芦根 30g，一剂。

三诊：阳回之后，肺热痰浊未清，稍咳，痰黄，咯之不爽，腑气不通，舌质红，苔薄黄腻，脉细滑数，痰热伤阴，肺气不降，治拟宣肺清热，化痰通腑。处方：杏仁 10g，生大黄（后下）6g，生石膏（先下）30g，瓜蒌皮 12g，鱼腥草 30g，黄芩 12g，冬瓜仁 12g，郁金 10g，芦根 30g。

原按；此例先用温热扶阳，阳回之后，参用清化之剂，以防死灰复燃，辨证不误，投药合拍，故能获愈。

【附】驱邪战汗厥

［证候］温邪流连气分不解，脉象忽然双伏或单伏，而四肢厥冷，全身战栗，或爪甲青紫。继之不久全身透出大汗。

［机制］病邪流连气分而未入营血，邪虽未去，正亦未衰，犹能奋起抗邪。正气驱邪，力透重围，与邪剧烈交争，必先内敛以聚积，继而一鼓击邪外出，故见卒然脉伏肢厥，临证不可不识。

［预后］战而汗出热退，则标志着正胜邪却，病邪已解。

【按】凡战汗后，有倦卧不语、汗出肤冷而类似虚脱之象，此乃阳气一时不足的必然现象，不足为奇，切勿惊慌失措，频频传呼而反扰其元气。宜嘱病者安舒静卧，待阳气渐复，或用扶正之法调养善后。如再战时，还可用少量西洋参加生姜二片，大枣二个熬汤频频饮入，以扶正祛邪外出。

五、结语

本文在复习了大量的与温病厥证有关的古今文献的基础上，结合笔者的临床实践体会，对温病厥证的辨治规律进行了比较深入系统的探讨：

（1）提出了温病厥证的概念：温病厥证是以“营卫气血运行失其常度”为总病机，以手足逆冷为主要症状的一个危重证候。以调理营卫气血运行失常为治疗温病厥证的总原则，更切合临床实际。

（2）较为全面系统地阐述了温病厥证的病因以及病机演变规律。着重强调了“热毒”、“瘀血”导致厥证和清热解毒、活血化瘀法对治疗厥证的重要作用。

（3）较全面地论述了各类型温病厥证的辨治规律，并对诊断温病厥证的客观指标做了一些初步的尝试性研究工作。

流行性出血热中西医结合临床研究近况*

流行性出血热目前仍然是病死率较高的一种急性传染病，从全国来看，近年疫区逐渐扩大，发病率趋于上升。卫生部及各地对本病的研究与防治都十分重视。现将我院近年中西医结合治疗出血热的一些作法与认识并综述各地有关方面资料，撰此专题，仅供大家参考。由于水平所限，错误难免，请同志们指正。

（一）以中医角度论出血热的病因、病理

流行性出血热（以下简称出血热）以中医角度宜定名为方土疫斑病。

1. 关于出血热的病因分析

（1）外因

①疫毒：明代温病学家吴又可称“所谓杂气者，虽曰天地之气……”，“……有是气则有是病，……然牛病而羊不病，鸡病而鸭不病，人病而禽兽不病，究其所伤不同，因其气各异也。”显然吴氏所谓的“杂气”，只能是传染病之特异病原体，对出血热来说，当是出血热病毒了。而清热解毒方法则主要正是祛除病邪，抑杀引起温病的病原微生物。我们治疗早期出血热病人，沿用7年来的自拟解毒汤（板蓝根30g，连翘15g，生石膏30g，竹叶15g，玄参18g，丹皮12g，知母15g，白茅根60g，丹参15g，甘草3g），另外各地报道板蓝根、大青叶的广泛应用，湖北螃蜞菊，湖南桎木叶，江西三叶青，江苏的清热毒四号（大青叶、金银花、草河车、龙胆草）等的应用，都主要是针对出血热病毒的。

②六淫：古人谓“外感不外六淫，”六淫——风，寒，暑，湿，燥，火，只能是本病的诱因，即可对疫毒本身的影响，疫毒致病力强弱的影响以及对感受疫毒的人的机体健康与防卫状况的影响等。对本病来说，六淫中“湿”最为主要。正如清代温病学家张石顽曾说过：“时疫之邪，皆从湿土郁蒸而发……。”因为气候潮湿有利于湿热毒孳生传播。本病惯发于低洼潮湿水草丰盛地下水位高之地，且雨涝或较早年发病率为高，降水量高峰出现月份推迟，发病率高亦相应推迟。病人发病早期即多表现有舌苔厚腻，

*此文作者为乔富渠、张学文。

且头身肢体困倦异常。《内经》有谓："因于湿，首如裹"，本病肢困与体温并不成正比，病程也绵长。其他如显著的水肿现象，多尿现象，也皆属湿盛之象。笔者认为，本病病因应为"湿热疫毒"。白茅根对本病预防效果与发热早期利湿剂的明显效果，亦支持湿邪致病之说。

（2）内因

《内经》有谓："至虚之处便是容邪之处。""清净则内腠拒闭，虽有大风苛毒，弗之能害。"皆说明："内因是变化的根据。"笔者认为，在本病的内因中，各种因素所铸成的肾精不足所导致机体抗病能力减弱最为重要。清代温病学者戴麟郊在论述温病伏暑时曾明确指出："温病发者肾先虚。"大家知道，本病发热期早期即表现与体温不成比例的显著腰困痛，腿酸软，低血压休克期的肾阳肾阴亏虚，少尿期之少尿尿闭，多尿期之多尿遗尿等等。皆属肾经病变的突出表现。最近我们通过对早期出血热 60 多例病人同位素检查发现，不少病例临床与化验并未显示明显肾功损害，但肾图都显示出肾功明显障碍。又如临床所见，12 岁以下儿童发病甚少，则说明小儿"纯阳"之体，肾阳充足，免疫功能旺盛，具有抵御出血热疫毒侵袭及致病能力。因为阳为热，阳旺则胜湿（阴邪）。

2. 关于出血热的基本病机

我们认为，出血热基本病机，为疫毒在六淫尤其是外湿协同下乘内因肾精不足侵袭人体，由表及里，造成卫气营血四个阶段正邪相争胜负转化过程。在流行性出血热整个五期病检中，概括有湿郁热伏，正邪相争，毒盛血瘀，阴阳失调，肾精亏耗等基本病理过程，而又可分为两大病机阶段：疫毒侵袭与邪退正虚，前者相当于发热期，低血压休克期，少尿期；后者相当于多尿期与恢复期。我们认为，第一阶段，主要为疫毒致病的邪实阶段；第二阶段为邪退正虚阴精亏耗的正虚阶段。第一阶段治疗总则应为解毒祛邪，如我们所用的解毒、泻下、化瘀、利尿、发汗等法；第二阶段则主要治以扶正，如我们常用的养阴、益气，固肾，健脾，清虚热，疏脉络等治法（参见下述）。

现将出血热各期的基本病变机制简述于下：

（1）发热期

①发热：笔者认为，出血热发热期产生的病机中主要为：疫毒与正气相搏，其次为郁久化热，如可能有湿郁、血瘀化热的病机。

出血热疫毒初袭卫表，卫气与之抗争，卫气被郁，开合失司，则可表现以发热恶寒关节疼痛等邪在卫表证。本期卫分阶段为时不长，是本期的特点，出血热之疫毒属于阳邪，加之湿郁血瘀化热，故往往热盛而迅速传里侵入气分，正邪剧争，热郁气机，病在阳明，胃热亢盛，则见壮热而不恶寒，口渴引饮，汗出气粗，泛恶呕吐，脉洪大而数，苔薄而黄等气分之无形热炽证。邪热进一步深入，结于胃肠，腑失通降而致潮热、便秘等有形热结之阳明腑实证（多属发热中期，极期）。这里应当指出一点是，出血热病人疫毒逗留气分为时较长，此可能由于湿郁血瘀所致。气分邪热不解，又可窜入营血，心神受扰，血络灼伤，则心烦不寐，神昏谵语，舌质红绛，斑疹显露等邪入营血证。但值得注意的是，本病可能由于湿邪较重，发热期见典型少苔之红绛舌的并不多，此可为本病之特点。对此，辨证时务必全面考虑。另一方面，出血热临床上往往表现以卫气营血，交互并见，复杂多端，变证骤至，故依据"治未病"的理论，辨证时应见卫想气，遇营虑血，充分重视预防性治疗与用药的原则，不可过于拘泥于"到气才可清气"的定律。我们多年应用之解毒汤，可说是卫气营血兼顾，尚未见到把病邪引里的弊端。

②头痛眼眶痛：系火郁上冲所致。正如清代温病学家余师愚在《疫疹一得》中所讲：因火毒侵袭太阳阳明二经所致的头痛，常有"头痛如劈，两目昏瞀（模糊），势若难全。"亦应有血瘀所致不通则痛。

③腰痛：正如《疫疹一得》所述："骨节侦痛、腰如被杖"。由于骨与腰皆肾经所属，其痛如此，是淫热之气已流于肾经。"腰为肾之腑"温邪损伤肾阴，故腰痛。另外，腰痛也可因肾气亏损肾络不得舒展所致。亦有瘀血因素：其一，疼处固定不移；其二，往往患者在腰背部有大片瘀血斑；其三，肾外包膜内确有瘀血块；其四，应用活血化瘀法（如我们用活血化瘀药，湿热敷）对本病腰痛有一定疗效。

④困倦：薛生白讲："湿热伤气，四肢困倦，精神减少。"本病突出的症状之一身重困倦多系湿困脾土，因脾主湿，脾为四肢之本。脾主运化水湿，脾为湿困，则郁肌表，不通则痛。

⑤三红症：系由于火热上炎，燔灼阳明，经络壅阻所致。对于球结膜充血所致的眼红与肝火上冲有关，如余师愚谓："肝开窍于目，热邪挟肝火上冲，热瘀相阻，故见红丝绕。"

⑥出血：其病理主要由湿邪入侵，热郁阳明，侵入营血，损伤血络，迫血妄行所致。如火伤阳络，血从上溢，热侵阴络，血从下流；轻则溢于肌肤，出现斑疹或大片瘀斑；重则损于脏腑，而为吐衄、二便出血。至于本病之出血点多见于两腋下至少腹两侧，则为肝脉循。行所分布，系肝阴受灼所致，此即祖国医学所谓"病即侵犯某经形证。"本病之出血还与瘀血伤络有关，此同现代医学之 DIC 学说有相同之处。叶天士讲："再有热传营血，其人素有于伤宿血在胸膈中，挟热而致，其舌色必紫而暗扪之湿……"。亦有气虚不摄之病机参与。从近年用甲皱微循环观察，我们应用中草药提取剂 654－2 治疗的初步体会，瘀斑色暗，标志着微循环障碍造成血管内瘀血及缺氧状态。对这类病人应重视活血化瘀，疏通脉络的治疗，此符合祖国

医学“不塞不流”的理论。近年丹参、水蛭、红花、泽兰、川芎等的应用疗效，亦支持这种看法。

（2）低血压休克期

本病进入低血压休克期则表现为厥逆之象。厥逆系四肢厥冷而言，临床上有热厥、寒厥之别。但本病低血压期多见于热厥。寒厥则多见于临终期。本期基本病机应为阴液耗伤，阳失依附，阴亏阳竭。张仲景所说：“凡阴阳气不相接顺便为厥。”

清代喻嘉言谓：“胃藏津液，水谷之海，内养脏腑，外灌形骸，津多脉盛，津少脉衰，津结病至，津竭祸来。”说明低血压休克基本病机为热邪耗阴所致。《素问·厥论》又谓：“阳气衰于下则为寒厥，阴气衰于下则为热厥。”可见形成低血压期之寒厥、热厥的最根本病机为肾阴肾阳的衰竭。

近年来，随着休克之 DIC 学说的发展，在抢救出血热休克时，越来越多的医生采用活血化瘀疗法。这是因为，亡阴者必气阴两伤。大量阴液的耗损，必有血液之浓缩，血黏稠度的增加。加之，气为血帅，气行则血行，气亏则血流亦缓慢，有效循环血量降低，内脏供血减少，其功能不同程度减退或出现代偿性功能活动，表现为气虚血瘀。因此，近年有抢救出血热喜用所谓“活血生脉散”（人参、麦冬、五味子、川芎、丹参）；而寒厥时之气滞，血凝与低排高阻型休克相类似，常并发 DIC，这里显然与寒主收引有关，对此证则宜用所谓“活血参附汤”（人参、附子、五味子、川芎、丹参）。回顾先贤，清代名医王清任在治疗温毒吐泻出现亡阳（寒厥）时，就创用参附汤加桃仁、红花等活血化瘀药，可谓治疗休克 DIC 先例。

我们认为出血热之休克，最多表现为热厥夹瘀。从现代医学观点来看，重症感染性休克之热厥，多为机体出现血液集中化的结果。所以，在临床观察中发现，靠近心脏躯干部位皮肤灼热，而四肢发凉，尤以肢端为甚。有时指、趾端竟至发绀坏疽，乃热厥夹瘀所致。近年来许多国内外医疗抢救中心认为，检测肛趾温度差的变化，是判断感染性休克状态的简易有效方法。肛趾温度差增大，说明外周血管收缩，病情较为严重，此即“厥深热亦深”之意；反之，则为“厥微热亦微”，病情较轻。

（3）少尿期

笔者认为，本期的基本病机有四：①肾阴亏耗；②膀胱热结；③气滞血瘀；④肾气衰败。所以目前的基本治疗方法，也不外滋阴、导泻、逐瘀、温肾四种。病机中尤以肾阴亏耗为主。

①少尿期：多由于邪热内盛津液消灼而致肾阴亏耗无来源所致。笔者于 1976 年从近年来应用有成效的导泻疗法中发现，膀胱热结应为本证的重要病机之一。正如明代著名温病学家吴又可在论述温病患者之少尿、尿闭

一症时所说："胃移热于下焦气分，小便不利，热结膀胱也。""大便闭，大便不通，气结不舒，大便行小便立解，误服行水药无益。"我们多年来对出血热发热，低血压休克期及少尿期，均积极采用导泻疗法，尤其少尿期应用最多。如用番泻叶、大黄、芒硝及增液承气汤等。我们认为，这符合中医"温病下不厌早"，"急下存阴"及"通大便而利小便"的理论。导泻疗法具有导泻、排毒（如降 NPN）、利尿、泄热、降温等多种有益作用。从本病角度看，有防止与减轻尿毒症、心衰、肺水肿、脑水肿作用。番泻叶等泻剂尚有止血作用。另外，西安某医院之逐瘀利尿及湖南常德的温肾利水治疗行之有效，说明肾脏瘀血及肾气亏虚为本病的病机之一。《内经》讲："膀胱者州都之官……津液藏焉，气化则能出矣。"肾络瘀阻，则水道不利；肾气亏虚，则膀胱气化无能。

②尿毒症：毒热结聚下焦，燔灼营血，心肝受病，中焦邪阻，湿热邪毒上逆，致使二便不通，顽固呕吐呃逆，神昏抽风，口味腥臭、脉象沉弦。

③心衰肺水肿：肝肾气虚，水气不利，瘀湿闭塞，水无出路，湿浊上犯，水气凌心，水邪射肺，证见心悸，喘息，周身浮肿，舌胖紫脉结代。余师愚讲："诸病喘满，皆属于热，岂疫证乎……。"疫证之痰，皆属于热，故痰中带血。肺水肿乃肺为疫毒所袭，痰湿热邪壅滞不宣所致，最近江西丰城县人民医院报告用葶苈大枣泻肺汤治疗本病颇有成效，亦支持此种病机存在的看法。

（4）多尿期

出血热多尿期之多尿的形成，系由于疫毒已退，正气渐复（肾小球功能恢复），阴损及阳，肾气不固（肾小管重吸收功能不足及垂体后叶抗利尿激素分泌不足等），津少上承，水不蓄藏，则见口渴引饮，尿频尿多（一昼夜多在 2500ml 以上），甚至遗尿、腰酸、肢软、耳鸣、头晕等。其病机尚有余热波及肺胃，致使津液不能敷布。故烦渴多饮，多尿善食，舌红苔红而干燥，类似上中消渴证。

（5）恢复期

本期主要病机为肾虚未复，尤肾阴虚为突出，亦可见所谓肾虚络阻（相当于出血热后肾功不全，"络阻"一语按现代病理学观点，对慢性肾功能不全的认识提出的）。对肾虚络阻，则应给以益肾化瘀通络。近年来，所见少数病例遗留肾源性高血压症，多由肾虚络阻及肾虚肝旺所致。据最近国外学者报告，另外亦见有热伤肺胃阴津，而致食少，口干，干咳等肺胃阴虚证及由脾阳不振所致之纳少便溏，畏冷自汗，舌淡脉细等症。

（二）出血热中医疗法概述

从目前看有关中西医结合及中医中药治疗出血热的基本精神是辨证论治。其具体方法有以下十种：

1. 辨证疗法

目前多以卫气营血辨证纲领为主结合主症进行辨证论治。并多结合西医分期论治。强调“治未病”、“治皮毛”等早期预防性治疗及“存津液，保胃气，清热毒，护肾阴”的基本原则。并存提到本病一起就热入血分，辛温发汗的麻桂荆防等绝不可用，误用则变证险证丛生。要及早加用凉血药，如丹皮、赤芍、茅根、生地等。有低血压倾向者，宜加用党参、人参等。

2. 定证疗法

我们从前些年应用的阶段疗法到近年应用分期定证疗法。前者系把本病之发热期→低血压休克期→少尿期列为病邪致病阶段，治以祛邪，方用解毒汤（板蓝根 30g，连翘 15g，生石膏 30g，竹叶 15g，元参 18g，丹皮 12g，知母 15g，白茅根 60g，丹参 15g，甘草 3g）每日 1～2 剂并配用导泻结肠汤（生大黄 15～30g，槐花 12g，芒硝 15～30g）增加逐邪之力；而将多尿期→恢复期列为邪退正虚阶段，治以扶正，方用养阴汤（沙参 15g，生地 9g，麦冬 12g，玉竹 15g，山药 15g，五味子 9g，竹茹 9g，连翘 15g，白茅根 30g，山楂 9g，生甘草 6g，补骨脂 9g，牡蛎 9g，每日 1～2 剂）。后者则为抓主要矛盾每期定一证：发热期→热在气营→清热解毒汤［板蓝根 30g，金银花 30g，生石膏 60g（先煎），知母 15g，生大黄 6g（同煎），丹参 30g，生甘草 9g，党参 30g，白茅根 60g］；低血压休克期→热厥夹瘀→解毒升压汤［栀子 15g，生石膏 30～60g（先煎），生大黄 15g（后下），枳实 15g，丹皮 15g，丹参 30g，玄参 30g，黄精 30g，桂枝 6g］；少尿期→热结阴亏→增液承气汤［生地 30g，玄参 30g，麦冬 24g，大黄 15g（后下），芒硝 18g（冲服），桃仁 10g，栀子 15g，白茅根 60g，丹参 15g］；多尿期→肾阳不足，肾气不固，肺胃热炽→参麦地黄汤（党参 15g，麦冬 18g，五味子 6g，熟地 24g，山药 12g，茯苓 9g，山萸肉 12g，泽泻 9g，丹皮 9g，煅龙骨、煅牡蛎各 30g，覆盆子 9g）；恢复期→邪退正虚→肾阴亏虚用六味地黄汤，脾气虚弱用参苓白术散，胃阴未复用益胃汤。

1977 年以来，我们先后用此法（重症病人配合必要的液疗，如平衡盐、低右等的应用）治疗 150 多例，病死率在 5% 以下。

3. 解毒疗法

本法主要针对病邪（毒），如板蓝根、大青叶、螃蜞菊（武汉）、桎木叶（湖南）、三叶青（江西）、清热解毒四号（江苏）、解毒汤（陕西中医学院）、流字Ⅰ号（黑龙江）等的应用。如南京中医药大学附属医院应用的清热解毒四号（龙胆草、草河车、金银花、大青叶）治疗 167 例，治愈率为 98.8%。从各地于本病发热期应用的清热解毒方（十多个）中，均有金银花与（或）连翘、板蓝根与（或）大青叶等知名的清热解毒药中草药抗菌剂。值得注意的是，早期应用清热解毒药后有使病人越期及病情转轻效果，提示清热解毒中草药具有抗出血热病毒改善机体免疫反应减轻病理过程作用。

4. 化瘀疗法

叶天士谓："热传入营，其人素有瘀伤积血在胸膈中，挟热而搏，其舌色淡紫而黯，扪之湿。"这也是符合出血热病人表现的。中医又讲"不塞不流"、"瘀血不去，新血不生"、"瘀血不去，血不归经。"瘀血阻塞经脉，经脉不通，血络瘀阻，血液外溢，此与DIC相符。近年来如上海华山医院及医科院、流研所等丹参的应用，西安市中心医院水蛭的应用，湖南叙浦县红花、泽兰注射液的应用，以及江西丰城"活血生脉散"（生脉散加丹参、川芎）与"活血参附汤"（参附汤加丹参、川芎）的应用等。据目前已有的报道看，活血化瘀疗法已应用于出血热各期病人。

5. 攻下疗法

祖国医学有谓"温病下不厌早"、"急下存阴"、"通大便而利小便"等。明代温病学家吴又可讲得更具体："邪留血分，里气壅闭，则伏邪不得外透而为斑，若下之，内壅一通，则伏卫气亦以而疏畅，或出表为斑，则毒邪亦以外解矣。"一般讲，下法作用主要有三：①祛邪；②泻热；③逐水。

近年来，我国各地在出血热少尿期采用中医导泻疗法，收到一定效果。导泻疗法，可减轻高血容量，减轻脑水肿，从肠道可排出大量水分及代谢产物、减轻尿毒症、酸中毒及高血压，同时可减轻肾水，改善肾脏血液循环，促进肾脏早日恢复功能，是出血热少尿期值得推广试用的一种方法。据笔者所收集的资料看，通里攻下法已广泛应用于出血热发热期、低血压、休克期及少尿期各期。如江苏省东海县人民医院采用中药综合导泻疗法治疗163例，收到良好疗效。并指出脉压低于20～30mmHg、低血压、消化道出血等，并非中药导泻的禁忌证（笔者认为像巴豆一类应慎用）。

各地常用的泻下方药有"桔梗白散"（桔梗、巴豆霜、贝母）、十枣汤（大戟、芫花、甘遂）、增液承气汤（大黄、芒硝、生地、玄参等）以及芒硝、蜂蜜、甘露醇合剂灌肠汤（见前，陕西中医学院方）。

6. 扩管疗法

江苏对75例出血热病人不同病期甲皱微循环观察发现，发热期、低血压期、少尿期均可以发生微循环障碍，而多尿期、恢复期则微循环机能逐渐恢复正常。扩管疏通微循环疗法已在一些地方应用，如浙江与陕西等。常用东莨菪碱与山莨菪碱（654－2）。我们于1980年对本病发热期、低血压休克期、少尿期病人，均积极应用654－2，已初见成效，其有防止与减轻休克、少尿及脏器组织损害作用。这可说是中西医结合的产物。

7. 免疫疗法

目前，国内外学者普遍认为，本病对细胞免疫功能受抑制，且其受抑制程度与疾病严重程度相平行。而体液免疫反应则增强。白清 IgA，IgG，IgM 增高，总补体值下降（组体液免疫反应的改变尚有分歧意见），基于此，一些疾区已开始应用免疫型中草药。如丹参、黄白煎剂（黄芪、黄精、白茅根）、人参、灵芝等的应用。湖北大冶县人民医院应用黄白煎剂治疗 46 例收效良好。发热期及低血压休克期应用的病例 60% 越过少尿期。推断由于提高了机体免疫功能，阻断了病情的发展。

8. 药透疗法

系将中草药与理疗透热疗法结合应用。如黑龙江应用中草药（板蓝根 30g，大青叶 30g，黄芩 9g，蒲公英 9g，金银花 9g，菖蒲 9g，大蓟 9g，车前子 9g，泽泻 9g）肾区透热疗法及湖北医学院附一院对少尿病人应用肾区中草药短波透热疗法等。认为该疗法具有扩张血管（组织内热的形成），脱水作用（抗消肿），镇静与解疼作用及可使肾上腺皮质功能加强，提高肾功能等有益作用。

9. 外贴疗法

近年来国内一些单位应用中草药外贴疗法，治疗出血热亦收到一定疗效。如湖北医学院附一院应用麝香（3～5 分）大葱 13 根（热食盐 1 半斤）热敷脐部促进利尿，我们在疫区也用过车前草大葱、麦麸麝香外敷脐部利尿，亦有效，亦有用甘遂末敷肚脐促尿，葱白敷关元穴。陕西中医学院肾区热敷方为：丹参 30g、桃仁 15g，佩兰 15g，赤芍 15g，木香 12g，细辛 5g，忍冬藤 15g，车前子 15g，桂枝 15g。

10. 针灸疗法

包括针灸及穴位中草药注射法，亦应用于出血热各期及重要症状的治疗。如发热期，常针大椎、足三里、曲池，耳针肾、交感、肾上腺、皮质下；休克期常刺涌泉、足三里、人中、合谷，耳针升压点、内分泌、肾上腺、心、肾、皮质下、内分泌；少尿期常针刺中极、膀胱俞、阴陵泉，耳针肾，交感、内分泌；多尿期常针刺气海透中极、肾俞、大椎、三阴交、关元、足三里，耳针肾、膀胱、三焦、内分泌等。亦有用电针疗法的。

（三）中西医结合治疗流行性出血热 102 例经验小结

我院于 1979 年共收治出血热 102 例。在总结近几年来我院治疗出血热经验教训的基础上，并吸收兄弟单位经验，采用以输液、扩管导泻及分期定证为基本治则的中西医综合疗法，收到满意的疗效。现将 83 例（不包括非典型病例）报告于下：

1. 临床资料

①年龄，性别：最小15岁，最大69岁，绝大多数年龄为23～45岁。男58例，女25例。

②病型（依据全国统一标准）：轻型18例，中型24例，重型28例，危重型13例。

③入院情况：发病第三天以内入院29例，第4～5天入院35例，6～9天入院18例，10天以上1例。发病第三天以内入院的37例，占入院病人的45%。其中发热中后期入院44例，低血压休克期16例，少尿期23例。

2. 治疗方案

（1）第一阶段（发热期→低血压期→少尿期）

654－2：常规为每4～6小时一次，每次肌注10mg。必要时依据病情加多次数与加大用量，或酌减次数与剂量，并有加入滴壶或静脉推注的。

①发热期

[病机] 热在气营为主。

[主治] 高热口渴，头痛、腰痛、眼眶痛、视力模糊，心烦失眠，面红耳赤，颈胸潮红，似酒醉貌。眼睑球结膜充血水肿，舌红苔黄，脉弦数或洪数。

[治则] 清热解毒，凉血活血，育阴利尿。

[方剂] 清热解毒汤：

板蓝根30g	金银花30g	生石膏60g（先煎）
知母15g	生大黄6g（同煎）	丹参30g
生甘草10g	玄参30g	白茅根60g

[用法] 每天1～2剂，每剂400ml分两次服。

②低血压休克期

[病机] 热厥夹瘀。

[主证] 壮热面赤，瘀斑衄血，渴欲冷饮，心烦肢冷，血压下降，舌红苔黄燥，脉沉数。

[治则] 泻火解毒凉血，导滞化瘀通络。

[方剂] 解毒升压汤：

栀子15g	生石膏30g（先煎）	生大黄15g（后下）
枳实15g	丹参15g	玄参30g
黄精30g	桂枝6g	

[用法] 每日1～2剂，另加生水蛭粉冲服，1日3次，每次3g。

③少尿期

[病机] 热结阴亏。

［主证］口干咽燥，不欲饮，恶心呕吐，腹胀便结或大便色黑，小便量日少于400ml，或平均尿量少于30ml/h，色红或深褐色，舌质红绛，苔黑燥或黄厚腻，脉细数或弦数。

［治则］增液通便，活血利尿。

［方药］增液承气汤加减：

生地 30g	玄参 30g	麦冬 34g
生大黄 15g（后下）	芒硝 18g（冲服）	桃仁 10g
栀子 15g	白茅根 60g	丹参 15g

用法，煎两次去渣（约400ml）日服1～2剂，每剂分两次，4～6小时一次，以通利为度。

导泻：第一阶段三期均用。

番泻叶：泡茶饮，每日30～60g。

灌肠汤：生大黄30g，芒硝30g，地榆15g，槐米15g。

水煎150～200ml，保留灌肠，每月2～3次。

控液：主要为限制静脉输注。

发热期：每日限制于500～1000ml以内（不包括速尿及甘露醇），内容以10%葡萄糖及平衡盐为主。

低血压休克期：每日限于2500～3000ml（包括新有液体），以平衡盐、低右为主。

少尿期：每日限于250～500ml（包括新有液体），原则是宁缺勿余。以10%及50%葡萄糖为主。

（2）第二阶段（多尿期→恢复期）

①多尿期：鼓励口服，酌增静脉输注液体量（以林格液及平衡盐为主。）

分期定证定方：

［病机］肾阴不足，肾气不固。

［主证］尿频量多，日达250ml以上，口渴多饮，倦怠腰酸，手足心热，心烦少寐，舌质干，苔少，脉象细数或虚大。

［治则］滋阴固肾。

［方药］参冬地黄汤加减：

党参 15g	麦冬 18g	五味子 6g
熟地 24g	丹皮 10g	茯苓 10g
山萸肉 12g	泽泻 10g	山药 12g
煅龙牡各 30g	覆盆子 10g	

②恢复期

［病机］邪退正虚。

［治则］表现肾阴虚亏者，用六味地黄汤；脾气虚弱者，用参苓白术散；胃阴未复用益胃汤。

3. 治疗效果

①总的治愈率：共死亡6例，其中一例病人在家里血压0/0mmHg，且入院不足10小时，故校正总病死率6%，治愈率94%。死亡者全部属危重型，其中死于顽固性休克2例，少尿期心衰肺水肿3例（其中2例继发肺部感染）。

②发热期服清热解毒汤的44例中，最少服1剂，多为3剂。其中越过低血压约22例（50%），越过少尿期16例（39%）。

（1）低血压休克期与少尿期控液与否，结果对照举例：

低血压休克期：

控液前：余某某，男，29岁，住院号63405。患者以头痛发烧4天，面红腰痛，小便少两天入院。入院检查：T 38.6℃，R 20次/分，P 120次/分，BP 60/50mmHg（1mmHg＝0.133kPa本书血压按此换算）。神识精醒，呼吸略深长，球结膜轻度充血水肿，颜面颈胸皮肤潮红，上腭，两腋下均可见出血点，心率120次/分，心音略钝，无病理性杂音，双肺呼吸音略粗，无啰音，腹软肝脾未触及，肾区叩击痛明显。化验检查，血NPN 88.5mg%，CO_2CP 24.6体积%，白细胞：1280，中性80%，淋巴20%，血小板计数64000/立方毫米，尿：蛋白＋＋，红细胞＋＋＋，白细胞少许，上皮细胞＋，入院后按出血热三期重叠处理，随给扩容，纠酸利尿，第一天内给液总量3150ml，入院第2天患者病情加重腹胀身痛，小便量少（24小时内约250ml），呕吐咖啡样物，胸闷气短，颜面浮肿，唇发绀，全身出现瘀斑，迅速增加。BP 120/80mmHg，心率100次/分，双肺可闻痰鸣及湿鸣，表现为心衰肺水肿，虽经过两天抢救，患者终于死亡。

控液后：蔡某，女，51岁，住院号6369。以发烧头痛，全身不舒4天为主诉入院。入院检查：T 38℃，R 30次/分，P 120次/分，神识清醒，不时呻吟，球结膜呈黏液样水肿，无明显充血，胸背两腋下有散在出血点，心率120次/分，心音低钝，律齐，无杂音，双肺呼吸音清晰，腹软肝脾未触及，肾区叩击痛明显，脉搏沉弱，几乎摸不清。化验检查：血色素11.5g，白细胞17400，中性72%，淋巴28%，血小板计数71000/立方毫米，CO_2CP 41.2体积%，NPN 50毫克%，尿蛋白＋＋＋＋，白细胞＋＋，红细胞＋，上皮细胞＋。入院后按出血热休克期处理，在控制液体的情况下给适量液体扩容，使血压维持在70/50mmHg左右，第一天给液体总量为1650ml。当血压稳定在90/70mmHg，停止了输液。入院第2天精神明显好转，血压回升（120/90mmHg），但恶心不食小便少，在利尿的同时给液体1000ml（平衡盐、10%葡萄糖各500ml），后仍视病情控制补液，顺利渡过各期，住院 16 天痊愈出院。

少尿期：

控液前：史某，女，23 岁，住院号 63673。患者入院前 5 天发烧，头痛，腰痛，伴恶心呕吐。入院前三天大便稀，小便少（日约 200ml），入院前半天按急性肠胃炎治疗，门诊给补液 1000ml（4∶3∶2，10% 葡萄糖各 500ml）后，以出血热入院。入院检查：T 38℃，R 20 次/分，P 90 次/分，BP 100/70mmHg，神志清醒，眼睑轻度浮肿，球结膜轻度充血水肿，呈酒醉外貌，软腭充血。胸部、腰部有散在针尖大出血点，心率 90 次/分，律齐，心音低弱，双肺呼吸音清晰，肝脾未触及。化验检查：白细胞 13200，中性 78%，淋巴 22%。尿蛋白 + + +，红细胞、上皮细胞少许，CO_2CP36 体积%。入院后按出血热发烧，少尿期重叠处理，在 24 小时内进液 2000ml（其中含盐液 1000ml），病人无大小便，病情逐步加重，表现烦躁不安，呼吸急促，口唇发绀，吐粉红色泡沫样痰。心率 140 次/分，双肺满布痰鸣、湿鸣，肝肋下 2cm，呈现心衰肺水肿，经抢救无效，病人终因少尿期给液体过重，造成心衰肺水肿而死亡。

控液后：朱某，男，55 岁，住院号 64260，患者以发烧，头痛腰痛伴呕吐一周入院。入院检查：T 37.8℃，R 30 次/分，P 90 次/分，BP 100/70mmHg，神志清楚，呼吸急促，球结膜轻度充血水肿，软腭充血有瘀斑，胸背部有散在出血点。心率 90 次/分，律停音钝，双肺（－）。化验检查：白细胞 14800，中性 72%，淋巴 22%，尿蛋白 + + +，管型 + +，上皮细胞 +，白细胞少许，红细胞少许。入院后 4 天呈尿闭状态。我们采取控液的办法，四天静脉供给液体 750ml（10% 葡萄糖），入院第五天导尿 299ml，以后逐日尿量增多。病情好转，住院 16 天，痊愈出院。

（2）扩管效果举例：秦某，男，67 岁，住院号 63942。患者以发烧，头痛腰痛伴小便少一天入院。入院检查：T 38℃，R 20 次/分，P 80 次/分，BP 130/80mmHg。神志清楚，呼吸平稳，颜面颈胸潮红、球结膜充血水肿，呈酒醉貌，胸腹四肢可见散在性出血点。心律 80 次/分，律齐，心跳有力，无杂音，双肺（－），肝脾未触及。肾区叩击性痛阳性。化验检查：尿蛋白 +，红细胞 +，上皮细胞少许，血色素 14.5g，白细胞 6500，中性 58%，淋巴 42%。入院后我们采用其他措施的同时，立即用扩管疗法（654－2 10mg，每日 4 次，肌注，共用 320mg）。于入院后第五天，尿量增多，病情逐渐好转，住院 23 天痊愈出院。

（3）导泻效果举例：文某，女，26 岁，住院号 64032。患者以头昏头痛，发烧全身不舒，小便少（日约 250ml），诊为出血热收入院。入院检查：T 37.4℃，R 25 次/分，P 100 次/分，BP 110/90mmHg，精神差，双眼睑浮肿，球结膜呈胶冻样水肿，胸部有散在出血点，心率 100 次/分，心跳有力，腹软肝脾未触及。化验检查：尿蛋白 + +，白细胞 +，红细胞 +，透明管型少许。血色素 12g，白细胞 16200，中性 38%，淋巴 58%，单核 4%，血小板 78000，CO_2CP 28.4 体积%，NPN 89.5mg%。我们预测患者可能发生肺水肿，重点采用导泻疗法，用灌肠汤（药味组成见前）5000ml，每日二次灌肠；另用番泻叶每日 30 ~ 60g 泡茶饮，连用 4 日，使水液导泻而下。虽然在疾病的发展中出现尿闭，严重的心衰肺水肿，但由于我们突出抓了导泻，结合其他疗法，结果病人脱险，住院 33 天痊愈出院。

但是在应用导泻的过程中，也有失败的，即达不到导泻的目的预后则多不良。例如：陈某某，女，23 岁，住院号 64475，患者以发烧头痛，腰痛两天入院：入院检查：T 39℃，R 25 次/分，P 110 次/分，BP 110/70mmHg。球结膜充血水肿，面部及颈胸潮红，胸前及左腋前中线处可见散在出血点。心率 110 次/分，律整，双肺呼吸音粗糙，腹软肝脾未触及。化验检查：入院第一天尿：蛋白少许，红细胞少许，上皮细胞少许；第二天尿：蛋白 + + +，红细胞 + + +，白细胞 + + +。血色素 12.5g，白细胞 5100，中性 74%，淋巴 26%，血小板 87000/立方毫米。入院后按出血热少尿期处理。在综合治疗的同时，同样重视了导泻方法，但患者一直未排出多量稀便，致病情逐渐加重，入院第 4 天出现尿闭，第六天并发心衰、肺部感染肺水肿而死亡。

（4）综合疗法典型病例举例：吴某某，男，44 岁，住院号 63522。患者以发冷发热、头痛、腰痛及金身痛四天入院。入院前曾在当地按感冒治疗，曾用“安痛定”、“穿心莲”，口服中药，诸症不减，病反加重，恶心不食，小便黄少（日尿量约 100ml）。入院检查：T 39℃，R 20 次/分，P 108 次/分，BP 110/80mmHg。精神差，两眼睑水肿，球结膜充血，颈胸潮红，呈酒醉外貌，咽腔红，胸部亦有散在出血点。心率 100 次/分，心音有力，双肺（-），腹软无压痛，肝脾未触及，肾区叩击痛 + +，舌质红，苔白腻，脉弦细数。化验检查：尿：白细胞少许，蛋白微量，上皮细胞少许。血色素 14.5g，白细胞 5600，中性 58%，淋巴 36%，血小板 68000/立方毫米。证属冬温邪气在营（发烧，少尿期）。治则：清热解毒，方药：清热解毒汤（药味同前）。每日一剂，西药对症处理。入院第二天发热渐退（38℃）。但精神差，头痛腰痛，腹胀，小便少，不时呻吟，不能进食，颜面浮肿，球结膜水肿较前加重，胸前，腋下出血点增多，舌红干少津，苔黄燥，脉滑数。T 38℃，R 25 次/分，P 100 次/分，BP 80/50mmHg，CO_2 CP 40 体积%，NPN 42.5mg%。尿：蛋白 + +，红细胞 +，白细胞少许。证属热毒炽盛，伤津耗液（已进三期重叠）。治则：清热解毒，增水行舟。方药：增液承气汤加减，每日一剂（药味同前）。番泻叶泡茶饮（每日 30 ~ 60g）。连服 8 天，每日拉稀 2 ~ 3 次，约 1000ml，小便增多。入院第十日小便日约 1000 毫升，食欲尚可，病情稳定。T 37.4℃，心率100次/分，心跳有力，双肺（-），BP 110/80mmHg。尿：蛋白极少，红细胞少许，上皮细胞少许。入院第14天，患者口干口渴，欲食冷饮，腹部略胀，小便多（日约2000~3000ml），舌质红，苔黄干，脉沉细。尿蛋白（-），上皮细胞少许。证属久病伤肾，肾阴不足，肾气不固（病已进入多尿期）。治则：滋阴固肾。方药：六味地黄汤加减：山药20g，白芍10g，山萸肉12g，丹皮10g，益智仁12g，覆盆子10g，焦二味各10g，苡仁12g。

服药6付，精神好转，食欲增加，二便正常。血压稳定，停服中药，以后采取对症治疗，恢复体力，患者住院34天痊愈出院。

4. 几点体会

（1）关于控液问题　我们体会，平衡盐疗法推广以来，不少临床医生有忽视控液（主要指静脉输注）倾向，致使一些病员死于因输液过多而引起的心衰肺水肿、休克、脑水肿等。我们就遇到这些病例关于出血热控液问题，在推广平衡盐疗法之前颇受重视，而目前对少尿期控液仍似无争议，主要争议在发热期与低血压休克期，尤其是低血压休克期。我们认为，出血热之休克发病机制是多方面的，不能依赖一种方法解决所有问题。我们1976年在兴平县农村遇到过一位30多岁的女病人，为抢救休克，24小时输平衡盐近9000ml，结果休克不但未纠正，反而引起高度渗出，病人终死于脑水肿、肺水肿。1979年度，我科收治一56岁男性病人，入院后不到十小时静脉输平衡盐等达3150ml，终死于休克肺。这是由于重症病人血管壁多呈空网状结构，过多补液，因增加血管内流体静压，可促进渗出，加重组织水肿，致使病理改变加剧。最近江西也有提到大补液，尤其输入平衡盐后，血浆蛋白被稀释，静压降低，休克缺氧时血管内液体更易漏出，使2/3甚至80%~90%的液体很快离开血管腔，到达组织间隙，肺组织尤疏松，即易引起休克，据发现出血热血浆白蛋白最低已见于发热期。我们赞同于丹萍医师的看法，低血压休克期之早期轻症肾功能尚好的病人，一般说来多量灌注不致造成心衰肺水肿，重症病人血管壁严重损伤时，多量晶体液可增加渗出，纠正血容重应采取“扩”、“夺”结合的措施。显然，在推广应用平衡盐中那种“肿了不怕”的提法是不妥当的。我们认为，出血热之血容量减少，主要是身体内部液体分布的失衡，大量血浆的外渗到组织间隙，血浆渗透压相对降低所造成，液体疗法应当晶胶结合，并且输液亦应当有所控制，应当估计到外渗的液向血管内的回收作用，有时这种回收过程发生很快。根据我们的经验，在抢救休克时，一般前十小时内总量不宜超过1500ml，24小时不得超过3000ml，尤其有尿少倾向者，胶体液宜占1/3~1/2。我们认为外因须通过内因而起作用，过多地输注液体有可能破坏身体自身对液体的调节作用，如肾素-醛固酮系统的调节作用，并有加重肾脏也加重心脏负担，加重肾脏损害之虞。一般讲，出血热的严重程度主要反映在肾脏损害的程度上，而病情越重，少尿期发生的越早越严重，这是区别于一般急性传染病的突出特点之一，必须予以足够重视，避免液体“易入难出”。

（2）关于扩管问题　近年我们及兄弟单位的临床实践表明，出血热死亡病例集中表现于低血压休克期与少尿期二期。而关于急性感染中毒休克的发病机制，目前多赞同血管痉挛学说，出血热之急性肾功能衰竭也主要由于肾皮质血管痉挛及肾血管阻力增加。江苏及浙江等地的报告，出血热发热期、休克期、少尿期，甲皱微循环检查均显示微动脉痉挛及微静脉瘀血扩张，且先于血压下降之前。这就是我们目前普遍应用654－2治疗本病的理论根据。我们初步体会654－2安全有效，值得进一步应用与推广。大家知道654－2有以下重要作用：①解除血管痉挛，改善微循环，改善肾血流系通过阻滞甲型受体，神经节及节后纤维电活动以及对血管的直接作用等而产生的。②刺激呼吸中枢，解除支气管痉挛和减少支气管分泌，缓解肺水肿。③防治DIC，抑制变态反应以及抗迷走神经与稳定神经细胞膜的作用等。

（3）关于导泻及分期定证疗法　我们自1974年以来，一直坚持血热发热期、低压休克期、少尿期广泛采用导泻疗法，且多采用中草药。我们体会，凡达到排出大量稀便的，预后比较好。我们认为，这种疗法是协助机体在肾脏受损的情况下，充分调动肠胃道对液体平衡的调节作用，起“推陈致新”作用，中医所谓“开支河”“分流”及“祛邪”作用。关于导泻疗法，目前各地已广泛应用，已成为治疗出血热的行之有效疗法之一，报道与论述也甚多，此不赘述。而分期定证之中医疗法，则是在我们创用的“阶段疗法”的基础上发展起来的。这种疗法突出特点是，辨证与辨病相结合，抓住出血热各期的基本病机，专方攻克，执繁就简，易于掌握与推广应用。自1977年以来，已在我省一些疫区推广应用。而早期应用，可收取使病人越期的理想效果。当然，这方面还有待更多的临床实践与进一步估价其治疗作用，探讨其应用规律。

【附】单味中草药治疗出血热及其作用原理研究

（1）丹参：1974年以来开始应用丹参治疗出血热。如：江苏、湖北、上海，医科院、流研究所及我们等地的应用。如1977年江苏干榆县人民医院用丹参治疗出血热80例，初步认为能减少出血发生率，减轻出血程度，缩短DIC持续时间，加速DIC阴转，有类似的肝素的抗凝作用，另据研究，丹参有抗病毒、退热及增加细胞免疫等功效。实验研究还证明，其有效成分丹参酮、丹参醇，对离体心脏有扩张冠状动脉作用，对末梢小动脉有明显扩张作用。目前应用的制剂有片、针等。临床应用中未发现有不良反应。

(2) 黄芪：哈医大附一院传染科1978年用黄芪注射治疗出血热23例，证明其有增强免疫作用，使少尿期越期率增高。据研究证明黄芪尚有增加血清白蛋白，加强毛细血管抵抗力及强心利尿降压作用。目前应用其注射液。未发现明显副作用。

(3) 人参（红参）：江西省高安县医院100%红参注射液治疗21例出血热休克病人，经观察其具有升压作用与强心作用，并保血压稳定。

(4) 板蓝根：目前已广泛应用，武医附二院用50%板蓝根注射液静滴治疗出血热，观察其有缩短热程、减轻低血压及少尿程度等效用。据研究板蓝根对多种病毒感染有疗效，体外试验对流感病毒有抑制作用。

(5) 蟛蜞菊：武汉市传染病院用蟛蜞菊注射液治疗24例出血热，收效良好。另有治疗52例73.58%跳过低血压、少尿期，无一例死亡。目前有应用针剂、煎剂的。推测其能有抗病毒作用。

(6) 豆叶青（金线吊葫芦）：浙江用豆叶青注射液治疗39例，退热时间平均1.4天，23例越过低血压及少尿期。

(7) 桎木叶：湖南用桎木叶注射液治疗79例，治愈率达98.7%，推断其可能具有抗病毒作用。

(8) 西瓜：用于发热期、少尿期、多尿初期。认为其有利尿，排出体内代谢物，降低脑水肿及补充糖、电介质等，亦有强心作用。

急症疑难病篇

加强中医治疗急症研究促进中医学术发展

——中医急症研究之我见

中医能否治疗急症？如何进行中医急症学理论和临床的研究？中医急症学研究的意义是什么？这些作为中医临床的重要问题应该如何对待，是摆在我们面前的当务之急。讨论这些急待解决的重大学术问题，是讨论“如何开展中医基础理论之研究”的重要内容之一。历史的经验告诉我们，张仲景之所以能创立伤寒六经学说，吴又可之所以能发挥温疫杂气学说，叶天士、吴鞠通之所以能创立温病卫气营血与三焦学说，都是通过临床治急症取得这些理论上的重大突破。由此可见，中医急症学研究上的重大突破，势必打开中医理论研究之缺口，促其中医学术进展。并且，若真能打破中医善治慢性病之旧说，确实解决中医治急这一重大学术问题，那么中医的生命力将会更加显示出来，中医基础理论也将会因此促使出现重大的发展，并将对继承发扬、整理提高祖国医药学遗产，激发医学科研工作者以及有关学科的研究人员对研究中医学的兴趣，以至于发展和巩固中医队伍等，均将产生巨大的影响。基于这种认识，笔者愿不揣浅陋，就“中医急症研究之我见”，从中医能否治疗急症、中医急症有待解决的几个问题和如何开展中医急症学的研究等三个方面，概括地谈点粗浅认识，试图达到抛砖引玉，促进学术争鸣这一目的，不妥之处，敬请同道指正。

一、中医能否治疗急症

中医能否治疗急症？目前有两种不同的意见，一种持怀疑和否定态度；一种则认为不仅能治，而且很有研究价值和发展前途。因为在西医传入中国以前的几千年历史中，临床上所出现的各种急症，都是靠中医药治疗的。在长期的治急实践中，人们不仅积累了一套丰富的行之有效的临床治急经验，而且已总结出一套较系统的可用于指导临床治急实践的理论。远在秦汉时代成熟的《内经》一书中，就对临床常见的急症，从病因、病机、证候等方面作了深入的探讨。如《素问·至真要大论》就有“诸热瞀瘈，皆属于火”“诸暴强直，皆属于风”的记载，成为治疗高热、惊厥的理论根据之一。《灵枢·热病》亦记载：“风痉身反折，先取足太阳及委中血络出血”

等针刺和放血治急的疗法。东汉张仲景著《伤寒杂病论》，创立六经辨证论治纲领，有效地指导了高热、便秘、暴泻、亡阳、气脱等急症的治疗，把中医治疗急症从理论到临床大大推进了一步。唐宋以来，中医治疗急症的经验不断地丰富，特别是明清时代所兴起的温病学派，把中医治疗外感热病急症推进到一个新阶段。温病学派的代表人物叶天士、薛生白、吴鞠通等人的著作中，对急性温热病中所出现的高热、惊厥、抽风、神昏、谵语、斑疹、吐衄、阴脱、阳脱、气脱等紧急证候，在卫气营血和三焦理论指导下，采取了解表、清气、透营、凉血、解毒、化斑、通络、开窍、救脱等一系列应急治法，创立了许多行之有效的方剂，大大地丰富了中医急症学的内容，至今仍为中医治疗外感热病急症的常用方法，在医学发展史上占有重要地位。至于历代医籍中关于内科、儿科、外科、妇科、针灸等科中出现的急重症的治疗经验，那就更为丰富了，常见的如发热、抽搐、惊厥、昏迷、中风、咯血、便血、癃闭、胃脘痛、真心痛、暴泻、骨折、毒蛇咬伤、食物和药物中毒、子痫、胎死腹中等等，都有一套理论和治法可循，且很多已被实践证明是行之有效的，并有待我们进一步整理、改进和提高。据《史记·扁鹊仓公列传》记载：战国时代的名医扁鹊，路过虢国，适逢虢太子暴病而死，举国上下忙于为其办理丧事。扁鹊诊后，确定太子之病是“尸厥”（类似休克、假死），经他和徒弟用针刺治疗，终于使虢太子死而复苏。后用汤剂热熨两胁，太子便能坐起，继服汤药20天，竟完全恢复健康。这是中医史上极其著名的一个病例，至今传为美谈。所以，人们常常用“起死回生”、“妙手回春”等话来称誉高超的医术。以上事实充分说明中医治疗急症的历史是很悠久的，经验是很丰富的。但是，由于社会及历史因素的关系，以及本身没有很好的与自然科学紧密结合，且受近代西医的冲击和某些人认识上的偏见，才致这些宝贵经验埋没而未彰。我们中医工作者义不容辞的责任之一就是要使中医治疗急症的理论和经验重放异彩，为中华民族争光，为四个现代化服务，为世界传统医学做出贡献。

近年来，全国各地加强了急症学理论和临床研究，出现了许多关于中医治疗急症的论文和专著，成立了多个中医急症研究和协作组织，不少兄弟单位并已取得了可喜的成果。山西对宫外孕治疗独树其帜；遵义、天津等地治疗急腹症，已摸索出一整套经验；重庆市中医研究所用改革后的中药针剂治疗感染性休克，取得了良好的疗效；天津、成都等地用中医药抢救“三衰”取得突破；上海、青岛、湖北等地治疗高烧、胆道疾患等，很有见地；陕西中医学院用中药制剂“通脉舒络液”治疗脑血栓形成初见效果；石家庄、北京等地用白虎汤治疗乙脑的经验，早在50年代就已在全国推广开来；成都、重庆等还成立了中医“卫气营血研究”协作组织；其他许多地方和单位在中医治疗急症方面，都取得了新的进展……。据《人民日报》报道，1979年在重庆举行全国中医内科急症治疗学术交流会议，所交流的131篇学术论文和临床报告，以令人信服的数据证明：中医抢救和治疗休克、昏迷、高热、出血、急性肾衰、脑血管意外、急性微循环障碍等急重病症，以及治疗肺炎、尿路感染、流行性出血热、重型肝炎、胆道感染等急性感染性疾病，不但具有和西医相近的疗效，而且安全、简便，没有出现不良反应；并且运用中草药制成许多不同类型的制剂。这些事实说明了中医治疗急症，正日益受到重视；中医治疗急症，大有可为。在中医理论指导中医急症治疗中，已经取得和正在取得可喜的成绩。例如通里攻下治疗急腹症；“三宝”及其改革后的剂型治疗高热、神昏、痉厥；清热解毒治则在外感和其他一些疾病中的理论和临床研究中的进展；生脉、参附、枳实针剂抢救休克等等，都已展现出良好的前景。这些事实胜于雄辩的例子说明了中医不仅能治急症，而且很有发展前途。对此，必须引起我们的极大重视，绝不能将中医治疗急症的宝贵经验和理论，在我们这代人手里被淘汰、被埋没。

二、中医急症有待解决的几个问题

中医治疗急症的前途是无限的，这点可以肯定。我们并不否认（还应该看到）以传统的理论和方法治疗急症，对某些病证还有许多困难，还面临着许多急待解决的问题。揭示这些问题，并认真加以解决，必将进一步提高中医治疗急症的水平。

(1) 剂型改革与改变给药途径。这是目前普遍关注的问题，传统的口服给药，对于昏迷、惊厥、休克、呕吐一类危重病人，不仅患者难以主动配合，而且有缓不济急之弊。因此，急需将一些传统有效的药、方，制成各种不同的既保持中医特色，又便于临床应用的针剂、大型输液剂、灌肠剂等。还要对各种剂型的配伍禁忌、毒性试验及灵活加减等进行实验研究，摸索出一整套经验来，为中药广泛应用于急症奠定基础。

(2) 解决疗效起伏、重复性差的问题。除了现阶段按西医的诊断和疗效制定标准外，应确立每个急症的中医诊断、疗效判定的统一标准。因中医的特点是辨证施治、因人因地因时制宜，即使同一种急症，由于个体差异，中医救治的方法也不尽相同。在确立中医诊断、分型疗效标准时，应尽量保持中医药的优势，在疗效上和重复性上总结出一套科学的标准和规范来。

(3) 理论研究虽然正在开展，但规模小，设备及人员均不足。在日本新建成立以抢救急症为重点的医院，一切均按急症的要求设计和建设，而我国还没有以中医为主治疗急症的研究中心。中医治疗急症的经验尚缺乏系统全面的搜集与整理，中医急症专著也较少问世。

(4) 搜集整理民间简便易行、行之有效的治疗急症的单方验方和民间疗法，如刺络、刮痧、按摩等等。

(5) 此外还有一些社会因素、法律因素均未妥善解决。人们对中医治疗急症还持怀疑态度，即中医内部和搞中西医结合的同志，有的信心不足，长期以来造成的“西医善治急性病，中医善治慢性病”的片面观念也未得到澄清，中医治疗急症中应负的法律方面的责任和鉴定医疗事故的手段及标准也尚未制定等等。所有这些，实际上都是摆在中医急症治疗上的急待解决的问题，只有认真地解决以上的几个最突出的问题，中医急症的治疗才能有较快的发展。

三、如何开展中医急症学的研究

怎样开展中医急症学的研究呢？目前国内许多学者对此发表了很多很好的意见，个人认为首先对中医治疗急症要有个正确的认识；二是要确立急症研究的方针；三是要有正确的方法。

首先，要纠正一些不全面的看法。由于历史的原因，给医务工作者和人民群众造成了一种印象：西医善治急重症，中医擅长慢性病，这种认识虽有一定的根据，但很不全面。因为中医、西医各有所长，各有所短，在治急方面更是如此，故不能一概而论。有关如何正确看待中西医学体系的论述颇多，日本伊原信夫在《如何验证中医学的临床疗效》中认为：“在治疗方面，现代医学的实际治疗不是直接针对病人，而是针对疾病模型；病人是通过模型接受治疗（诊断体系与治疗体系脱离的逻辑、必然性就在于此）。在进行这样的诊疗时，医生与病人表面是一对一地面对面，但是医生的眼睛在原则上是对着疾病模型，而不是直接面向病人，总之患者成了提供情报资料的素材。与此相反，中医学对疾病反应和情报，是不脱离现场和具体的个体，而作为一个整体来掌握，因而治疗也是直接针对该病人”。中医诊病尽管接受情报的是人，“人的确没有器械那样正确和公正无私。但是‘人’这个精密仪器，不管处于什么位置，都能立即出现于病人的面前，接受情报、研磨、澄清、锻炼感觉，越过个人、时间、世代、场所，不断地运用归纳法和演绎法，使情报类型化和系统化，并进行校正，以尽量排除容易变移的直觉的弊病。不要忘记，如此便利而且有效的仪器，在世界上还未曾制造过，而且也不可能制造。”所有这些中医的独到之处，在急症的诊断与治疗上，必然发挥其独特的作用，以弥补西医治急之不足。虽然中医治急还存在着重重困难，面临着上述多种急待解决的问题。但是，只要我们能树立百倍的信心，争取主动，敢碰急症，并始终坚持以严格科学的态度进行急症的研究，就一定能克服困难，解决这些复杂而繁多的问题，把急症学的治疗水平提高到一个崭新的阶段。因此，我们认为，在开展中医急症学研究之先，必须首先对中医的长处和短处有一个清醒的认识，有一个恰当的评价，还要在报纸、杂志或学术会议上进行必要的宣传，不仅使广大中医人员有正确的认识，还要使整个社会都了解这方面的知识，以纠正由于历史原因造成的局面，促进中医急症学的研究。

第二，要确立正确的研究方针，即以现代科学方法为手段。理论研究、方药剂型的革新与临床观察相互结合。特别要注意在研究中如何发挥中医理论之长，扬长补短，防止只注意研究方药而不顾中医理论的倾向。特别是对中医治疗急症具有指导意义的卫气营血、津液、瘀血、痰湿、脏腑、六经，以及清热解毒、醒脑开窍、通里攻下、清营凉血、熄风镇惊、回阳固脱、活血化瘀等治则，要组织力量，深入地进行研究，探索其实质，以求有较快的进展或突破。

另外要组织大协作，组织水平较高的中医、中西医结合以及有关学科的人员，互相配合，尽可能集中兵力利用现代一切可利用的现代化手段，充分调动各方面的积极性，发挥集体智慧，一点一滴，逐步深入，相应国家也要提供必需的物质条件。只要这样坚持下去，就一定会快出成果。

第三，要有正确的方法。中医急症学研究，方法是多种多样的，据各地的经验，在改革中药剂型和给药途径上出现了较好苗头。我们认为在改革中药剂型的过程中，以中医的理论作指导，以中医辨证为依据，以西医的检验和诊断作参考，研制出疗效肯定、经得起重复实验的药剂，如像能供静脉用的清气、清营、清热凉血、固脱回阳、熄风镇惊、活血化瘀的针剂以及养阴增液的大型输液剂，这可能是中医急症治疗学的一个重要内容。这一点现在看来，确是提高中医急症治疗水平的一个急需解决的问题。

除此而外，亦应重视中医传统理论和治法的提高。如举办中医急症学提高班，收集编写实用的中医急症学讲义，或加强各科教材中有关急症章节和内容的编写，建立急症学研究基地或急症研治中心，定期开展急症学术交流，并积极创办急症学研究刊物和加强文献资料交流等等。

近年来，我国中医急症学研究越来越受到重视，在理论研究和临床研究方面都有较大进展，中医急症学的专著也有出版，如果我们能进一步加强中医急症学的研究，必将对中医药学的发掘、整理、提高产生深远的影响，中医后继乏人和乏术的局面将有所改善，从而进一步推动中医学术的发展。

中医内科急症发展简况及治疗

中医内科急症，是指外感热病或内伤杂病在发病过程中，由于邪毒过于强烈，或致病因素长期作用于机体，致使脏腑气血阴阳极度失调所引起的紧急而危重的病症。包括高热、昏谵、痉厥、抽搐、出血、剧痛、暴吐、暴泻、癃闭、大便秘结等。由于急症的范围较广，涉及的病种繁多，因此，从异病同治的角度出发，认真研究急症的基本治法，摸索一些治疗的基本规律，乃是急症辨证论治研究的重要内容之一。

我们参阅了古今一些内科急症治疗方面的有关资料，并结合自己临床治疗急症的点滴体会，将内科急症的发展简况和基本治法归纳如下。

一、发展简况

中医对急症的治疗，有着悠久的历史，并积累了丰富的经验。远在《史记·扁鹊仓公列传》中就曾记载着一个有趣的故事：名医扁鹊路过虢国，听说虢太子死了，举国上下忙于消灾祈祷之事。扁鹊闻讯给虢太子进行了诊断，认为太子的病是尸厥（类似现代医学之休克），他先急以针刺救治，后以汤剂熨胁，再口服汤药，终于使虢太子复苏而病愈。当时人们即盛传扁鹊有起死回生之术。说明那时的医家就有丰富的辨治急症的经验。

在我国现存最早的医学著作《黄帝内经》中，对临床常见的多种急症的病因病机及治法，都有较详细的记载，如《灵枢·厥病》篇曾载有："真心痛，手足青至节，心痛甚，旦发夕死，夕发旦死"。"厥心痛，痛如锥针刺其心……取之然谷、太溪"。真心痛、厥心痛，类似现代医学之急性心肌梗死、心绞痛。针刺然谷、太溪，取其"心本于肾"之意。心病治肾的经验，不仅能给人以启发，且为现在治疗心经一些疾患的理论和实践依据之一。

东汉名医华佗，除以麻沸散麻醉施行外科手术处，在《华佗神方》一书的急救奇病方中，就有胸外按摩和人工呼吸救治急症的经验记载，并早于国外报道一千多年。

张仲景著《伤寒杂病论》，奠定了中医辨证论治的基础，为中医治疗急症树立了典范。由于伤寒病本身就是急性热病，病变过程的诸多证候，都是以急症的特点而表现的。所以张氏创立的六经辨证纲领，至今仍有效地指导着内科急症的辨证与治疗。除此，《伤寒论》所确立的诸如：辛温发汗、清泄里热、通里攻下、破血逐瘀、和解枢机、回阳救急等具体治法，以及麻黄汤、白虎汤、承气汤、抵当汤、大、小柴胡汤、四逆汤等具体方药，都为后世内科急症的治疗做出了重要的贡献。《伤寒杂病论》之杂病部分（即《金匮要略》）对于"卒死而壮热"、"卒死而张口反折"、"卒死而四肢不收失便"以及"尸厥"，"溺死"等急症，皆有记述，且载有急救方药，救治手术等。如对自缢救治时，人工呼吸的注意事项等，都作了详尽地论述。对于食物中毒，则记载得更为具体，如"菜中有水莨菪，叶圆而光有毒，误食之，令人狂乱，状如中风或吐血。治之方，甘草煮汁服之即解"；

“食蟹中毒治之方，紫苏煮汁饮之三升”等。均说明当时治疗急症的经验已相当丰富，证之于临床也甚为有效。

晋代葛洪为使乡间穷苦人遇到急症也可采方救治，以解决他们仓促之间无医可求的困难，仿照当时各家“备急方”的体例，编写了一部《肘后备急方》，列病数十种，为中医论治急症较早的专著。本书卷一就载有“卒中恶死”救治方30余首。除此，对于“卒心痛”、“卒中风诸急”，以及诸药物、食物中毒，皆载有简便可行的救治方药，大大丰富了急症治疗学的内容。

巢元方著《诸病源候论》，除详细论述了食诸菜中毒、食诸肉中毒的机制治法外，对于尿血、真心痛，以及溺死、自缢死等急症的辨治皆有详尽的记载，如对急黄当时就有明确的认识，书中写道：“脾胃有热，谷气郁蒸，因毒所加，故突然发黄，心满气喘，命在顷刻”。

孙思邈《千金方》有关急症辨治的记载就更多了。除把汗、吐、下、清、温诸法巧妙地运用于急症的治疗外，并提倡综合疗法，尤其重视针灸，如“凡卒心痛汗出，刺大敦出血而已”。另如对角弓反张、尸厥、半身不遂、吐血、卒癫、大小便不通等急症，分别列有针法、灸法，以供临床救急所用。除汤药针灸外，《千金方》还有外治、鼻饲、按摩等急救措施。如治疗毒蛇咬伤用大豆咬烂敷患处，或把大蒜捣烂调胡椒外敷，至今尚用。对各种原因引起的“卒死”外用“仓公散”（矾石、皂荚、雄黄、藜芦），“取药如豆大，内竹管中，吹鼻得嚏，则气通便活”。这些急救方法为后世急症的研究开阔了思路。在急救药的剂型方面，孙氏除多用汤剂外，为救急症于危笃之中，还常把药制成丸散，贮存备用。如有备急丸（大黄、干姜、巴豆）是专供“中寒客忤，心腹胀满刺痛，口噤气急，卒死者”急救之用。即使在远行时，他也常随身带药，以备仓促之急。所以“一针二灸三吃药”的简便方法，仍为现在救治一些急症的常法。

宋《和剂局方》中载有很多救急方药，在开窍救急方面，其贡献更为突出。本书中所载的紫雪丹、至宝丹及苏合香丸，至今仍被列为临床救急之特效药。

南宋·宋慈编著的《洗冤录》，是世界最早的一部法医著作，其中不仅较全面地记载了人体解剖、尸体解剖、现场检查和某些机械性死伤原因鉴定等，而且列举了许多自杀或谋杀的毒物以及有关的救急或解毒方法，如对盐卤中毒的患者，确切地描述道：“服盐卤死者，发怒手指甲秃，胸前有抓痕，因痛不可忍，遍地滚跌”。对砷中毒的救急方法有：砒霜服下来久，取鸡蛋一二十个，打入碗内搅匀，入明矾三钱灌之，吐则再灌，吐尽便愈。但服久，砒已入腹，则不能吐出的记载，至今仍有现实意义。

金·李东垣特别重视脾肺元气在人体的作用，创制了当归补血汤、生脉散等方剂，为后世救治气血俱脱或气阴两脱之急症做出了重要贡献。后来天津市第一中心医院以当归补血汤合血府逐瘀汤治疗血虚血瘀型急性弥漫性血管内凝血（DIC）收到了满意疗效。重庆市中医研究所研究证明，参麦针在对抗内毒素和治疗感染性休克方面有独特的效果。

金·张子和有关治病先要攻邪，攻邪注重汗、吐、下三法的理论，对临床救治急症有重要的意义。就吐法来说，张氏除用瓜蒂散等方外，并选用常山、胆矾、藜芦等常用涌吐药36种，并体验到如吐不能止因于藜芦所致者，可用葱白汤解之；因石药吐不止者，可用甘草贯众汤解之；因瓜蒂及其他一切草木药吐不止者，可用麝香煎汤解之。关于催吐的方法，除服药外，还介绍了用钗股、鸡羽探引等法。

明·吴又可著《温疫论》，除创立戾气学说外，对于温疫急症提出“急症急攻”的主张，大胆采用“数日之法，一日行之”的紧急措施，突破了前人用药上的旧框框，为我们在治急用药上，开拓了新的思路。吴氏所创制的达原饮及开达膜原法，也为后世温病急症的治疗做出了贡献。

叶天士《温热论》、薛生白《湿热论》、吴鞠通《温病条辨》等著作，对于急性温热病中所出现的高热、惊厥、抽风、神昏、谵语、斑疹、出血、阴脱、气脱等急症，在卫气营血与三焦辨证的指导下，采取解表、清里、清营、凉血、解毒化斑、通络开窍等一系列的应急治法，并创制了银翘散、安宫牛黄丸、清营汤、复脉汤及大、小定风珠等有效方剂，大大丰富了中医内科急症治疗学的内容。

清代，继吴又可之后的温疫学家戴天章、何廉臣、杨栗山、余师愚等，在吴氏的立论基础上，复各有创见。他们主张用攻下逐邪，清热解毒等法以祛除病因，用药上有目的地寻找针对病因治疗的特效药；注意选择药物直达病所，强调攻击性疗法等特点。这些独特见解，对于指导急性传染病及一些急症的治疗具有一定的意义。

程国彭《医学心悟》对多种内科急症的治疗，都提出了独特的见解。如他在论吐血的治法时说：“暴吐以祛瘀为主，而兼之降火；久吐以养阴为主，而兼以理脾”。程氏对于暴吐血大胆拟定祛瘀降火的观点，实为有识之见。近年来上海有资料报道，以生大黄粉口服治疗上消化道出血，有效率为97%，止血时间最短为5小时，足以证明陈氏所提出的治法是行之有效的。对于真心痛，他主张辨血痛、寒痛而分别治之：“血痛者，痛有定处而不转移，转侧如刀锥之刺，手拈散主之（延胡索、香附、五灵脂、没药）；寒痛者，其病暴发，手足厥冷，口鼻气冷，喜热畏寒，姜附汤加肉桂主之”。这都是切合临床的经验之谈。

清代赵学敏所著的《串雅外编》中，搜集整理了大量民间防治急症的宝贵经验。此书专列起死门，对于溺死、误死、卒暴死等急症，皆详细讨论了其临床症状及救治方法。如“急痧将死，将口撑开看其舌处有黑筋三股，男左女右，刺出紫血一点即愈”。另如对毒痢暴急，卒心急痛等急症，也一一提出了有效的救治方法，为中医救治内科急症，提供了宝贵的资料。

王清任《医林改错》，在活血化瘀法治疗急症方面树立了典范。他所创造的补阳还五汤、解毒活血汤、急救回阳汤、可保立苏汤、血府逐瘀汤等方，在临床上有很高的疗效，对后世活血化瘀法在急症中的应用，有着极大的影响。陕西中医学院以补阳还五汤为基础，稍事加减制成静脉滴注剂，治疗中风（急性脑血栓形成），有效率达90%以上。

近代张锡纯在《医学衷中参西录》中，记载以急救回苏丹治疗霍乱、吐泻、诸般痧症暴病而出现的吐泻已极，精神昏昏，气息奄奄，至危之候的经验，也是颇有见地的。

由于中日医学源远流长，互助交流，日本汉方医学家也用中医的方法治疗某些急症。丹波元简曾苦心搜集了《肘后备急方》、《金匮要略》、《千金方》、《三因极一方》、《外台秘要》等中医古籍的治急方法，撰为《急救选方》上下两卷，其中详载了各种内科急症的救治方法。矢数道明先生以中医古方治疗急症剧烈性头痛、顽固性呕吐、眩晕、胃腹痛、哮喘、吐血等更有独到见解（《汉方の临床》）。说明中医治疗内科急症，已得到国外医学界的重视。

目前，中医内科急症已作为重点研究项目，得到国内好多学者的重视，理论不断深入，治法逐渐增多，并取得了不少新的经验，在此不一一赘述。

二、主要治法

内科急症治疗方法，从古至今理法方药甚多。但是由于急症的特点是正邪激烈相争，机体气血极度逆乱，或正气无力与邪气抗争，导致阴阳过度失调，从而发病迅速，病情危重，所以治疗就要求采取简便迅速和行之有效的各种措施及适当的缩短给药时间或改变剂型，改变给药途经，紧张而有秩序的进行治疗。这里仅从内科方面常用的12种方法作一简述。

1. 解表法

解表法亦称疏表法，有人也称为汗法，是根据《内经》“因其轻而扬之”，“其在皮者，汗而发之”的原则所建立的一种治法。它具有辛散轻宣、疏泄腠理，透邪外出的作用。适用于邪在肌表，正邪相争之高热等急症。因基病邪不同，证候有异，故临床可采取以下方法。

（1）辛温发汗：是以辛温解表与宣泄肺卫药合用，治疗急症风寒束表证的一种方法。

风寒束表，卫阳被遏，经脉阻滞，正邪剧争。临床可见发热恶寒，头痛身痛，无汗而喘，舌苔白润，脉象浮紧等。治宜发汗解表，宣肺平喘，代表方用麻黄汤加减。

麻黄汤为辛温解表之峻剂，主要用于太阳伤寒表实证。《伤寒论》云："太阳病，头痛发热，身疼，腰痛，骨节疼痛，恶风无汗而喘者，麻黄汤主之"。临床上用本方治疗具有上述见症的急症，效果甚佳。据报道，用本方治疗症状与表寒实证相似的流感，一般服2～3剂即汗出热退而愈。

本方加生石膏、姜枣为大青龙汤，常用于风寒表实兼里热（烦躁）证。翟冷仙等用大青龙汤加附子治疗流脑1例，共服药5帖而愈。

小青龙汤治疗寒饮喘咳而著称，常用于风寒表实兼水饮内停（喘咳证）。叶枫曾用本方加减治愈一例风心病急性心力衰竭、肺水肿的患者。

（2）疏风泄热：是以辛凉解表与清热解毒药合用，以治疗温病初起，邪袭肺卫证的一种治法。

温热病邪，入侵肺卫，卫气被郁，邪正相争。证见发热微恶风寒，无汗或少汗，口渴咽痛，咳嗽头痛，舌边尖红，脉浮数等。治宜疏风透表，清热解毒，代表方以银翘散加减。

（3）疏风败毒：是以辛散疏风与清热败毒药合用，治疗急症风毒表证的一种方法。

风毒之邪，侵犯肌表，阻遏营卫，邪正相搏。证见发热微恶风寒，皮肤红肿，身体苦痒或疼痛游走不定，舌红苔白，脉象浮数等。治宜疏散表邪，清热败毒。代表方以荆防败毒散加减。

（4）祛湿解表：是以芳香、苦温、淡渗之品与清轻宣透之药合用，治疗急症湿温表证的一种方法。

湿温之邪，留恋肺卫气分，或直入中焦，外发于表，气机阻滞，卫阳被遏。证见发热汗出不解，恶寒身重疼痛，头胀且重如裹，脘腹胀闷口干，苔白微腻，脉象濡数。治宜祛湿解表，宣畅肺卫，代表方以藿朴夏苓汤、三仁汤加减。

（5）祛暑解表：是以辛凉透表与化湿清暑药合用，以治疗暑温表证的一种方法。

夏日先受暑湿，复因起居不慎，乘凉饮冷而感受寒邪，以致暑湿因寒所遏。证见发热微恶寒，头痛身困倦，有汗或无汗，口渴胸闷烦，小便黄赤，大便不爽，脉多濡数，舌苔白腻等。治宜祛暑解表，清热化湿，代表方用新加香薷饮加减。

（6）疏表润燥：是以辛凉透表与清润肺燥药合用，治疗急症燥热伤表的一种方法。

外感温燥，侵袭肺卫，燥伤肺津。证见发热微恶风寒，干咳无痰，口燥咽干，舌边尖红，苔薄而干，脉浮数等。治宜辛凉甘润，轻透肺卫，代表方以桑杏汤加减。

2. **清热法**

清热法属于清法的范畴，具有清热生津、泻火解毒、清营凉血、清化湿热等作用，用于急症之气分热炽，火毒壅盛，热入营血，湿热阻滞等证。

（1）解表清热（见解表法）。

（2）辛寒清热：是以辛寒大清气热之品为主，治疗热炽阳明证的一种方法。

温热病邪，侵入气分或寒邪化热，内淫阳明，气热炽盛，烁伤津液。临床表现可见：壮热不退，大汗心烦，狂渴饮冷，舌红苔燥，脉洪数等。治宜辛寒清气，生津止渴，代表方如白虎汤。

白虎汤是治疗阳明经热证的代表方，本方应用于邪热亢盛的急症如乙脑、钩体病、流行性出血热、肺炎、中暑、热厥等，可收到很好的疗效。

（3）泻火解毒：是以苦寒清热解毒之药为主，治疗热毒壅盛证的一种方法。

外感热邪，内炽不解，化火成毒，热毒燔烁，犯及脏腑。临床多见：大热烦狂，口燥咽干，谵语不眠，口苦而渴，甚或吐衄发斑，舌红苔黄，脉数有力等。治宜清热泻火解毒，代表方如黄连解毒汤。此法或合于清营，或合于凉血，或合于化瘀，从而组成清营解毒、凉血解毒、解毒化瘀诸法，可广泛用于高热、中暑、中毒，以及现代医学之败血症、尿毒症等急症。

（4）清营泻热：是以清营解毒与辛凉透泄药合用，以治疗营分热毒证的一种方法。

温热病毒，深入营分，烁伤营阴，上扰心神。证见：身热夜甚，心烦不寐，时有谵语，斑疹隐隐，舌质红绛等。治宜清营解毒，透热转气，代表方如清营汤。其高热、中暑、中毒、败血症、肝性昏迷、尿毒症、感染性休克等急症，辨证属热入营分者，可仿此法治疗。

（5）凉血解毒：是以凉血解毒与活血散瘀药合用，以治疗热入血分证的一种方法。

温热病邪，化火成毒，侵入血分，迫血妄行，搏血为瘀，瘀热扰心。临床多见：灼热躁扰，甚或狂乱，谵妄、吐血、衄血、便血、溲血、斑疹密布，舌质深绛。治宜凉血解毒，清热散瘀，代表方以犀角地黄汤加味。其出血性疾病，感染性休克等急症，辨证属热入血分证者，可仿此法治疗。

（6）大清气血：是以大剂清热解毒之品与清气、清营、凉血药合用，以治疗热毒充斥气血证的一种方法。

温病热毒壅盛，充斥气血，弥漫三焦。证见：壮热不退，头痛如劈，渴喜冷饮，口秽喷人，两目昏瞀，谵狂不安，斑疹紫黑，或衄血、尿血，苔焦燥，舌紫绛等。治宜大清气血，泻热解毒，代表方为清瘟败毒饮。此法配合开窍、熄风、化瘀诸法，可广泛用于肝性昏迷、高热等急症。

（7）清热化湿：是以苦寒清热与芳香苦温药合用，治疗急症湿热阻滞中焦的一种方法。

湿热病邪，或暑热挟湿，侵犯中焦，以致湿热交蒸、阻滞气机。症见：身热不扬，午后热甚，口渴欲饮，脘痞腹胀，汗浊溺赤，便秘或溏而不爽等，治宜泻火解毒，燥湿芳化，代表方用甘露消毒丹或三仁汤。其高热、中暑、中毒等急症，辨证属湿热蕴结者，可宗此法治疗。

3. 开窍法

开窍法即开通窍闭法，具有清心化痰，芳香透络，开闭通窍，祛瘀宣达之作用，可用于急症之痰浊内闭，热入心包，湿浊上蒙，瘀闭心脑之证。

（1）化瘀开窍：是以清心开窍与活血化瘀药合用，治疗热瘀阻闭心脑证的一种方法。

温热病毒，内陷营血，络脉闭塞，血为邪滞，热搏为瘀，瘀热上冲，阻塞心脑。临床表现为面色青滞，昏愦如迷，斑点隐隐，出血暗紫、唇青舌绛，六脉沉伏等，急宜化瘀通络，清心开窍。代表方如犀珀至宝丹等。其高热、昏迷、惊厥以及现代医学之感染性休克、DIC 形成期等，可仿本法救治。

（2）清心开窍：是以清泻心包邪热与芳香通络药合用，治疗热闭心包证的一种方法。

温热病邪，内陷营分，灼液为痰，痰热阻闭，包络被蒙，则发为热闭心包之证。临床以神昏谵语，或昏愦不语，舌蹇肢厥为特征，治当急宜清心开窍，代表方如安宫牛黄丸、紫雪丹、至宝丹。其高热、中暑、败血症等属热闭心包者可仿此法救治。

（3）化湿开窍：是以清化湿热之宣窍开闭药合用，治疗湿热酿痰，蒙蔽清窍证的一种方法。浊热湿邪，内阻气分，郁蒸不解，酿生痰浊，蒙蔽心脑。临床可见：神识昏蒙，似清似寐，时或谵语，身热不退，舌苔黄腻，脉濡滑数等。治宜清化湿热，涤痰开窍，代表方如菖蒲郁金汤。其湿热内闭型高热，昏厥等急症，可仿此法施治。

（4）通关开窍：是以辛香开窍祛痰药组成，治疗痰厥猝然窍闭证的一种应急治法。

昏厥有气、血、痰、食诸厥之分，其属于闭证实证者，多由气机运行突然逆乱，或挟痰上壅，清窍为之壅塞所致。症状可见猝然口噤气塞，人事不省，牙关紧闭，痰涎壅盛等。治当急宜通关开窍，搐鼻取嚏，急救苏醒，代表方如通关散，通窍散。其急症暑秽、癫痫、癔病，中风痰厥等无出血倾向而属此证者可仿本法救治。

（5）豁痰开窍：是以涤痰除湿与芳香开窍药合用，治疗痰迷心窍等证的一种治法。

若七情所伤，气机不畅，或感受湿浊，阻塞气机，以致气结痰凝，阻闭清窍，或肝气肝风挟痰上扰，壅闭经络，阻塞心窍。临床可见神志昏蒙，举止失常，或突然昏倒，不省人事，喉中痰鸣，舌苔白腻，脉缓而滑。治宜涤痰开窍，熄风镇惊，代表方用定痫丸加减。其痰浊内闭之昏迷、癫痫，痰气交阻之癔病等证，皆可参考此法施治。

4. 熄风法

熄风法具有平肝熄风，抑制痉厥等作用，主要用于急症热动肝风，肝阳化风，虚风内动，风痰阻窍，风中经络等证。

（1）凉肝熄风：是以清热凉肝与熄风止痉药合用，治疗急症热极生风证的一种治法。

温热病毒，侵入气血，消烁津液，内窜肝经，引动肝风，证见：身热炽盛，头晕胀痛，手足躁扰，甚则瘈疭，角弓反张，舌红苔燥，脉象弦数等。治宜凉肝熄风，代表方如羚羊钩藤汤等。其高热、抽搐、败血症、感染性休克、尿毒症等病症，辨证属热极生风者皆可仿此法治疗。

（2）凉营熄风：是以清营凉血与凉肝熄风药合用治疗急症营热动风证的一种方法。

温热病邪，内陷营分，营阴烁伤，营热炽盛，窜及肝经，引动肝风。证见灼热，舌绛，斑疹隐隐，四肢抽搐，甚或角弓反张，牙关紧闭，神识昏迷，脉弦而数者，急宜清营泄热，凉肝熄风，代表方如清营汤加钩藤、丹皮、羚羊角或紫雪丹等。其暑厥、暑痫、高热等急症辨证属营热动风者可仿此法治疗。

（3）滋阴熄风：是以滋阴增液与熄风止痉药合用治疗急症真阴亏竭，虚风内动证的一种方法。

温病久羁，灼烁真阴，真阴亏竭，肝失涵养，而致虚风内动者，临床可见手足蠕动，心中憺憺大动，甚或神倦瘈疭，热深厥深，唇干齿黑，脉虚舌绛等。治宜滋阴熄风，代表方如三甲复脉汤，大定风珠等。

（4）潜阳熄风：是以滋阴潜阳，与平肝熄风药合用，治疗急症阳亢化风证的一种方法。

精血素亏，肝肾阴伤，肝阳上亢，亢极化风，或再挟痰挟火，上扰清空，致气血逆乱并走于上。可发为头目眩晕，目胀耳鸣，以致卒然昏仆，舌强语謇，口眼歪斜，半身不遂之中风危证。治宜滋阴潜阳，镇肝熄风，代表方如镇肝熄风汤。其中风、瘫痪、眩晕等急症辨证属阳亢化风者可仿本法施治。

（5）搜风通络：是以虫类、化痰搜风、通络止痉药为主组方，以治疗急症风毒、风痰中络证的一种方法。

外风中络，经络挛急，可见骤然口眼歪斜，吐字不清，口角流涎，或误食毒物，毒中脏腑、经络而见肌肉瘫痪，震颤抽搐，昏迷惊厥，面部苦笑露齿，双目凝视者，皆当搜风通络，熄风化痰，代表方以牵正散加味。凡外风中络，中毒等急症见以上证候者可仿此法治疗。

5. **固脱法**

固脱法是针对虚脱证而提出的一种急救方法，具有益气回阳，滋阴救液等作用，可用于急症亡阳昏厥、元气暴脱、真阴卒竭等危重证型。

（1）回阳救逆：是以温里回阳药为主组方，治疗急症亡阳昏厥症的一种方法。心肾之阳，为人体阳气之根本，假若暴吐暴泻，亡缺真阳，或脏腑失调，阴盛阳衰，皆可导致心肾阳气衰竭，出现大汗淋漓，肌肤发凉，手足厥冷，神昏不语，脉微欲绝等危急证候，治当急急回阳救逆，代表方如四逆汤，参附龙牡汤等。现代医学之感染性休克、脑血管意外、心力衰竭、心绞痛、心肌梗死等属于阳气虚脱之急症，皆可宗此法加减救治。

（2）益气固脱：是以甘温益气与酸敛生津药合用，治疗急症气脱津亡证的一种方法。

《难经·八难》云："气者，人之根本也。"人体真元之气，具有推动、温煦、固摄、气化诸重要作用，若暴病气随津脱，或久病耗亡真气，临床即见气短喘喝，自汗肤冷，昏厥脉微等气脱危症。治宜益气固脱，敛汗生津，代表方用独参汤或生脉散加减。急症呕吐、休克、暴泻、出血等属气脱者，皆可仿此法救治。

（3）滋阴救液：是以甘寒与咸寒滋阴生津药合用，治疗急症阴竭津脱或亡阴之证的一种方法。

人体阴液有滋养脏腑，润泽肌肤，补益脑髓，化血寓气的作用。设热病伤津耗液或大汗失血、吐泻伤阴以致阴津大亏，亡阴液脱，可见肌肤烁热，手足躁扰，狂喝唇干，汗出热黏，小便短少，舌干红少津，脉细数而疾等。治宜滋阴增液，甘寒生津，代表方如增液汤，或加减复脉汤。其感染性休克，中暑，暴泻，呕吐，出血等症属阴竭液脱者，可仿此法施治。

（4）回阳化瘀：见化瘀法。

6. **化瘀法**

化瘀法属于八法中消法的范畴，具有散瘀止疼，疏通经脉，促进血行，祛瘀生新，破血消瘀，止血归经等作用。可根据瘀血形成因素及血瘀性质，权宜通变，广泛应用于急症发病过程所出现的各类瘀血证型。

（1）理气化瘀：是以行气药与活血药合用，治疗急症气滞血瘀证的一种方法。

气为血之帅，血为气之母，气行则血行，气滞则血凝。凡七情所致之气机不利，气滞血阻，结血为瘀者临床多见胸痹心痛、肾府绞痛、胁肋脘腹胀痛、舌紫暗、脉滞涩等。治宜理气行滞，化瘀止疼。代表方如血府逐瘀汤、延胡索散、丹参饮、冠心苏合丸、丹参注射剂等。其气滞血瘀之心绞痛，心肌梗死，气滞血瘀之胃脘痛，肾绞痛，胁肋痛等症，皆可仿此法施治。

(2) 回阳化瘀：是以回阳救逆与活血化瘀药合用，治疗急症之阳衰寒凝，血瘀不通证的一种方法。

寒邪属阴，凝滞伤阳，其性收引。若机体暴感寒邪，阳气剧伤，或大吐大泻，吐衄失血，阳随阴脱，或脏腑失调，真阳日衰，皆可致心痛短气，汗出肢冷，或大汗淋漓，神昏谵妄，肢体厥逆，唇绀面晦，舌青紫，脉微涩等。治当回阳救逆，活血化瘀。代表方如急救回阳汤，参附龙牡汤加丹参、桂枝，以及参附，生脉，丹参注射剂等。其阳虚欲脱之心绞痛、心肌梗死，阴损及阳之感染性休克，急性胃肠炎所致之虚脱等症，皆可仿此法救治。

(3) 解毒化瘀：是以清热解毒与凉血化瘀药合用，治疗急症属热毒炽盛，搏血为瘀证的一种方法。

温热病毒，深入营血，或血热壅盛，化火成毒，热毒煎熏，凝血为瘀。临床表现可见：高热不退，神识昏狂，甚或谵妄，各部出血，斑疹紫黑，舌质紫绛等。治宜泻火解毒，凉血化瘀。代表方如清营汤，犀角地黄汤，清瘟败毒饮，解毒活血汤等。其感染性休克 DIC 形成期，高热邪入营血，败血症气血两燔，以及热入血室等急症，皆可参考此法救治。

(4) 祛瘀生新：是以活血祛瘀药为主，少佐养血止血药为方，治疗急症瘀血内阻，血不归经证的一种方法。

唐容川《血证论》云："吐衄便漏，其血无不离经……，然既是离经之血，虽清血鲜血，亦是瘀血"，出血可以致瘀，而瘀血内阻，络脉凝涩，血也妄行。临床表现可见各部出血量多，色紫挟块，舌黯有瘀点，脉沉而滞涩等。治宜活血祛瘀，畅通脉道，佐以止血养血。代表方如桃红四物汤、花蕊石散等。其咯血、吐血、便血等急症辨证属瘀血内阻者可仿此法加减救治。

(5) 益阴化瘀：是以滋阴养血与活血化瘀药合用，治疗急症阴血不足，血滞为瘀证的一种方法。

热病后期，阴血亏竭，血滞不行，余邪留阻，气钝血涩，络脉凝瘀，或阴血素损，相火旺盛，煎炼阴血，以至成瘀，临床可见低热不退，神识昏蒙，肢体麻痹，或心烦躁扰，夜寐不安，身热持续，舌绛紫黯，脉象细涩等。治宜益阴养血，破滞通瘀，或退热除蒸，化瘀活血，代表方如吴又可三甲散或王清任血府逐瘀汤。其瘀血所致之发热或高热，阴竭血滞之窍闭等症皆可仿此法加减治疗。

(6) 益气化瘀：是以益气固脱与活血化瘀药合用，治疗急症气虚气脱，血滞为瘀证的一种方法。

若剧吐暴泻，大汗失血，气随阴伤可致温运失司，鼓动无力，血滞为瘀，形成气脱之危重证。临床表现多为头晕目眩，少气无力，自汗倦怠，甚或短气喘喝，自汗淋漓，四肢厥冷，神昏肤凉，面部青灰，舌紫黯，脉微涩等。治宜益气固脱，活血化瘀，代表方如生脉散加黄芪、丹参等。其休克之气脱型，心衰之气脱证等急症，可仿此法救治。

（7）利水化瘀：是以祛瘀散结与利水通淋药合用，治疗急症水停血瘀证的一种方法。

《金匮要略》云："血不利则为水"，血瘀则水停，水行则血行。水与血关系至关密切，若水液不行，则血必凝涩，而血瘀不流，则水阻亦蓄，从而形成水蓄血瘀之重证。临床表现可见小便滴沥不畅，或尿线变细，或阻塞不通，小腹胀痛，水肿如泥，舌质紫黯或舌底静脉曲张，脉涩不畅等。治宜行瘀散结，利水通淋，代表方用抵挡丸加减。其流行性出血热，急性肾功能衰竭等病表现为浊瘀阻塞，小便不利者，可仿此法辨治。

（8）化瘀开窍：见开窍法。

（9）通瘀破结：是以活血逐瘀与通里攻下药合用，治疗急症血热搏结瘀阻中下焦证的一种方法。

外感时邪，化热入里，血热相搏，结滞为瘀，或素有瘀血，久瘀化热，皆可发为热瘀之证。临床表现多见胁腹胀痛，大便秘结或色黑易便，或谵语如狂，至夜热甚，舌紫黯，脉沉实等。治宜逐瘀通便，攻下瘀结，代表方如桃仁承气汤、抵挡汤等。

7. 涌吐法

涌吐法，即吐法。是根据"其高者，因而越之"的原则立法，运用涌吐药物为主组成，具有涌吐痰涎、宿食、毒物等作用，可用于急症中风痰涎壅盛，暴食停积胃脘，痰气阻结咽喉，误食毒物尚留胃中等证。代表方如瓜蒂散、盐汤探吐方、三圣散等，以及消毒鹅羽、手指探吐法等。

8. 通下法

通下法，即下法。具有泻下热结，导滞通腑，攻下寒实，通瘀破症，峻泻积水之作用，可用于内科急症热结胃腑，毒蓄肠中，血蓄下焦，水饮内结，寒实阻塞诸证。

（1）苦寒攻下：是以苦寒泻下之药与理气润燥之品合用，治疗急症之实热燥结或毒物内聚证的一种治法。

外感热邪，内传阳明，热燥相结，肠实不通，下阻上蒸，可见潮热谵语，大便秘结，腹胀硬满，舌苔黄燥或焦黑起刺，脉沉实有力等。或误食毒物，内聚肠中，随见相应中毒症状者，皆宜苦寒攻下，泻热通腑，代表方如大承气汤，小承气汤，调胃承气汤或单服番泻叶等。其高热、便秘中毒等急症属此证者可仿本法施治。

陈务斋曾先用大承气汤加味通利扫荡腹内之郁毒，后以调理剂善后治愈急性疫毒痢二例，堪称奇效。

（2）温通攻下：是以温里祛寒与通下攻实药合用，治疗急症便秘属寒实内结或食物中毒属寒结的一种治法。

凡因恣食寒滞之品或阳衰阴结，真阳亏损，温煦无权，阴寒内生，凝结于肠，气机痞塞，二便不通者，症状可见卒然脘腹胀满剧痛，甚则面青气喘，口噤肢厥，苔白脉沉紧等，以及误食阴寒毒物，内聚胃肠见相应中毒症状者，皆当祛寒温中，辛热峻下。代表方如三物备急丸，温脾汤等。其冷秘、中毒等急症辨证同上者似可仿此法救治。

六淫外袭，肺失宣肃，饮食不节，脾湿内聚，肾气亏虚，皆可使肺脾肾功能失调，水液代谢障碍，以致胸腹积水，气机阻滞而症见腹部硬满，痛不可近，干呕逆气，小便短少，大便秘结，苔滑腻，脉沉弦等。治宜峻下逐水，代表方如十枣汤、大陷胸汤等。

（3）通下驱虫：是以杀虫驱蛔与通里攻下药合用，治疗蛔虫扰动证的一种治法。

饮食不洁，损伤脾胃，生湿酿热，蛔虫内生，阻滞胃肠，上窜胆道，可发为胆道蛔虫症。临床以右上腹阵发性剧痛，有钻顶感，伴有呕吐，甚则手足厥冷为特征。治宜利胆驱蛔，攻下通腑，代表方如利胆驱蛔汤或乌梅丸。其胆道蛔虫症即属此类，可用本法施治。

（4）逐痰攻下：是以逐痰下气与攻下降火药合用，治疗实热老痰，迷乱心神等证的一种治法。

恼怒愤愤，不得宣泄，郁而化火，肝胆气逆，木火乘胃，津液被熬，痰火上扰，心脑被蒙，神志逆乱，临床可见神情抑郁，出言无序，或时悲时喜，哭笑无常，或狂乱骂叫，舌苔腻，脉弦滑等。治宜逐痰理气，降火攻下，代表方如滚痰丸，控涎丹等。其急症如癫狂属痰气郁结、痰火上扰者，可仿此法施治。

（5）通瘀破结：见化瘀法。

（6）顺气通便：是以理气行滞，通下攻实药合用治疗“气秘”的一种方法。

忧愁思虑，情志不舒，气机不畅或久卧少动，气机郁滞而使肠失传导，糟粕内停，形成便秘，治宜顺气导滞，通下腑实，代表方用六磨汤加减。

（7）润下通便：是以滋阴养血与通腑泻下药合用，治疗阴血亏竭，肠燥便秘的一种方法。

热病久羁，耗伤阴液，或久病之后，阴血亏竭，以致大肠失润，燥粪内结，发为便秘。临床可见便秘，腹满，唇干咽燥，舌红乏津，脉象细数等。

治当滋阴养血，润肠通便；代表方如增液承气汤，麻子仁丸等。急症便秘，发热等属此证者可仿本法施治。

（8）补益通便：是以益气补血与泻下通便药合用，治疗气阴两伤，肠有燥结证的一种方法。

劳倦伤脾，化源不足，或病后、产后，年老体弱，气血两亏，气虚运转无力，血虚不润大肠，可致虚秘之证。临床表现为便秘不通，心悸短气，疲乏无力，面色无华，动则汗出，舌淡苔白，脉沉细弱等。法当益气养血，润肠通便。代表方用新加黄龙汤、当归补血汤加味等。急症便秘属此证者可仿本方施治。

9. 解毒法

解毒法，是针对急性中毒而设立的一种特殊治法。具有解除毒物，清洁肠腑，疏通血脉，养阴扶正等作用。可用于多种食物或药物中毒后，而见发热，口干舌燥，心烦呕吐，甚则神昏谵语，小便黄混等症者。代表方如绿豆甘草解毒汤（自拟方）：绿豆120g，生甘草15～30g，银花（或连翘）30g，丹参30g，石斛30g，白茅根30g，大黄15～30g。可日夜各一剂，煎汤频服。其加减用法为：见有黄疸等中毒性肝炎表现者加板蓝根30g，茵陈30g；若抽搐频繁者，加羚羊角6g（另煎），钩藤15g（后下）；若脉弱神疲，汗多无力者，加黄芪15～30g。

另外，对于轻度食物中毒患者，可用藿香正气丸1～2粒，以生姜三片、葱白三寸（9厘米），大蒜15g，煎汤冲服。或用鲜马齿苋适量煎熬，喝汤吃菜，若伴大蒜效果更佳。

需要说明的是，在应用解毒汤时，应大剂频服。至于接触性中毒患者，则要清洗皮肤，以防毒物继续吸收。

铅中毒，可用生蜂蜜调和适量麻油和饴糖服用。地浆水是解一切鱼、肉、菜、果以及药物、蕈中毒的良药。酒醇中毒，食醋及雪梨、橘红、青果、广柑、甘蔗、西瓜、鲜藕等瓜果和葛花、砂仁等药，皆可解其毒。盐卤中毒，可大量饮用生豆浆以解其毒。鲜羊血（趁热）是解砒霜中毒的药物（录自《湖北日报》增刊1981年12月13日第三版）。

10. 渗湿利水法

渗湿利水法具有利水化湿，通淋泄浊作用，可用于急症水湿内停，湿浊留滞之证。

（1）清热利水：是以清热泻火与剩水通淋药合用，治疗急症之湿热壅塞，小便不利证的一种方法。

湿热侵袭，流注下焦，蕴结膀胱，热炽湿蒸，气化失司，可发为癃闭、淋浊等症。临床表现：多见小便量少，热赤不爽，或尿频涩痛，淋沥不畅，以至癃闭不通，少腹急结，舌红苔黄腻，脉数实等。治宜清热利湿，通淋泄浊。代表方如八正散等。其小便不利、尿毒症、尿血等急症，辨证属湿热阻滞下焦膀胱者，可仿此法治疗。

（2）解毒利湿：是以清热解毒与利湿退黄药合用，治疗湿热毒邪熏灼肝胆证的一种方法。

湿热病毒侵及脾胃，壅塞中焦，蕴结肝胆，或误食毒物，阻胃酿湿，生热化毒，熏灼肝胆，以致疏泄失司，三焦不利，湿浊不行，发为肝胆湿热者，临床多见高热，身黄，心烦呕逆，便秘尿赤，胸脘痞满，甚至神昏谵语，舌苔黄腻，脉弦滑数等症。治宜清热解毒，利湿开窍，代表方用茵陈蒿汤、千金犀角散加减。其急黄、肝性昏迷、中毒等急症，辨证属湿热温毒壅盛者，可仿此法治疗。

（3）温阳利水：是以温补肾阳与利水渗湿药合用，治疗急症之阳衰阴盛，小便不利或水肿的一种方法。

肾阳不足，命门火衰，膀胱气化无权，致水湿内结。症见小便滴沥不爽，排出无力，面色㿠白，腰膝冷软，或因脾肾阳衰，水湿泛逆，外溢肌肤，上凌于心，阻遏心阳，症见心悸气喘，畏寒肢冷，面色暗晦，周身浮肿等。治宜补肾温阳，利水通窍，代表方如济生肾气丸，真武汤等。其心肾阳衰之心力衰竭，命门火衰之小便不利等急症，皆可仿此法治疗。

（4）攻下逐水：是以逐水通便与利水渗湿药合用，治疗急症之湿浊内阻，气机壅滞，尿闭证的一种方法。

温热浊邪内阻，三焦气化不行，气机壅滞不通以致湿浊停聚，郁久化热，闭塞二肠，蒸熏心包，引动肝风而证见尿少尿闭，大便秘结，呕恶厌食，头痛烦躁，甚则神昏抽搐，舌红苔腻，脉实有力者，治宜攻下逐水，破气通滞，代表方用疏凿饮子加减。其湿浊内阻之尿毒证等急症，可仿此法施治。

（5）通阳利水：是以通阳化气与利水渗湿药合用，治疗急症膀胱蓄水证的一种方法。

外感时邪，稽留太阳，循经入腑，邪水相结，或肺、脾、肾、三焦功能失调，水液代谢障碍，致膀胱气化不行，皆可发为水蓄膀胱之证。临床可见小便不利，少腹急结，或暴泻如水，小便量少等。治宜通阳化气，分利水湿，代表方如五苓散。其小便不利，暴泻等急症，辨证属水湿内聚、气化失司者，可宗此法治疗。

（6）化瘀行水：见化瘀法。

11. 补益法

补益法也叫补法，是根据“虚则补之”的原则而立法，用补养强壮一类药物为主而组成，具有补益机体气血虚衰，阴阳不足，以冶各种虚证的作用。

虚证有气虚、血虚、气血俱虚、阴虚、阳虚、阴阳两虚之不同，因此补益法应该分为补气、补血、气血两补、补阴、补阳、阴阳双补等类。而急症中补法的运用，已于固脱诸法中述及，故不再赘述。

12. 针灸、按摩及外治法

针灸、按摩及外治之法，除具有疏泄病邪，疏通气血，调整阴阳，扶助正气等重要作用外，在急症治疗中又具操作简便，适应证广，多样灵活，随急即用等特点，故可根据具体情况配合药物，积极施用。俗言说的“一针二灸三吃药”的原则在目前救治急症也是常采取的措施之一。

针刺止痛，针刺救脱，或再配以灸法，发现救急疗效可靠，此将临床治急证常用穴位简要介绍如下，以供备急证参考。神昏：人中、内关、涌泉穴；心律不齐：神门、内关穴；高热：少商、大椎、合谷穴，或十宣放血；抽风：内关、太冲穴；血压过高或过低：内关、曲池穴；厥逆及脱证：足三里、三阴交，或艾灸百会；尿闭：复溜、归来穴；痰多：丰隆、太渊穴。

另外，药物外治及按摩之法，用于治急，也能收到良好的治疗效果。如我们试用伤湿止痛膏贴敷胃脘法，治疗虚寒或伤食胃痛或泻泄等，收效速捷；对于一切疼痛、酸麻、困胀等，酌情在局部使用按摩、贴敷药膏或中药外敷、熏洗等法，也收到了不同程度的疗效。这些方法，简便易行，皆可灵活选用，此不一一介绍。

以上，我们简述了中医诊治内科急症的源流，以及解表清里、开窍、熄风等十二法的具体应用，实属粗浅，仅供同道参考。除此，尚需说明的是，中医治急，目前的确还存在着一些急待解决的问题，诸如一些政策措施、剂型及给药途径的改革等等，有待今后共同努力，研究与提高。

《千金方》论治内科急症初探

中医治疗内科急症，具有悠久的历史。在长期的医疗实践中，积累了丰富的经验。唐代伟大医学家孙思邈编著的《千金方》，内容丰富，辨论精博。对内科急症的论述尤为详细。为发掘继承其宝贵经验，现择其要者，略作探讨，以供同道参考。

（一）论急症——列病广而分证细

孙氏承岐黄之论，采扁鹊、阳庆、仓公、华佗、张机、叔和诸家之言，集群医之方，括自己经验，编撰的《备急千金要方》、《千金翼方》（以下简称《要方》《翼方》），合称《千金方》各三十卷，对内科急症的论述广泛而详细。其中《要方》中有十七卷（主要有卷第八、诸风，卷第九、第十、伤寒、卷第十一至第二十论五脏六腑诸病，卷第二十一淋闭尿血、卷第二十四解毒并杂治，卷第二十五备急等等）。《翼方》也有六卷论及内科急症。除此以外，其他章节也有论述。包括中风、癫痫、惊厥、眩晕、卒心痛、厥证、发斑、胸痛，以及咳喘、喉闭、失音、肺痈、肺萎、咯血、腹胀、呕吐、霍乱、吐血、痢疾、泻泄、便秘、便血、腹痛、关格、奔豚气、腰痛、水肿、淋症、尿血、尿闭、尿失禁等等，其他如伤寒、温病、温疫、卒死、尸厥、阴阳交、阴阳毒等多种急症也包括在内。在论治每一病症时，又详细分症，有纲有目。不同的病情均列有相应的方药或针、灸法。如论“痢”分“热痢”、“冷痢”、“小儿痢”等，对“下痢”的分述有50余种不同的脉证。如“下痢而谵语者，腹内有燥屎，宜下之”。“下痢而腹痛满为寒，实，当下之”。“下痢腹胀满身体疼痛，先温其里，宜四逆汤”，“下痢日十余行，其脉反迟，寸口微滑，吐之，利即止”。论疟疾分为温疟、寒疟、牝疟、疟母、肝疟、心疟、脾疟、肺疟、肾疟、胃疟等。根据《内经》中论述，又细分为十二时辰不同之疟等，在每证之下多列有治法。孙氏对内科急症分类详细，且多根据脏腑之虚实、气血之盛衰、阴阳之消长、正邪之抗争、寒热之转化不同而治法迥异，充分体现了祖国医学辨证论治的特点。

（二）论病因——重风邪而及它因

孙氏认为：导致急症的发生，多为内外因共同作用的结果。在论述外因时，又把“风邪”作为主要因素。他根据《内经》之旨，提出：“诸急卒病多是风”，“至其变化，乃为它病”，特立“诸风”一卷而论述。并且观察到“风……入诸脏受病、肺病最急”。提出了风邪的主要侵入途径和受病脏腑。在《千金方》中还论述了一种有别于六淫的“风邪”；称之为“风毒”、“恶风”、“贼风”、“时行贼风”等，从孙氏所描述的病症看，这种风邪具有卒中于人，来势凶猛，致病力强，有传染性等特点。如“肺风”、“为急风邪所中，便迷漠恍惚，狂言妄语，或少气懒言，不能复言。若不求师而治，宿昔而死”。孙氏在这里所指的“风毒邪气”，与后世吴又可倡导的戾气学说有着许多共同之处，在当时的条件下，无疑是一个伟大的发现。

值得指出的是，孙氏虽然多论风毒邪气，但不排除它邪所感，特别强调人体功能状态对疾病起着主导作用。如《要方卷十》对瘅疟的病机论述道：“瘅疟者，肺素有热，气盛于身，厥逆上冲，中气实而不外泄。因有所用力，腠理开，风寒舍于皮肤之内，分肉之间，发则阳气盛，阳气盛而阴不衰则病矣。对脏腑功能失调引起的内科急症也多论述。如“心气不定五脏不足”可以引起“朝差暮极的狂眩”；“伤于房者”，引起气血逆乱，可出现“伤中里急，胸胁挛痛、频频呕血”等症；因于“忧恚”可致“呕血，烦满少气，胸中痛”等；由于误服毒物毒药，可引起急性中毒；愈血在腹，可致“满痛短气，大小便不通”等等。这些病因的论述，在临床上已得到可靠的验证。

（三）论辨证——重八纲而合脏腑

八纲辨证，是各种辨证的总纲，对于临床表现危急，病理变化复杂的内科急症的诊断来说，具有执简驭繁、提纲挈领之功。脏腑辨证又是其他各种辨证的基础，对于确定急症病变部位，治疗有的放矢，是必经之途。因此，二者得到历代医学家的重视，被广泛的用于急症的诊治。《千金方》更是如此，在辨治内科急症方面，多将八纲与脏腑辨证揉合一起，用以分别急症阴阳类型，明辨急症病势趋向，确定急症病变性质，分清急症正邪盛衰，对外感所致的内科急症，多根据邪之居表居里，寒热增减属虚属实、阴阳盛衰予以辨治。《要方》中有十卷就脏腑之寒热虚实，表里阴阳各种病证进行了详细的辨证。如《卷十七・肺脏》对肺脏病证论道："右手寸口气口以前脉阳实者，手太阴也。病若肺胀汗出，若露上气喘逆，咽中塞，如欲呕状，名曰肺实热也"。"右手寸口气口以前脉阳虚者，手太阴经也。病若少气不足以息，咽干不津液，名曰肺虚冷也"。《卷十六・胃腑》对胃的虚实寒热论道："右手关上脉阳实者，足阳明经也，病苦头痛。汗不出如温疟，唇口干善哕，乳痛，缺盆以下肿浮，名曰胃实热也"。"右手关上阴阳俱虚者，足阳阴经也，病苦胫寒不得卧，恶风寒洒洒，目急腹中虚鸣，时寒时热，口干面目浮肿，名曰胃虚冷也"。在四诊方面，孙氏很重视脉诊在急症诊断方面的价值，论述各脏腑病变，首列脏腑之"脉论"。对脉象的论述也有独到之处。

（四）论治法——重祛邪而法多样

各种不同的内科急症，初中期多是由于邪盛正不衰，正邪激烈抗争引起机体阴阳气血逆乱的邪实盛候，至末期，则可出现阴阳气血大衰等危重症状。因而尽早地使用得力有效的措施以祛邪外出，对于阻止病变发展，平衡阴阳，安定气血，促进愈复具有极为重要的意义。《千金方》中对因外感引起的内科急症很重视祛邪之法，在疾病初中期尤为多用，祛邪的方法以汗吐下为主。

在汗法方面，孙氏多仿仲景之法。但是从《千金方》中看，汗法不单用于病在表之证，而往往是病已入里、表里俱病或以里证为主时，也常用汗法治疗。另外，用药也不局限于发汗解表之品，而是常与清理、温阳、攻下等药并用。如治疗"伤寒一二日"或"服药吐下之后"，变成的"阳毒"，出现"身重腰背痛，烦闷不安狂言。或走，或吐血下痢，其脉浮大数而赤斑斑如锦文，咽喉痛，唾脓血"之症，用"升麻汤"（升麻、当归、蜀椒、桂心、雄黄、甘草）治疗，其方由升散与温阳药物并用，服药后要"温覆手足"，使其"毒出则汗，汗则（毒）解"。治疗伤寒四五日，头痛壮热，不能饮食用栀子、黄连、黄柏、大黄、豆豉、葱白以疏表发散加清热攻下药，服药后也宜"温覆令汗出"，此方还"特宜老小"。又如"三七汤"治疗因得伤寒中风七八日不解，而见“胸胁痛，四肢逆，干呕，水浆不下，腹中有宿食不消，重下血一日数十行”者，方由茯苓、黄芩、人参、瓜蒌、芒硝、干地黄、大黄、麻黄、寒水石组成，服药后“温覆、汗出即愈”。由以上可见，《千金方》对汗法的临床应用非常广泛，与一般所讲的“发汗解表法”相比，似有不同。取汗之法，除服药外，常以衣被覆盖保温以助汗出。

对吐法的应用，孙氏多用于病变在胸膈之间，因势利导，使邪从上越。如《要方·卷九·伤寒上》云：“客气在胸中，心下满而烦，饥不能食者，以病在胸中，宜吐之”。“胸中痞坚，上撞咽喉不得患者，此为胸中有寒也，宜吐之”。用瓜蒂散（瓜蒂、赤小豆），取香豉煮成稀粥去渣取汁，调散温顿服之。孙氏也用甘遂作吐剂，如“治时病，烦热如火，狂言妄语欲走”的“水导散”，即由甘遂、白芷制成散剂，调水服下后，再让病人饮冷水，待腹满即吐之。此法多用于病情急者。对于“下利日十余行，而其人脉迟，寸脉微滑者”也“宜吐之，吐之利止”。说明孙氏不仅把吐法用于病在上者，病居下部也可用之。发展了仲景吐在临床上应用的范围。

《千金方》对下法的运用，比前贤亦为广泛。《翼方》中设“太阳病用承气汤法”一节专篇论述。对承气汤的应用，《千金方》曰：“其热不潮未可与承气。若腹大满而不大便，可少与承气汤，微和胃气，勿令大下”。对于体弱“虚羸少气”者得伤寒有热，心下满，胃中有宿食，大便不利的，用生地黄汤治疗。该方有清热攻下的芒硝、大黄，又有清热养阴的生地黄，护胃气缓药性的大枣、甘草。这种攻补兼施的方法，给后世治疗虚人便秘或病后正气耗伤而便秘的急症上，有很大的启发。如舟车丸、麻子仁丸等都是在此启发下创制的实用方剂。在实践中，孙氏还创制了外治法。如用盐半合，蜜三合，煎如汤，放在冷水中，做成丸如槟榔形似手指大小，塞入下部（肛门），大便可通。还有用一味巴豆治寒癖宿食，大便不通的记载。

对汗吐下三法的宜忌问题，孙氏在《翼方·卷十》中特列诸条以论之。如论到忌汗时写道：“厥忌发其汗，发其汗即声乱咽嘶舌萎”。对“阳明病，脉浮虚者，宜发其汗”。吐法的宜忌有“病在胸中宜吐之”；“宿食在上营宜吐之”；“病在胸上诸实，胸中郁郁而痛，不能食……下利日十余行，其脉反迟，寸口微滑，此宜吐之”。“诸四逆病厥忌吐，虚家亦然”等论述。对于忌下，诸如“诸虚忌下”；“结胸证，其脉浮大忌下，下之即死”；“太阳证不罢，忌下，下之则逆”；“凡四逆病厥者忌下，虚家亦然”。宜下者如“少阴病五六日，腹满不大便者，急下之”；“少阴病，下利清水色青者，心下必痛，口干者，宜下之”；“伤寒有热而少腹满应小便不利今反利，此为血，宜下之”等等。如此论述甚多，这里仅为举例而已。

应用汗吐下三法出现的变症及治疗，《千金方》亦有记载。如“发汗后，水药不得入口为逆”；“发汗后，重发其汗，亡阳谵语，其脉缓和者不死”。如“发汗后，腹胀满”用厚朴半夏甘草生姜人参汤主之。“大下后发汗，其小便不利，此亡津液，勿治其小便，利必自愈”。“伤寒吐下后未解，不大便五六日至十余日，其人日哺所发潮热，不恶寒犹如见鬼神之状，剧者发则不识人，……微者发热谵语，与承气。若下之勿复服”，并指出，在服用这些药物时，应根据病情需要，不可滥用。如“凡服吐汤，中病便止，不必尽剂也”，“凡服下汤，中病即止，不必尽三服”。在这里，孙氏曾引用《伤寒论》一些条文对汗吐下三法的临床应用作了详细的说明，并且从辨证用药多方面丰富和发展了仲景的理论，对后世产生了很大的影响。

另外，孙氏也比较重视清法、温法在内科急症中的运用。如对下利属于热毒所致，见有下黄汁如烂血，如鱼脑，且腹痛壮热者，用黄柏、黄芩、黄连、白头翁、升麻、石榴皮等治疗。“下利腹胀满，身体疼痛，先温其里，宜四逆汤”等。对脏腑虚弱、功能失调或复感邪气引起内科急症者，孙氏认为应辨虚实，调其气血，或补或攻，亦须辨证论治。如对“脾虚寒身，厉风伤痛，便利无度”，治宜“补脾安胃、调气止痛”。方用当归丸（当归、天雄、干姜、酸枣仁、黄芪、地骨皮、川芎、干地黄、桂心、防风、附子、白术、甘草、厚朴、秦艽、吴芋、秦椒叶）。对于因误服毒物、毒药等引起的急症，《千金方》列有“解食毒”、“解百药毒”、“解五石毒”等章节专门论述，如治食百物中毒，与“生韭子汁数升”饮服，或含贝子一枚，随后毒物可吐出。治食鱼中毒用橘皮煎汤待冷，饮之。治食诸菜中毒用甘草、贝齿、胡粉调童便乳汁服之。如治食半夏中毒，用生姜或干姜煮汤饮之。误服诸毒药，见有毒性发作者，即可以麦门冬、葱白、豆豉煎汤饮服。对因蛇毒所致的病证也列有抢救之方。对蛔虫为患出现“腹中痛发作肿聚，往来上下痛有休止，多热喜涎出”者，宜用“温中当归汤”（当归、人参、干姜、茯苓、木香、厚朴、桂心、桔梗、芍药、甘草）治疗，这种温脏安蛔、调中止痛之法，对胆道蛔虫症的治疗也是相当有效的。

孙氏治疗内科急症，与治疗其他疾病一样，提倡综合疗法，尤其重视针灸。《千金方》中罗列的病症，多数都附有针灸处方。《要方·卷三十·针灸》对穴位主病，针刺手法做了详细的说明。如“凡卒心痛汗出，刺大敦出血立已”，“复溜、大敦主小腹痛”、“中极主腹中热痛”、“太溪主腹中相引痛”、“丰隆主胸痛如刺，腹若刀切痛”、“丰隆主大小便涩难”；“劳宫主大便血不止”；“隐白主衄血剧不止”、“行间主短气呕血胸背痛”等等。对于卒死，采用刺间使、灸人中之法，一直沿用至今。在《翼方》卷二十六至卷二十八中，对“角弓反张、尸厥、半身不遂、吐血、风眩、卒癫、卒发狂言鬼语、大小便不通、痢、吐逆、霍乱”等病，分别列有针法，灸法，以供运用参考。《翼方·卷十》对外感引起者，列有针灸之宜忌。如“少阳病、吐利手足逆而脉不足，灸其少阴七壮”；“脉促手足厥宜灸之”；

"无刺熇熇之热，无刺渌渌之汗"；"少阴病，下利便脓血者宜刺"等等。提出用针灸应"视有余不足"而调之，突出辨证观察。孙氏运用针灸方法治疗内科急症在临床实践中积累了丰富的经验。这种方法，至今仍为抢救危重病人的得力而有效的措施。

除汤药针灸外，《千金方》中还有如外治、鼻饲、按摩等急救措施。如治疗毒蛇咬伤用大豆汁咬烂敷患处或把大蒜捣烂调胡椒外敷。这些都是简便易行的有效方法。对各种原因引起的"卒死"，外用"仓公散"（矾石、皂荚、雄黄、藜芦），"取药如大豆、内竹管中，吹鼻得嚏，则气通便活"；内服"还魂汤"（麻黄、桂心、甘草、杏仁）时，若病人口不能开，去齿下汤则活。这些急救之法为后世研究急症开辟了广阔的思路。

孙氏为救急症于危笃之中，常把药制成丸散，贮而备用，如备急丸（大黄、干姜、巴豆），供"心腹暴病，若中寒客杵心腹胀满刺痛口噤气急停尸卒死者"急救之用。在远行时，他也常随身带药，以备仓卒之急。这不仅是他高尚医德所在，也体现了他对内科急症防治的高度重视。

（五）论组方——重对症而并寒热

《千金方》是一部罗列方剂非常广泛的书籍，据不完全统计，其中可用于治疗内科急症的方剂七百余首。《翼方》载药八百多味，约有三百余味可用于内科急症的治疗。从方剂的组成来分析，大多数具有寒热并用，攻补兼施的特点。

"寒者热之"、"热者寒之"，这不但是治疗大法，亦是组方的基本原则。孙氏对此心领神会，师古而不泥古，不执一见，不拘一法。热症用寒药的方剂有如犀角地黄汤和苇茎汤等；寒症用热药的如乌头汤、四顺汤等。然寒热并用，攻补兼施的处方更多，从方证分析，大多与祖国医学的基本理论相符。如对于因"卒中风、寒冷温气入腹"，引起"虚胀急满，抢心胸胁疼痛，气息不通，脉紧汗不出"诸证，治疗用吴茱萸、当归、麻黄、独活、桔梗、甘草、茯苓、桂心、木香、石膏、大黄、犀角等寒热药合用，攻补品并投以求速效。又如"治大冷洞痢肠滑，下赤白如鱼脑，日夜无度，腹痛不堪忍者"的驻车丸，在清热解毒之黄连、行气活血之当归、滋阴缓急之阿胶中加一味干姜，起到清热不伤阴，温中助血行，散瘀以止痛的功效，取攻补兼施之法。另外，在许多治疗末期阴损津亏的滋阴方剂中加附子或桂心，起到"益火之源，以消阴翳"的作用。如因热毒甚，见大便带黑血，"五内绞痛，日夜百行，气绝欲死"之危症，用黄连、龙骨、白术、阿胶、干姜、当归、赤石脂、附子治疗。孙氏本人曾患此疾，病延半日，命将欲绝，即服此方，立见显效。诸如此类寒热并用，攻补兼施的组方特点，在《千金方》中比较突出，值得我们进一步研究探讨，为内科急症的治疗增添精华。

孙氏重视组方要根据病情需要，灵活配伍，"皆宜临时消息制方，乃有效耳”。并且经常自制药酒，用以救急之用。这种方法对于改革中药剂型，以应急症之需很有参考价值。

《千金方》对药物的记载有许多独特之处。如附子能“破症积聚血瘕，治疗寒湿痿躄拘挛，膝痛脚痛冷弱，不能步行……又堕胎”；大黄“主下愈血，血闭寒热，破症瘕积聚、留饮宿食，荡涤肠胃，调中化食，安和五脏，平胃下气，除痰实肠间结热。心腹胀满”；石膏“主中风寒热，心下逆气惊喘口干舌焦不能息，腹中坚痛……除时气头痛、身热、三焦大热、皮肤热。肠胃中隔气，解肌发汗，止消渴烦逆”；麻黄“主中风伤寒头痛温疟，发表出汗，去邪热气……破症坚积聚，五脏邪气缓急”；犀角“主百毒蛊疰邪鬼障气……疗伤寒、温疫，头痛寒热诸毒气”。在谈到甘草解百药毒时，与大豆汁解百毒的效果做了比较，认为大豆汁不如甘草解毒力强。倘若二者配合，其效尤佳，这一点在临床上已经得到验证，我们常用绿豆（代大豆）与甘草或加大黄等治诸物中毒，取效甚捷。孙氏通过归纳群医之长和自己长期经验积累，对药物功效提出的独特见解，发展和丰富了“本草”的内容。为我们今天治疗内科急症提供了重要的参考资料。

综上所述，《千金方》对内科急症的论述，具有涉猎广泛、分证详细、病因明确、辨证精湛、治法丰富、方剂众多、用药灵活等特点，是一部急症的重要参考书籍。对急症的理、法、方、药有普遍指导意义。研究、整理《千金方》对内科急症的论治，是一项光荣而艰巨的任务。限于笔者水平及篇幅，于此只能略作探讨，如有不妥之处，望赐以指正。

略论刘守真对中医内科急症的贡献

刘守真对中医内科急症做出了很大的贡献。本文试以刘氏最重要的两本著作《素问玄机原病式》（以下简称《原病式》）和《宣明论方》为主，简述如下。

一、学古不泥古　敢于创新

1. 学《内经》而高于《内经》

刘氏认为“法之与术，悉出内经”，但又认为“若专执旧本，以谓往古圣贤之书，而不可更易者，信则信矣，终未免泥于一隅”，因此，刘氏是主张学古人而求发展的。

内经病机十九条所列病症三十余种，其中属急症者达半数以上，有二十余种，如：掉眩、郁冒、喘、瞀、瘈、厥、固、泄、呕、禁、鼓栗、痉、项强、冲逆、躁、惊、转、暴注下迫等。刘氏在《原病式》中把病机十九条病症扩展为八十余个，其中属急症的病症又较内经增加了十余个，如支痛、霍乱、血溢、血泄、身热恶寒、谵语、暴喑、呕涌、喉痹、咽食不下、暴病暴死等。刘氏分别论述了病机，虽未必完备，但较《内经》确实有很大的进展。

刘氏在《宣明论方》前两卷中，根据自己的实践，对《内经》中记述的61种病症分别论述了病机，然后提出治疗方药。这61种病症中，属急症者占1/3多，如煎厥、薄厥、飧泄证、心掣证、厥疝证、瘈病证、厥逆证、胞痹证、阳厥证、心疝证等。其治疗方法至今仍用于临床。

2. 崇仲景并倡热病说

刘氏是崇尚《伤寒论》的，他说："仲景者亚圣也，虽仲景之书未备圣人之教，亦几于圣人"（《原病式》自序）。但他立论与仲景有所不同，发扬了仲景之学，在临床实践中作了很多补充。

仲景以寒邪传变六经立论，守真则以火热立论，认为"六经传受自浅至深皆是热证"，制双解散等方。

仲景对内外合邪的治疗强调先表后里，刘氏则强调表里双解，这对治疗急症是有启发的。

刘氏在某些方面还扩大了仲景方的治疗范围。

刘氏倡用寒凉药物，纠当时医界喜用香燥温热方药的流弊，解决了许多热性疾病的治疗问题。程道济在《原病式》序中说："但见今之医人窃用先生诸药得效者众多，以今十数年犹给其名"，说明刘氏的治法方药在当时是确实有效果的。

二、论急症病机　见解独特

1. 重视火热

刘氏对病机十九条中的火热病证发挥最大。内经中属火的病证有十种，属热的七种，刘氏则把火热病证扩展为五十余种，其中属急症者占了相当大的部分。其把火热用于病机的解释，主要有下面几种情况：

火性炎上而疾速。如认为呕的病机是"胃膈热甚则为呕，火气上炎之象也"。

火气亢极反兼胜己之化。如心火甚可见战栗。

五志过极皆为热甚。刘氏以为情志过极则热；反过来，他把惊、躁、狂越、妄、谵、郁等症列为火热之变。

尤其值得重视的是他的"六气皆从火化"说。刘氏认为风、湿、燥、寒诸气在病理变化中均可化热生火，而火热也往往是产生风、湿、燥、寒的原因之一。比如，就风与热关系来说，认为风可以助火，"热则风动"，即火热过甚则可生风，风与火热常可相兼为病。

刘氏从六气皆从火化立论，用来解释一些急症的病机，是有其实际意义的。试举现代中医内科急症临床中的现象进行说明。如高热中出现两目直视、四肢抽搐、角弓反张等，是风火相煽；中暑心烦面赤、身热大汗、口渴不止是暑邪化火所致；燥气化火，熏灼肺金，则出现咳嗽、咳血、咯血等征象；伤寒后期，出现舌绛、心烦，咽痛，不得眠者，是寒邪化火所致。以上说明，刘氏六气皆从火化说在急症研究中很值得进一步探讨。

2. 重视气机

受《内经》“升降出入，无器不有”的影响，刘氏论急症等疾病的病机时，很重视气机的郁结。他认为玄府是气出入升降的道路门户，是精血津液和神机通达的物质基础。火热、寒邪等均可造成玄府闭塞，气机不畅，但其中主要是“热气怫郁”。他认为：六气皆从火化→热甚则玄府腠理闭塞而郁结→气机郁结，或精血津液不畅，或神机不遂→百病由生。

刘氏在《原病式》中论述阳热怫郁之证二十余种，其中属急症者占多数，如泻痢、淋闷、遗尿、喉闭、中风、热厥等。如其论“暴病暴死”：“热气怫郁，心神昏冒，则筋骨不用，卒倒而无所知，是为僵仆也”。这是因火热影响到心神，致“神无所用”。

刘氏论疾病病机时重视气机，更为可贵的是，其把火热等病因、玄府气机、精血津液运行和神机出入几者联系起来解释急症的病机，对我们很有启示。现代中医急症临床证明，气机逆乱在急症的发病、病理变化、转归中起着非常重要的作用。

3. 把亢害承制论用于分析急症病机

《内经》以亢害承制理论说明五运六气间的相互承制关系，刘氏则用来分析病变的标象和病变本质的联系。他说：“亢则害，承乃制，故病湿过极则为痉，反兼风化制之也；病风过极则反燥，筋脉劲急，反兼金化制之也；……病热过极而反出五液，或为战栗恶寒，反兼水化制之也”（《原病式·寒类》）。如热盛于里，不太严重时表现出热的症状，若较严重，则反见战栗恶寒，出现火极似水、阳证似阴的假象，此乃“火极反兼水化制之”，寒象是假象，热邪亢盛则是本质。刘氏很独特地用亢害承制学说对此进行了解释。

三、内科急症辨证方面的贡献

1. 重视脏腑六气辨证

刘氏认为人体也是一个小天地，其内部也存在着与天地相类似的五运六气的变化。他独特地把脏腑虚实与六气的变化相联系，言“寒、暑、燥、湿、风、火之六气，应于十二经络脏腑也，以其本化，则能补之，相反之者，则能泻之”（《原病式·火类》）。如论“中风”时说：“中风偏枯者，由心火暴甚，而水衰不能制之，则火能克金，金不能克木，则肝木自甚而甚于火热，则卒暴僵仆”（《原病式·热类》）。刘氏此脏腑六气之说，便于人们依脏腑、六气的各自的特性推求疾病的演变过程，而且便于审因论治。

六气病变到一定程度，可出现真假演变，此时辨证宜慎重，刘氏用“亢害承制”做了说明。

2. 详识症状，动态辨证

刘氏对寒热辨证等也很重视。在批判“热无吐泻，止是停寒”时指出：“当以脉证别之。大法泻痢小便清白不涩为寒；赤色者为热；又完谷不化而色不变，吐痢腥秽，澄彻清冷，小便清白不涩，身凉不渴，脉迟细而微者，寒证也；谷虽不化而色变非白，烦渴，小便赤黄而或涩者，热证也”（《原病式·热类》）。刘氏对寒热从小便的颜色、排泄物的气味、颜色、肢体的冷热、脉象等症状方面进行鉴别诊断，颇为详细。

刘氏尚很注意动态辨证，不为一、两个症状所囿。其在另一处论吐泻时说：“大法吐泻烦渴为热，不渴为寒，或热吐泻，始得之亦有不渴者，若不止则亡液，而后必渴；或寒本不渴，若亡津液过多，则亦燥而渴也；但寒者，脉当沉细而迟；热者，脉当实大而数，或损气亡液过极，则脉亦不能实数而反弱缓，虽尔，亦为热矣”（《原病式·热类》）。说明刘氏辨证注意从整体出发，而且注意动态地观察症状，注意症状出现的时间，可见刘氏辨证之灵活。

四、治疗方面的贡献

1. 治疗的原则方面

①注重病位和顿挫邪势：刘氏说：“治病必求所在，病在上者治其上，病在下者治其下，中外、脏腑、经络皆然”（《原病式·火类》）。他对急症等病的治疗是注重病位的，如《宣明论方·诸痛方》中对各个部位的疼痛用多个方剂治疗。用朱砂一粒丹治疗一切厥心痛及小肠膀胱痛，用茴香丸治疗脐腹疼痛，均是寒性疼痛，病位不同，治疗有别，也反映了药物在归经等方面的差别。

其治疗急症常常采用顿挫邪势之法，可从治疗热病和内科杂病两方面理解。其治疗热病表里同病，不用仲景先表后里之法，而主张表里双解，制防风通圣散等。在内科杂病的急症方面，如《宣明论方·积聚》中治一切心腹卒暴疼痛及胸中不利，用导滞定功丸猛攻急夺，方用大椒疗心腹冷痛，木香调气，全蝎疏风，巴豆夺开下行之路，急药轻投，挫其邪势。

②注重开通郁结：刘氏在论述热病的治疗时，认为发散、攻下、涌吐等法，均在于开通郁结。如论及寒凉攻下之三一承气汤时说：“或热甚郁结不能开通者，法当辛苦寒药下之，热退结散而无郁结也”。

刘氏对内科杂病急症的治疗注重开通郁结，多是寒温药并用，或用芳香之品开通。其论痢疾：“夫治诸痢者，莫若以辛苦药治之或微加辛热佐之则可，盖辛热能发散，开通郁结，苦能燥湿，寒能胜热，使气宣平而已，如钱氏香连丸是也”（《原病式·热类》）。治疗癃闭，《宣明论方·诸病》用倒换散，治疗“无问久新，癃闭不通，小腹急痛，肛门肿疼者”。方用大黄苦寒通里，荆芥辛温走表，升降气机，疏通郁结，药简功高，很有深意。

芳香走窜之品善于开关通窍，治疗急症时多有应用。刘氏曾说：“诸方之中，至宝、灵宝丹最为妙药，芳香之品在二方中均含量不少”。他治疗热入血室、发狂不识人用牛黄膏，就是用芳香开窍与寒凉清热药配伍，以开通心窍之郁结。

2. 药物方面

刘氏提出了许多行之有效的方药，如防风通圣散、朱砂一粒丹等。朱砂一粒丹含附子、郁金、橘红等。刘氏用治寒厥心痛，其症状是：“……卒然而痛，其痛卒然而止；或痛甚不休，或喘痛心悸，或心背相引而痛，或卒然而痛，昏不知人而少间复清醒”。这些颇像冠心病心绞痛，可在抢救时应用。

治疗急症的方剂的剂型有多种，如丸、汤、散、丹、饮等。刘氏还很注意服药方法。在《宣明论方·水湿门》中，用三花神佑丸治疗属于湿热瘀阻、痰饮内聚的二十余证，其服法是“共研细，滴水为丸，如绿豆大，初服5丸，每服加5丸，温水下，每日3服，加至快利，利后，却常服，以病去为度”。且补注：“病癖闷极，如一次给药量过多，则顿攻不开，转加痛闷，应该是初服2丸，以后每服加2丸，至快利为度”。刘氏在此考虑机体情况，依次增量，作丸剂峻药缓投，且用温水服以“热因热用”。

3. 抢救技术

《宣明论方》等书中还记载了一些抢救技术。如《宣明论方·风门》用瓜蒂神妙散“治头目昏眩，偏正头痛”，用法是“为末，研细，含水，鼻中抹”。这种搐鼻疗法主要是把药物为细末，抹入鼻孔少许，通过鼻腔黏膜吸收，使病人连续打喷嚏，从而达到治疗之目的。该书用灵砂丹治疗破伤风时，也用此法：“如牙疼，赤眼，碾碎研3~5丸，鼻抹之”。

《原病式·火类》还有导引、按摩等法用以抢救。“凡破伤中风，宜早令导引摩按，自不能者，及频以摩斡牙关，勿令口噤，若紧噤之，则常以布当之，及频斡之，勿损牙齿，免致口噤不开，而粥药不能下也”。说明刘氏注意使用一些技术，并非专恃方药的。

刘氏在急症方面的认识和治疗经验，对后世的影响是很大的。如他的“热则风动”说，开后世“热极生风”之先河；他认为中风是“心火暴甚”，所致，这是中风病机由外因说向内因说的转折点。受历史条件的限制，其学说不免有其局限性，但总的来说，他对中医内科急症的贡献是很大的。

《景岳全书》论治内科急症初探

我国明代著名的医学家张景岳，博学多闻，更具创见。他晚年辑成的《景岳全书》，集明代以前的医药之大成，并结合个人的临床经验，在理法方药、脉因证治等方面，都具有独创之见，大大丰富了祖国医药学宝库中的内容。他力倡“阳非有余，阴常不足”之说。他不仅善于调理内伤杂病顽疾，也勇于应诊危难急症，其为承师先贤、启迪后学做出了卓越贡献。本文仅就《景岳全书》有关论治内科急症的内容作一浅略探析，以求正于诸贤。

（一）列述多种急性病证，颇多创见

祖国医学历来注重内科危难急症的诊治，从《内经》始，历经张仲景的《伤寒杂病论》、孙思邈的《千金方》等继承和发挥，使理论认识不断深化，治疗方法日益丰富，积累了大量的宝贵经验。张景岳氏对于这些精华宝藏，尤为重视，一一选载于《景岳全书》之中。例如列述有关外感热病的急症有：份寒厥逆、伤寒下利、伤寒腹痛、伤寒衄血、温疫热毒、温疫大头瘟、霍乱、时毒、斑疹丹毒、痢疾、暑证等等。列述有关内伤杂病的急症有：头痛、面痛、喘促、呕吐、心腹痛、泄泻、血证、秘结、关格、癃闭、厥逆等证。张氏还专列“诸毒”一节，详论饮食诸毒。另外，在《古方八阵·因阵》中还详述多种药物中毒，如巴豆中毒、附子中毒、钩吻中毒、半夏中毒等等。张氏不仅备载前贤论治诸种急症的经验，而且在理论上多有阐发和创新。如对“中风”（卒中）一证，汉唐以前，病因多以外风立论。金元以后，对其病因和名义更是众说纷纭，有名“直中”的，有名“类中”的。张氏深析经义，紧扣病机，悟到名为“中风”实为“非风”证。他认为：“非风一证，即时人所谓中风证也。此证多见卒倒，卒倒多由昏愦，本皆内伤积损颓败而然，原非外感风寒所致”。张氏旨在说明该证之病机乃为内伤杂病，并非中于外风。暂且不论“非风”这一证名的妥当与否，仅凭张氏这种师古不泥、务求实际之精神，就很值得赞许。

在此，还值得一提的是，张氏专列的“诈病”一节。“诈病”，即张氏所谓“盖或以争讼，或以斗殴，或以妻妾相妒，或以名利相关，则人情诈伪出乎其间”，发病可见“口吐白沫，僵仆于地，口鼻四肢俱冷，气息如绝”，实与急发之“卒中”或“厥证”相类似。张氏认为此病机乃为七情所伤，肝气郁结所致，治宜“以恐胜之”，即“借其欺而反欺之，则真情自露，而假病自瘳矣”。张氏还着重指出：“医家所必不可少者，……不但为人造福，而且可防人之欺，故亦纪之，以资仓促之急用”。此种治法类似现代医学的“暗示疗法”。

此外，张氏还对新疾病有所认识，如关于煤气中毒的记述便是一例。他记述到："京师之煤气性尤烈，故每熏火至死，岁岁有之。而人不能避者无他，亦以用之不得其法耳。夫京师地寒，房屋用纸密糊，人睡火炕，煤多置于室内。唯其房之最小而最密者最善害人。……但于顶隔开留一窍，或于窗纸揭开数楞，则其自透去不能下满，乃可无虑矣"（贾得道《中国医学史略》）。张氏的对于煤气中毒原因的分析和预防措施，至今看来都是十分正确的。

（二）详论急症病因病机　阐理精当

急症以发病急骤、证情凶险为特征，议治理应从快。然引致急症之病因颇为复杂，且病机变化多端，故议治必先赖以查明是病为何所患，脏腑气血何部受损，只有细察明了，方可议治。否则，盲目以图快速，必致祸不旋踵。张氏深识此意，故议治必先探本求源。

在《景岳全书》中，张氏对急症的病因病机论述甚多，且阐理精当，并不囿旧说，多有创新。如他认为：阴寒直中，可致"畏寒厥冷及呕吐腹痛泻痢"；伤风可致"咳嗽多痰或喘急呕恶"；"大风大寒直中三阴致危"。张氏议发病不仅注重外因，还注重从人体内因立论，如他指出："今人之病伤寒者"，多是由于"既劳其神，又劳其形，内外俱劳，则神形俱困"、"伤寒瘟疫多起于冬不藏精及辛苦饥饿之人"、"凡暑热中人者，其气必虚"。此外，张氏对继发病因致患亦有所精论。如他论伤寒腹痛时指出，有因"大便结实"者、有因"蓄血"而腹痛者。又如论述痉病之病因病机，受仲景的汗下误治成痉之说的启发，悟到痉病成因总由阴虚精亏所致。

情志刺激过极过激，亦可导致多种急症。张氏在"郁证"一节中论述到："凡五气之郁则诸病皆有，……思则气结，结于心而伤于脾也，及其既甚上连肺胃而为咳喘，为失血、为膈噎、为呕吐……"。对于呕吐一证，张氏强调要"最当详辨"，"或暴伤寒凉，或暴伤饮食，或因胃火上冲，或因肝气内逆，或以痰饮水气聚于胸中，或以表邪传里聚于少阳阳明之间，皆有呕证……。"对于心腹痛证，他不囿于前人之"痛则不通"概为实证之说，明确指出亦有因虚致痛者，告诫人们万万不可循"痛随利减"之古法而妄加泻利。对于厥逆之证，张氏指出此系危证，他对该证的病因病机更是详加论述。阐明有因寒致厥者，有因热致厥者，有因痰致厥者。并指出气厥之证有二："以气虚气实皆能厥也"。在此更值得赞许的是，他发前人所未发，提出了"酒厥之证"和"色厥之证"。指出过度饮酒，可由酒害导致酒厥，证发"全似中风，轻者犹自知人，重者卒尔晕倒，忽然昏愦……"，此系"湿热上壅之证"。他论述色厥一证，或见暴脱，或见动血，皆因纵竭情欲所致。然诸厥逆之总病机，皆为"气血败乱"使然。

饮食诸毒，亦为急症成因之一。张氏对此在《景岳全书》中亦备载甚详，述到“夏月饮食过宿者即有毒”、“禽兽自死者俱有毒”、“泽中死水有毒”等等。对于饮食诸毒，张氏不只是以毒概论，而是详分寒热之性论治的。例如他接诊一蘑菇中毒患者，前医见其大吐大泻，皆谓速宜解毒，投以黄连、黑豆之属而病益甚，胸腹大胀气喘，水饮皆不能受，危窘已甚。张氏明察病因，继以分析蘑菇乃产于沉寒极阴之处，其得阴气最盛，食之必以阴寒之毒伤人，岂可再用苦寒戕伐之品救之！遂投以人参、白术、甘草、干姜、附子、茯苓之类，终挽垂危（《杂证谟·呕吐》）。

另外，张氏在书中还多处述及，因医者的失治误治而将缓证变急，或急症加剧。这也是急症发病不可忽视的因素之一。像他论述“发斑”一证时说道：“如当汗不汗，则表邪不解；当下不下，则里邪不解；当清不清，则火盛不解；当补不补，则无力不解；或下之太早，则邪陷不解；或以阳证误用温补，则阳亢不解；或以阴证误用寒凉，则阴凝不解。凡邪毒不解，则直入阴分，郁而成热，乃致液涸血枯，斑见肌表”。由此可见，医者诊病，尤其是危急重证，更要谨守病机，否则不明病机必致失治误治，不唯难以解除病家危急，反使其变证蜂起，甚或含药顷刻丧生。

从以上论述可见，内科急症虽然病因颇为复杂，但其发病多由于邪气太盛而突发，正虚于一时而无备。故张氏谨守急症病机，除力主祛邪外，仍从“阳非有余，阴常不足”立论，极其重视阳气在发病学上的意义，救治擅长温补，但不一味偏执。此外，张氏还擅长调理气血，认为一切疾病之总病机，不外是“阴阳失调”和“气血逆乱”。他叙到：“凡诸为病，无非阴阳相贼，而有失其和耳”，“阳贼阴则为焦枯，阴贼阳则为寂灭也”（《杂证谟·痢疾》）。又叙到：“夫百病皆生于气，正以气之为用，无所不至，一有不调，则无所不病”，“凡形质所在，无非血之用也，是以人有此形，唯赖此血。故血衰则形萎，血败则形坏”。张氏还认为，气病血病，虽分为二，实则为一，气病必伤及血，血病必累及气。故常气血逆乱并称。这样从急症总病机上予以高度概括，临证可以执简驭繁，以便抓住病本，从快施治。

（三）诊断注重四诊合参　更善探病

内科急症不仅发病势猛，证情凶险，且临床表现亦极为复杂，往往寒热并见，或虚实交杂，或阴阳混于疑似之间。故欲探明病本，谨守病机，就必赖于快速正确的诊断。

对于诊断，张景岳氏特别强调要四诊合参。这点对诊治内科危急重证尤为重要。他在“脉神章”中说道：“凡值疑似难明处，必须用四诊之法，详问其病由，兼辨其声色，但于本末先后，中正之以理，斯得其真。若不察此，而但谓一诊可凭，信手乱治，亦岂知脉证最多真假，见有不确，安能无误。且常诊者知之犹易，初诊者决之甚难，此四诊之所以不可忽也！”在四诊之中，张氏还特别注重问诊，首创了“十问歌”，认为问诊是“诊治之要领，临证之首务”。例如他对于“吐血失血等证”，“凡见喘满咳嗽”而问及“左右胸膈间有隐隐胀痛者”，就断为“此病在肺”；而问及“胸膈膻中之间觉有牵痛如缕如丝或懊侬杂有不可名状者”，就断为“此病在心主包络”；诊见“所吐之血色黑而黯”，就断为“必停积失位之血，非由火逼而动”；对于“吐血咯血”之证，问及有“因劳损而气虚”病史，诊见“脉静或微弦无力”者，即断为“真阴内损，络脉受伤”而然。

心腹痛证，是临床常见的急症之一。张氏诊之，“察其可按者为虚，拒按者为实；久痛者多虚，暴痛者多实；得食稍可者为虚，胀满畏食者为实；痛徐而缓莫得其处者多虚，痛剧而坚，一定不移者为实……”。这样“脉与证参，虚实自辨”。

对于阴阳疑似之证，张氏更是细心诊察，如他叙到：“肌表皆有热证，本当恶热，而反不舍衣被，或脐腹喜暖而宜熨宜按者，此则外虽有热而内则有寒也”；“又如九窍皆有热证，心喜冷饮，然有口欲寒而腹畏之，故凡寒冷下咽，则或增呕恶，或加腹疼，或噎塞不行而反生胀闷，或口舌虽有疮痛，而反欲热汤饮者，此则上下虽热而中焦之有寒也”。对于疑似病证，张氏不仅注重运用四诊常规手段明察诊断，而且擅长运用“探病法”进行鉴别诊断。如他在《传忠录·论治篇》中叙到：“疑其为实，意欲用攻而未决，则以甘温纯补之剂，轻用数味先以探之，补而觉滞，即知有实邪也；假寒者略温之，必见躁烦；假热者，略寒之，必加呕恶。探得其情，意自定矣”。这种以少量的与证情相反的药物进行“探病”的方法，真可谓是临阵的“火力侦察”，其对于内科危急重证的诊断和鉴别诊断具有非常积极的重要意义。但此种“探病法”不可盲目滥用，正如张氏所告诫的：“但用探之法，极宜精简，不可杂乱。精简则真伪立辨，杂乱则是非难凭”。

此外，《景岳全书》中多处提到探病之法，除用药物探病外，还记述有冷水探病法等。如张氏诊治霍乱初起，当阴阳扰乱，邪正不分之时，即“用姜盐淡汤徐徐与之，令其徐饮徐吐”；或以二陈汤探吐，张氏认为用此法“则吐中自有发散之意”，继而论述到：“必俟滞浊大出，胃气稍定，乃察其有无泄泻，有无胀满，有无呕恶，以辨邪正虚实。然后随其证而调理之，自无不愈者”。像张氏这些匠心独运的探病法，至今看来，仍具有很大的实用价值和研究价值，很值得我们予以继承和发扬。

（四）施治强调辨证求本　攻补得宜

欲救治内科危急重证，在详察病因病机而明确诊断之后，继之在辨证中能否抓住直接危及病人生命的主要环节，是救治成功与否的关键所在。

张氏在抢救内科危急重证中，强调施治要辨证求本。他对于当时众医奉为格言的“急则治其标，缓则治其本”之说，进行了一分为二的精辟分析。认为此说“以治标治本对待为言”，有违经旨，“本属不经”。而认为“诸病皆当治本”，“唯中满与小大不利两证当治标”，“盖中满则上焦不通，小大不利则下焦不通，此不得不为治标，以开通道路而为升降之所由，是则虽曰治标而实亦所以治本也”。他从另一方面分析“急则治其标，缓则治其本”之说“亦有可取”之处，即在“缓急二字诚所当辨”。张氏对于急症辨治力求治本，不盲目因急而徒治其标，在他对“血证”的一章论治中就可窥其匠心独其之一斑。

他治诸种出血证，不是皆急用止血之品以止血，而是对于“火盛逼血妄行者”，“以清火为先，火清而血自安”；对于“气逆于脏则血随气乱而错经妄行”者，“当以顺气为先”，“气顺则血自宁”；而对于“忧思过度，损伤心脾”，因“中气亏损不能收摄”，“以致吐血咯血者”，则“速宜治本，不得治标，唯五福饮、五阴煎之类”。对于“血逆上焦，紫黑成块”属于“留滞之血”者，不但不得妄加止血，而宜急用四物汤加红花之属以消瘀血。诸种治法，皆是针对病本而设，不唯止血而血自止，不唯治标而标悉除。

辨证不但力求病本，继应详辨虚实而施治，这又是张氏救治内科急症的另一条重要原则。他在《传忠录·求本篇》中说；“表里寒热虚实六者……唯于虚实二字总贯乎前之四者，尤为紧要当辨也”。在《脉神篇》中又说：“病植危难处，则在乎专辨虚实。虚实得真，则标本阴阳，万无一失”。急症虽杂，但不外乎虚实两端。故张氏力主详辨虚实，旨在攻补得宜，速解危难。

如他论述：“呕吐一证，最当详辨虚实。实者有邪，去其邪则愈；虚则无邪，全由胃气之虚也”。“虚呕之治，但当以温胃补脾为主，宜人参理中汤为正治”；“凡实邪在胃而作呕者”，若因寒邪犯胃，宜温中行滞，“以二陈汤加姜桂之类主之”；因饮食伤胃作呕者，宜消食导滞，以“大和中饮之类主之”。张氏以虚实主导急症辨证，在他对气厥和血厥的救治中，就更显示出规范性。他论述到：“气厥之证有二，以气虚、气实皆能厥也。气虚卒倒者，必其形气索然，色清白，身微冷，脉微弱，此气脱证也。宜参、芪、归、术、地黄、枸杞、大补元煎之属，甚者以回阳饮、独参汤之类主之。气实而厥者，其形气愤然勃然，脉沉弦而滑，胸膈喘满，此气逆证也……，治宜以排气饮或四磨饮之类先顺其气，然后随其虚实而调之”。又如“血厥之证有二，以血脱、血逆皆能厥也。血脱者如大崩、大吐，或产血尽脱，则气亦随之而脱，故致卒仆暴死。宜先掐人中，或烧醋炭以收其气，急用人参一二两煎汤灌之。但使气不尽脱，必渐苏矣。然后因其寒热徐为调理，此所谓血脱益气也。……血逆者，即经所云‘血之与气并走于上’之谓……。夫血因气逆，必须先理其气，气行则血无不行也，宜通瘀煎或化肝煎之类主之，俟血行气舒，然后随证调理”。

关于为虚实而设的攻补之法，张氏在《传忠录·论治篇》中还有精论。曰："用补之法，贵乎先轻后重，务在成功；用攻之法，必须先缓后峻，及病则已。若用治不精，则补不可以治虚，攻不可以去实，鲜有不误人者矣！"此语确系张氏经验之谈，告诫我们临证运用攻补之法不可不慎。尤其是对攻法的运用，更须谨慎，因"实而误补不过增病，病有增者可解；虚而误攻必先脱元，元脱者无治矣"（《新方八略·攻略》）。

（五）救治方法灵活多样　用药精专

张氏深识急症多病势凶猛，证情险恶。故应诊急症，他不仅力求诊断明快，治病求本，而且强调急症急治，用药专狠，并且采用灵活多样的救治方法，以求速效实效。

关于急症用药原则他指出："治病用药本贵精专，尤宜勇敢。……新暴之病，虚实即得其真，即当以峻剂直攻其本，拔之甚易。若逗遛畏缩，养成深固之势，则死生系之谁其罪也。故凡真见里实，则以凉膈、承气；真见里虚，则以理中、十全；表虚则芪术建中；表实则麻黄柴桂之类。但用一味为君，二三味为佐使，大剂进之，多多益善。夫用多之道何在，在乎必赖其力而料无害者，即放胆用之，性缓者可用数两，性急者亦可数钱，若三五七分之说，亦不过点名具数儿戏而已，解纷治剧之才，举动固如是乎？"（见《卷一·传忠录·上》）

张氏治急症不仅强调用药要专狠，而且强调要根据病势证情之不同，采取灵活多样的救治方法，力求实效。例如他治"暴吐暴衄失血如涌，多致血脱气亦脱，危在顷刻者……宜急用人参一二两为细末，加飞罗面一钱许，或温水或井花冷水，随其所好调如稀糊，徐徐服之；或浓煎独参汤徐服亦可"；而对于吐血、咯血属"阴虚阳胜而然者"，即用"二阴煎……天门冬丸之类"治之（见《卷三十·杂证谟·血证》）；而治大头瘟则用侧柏叶汁调蚯蚓泥外敷。张氏不仅善于运用丸、散、膏、丹等剂型治疗急症，还擅长运用针灸法、放血法以治急症。如他在《杂证谟·瘟疫》一节叙到："瘟疫六七日不解，以致热入血室，发黄身如烟熏，目如金色，口燥而热结，……用手捋上膊使血聚于臂，以帛缚定，乃用筋夹磁锋击刺肘中曲泽旁之大络，使邪毒随恶血而出，亦最捷之法……用之最效"。又如治疗色厥暴脱证，除用独参汤灌服之外，"急掐人中"、"速灸气海数十壮"；治"吐泻不止，灸天枢、气海、中脘"。这种内外同治，针药并用的救治方法，无疑是取得速效的重要因素。

在此最值得称道的是，张氏对治癃闭而创用的鹅毛管导尿法。他在《癃闭·通闭方法》中叙道："……膀胱有逆，或因气闭，或因结滞，阻塞不能通达，诸药不效，危困将死者，用猪溲胞一个，穿一底窍，两头俱用鹅翎筒穿透以线札定，并缚住下口根下出气者一头，乃将溲胞吹满缚住上窍，却将鹅翎尖插入马口，解去根下所缚，手捻其胞，使气从尿管透入，膀胱气通则塞开，塞开则小水自出，大妙法也”。张氏创用的这种导尿法，应该说受孙思邈的葱叶管导尿法的启示，但又比其实用的多。尤其在小便点滴不通，内服药物缓不济急的情况下，采用此法，即可速解危难。除此之外，张氏救治急症，还灵活采用撬齿灌服、搐鼻取嚏、手指探吐、纳肛给药等方法，这种注重综合治疗、多途径给药的救急措施，至今看来仍是十分必要和实用的。

另外，从《景岳全书》所收录的药物和方剂来看，又可见张氏注重应诊急症和擅长治疗急症的匠心之一斑。据我们初步统计，其中收载药物300余味，而涉及治疗急症的就有150余味之多；张氏所创用的新方八阵中的186首方剂，其中就有80余首是针对急症而设的。如录有回阳救逆的参芪附桂；熄风止痉的钩藤、僵蚕、全蝎、蝉蜕，以及芳香开窍、涤痰开窍、清热解毒、镇痛止血、催吐止呕等品。又如他自创成方的大补元煎，以治“男妇气血大坏，精神失守危剧等证”；举元煎“治气虚下陷，血崩血脱，亡阳垂危等证”。张氏治疗急症不仅擅长运用温补壮阳之剂，据证情亦擅长运用滋补养阴之剂。如他创用的玉女煎，即治“水亏火盛……烦热干渴、头痛牙痛失血等证”。不仅如此，张氏更擅长救治阴阳离绝之危证。如他创用的镇阴煎（熟地、牛膝、炙甘草、泽泻、肉桂、制附子），即治“阴虚于下，格阳于上，则真阳失守，血随而溢，以致大吐大衄，六脉细脱，手足厥冷，危在顷刻”之证。其次还创有扫虫煎，“治诸虫上攻胸腹作痛”；敦阜丸“治坚顽食积停滞，肠胃痛剧不行等证”；柴葛煎“治瘟毒表里俱热”；复阳丹“治阴寒呕吐泄泻，腹痛寒疝等证”；牙皂散“治胃脘痛剧，诸药不效者”；搜毒煎“解痘疹热毒炽盛，紫黑干枯，烦热便结纯阳等证”等等。

除此之外，张氏还注重运用民间单方验方治疗急症。如他叙道：“芝麻油能解一切饮食诸毒，不可不知”。鸡血“主疗痿痹中恶腹痛，解丹毒、蛊毒、盐卤毒”。葱主治“伤寒寒热天行时疾，头痛筋骨酸疼……除霍乱转筋、奔豚脚气、阴邪寒毒、阳气脱陷、心腹疼痛及虫积、气积、饮食毒、百药毒”。蒜“杀水毒、蛊毒、蛇虫毒……”。韭菜“味辛甘微涩，性温，善温中安五脏，和胃气健脾气。……中饮食药毒，或暴见吐血衄血、尿血……俱宜取生韭菜汁服之，或从吐出，或从内消，皆得愈也”。像此等应急之法，在书中可信手拈来，且用之每每获效。

总而观之，《景岳全书》洋洋数十万言，其内容宝藏异常丰富，尤其是对内科急症的有关论述，更有独到之处。在今天为繁荣昌盛祖国医药学，发扬中医诊治急症的独特优势，和继续开创治疗急症新途径的时期，该书无疑为我们提供了非常宝贵的研究资料，并对开创新路子具有很大的启迪参考价值。这些还有待于我们花大气力深入研究。

辨治中风病的思路与方法

中风病是危害人体较为严重的危急重病，自古以来，病者视之为不治，医者畏之为难途。余积四十年之临证经验，承《素问》之理，发《金匮》之义，师王清任之说，集诸家之长，研古今之方，于中风病之防治，遂稍有心得。现就研究此病的思路与方法探讨如下：

（一）因虚致瘀　瘀阻脑络为中风发病之根本

自然辩证法认为，矛盾是事物发展的源泉和动力，对人体疾病而言，也是一种矛盾的运动和发展。中风之发生，病因复杂，相关因素多，且又病机多变。然在众多矛盾中，必有一主要矛盾起决定作用，它决定中风病之发生及演变规律。余从古今运用活血化瘀法治疗中风之有效成果中，结合自己几十年的临床经验，总结其发病规律，认识到中风多是因虚致瘀，瘀阻脑络。而责其虚又是因肝肾之虚，精、气、血受损而致瘀。

1. 虚在肝肾　损在精气血

中风病因，唐宋以前，多以“内虚邪中”立论；至金·刘完素首先提出“肾水虚衰”之论；明·张介宾强调“内伤积损”是导致本病根本之因；清·叶天士认为是“精血耗衰，水不涵木肝阳偏亢，内风时起”所致；王清任以气虚立论，“亏损元气、是其本源”。当今高校中医内科五版教材归纳为“虚、风、火、气、血、痰六端”，而以肝肾阴虚为其根本。综观古今之论中风病因，皆以“虚”为立论，“虚为中风之根也，唯中风病由于虚”（《杂病源流犀烛·中风》）。然“虚”责脏者，应首归肝肾，究其实质，实为精气血三者之虚而致瘀所因。所以单纯的“虚”一般不能导致中风，只有因虚致瘀且又发展到了一定程度，影响了气血的正常运行，造成瘀血阻塞脑络，内有所瘀，外有所激，才能卒中。如从中风病的高危因素来看，本病之发生，多与年龄因素及老年性疾病有关，“人年四十，多有此证。其衰可知……正以阴虚为言也”（《景岳全书·中风》），《杂病源流犀烛·中风》也谓“人至五六十岁，气血就衰，乃有中风之病，少壮无是也”。由此可知，中风之虚多由增龄而影响了精、气、血之生化运行所致。影响脏腑之所在，《内经》早已归及于肝肾。如“丈夫五八，肾气衰，发坠齿槁……七八肝气衰，筋不能动，八八天癸竭、精少、肾气衰”之论，说明人体增龄之虚，是始于肾，终及肝肾。

因肾内藏五脏六腑之精，内含阴阳为人体阴阳之根本。肾藏精以化气，为元气之所系，元气为脏腑机能活动、气血运行之原动力。且精又能化血，“肾为精血之海”（《景岳全书》）。因此肾之虚，必然影响气血之生化运行而致瘀。如元气不足，五脏之气化乏源，必致气虚无力行血而致瘀，正如《医林改错》所谓“元气既虚，必不能达于血管，血管无气，必停留为瘀”。肾精不足，精不化血则血少，血脉不充，血行迟缓为瘀，如《医学衷中参西录》谓：“或纵欲过度，气血亏损，流通于周身者，必然迟缓，血即因之而瘀”。

肝主藏血，主筋，为血之海，有调摄全身血液之功能，又主疏泄，为全身气机之枢，有疏泄调节气机运行之功。肝与肾精血同源，乙癸相生，肾之虚必及于肝，而致肝肾同虚致瘀。如肾精不足，则肝血乏源，脉道失充，则血缓为瘀，致肢体失用，“筋不能动”。且肾精不足，易致肝肾阴虚，水不涵木，肝阳上亢，或化为热，阴虚燥热，津亏液少，脉道失濡，势必不能载血运行而瘀瘀，即王清任所谓“血受热煎熬成块”。且又由于肝阳上亢，化而为风，循经上逆，煽动瘀血痰浊，内阻脑窍，扰乱神明，如《临证指南·中风篇》谓“营液内耗，肝阳内风震动……肝血肾液内枯，阳扰风旋乘窍”。另外，由于肾气不足，则肝气不用，失其条达疏泄之职，必致气滞或气虚而致血瘀。

又综观多种老年性疾患如高血压、冠心病、糖尿病等与中风密切相关之疾患，皆因肝肾之虚而生瘀入络所然。现已研究证明老年性疾病在血液流变学方面有一共同特性，即血液黏度增高，红细胞聚集性增高，易致血流缓慢，其血液循环，无不存在黏、凝、聚的瘀血状态。如果这些中风的潜在因素没有得到正确的治疗和控制，在有促进瘀血加重的条件时，就有导致中风的可能。

2. 瘀阻脑络，终致中风

因虚致瘀，只有瘀阻脑络，外有所激，才能卒中。病位在脑，《内经》早有论述，如“血之与气，并走于上，则为大厥，厥则暴死”等论，所谓“上”即为脑，脑为人体至高之巅，元神之府，髓之海，且人身之“十二经脉，三百六十五络，其血气皆上注于面而走空窍”，只有“脑得五脏六腑之精气……上属于脑”（《内经》）才能发挥其主宰神明之功能。而脑又与肝肾密切相关，生理上肾主骨生髓，肾气通于脑，肾精充则髓海满溢。肾又通过经络与脑直接相通，“膀胱者，是太阳之脉……其直者从巅入脑络……终肾属膀胱”（《灵枢·经脉》）。肝为气机之枢并主藏血，而脑为神明之脏，主管人之精神活动，与肝共主情志变化。因血为情志活动之物质基础，血气者人之神，只有血脉和利，才能精神乃居。肝又通过经络与脑直接联系，“足厥阴之脉……上入颃颡，连目系，上出额，与督脉会于巅”（《灵枢·经脉》），因而，肝脉是贯通人体上下两端的经脉，在调节人之气机血液方面起着重要作用。

由于肝肾与脑在生理方面的密切关系，因此病理上当肝肾因虚致瘀时，必然会影响于脑，使脑之脉络瘀阻，清气难入，浊气难出，“清浊相干……乱于头，则为厥逆，头重眩仆”（《灵枢·五乱》）。脑络瘀阻之轻者，头乏清阳之助，津液之濡，脑神失用而为缺血性中风；甚者络破血溢，“离经之血便是瘀血”，又加重瘀血之形成，压抑脑髓，神明失主，动觉失司而为出血性中风。

（二）瘀血证候贯穿病变之始终

因虚致瘀，瘀阻脑络至中风的发生，实质上是瘀血这一主要矛盾由量变到质变的过程，我一直认为瘀血证候始终贯穿于整个病变过程。据现代医学的大量资料报道，无论是脑血管痉挛、脑血栓形成、脑栓塞，还是脑出血，其病理改变都符合中医“血瘀”的概念。我根据自己的临床实践经验，总结了中风整个病变过程的发展规律，将其概括为六大证候（肝热血瘀、气虚血瘀、痰瘀阻窍、瘀热腑实、颅脑水瘀、肾虚血瘀）及三大阶段（先兆期、急性发作期、恢复期）。

1. 肝热血瘀证

肝热血瘀系指肝经郁热或肝肾阴虚，水不涵木，肝阳上亢，化热灼津为瘀；或肾精亏乏，肝血不足，血涩为瘀所致的一种中风早期证候。其临床表现为头痛眩晕或目胀面赤、肢体麻木，或短暂性语言謇涩，或一过性肢瘫无力，大便秘结，或排便不爽，舌质紫黯，舌下散布瘀丝或瘀点，脉象弦滑成细涩、或弦硬等。肝热血瘀是中风早期的基本病理关键。其治疗以清肝化瘀为大法。常用自拟的清脑通络汤加减，基本方药是：菊花、葛根、草决明、川芎、地龙、赤芍、胆星、山楂、磁石、鸡血藤、丹参、川牛膝等。

2. 气虚血瘀证

气虚血瘀是指因气虚无力行血而致血行缓慢为瘀的一种证候。其症见半身不遂，或肢体麻木、神疲乏力、语言不利、面色觥白，舌质淡黯、苔白或白腻，脉细涩等。可见于中风初期或恢复期，缺血性中风多见。气滞可以形成瘀血，而气虚无力推动血液，血液不能畅行于脉道，同样可以致血凝成瘀，阻滞脉络，筋脉失养而发病，这便是因虚致瘀的因果，也是本证的主要病机。根据益气活血为宗旨，我们研制了通脉舒络液静脉滴注剂（由黄芪、丹参、川芎、赤芍等组成），其总有效率为98.20%，临床推广使用（静滴及口服）至今十余年，效验不减。

3. 痰瘀闭窍证

痰瘀闭窍系指因瘀滞脉络，脉络不利，气不行津，津聚为痰，或宿有痰疾，痰瘀互结，内闭神窍，外滞经络的一类证候。其症见突然昏仆、神志不清，肢体偏瘫，喉中痰鸣，语言不利或失语，脉弦滑或弦硬，舌体胖大或偏歪，舌质黯或有瘀丝瘀点，常见于中风急性期或康复初期。津聚成痰，血滞为瘀，痰挟瘀血，遂成巢囊是津血异变的结果，皆为气虚或气滞之所困。其治疗宜涤痰开窍，活血化瘀。研制了“蒲金丹”（郁金、菖蒲、丹参等组成），经临床观察和实验研究，疗效甚佳。且江西某地医院借用此方治疗精神病，效果亦显著。

4. 瘀热腑实证

瘀热腑实证系指因精亏血瘀、胃肠液乏，传导失司而致腑气不通、上闭下实之症。其临床表现为神志昏蒙，偏身不遂，舌强语謇，口眼㖞斜，呕恶便闭，舌红或黯红、苔黄腻，脉弦滑等，常见于中风急性期。治疗此证常用通腑化瘀、釜底抽薪之法，药用生大黄、枳实、玄明粉、丹参、川牛膝、桃仁、菖蒲、胆星等，使瘀浊邪去，腑气通利。此方妙用大黄、川牛膝活血化瘀，引血引热下行，菖蒲、南星开窍化浊，上下通利，则肠腑之积荡然无存，使神苏津复。

5. 颅脑水瘀证

颅脑水瘀证系指瘀血与水湿痰浊互阻于脑窍，致神明失主，肢体失用，七窍失司为主要表现的一类证候。临床症状表现为神志障碍，半身不遂，语言蹇涩，偏盲等。本证急则可因瘀血水浊之病理产物压抑脑髓而致病危，缓则可致脑髓失养而萎缩（相当于血管性痴呆）。常见于中风急性期或恢复期及其他脑病中，颅脑水瘀为诸多脑病之病机关键所在，为“血不利则为水”之所因。以通窍活血利水为大法，研制了“脑窍通口服液”（丹参、赤芍、红花、茯苓、水蛭、麝香等），治疗中风之失语及早期康复等有效率为96.8%，对脑积水有很好疗效，对脑肿瘤也有很好苗头。

6. 肾虚血瘀证

肾虚血瘀证系指因肾精不足，血亏液乏，血脉不充为瘀，液少不能上承清窍的一类中风后遗症。其症见音瘖失语，心悸，腰膝酸软，半身不遂，舌质红或黯红、脉细涩等。肝肾同源，精血相生，久病及肾，久病入络，精亏血必瘀，瘀阻则清窍失濡，肢体不用。治宜补肾益精，活血化瘀，常用桃红四物汤加鹿角胶、鹿衔草、桑寄生、川牛膝、肉苁蓉、丹参，少佐黄芪以益气生精，临床用之，每见良效。

（三）上工治未病　重视先兆证

中风先兆证是中风病变过程中的量变阶段，如何能防其于未然，在中风先兆阶段积极地进行干预性防治和调养，于医者来说，事半功倍，对患者而言，胜造浮屠。我们在研究防治中风病的实践中，探索出了其发病规律，提出以防为主，重视对先兆证的防治观点和措施，并深入地探讨了其病理机制及制订了其诊断治疗规范。认为中风先兆证的病机关键是“肝热血瘀”，其证候特点常表现为一过性眩晕、肢体麻木，或头痛易怒，舌质红或黯红或有瘀点，脉弦滑或硬等。治法宜清肝和血，化瘀通络，研制了“清脑通络片”（丹参、草决明、川芎等），并采取辨证服用方法。如气虚者加黄芪15g泡水送服清脑通络片；兼痰瘀者以竹沥水送服；肝热偏盛者以菊花泡水送服，提高了临床疗效。经临床对照观察和实验研究，总有效率为86.0%。除服药防治外，还提出了综合防治措施，如节饮食，适情志，起居有常，劳逸有度，适其寒温，保持腑气通畅；其次是有家族遗传史和素体肥胖者，宜早服药预防。如此内外防治，综合调理等。

如患者刘某，女性，63岁，初诊于1993年9月25日。自述头痛眩晕二月余，伴耳鸣，半身肢体麻木，经治多次未愈。诊见面微赤，善烦，口苦咽干，食纳不佳，大便稍秘，舌质红，苔薄黄，脉弦滑（血压20.0/13.3kPa）。诊为中风先兆证（肝热血瘀），治法：清肝和血，化瘀通络，处自拟清脑通络汤加减（菊花、葛根、草决、川芎、赤芍、地龙、胆星、磁石、山楂、僵蚕、丹参）。服上方六剂后，患者自觉头痛眩晕、耳鸣等症减轻，复诊仍于上方稍事加减，调治月余痊愈。嘱其避风寒，毋忧恚，忌过劳，并继服清脑通络片以善后。

（四）治危证　运筹有方　脑出血　活血有度

出血性脑中风，乃中风急性期凶险之症。其病理变化为瘀血、痰、水、风、火等交织而成，复杂而多变，然尚以瘀血为主因。对于出血性中风急性期是否可用活血化瘀药，过去多有争议，我们认为在脑出血急性期，应及时使用适当的活血化瘀药，是十分必要的。现已从临床实践和现代研究得到证实，因中风无论是缺血性中风或出血性中风，皆是同源异流，出血与梗塞是瘀血发展的两种不同结果。血瘀是出血性中风的主要病机，活血化瘀法有去除瘀血，消除血肿，制止出血和促进组织再生的良好作用。且其出血后引起的脑组织损害，脑功能缺损以及脑水肿和脑缺血缺氧等急性循环障碍而引起的一系列临床变化均符合祖国医学所谓的“离经之血，便是瘀血”之病理表现。

在具体用药上，应注意适度，不可泛用和过度，应选用一些具有活血与止血之双向调节等药物，如三七、水蛭之属。另外，由于急性期的闭脱症难于口服，可采用鼻饲或肛肠给药等途径，使之迅速解危为安。

如患者岳某，男性，40岁，初诊于1985年11月28日。患者于一周前因过量饮酒后于次日晨起而感右侧肢体麻木，口角流涎，语言不利，即送咸阳某院以“脑血栓”形成收住院，住院治疗二天后，病情反进行性加重，头痛剧烈，呕吐，神志昏蒙，右侧肢体偏瘫，项强，即转西安某院，经CT诊示为“脑出血”（左侧外囊出血），经抢救治疗后，神志清醒，该院建议手术治疗，因患者及家属畏惧手术而转求用中药治疗。诊见神志基本清楚，语言謇塞，口舌歪斜，右鼻唇沟消失，伸舌偏右，右上下肢偏瘫，颈有抵抗感，血压19.95/13.3kPa，舌质黯红，苔黄稍腻，脉弦硬。辨证为络破血溢，水瘀阻窍，宜通窍活血，化瘀利水，处通窍活血汤加茅根30g，丹参15g，川牛膝15g，豨莶草30g，外用丹参注射液肌注（每日2次，1次

4ml)。服上方10剂后，患者即感右上肢能抬高至头，手指稍可摄物，右下肢能活动，仍守上方加天麻、菊花、茯苓，去麝香。尔后复诊二次，于上方加露蜂房、水蛭、南星等调治2月余，诸症均愈，复查CT，血肿消失，至今九年后随访，仍健如常人，并于1993年9月25日经我附院CT查示："外囊部有条状软化灶，余无异常。"

（五）治偏瘫内外结合　后遗症勿忘颅脑水瘀

偏瘫为中风恢复期的主要症之一，其病机不外乎气虚血瘀所致。后遗症除因气虚血瘀所致偏瘫外，尚还有由于脑络瘀血致脉道不利，血不利则为水，形成以颅脑水瘀为主要病理，以神情呆钝，语言不利等症为主要表现的后遗症亦属常见。病至此期，顽血痰水痹阻经脉，且又正气亏虚，其病势胶结顽固，恢复能力差。此时的治疗，除内服汤药等外，尚须采取多种疗法协同配合，内外综合，才能获得较为理想的效果。在内服药方面，对于气虚血瘀之偏瘫，常用益气行血之补阳还五汤加乌梢蛇、僵蚕、全蝎、水蛭等虫类搜剔之药，或用通脉舒络液口服。如因颅脑水瘀之语言不利等则用脑窍通口服液，或用通窍活血汤加减。除内服汤药之外，常嘱病人用所服汤药之渣加艾叶、花椒、桂枝、路路通煎水热浴患肢，其次外加肌注丹参注射液，另配合适当的活动锻炼，使之疏其经脉，令其条达。如此内外综合治疗，可提高疗效，缩短康复时间，每获良效。

如患者王某，男性，63岁，初诊于1993年7月11日，自述曾于四个月前患"脑栓塞"，住院四月余。余症均减，唯有半身不遂未愈而出院。诊见其神志清楚，语言蹇涩，伸舌偏右，右侧上下肢瘫痪而有强直感，颈无抵抗感，上肢肌力Ⅰ级、下肢肌力Ⅱ级，自感头晕乏力，纳食不佳。血压24.0/17.0kPa，舌质紫黯，舌下有瘀点，苔白薄，脉细涩。辨证为气虚血瘀，络脉痹阻，治宜益气活血，化瘀通络，方用补阳还五汤加水蛭、乌蛇、桂枝、路路通、豨莶草、续断、山楂等，并外用所服之药渣加艾叶、花椒热浴患肢，另肌注丹参注射液（日1次，每次4ml）。二诊于1993年8月15日，服上方12剂后，患侧上下肢肌力和全身症状都有好转，于上方加葛根、寄生、僵蚕。尔后复诊皆守上方稍事加减，服药月余，患者右上下肢肌力均恢复，行动自如，伸舌适中，语言流利，患者感激不尽。

总之，对中风病的防治，无论是理论还是实践，都应既重视传统理论和经验，又应有所发挥和创见，要敢于探索和勇于实践，那么中风顽症一定会被攻克。

中风先兆证发病规律的研究

中风病是一种严重危害人民身体健康的常见病、多发病。其发病率在

*本文作者为张学文、陶根鱼、李军、况时祥。

我国约为159～174/10万人，且病残率及病死率皆很高。有资料报道：中风病死亡率为41.8%～46.7%；其偏瘫致残率平均为62%以上，最高达80%。病残后给社会及家庭带来沉重的负担，给患者带来极大的痛苦。因此，对于中风病的防治最重要的是贯彻“预防为主”的方针，早期治疗中风先兆证无疑具有积极的现实意义。祖国医学对于中风先兆证虽早有论述，但均散见于浩如烟海的历代医籍之中，尚缺乏条理性的归纳整理。近代医家对其证治虽也进行了诸多探索，但尚缺乏深入系统的研究，尤其是缺乏规范性的宏观与微观诊断相结合的诊断标准及有效方药的研究。鉴于这种状况，我们中风病研究组从以下几个方面对中风先兆证的发病规律进行了探讨。

（一）关于中风先兆证的命名

祖国医学对于中风先兆证的命名称谓繁多，历代文献有不同的记载。《素问·调经论》曰：“肌肉蠕动，命曰微风”，这可能是对中风先兆证的最早描述。金·朱丹溪认为：“眩晕者，中风之渐也”，“中风之渐”亦即先兆之谓。宋·方勺的《泊宅编》又云：“凡人中风，悉归手足故也……病轻者俗名小中”。沈金鳌更进一步阐明：“小中者何？其风之中人，不至如脏腑血脉之甚，止及手足者是也。”至金·刘河间命之曰“中风先兆”，谓“中风者，俱有先兆之证。”另外文献中尚有“小卒中”、“中风先兆症”、“中风先期”等等称谓。以上诸种称谓皆从不同角度描述了中风先兆证的证候特点，强调了与完全性中风的区别。比较这些病名，我们认为采用“中风先兆证”这一病名比较妥当，它不但可以囊括中风先兆证的诸多证候表现，也通俗易懂，切合临床实际，便于推广应用。至于“小中风”一名，从文献看主要是针对手足重滞无力或一过性轻瘫而言，对于中风先兆证的其他症状却难能全面概括。再者，采用中风先兆证这一病名，与目前公认的“中风病”及“中风后遗证”前后呼应，体现了中医病证命名的科学性和统一性。

（二）证候特点

祖国医学对中风先兆证的证候特点描述较多，除前引文献记载外，又如刘完素所述：“凡人如是拇指、次指麻木不仁或不用，或肌肉蠕动者，三年内必有大风至之”。明·张三锡也强调：“中年人但觉大拇指作麻木或不仁，或手足少力，或肌肉微掣，三年内必有暴病”。而对于中风先兆证症状描述最为详尽的当推清代王清任，他在《医林改错》中记录了34种症状：“有偶尔一阵头晕者，有耳内无故一阵风响者，有无故一阵眼前发黑者，有睡卧口流涎沫者，有平素聪明忽然无记性者，有两手长战者，有胳膊无故发麻者，有肌肉无故跳动者，有腿无故抽筋者……。”这些论述，不仅为临床早期诊治该病提供了客观依据，而且也为我们更深入地探讨本病的病变本质和临床特征奠定了基础。

近年来，许多学者结合各自的实践经验，对中风先兆证的主要证候表现提出了各种见解。如房氏认为：麻木、眩晕、舌强可视为中风先兆证的三个主证；高氏则总结为眩晕、肢体麻木无力、舌强言蹇、视歧或目瞀、健忘、头胀痛、神志迷蒙七大证；张氏则指出：中风先兆表现为40岁以上，近有目眩头晕、头胀头痛或曾有短暂性昏厥，或单侧肢体麻木无力，或一过性轻瘫等。由此可见，对中风先兆证临床证候表现特征的认识在不断日臻完善。

为力求全面地探讨本病的证候特点，我们在复习文献的基础上，对既往12年的1027例中风病历所记录的中风先兆证候进行了系统的归纳整理，其结果显示：中风先兆证初发年龄以51～60岁组为最多（592人），占总病例数的57.64%；40～50岁组病人共239人，占23.27%，反映本病多发生于40岁以上年龄。在既往史方面，以伴动脉硬化及高血压最多，次之是心脏病，符合于一般资料。

临床表现上，在中风前就出现眩晕者占91.5%；偏身麻木或重滞无力者占71.66%；一过性轻瘫者占19.8%；头胀痛者占38%；视物黑蒙者占26.7%；短暂性语言謇涩或失语者占21.8%；肌肉颤动或微掣者占12.3%，有偏身阵发性热凉感者占9.2%；大便秘结者34.6%，大便不畅者占16.9%。其次对全部病例初诊舌象进行统计，发现紫黯舌、舌下散布瘀丝、瘀点者竟占74.8%。我们认为舌下瘀丝、瘀点并非一日所能形成，推测其在中风前期既已存在，故此点可视为中风先兆证的病理特征之一。另外，我们对脉象也作了统计，发现初诊属弦滑脉者为最多，占48.9%；弦缓脉者占16.4%；弦细脉者占24.6%；细涩脉者占6.7%。我们分析，中风病者的脉象特点对于中风先兆证的诊断也具有一定的参考价值。

综合上述，我们认为中风先兆证的证候特点是：中年以上，眩晕昏视，偏身麻木，或短暂性语言謇涩，或一过性肢体瘫软无力，大便秘结或排便不畅，舌质淡紫或紫黯，舌下散布瘀丝、瘀点，脉象弦滑（硬）或细涩（缓）。

我们还探索了中风先兆证的微观证候表现，结合现代医学血液流变学知识，并学习参考其他兄弟院校对中风先兆证的微观诊断研究报告，先后对130余例中风病患者及100例拟诊为中风先兆证患者的10项血液流变学指标进行了实验室测定，结果发现其血小板聚集率、全血黏度、血浆黏度、红细胞压积、纤维蛋白原、胆固醇、甘油三酯、β－脂蛋白等指标均明显高于同龄正常人。在此基础上，我们制定了宏观与微观相结合的中风先兆证诊断标准及疗效评定标准，通过近5年来大宗病例的临床系统观察，表明此二项标准尚切合临床实际，漏诊率及误诊率较低，具有临床实用推广价值。

（三）病因病机

中风病发病突然，来势凶猛，后果严重。然而，它的发生并非偶然，而是有一个病理形成和演变的过程。在各种诱因作用下，这个病理过程可以突然加速，产生从量变到质变的飞跃。故中风先兆证与中风病的病因病机是一脉相承的。为了有效地防治中风，就必须首先搞清中风的发病机制的各个环节，并从中找出关键环节所在，从而采取相应的防治措施。

对于中风的病因学说，历代前贤论述颇多。在唐宋以前多以“内虚邪中”立论，认为外风是主要原因。在唐宋以后，突出以“内风”立论。其中刘河间提出“心火暴盛”的观点；李东垣认为“正气自虚”；朱丹溪则以为“湿痰生热”所致。与此同时，王履在《医经溯洄籍·中风辨》中指出：“中风者，非外来风邪，乃本气病也，凡人年逾四旬气衰之际，或因忧喜忿怒伤其气者，多有此疾，壮岁之时无有也，或肥盛则间有之”。进一步阐述了中风的病因、诱发因素及易患体质。明·张景岳在《景岳全书·非风》中指出中风的病因系“皆内伤积损颓败而然”，“……多以素不能慎，或七情内伤，或酒色过度，先伤五脏之真阴”，其病机是“阴亏于前，而阳损于后；阴陷于下，而阳泛于上，以致阴阳相失，精气不交，所以忽而昏愦，卒然仆倒……”。王肯堂强调饮食习惯及营养成分与中风发病也有密切关系，指出：“久食膏粱厚味，肥甘之品，损伤心脾”。叶天士承前启后阐明了“精血衰耗，水不涵木，木少滋荣，故肝阳偏亢”，进一步导致“内风旋动”的发病机制。清·王清任《医林改错》指出中风半身不遂、偏身麻木，是由“气虚血瘀”而成。归纳历代前贤所述，中风之发病机制不外乎虚（阴虚、气虚）、火（肝火、心火）、风（肝风、外风）、痰（风痰、湿痰）、气（气逆）、血（血瘀）六端。

近年来，许多学者结合各自的临床实践，进一步完善了中风的病因病机理论。如詹氏认为眩晕是基础，中风是归宿；脏腑阴阳气血虚损病发于前，内生痰、火、风、瘀等邪实继发于后，并把眩晕到中风这一病变过程归纳为四个时空相：①脏腑阴阳失调相；②气血津液紊乱相；③中风先兆相；④中风相。黄氏认为，主要由于心肝肾三脏阴阳平衡失调，以致阴虚阳亢，生痰动风，横窜经络，甚者迫使气血上冲于脑部。有人认为阴阳失调状态存在，是中风前期的病理基础。邓氏认为先兆期病理特点在于气阴两虚，风痰内酿，而且指出自然衰老、脏腑功能失调及将息失宜、积损正衰等本质因素是中风发病的关键。高氏认为小中风的形成是因情志、饮食、体质等导致肝肾阴虚阳亢，风、火、痰相互为患，血随气逆，上冲于脑或横窜经络所致，其病机可归为虚、风、火、痰等方面。孙丽敏氏认为老年人由于脏器虚衰，气血不足，血液易处于高凝状态，导致缺血性中风。施氏则明确指出血液流变学明显异常变化是缺血性中风的先兆之一，并进一步以8项血液流变学指标为基础，建立了预报缺血性中风的经验式和预报仪。

综上所述，对中风病及其先兆证的病因病机的认识和研究，比较统一地认为脏腑、气血、阴阳失调，风、火、痰、瘀相互为患，是其发病的共同病理基础。然而孰为中风发病过程的关键环节，诸说莫衷一是，这势必影响对中风病及其先兆证采取哪种有效防治措施的定夺。

我们通过多年来的临床实践，认识到“血瘀”乃中风发病的关键环节所在。这是由于精血不足继之可导致血行滞涩，或因气虚不能推动血液运行而导致血瘀；又因中老年者或嗜食肥甘，或恣食（吸）烟酒，或养尊少动，致使脾失健运，痰湿内生，血脉不利。日久痰浊血瘀互结为患，愈发致使宗气不行，精血难充，使肝肾阴亏益甚，水不涵木，从而致使肝阳、心火暴亢，或化风作眩，或阻窍音瘖，或阻络肢麻，此即中风先兆发作之谓也。据此分析，“化瘀”乃是阻断其病理环节的关键所在，这就给我们采取以“化瘀通络、清肝和血”为大法的防治措施提供了理论依据。

（四）相关因素

中风先兆证向中风的发展是一个由量变到质变的过程，而诱发因素往往是促使质变、发生完全性中风的重要原因。故对中风先兆发病相关因素的研究，是探明诱发因素，进而采取有效防治措施的一项不可缺少的重要工作。我们从确诊的350例中风先兆患者的病史资料中，对其与中风先兆发病相关的诸多因素进行了分析研究。

1. 情志因素

在350例患者中，性格急躁者248人，占70.9%；抑郁者42人，占12%；胆怯者3例，占0.9%；活泼开朗者57人，占16.1%；其中性格急躁者占的比例较大。调查还发现，情绪急躁或抑郁者症状表现重，用药见效慢；而情绪乐观者则症状表现轻，用药起效快；当情志异常时则症状明显加重，其中两人因暴怒突发脑溢血而死亡。反映七情失调尤其情绪急躁易怒者与中风先兆发病关系密切。

鲍氏统计180例中风病人中，性格急躁者占63.8%，外貌柔和而内在刚强者占18.2%，性格阴郁者占12%，指出性格急躁、禀性易怒的人常为易患中风的体质。而我们的资料显示，中风先兆患者多表现为急躁易怒型性格，这说明，两者有此共同的病理基础。

经云：“怒伤肝阴”、“怒则气上”、“暴怒伤肝”。素性急躁，禀性易怒者，由于长期存在的这种异常的心理状态，导致体内气机逆乱，肝阳亢盛，肝阴受损，日久病损及肾，致肾阴亦亏；气机不畅则血行受阻，或肝肾阴虚、血涩不行，停而为瘀，肝气横逆而犯脾，致脾不健运，痰浊内生；肝肾阴虚又可内生火热，或痰气郁结化火；或肝阳暴张，引动心火；肝阳亢逆、阳化风动，而内风翕张。如此，形成一个虚、火、风、痰、瘀并存的病理格局，成为中风先兆的发病基础。

2. 中风先兆发病的时间特点

昼夜发病情况：350例患者中有明显时间规律者173人，占总数的49.4%。其中以下午2时后发病的最多，共67人，占19.1%；中午12时后发病18人，占9.1%；早上发病的47人，占13.4%；晚上发病者41人，占11.4%；在中、下午发病的共占28.2%，明显高于早、晚发病者，可能因“日中而阳气隆”阴气衰，而中风先兆病人多系阴虚阳亢之体，而此时阳热亢盛，虚风内扰，易于发作先兆症状，但本组病人中还有177例在一天中任何时间均可发病，说明这种规律性并不显著。

四季发病情况：在冬春季发病者151例，占43.1%；夏季发病者61例，占17.4%；秋季发病者10人，占2.7%，显示在冬春季发病最多。此因冬春季节气候寒冷，“寒性凝滞”、“主收引”，使脉络拘急，血液运行不畅，加之患者多年老体弱气虚，帅血无力，因而导致血流缓慢，经脉瘀滞，脑髓神明失其所养而发作本病。现代研究表明，冬春季节低温气候下，可能引起血压上升尤其收缩压升高；在低气温高气压下，人体处于急躁状态，影响血管动力性变化，加之寒冷空气中臭氧增大，易引起血管痉挛，形成短暂或持续性的脑局部血流障碍而导致本病发生。

大量统计资料表明，中风发病率以冬春季最高，多集中在11月至来年2月这段寒冷气候中，而死亡率也在此期为最高，中风先兆的发病亦多集中于此期，说明二者发病时间具有一致性。

3. 遗传因素

调查表明，在中风先兆发病中，遗传因素是一个不容忽视的重要因素。在本组病人中，有家族遗传史的共108人，其中脑溢血37人，脑血栓形成44人，高血压27人，累计占总数的30.86%。有的患者出现的症状与其上代的中风前驱症状完全一样，而且其兄妹乃至下代亦出现同样的症状。

禀赋是父母赋予后代的天生资质，为先天因素所决定。中风的病理基础是肝肾阴虚、肝阳亢盛，正气亏乏，气血失调，其父母辈罹患中风者，其本身存在的这些素质就影响了后代，使之对内外的致“风”因素抵抗力薄弱。这样，在各种诱因的作用下，这一病理基础日益加重，肝阳愈发亢逆，气机不能调畅，血液流行不畅，甚至凝而为瘀；又脾运不健，痰浊内生，痰瘀滞于脉络。如此，在劳累，或七情异常、或饮酒饱食、或气候变化之际，脑络拘急、血涩不行、神明失养，或肝阳暴张、风阳升动，气血上逆、挟痰挟火，直冲犯脑，发为先兆症状。如这种病理发展到一定程度，由量变转为质变，即发中风急候。现代研究表明，在中风患者家族中，植物神经中枢调节功能不健全发生率较高，血管张力不稳定，并有脂肪蛋白质代谢障碍；缺血性中风患者家族高胆固醇血症和血液高凝状态的发生率较高，出血性中风患者家庭，除高胆固醇血症外，低凝状态倾向较多见。由于遗传了这样一些身体素质性因素，且它们又大多能促进动脉硬化，故有中风家庭史者比一般人更易诱发中风。

4. 饮食习惯

对偏嗜醇酒厚味等与中风发病的关系，历代医家论述颇多。《素问·通评虚实论》云：“仆击偏枯……肥贵人则膏粱之疾也”，沈金鳌也认为：“风痱病有由脾实者，由膏粱过甚之故”，而张景岳则谓：“酒色劳倦伤阳者尤多此症”，从不同角度论述了嗜酒厚味是中风的形成因素之一。盖偏嗜肥腻则伤伐脾胃，使脾不健运而内生痰热，嗜饮醇酒，助湿生热，亦导致热痰生成；热痰形成后进一步导致气机不畅，血行迟缓甚则凝而为瘀。另一方面，痰郁化火，又暗耗阴精，久则阴精亏损，肝阳偏亢、阳化风动，如此痰、火、虚、瘀、风形成，就会成为中风及其先兆的病理基础。

为调查饮食习惯对本病形成的影响，我们了解了所有病例对肥腻、酒、烟的偏嗜情况。结果，偏嗜肥腻者 118 例，占 34.2%；嗜酒者 51 例，占 14.5%；嗜烟者 75 例，占 21.4%。这说明，对中老年人提倡清淡饮食、节制烟酒确实是预防中风的一个重要方面。

5. 劳逸及生活起居

劳逸适度并保持有规律的生活起居，是生命活动健康活跃的重要条件。过度的劳作及生活的长期无规律，则是导致多种疾病发生的重要因素。

人至中年以后，正气日渐虚乏，而年龄在 40～55 岁者，承担着社会和家庭的双重重任，常年奔波忙碌而无暇顾及身体健康，每易于突然发作本病。李东垣谓："凡人年逾四旬气衰之际……多有此疾，壮岁之时无有也"。经云："劳则耗气"，过劳则气虚更甚，无力帅血运行，使脉络痹阻，血行不畅，肢体失养而偏废，轻则短时可复，即为小中风，甚而病重难复，成为完全性中风；又烦劳过度，生活起居长期无规律，人的精神及身体功能持续处于紧张亢奋状态，必进一步导致脏腑功能的失调、气机紊乱、阳热弛张、肝阳偏旺，甚则阳化风动、风阳上扰，轻则仅现眩晕、昏视、肢麻等症，重则发为中风急候，故经云："阳气者，烦劳则张"。

我们观察的 350 例患者中，40～55 岁者 187 人，占总病例的 53.2%；而其中工作繁忙，生活少有规律者，占 32.85%，说明劳累和生活无规律确实是中风先兆成因之一。有 113 人每于工作期间或过分劳累后发病，而在充分休息后症状多能自行减轻。调查还发现，就诊后注意了生活规律、劳逸适中的患者，用药疗效显著，症状减轻快；而那些就诊后工作依旧忙碌、生活无规律者，服药疗效不显，1 例甚至因过度劳累而诱发缺血性中风。这反映出劳累及生活无规律既是中风及其先兆证的发病基础，又是其发生发展的重要诱因之一。

6. 肥胖

对肥胖与中风发病的关系，刘完素认为："或言肥人多中风，由气虚，非也。所谓腠理致密而多郁滞，气血难以通利，若阳热又甚而郁结，故卒中也"。李中梓提出肥人易中风乃"肥人多湿，湿挟热而生痰"。张景岳反刘氏之说，认为"肥人多有非风之症，以肥人多气虚也"。各从不同角度阐述了肥人易患中风的体质特点和发病机制。

现代临床资料也表明，在中风病例中，体型肥胖者确占有一定比例，有鉴于此，我们注意了患者的体型情况，力图探讨肥胖与中风先兆的内在联系。

在 350 例患者中，体型肥胖者 168 人，占 48%，接近全部病例的一半，显示中风先兆发病中体型因素不容忽视。所有肥胖体型者均不同程度地合并有高血压、动脉硬化。另外合并糖尿病者3人，合并冠心病者18人。临床多表现为头晕、肢麻、神倦、气短、痰多、胸闷、口淡或口苦，苔腻脉弦滑等气虚痰盛或痰瘀交阻的证候。

综合古今之说，肥胖导致中风先兆乃至中风产生的机制有三：其一，“肥人多痰湿”，由于痰湿壅遏，致使气机郁阻，血行不畅，甚则凝而为瘀，痰瘀交结，阻于脉络，久则脉道不利。正如楼英所谓：“中风皆因脉道不利，血气闭塞也”；其二，“肥人多气虚”、“气盛于外而歉于内”，阳气虚馁是肥胖型人的体质特征之一。上海中医药大学等调查1275例对象中发现，肥胖体型人群中除正常体质外，阳虚体质者最多。阳气虚乏，一则卫外力弱，风邪易于入侵而导致“真中”，二则气虚无力帅血，血行失其动力而迟缓，进而脉络瘀阻，肢体筋脉失其所养，这种病理状态如短时间内能恢复，即仅出现先兆症状，如不能恢复即发为完全性中风；其三，肥人腠理致密，致使体内气机郁滞、气血流行不畅，壅于体内而化热成瘀，又肝失条达，肝阳偏亢，如遇诱因所激，即肝阳暴张，肝风内动，气血痰火冲逆犯脑，闭阻脉络，轻者短时间可缓，是为中风先兆证，重者病久不复，是为完全性中风。现代医学认为，肥胖体型者因体重超常使心脏负担过重，易伴发高血压，由于心功能不全而常引起脑供血不足，高血压则诱发或加重动脉硬化。另外肥胖者往往伴发高血脂症，并伴高密度脂蛋白下降，从而加速血脂在血管壁的沉着，加速动脉硬化。因而，肥胖是中风先兆证的危险因素之一。

7. 腑气不通

最近几年，有关腑气不通与中风病机密切相关的论述不断增加。如王氏报道的210例缺血性中风中，痰热腑实证占70.8%，提出通腑是治疗中风的重要方法之一；汤氏报道70例急性期中风均有便秘腹胀等腑气不通的表现；曾氏在观察中风病情与腑气不通程度的相关性时发现，在全部病例中，大便正常组的病程小于平均住院天数，中、重度便秘组则明显大于平均住院天数，随便秘程度的加重，病程亦逐渐延长，大便正常组的症状明显轻手中度及重度便秘组，中度组又轻于重度组。说明腑气不通不仅是中风的病理特征之一，而且还决定其病情的程度。然而，在中风的前驱期是否也存在这一病理特征呢？

为此，我们在调查中，注意询问了患者的大便情况，结果在350例患者中表现程度不同的便秘现象共137例，占39.14%。其中严重便秘者35例，中度便秘者68例，每日虽能排便，但排出不易者34例，说明在中风的先兆阶段就已存在腑气不通的病理现象。在症状表现上，便秘重者，先兆症状表现重；便秘轻者，先兆症状亦轻。当先兆症状加重时，其便秘程度亦见加重，与曾氏的结果一致；而且，兼有便秘的患者，大多合并有高血压，当用药后大便畅通，则血压下降诸症也随之减轻或消失，显示了便秘——高血压——中风先兆在病理上存在一定内在关系。

我们认为，便秘与中风先兆的关系，是由中风先兆的原始病因导致了便秘，亦即肝肾阴虚、肝气不调而胃肠津少，肠道气机壅塞，传导失司或年老体衰、正气虚损、大肠传导无力而便秘；便秘后腑气不通，中焦气机壅塞，气血输布受阻，水津运行不畅，气滞而血瘀，津聚而痰生；气郁日久化火，内火熏灼则加重阴虚之势，且阳亢更甚。甚而阳化风动，亦即加重了中风先兆的病理基础。于是，二者互为因果，形成恶性循环，当这一演变发展到难以逆转时，就必然发生中风。

以上分析表明：中风先兆证实为中风之轻症。它与中风有相同的病因，又是中风的基础和前提，其实质在于各种因素的作用下，人体气机失调，血行不畅，甚则血瘀为患。因而在治疗上要以疏理气机，活血化瘀为基础；在调摄上，要重视心理调节，讲究生活规律，节制饮食，劳逸适度，重视季节预防，保持腑气通畅，对有家族遗传史和肥胖体型者应在未出现先兆证之前就积极预防。如此，达到"五脏元真通畅"，气血和调，"疏其经脉，令其条达"，除去"中风"的内在因素，就可以预防中风于未然。

（五）讨论与展望

1. 关于出血性中风与缺血性中风先兆证的鉴别问题

出血性中风与缺血性中风发病后，在病势轻重、预后转归以及采取的相应治疗措施上不尽相同。那么在中风前，是否其中风先兆证的证候表现也各有不同，治疗是否也当有异？解决好这个问题，对于全面有效地防治中风病是十分重要的。

我们通过长期治疗中风病以及近5年来进行的前瞻性观察治疗中风先兆证的临床实践，使我们对这个问题有了比较清楚的认识。经临床大宗病例观察表明：缺血性与出血性中风先兆证的证候表现，二者既有相同之处，又有差异之候。二者主证表现虽皆可见眩晕昏视，偏身麻木，或短暂性语言蹇涩，或一过性肢体瘫软无力，舌下散布瘀丝瘀点等证候外，出血性中风先兆者还多表现有肝肾阴虚、肝阳（心火）上亢的证候，如急躁易怒，头目胀痛，面红目赤，大便秘结，舌紫黯、脉弦硬等症；而缺血性中风先兆者则多兼有气虚血瘀证候表现，如气短、乏力、自汗，舌淡紫、脉缓涩等症。这仅就一般而言。如果因诱发因素的不同，其发病性质也有例外，如肝阳上亢者，若过用汗、吐、下之法更伤其阴（也有因血压偏高者过量服用降压药的），使阴液耗伤，血滞为瘀，则易致缺血性中风发病；还有一些平素辨证虽属气虚血瘀者，而在情绪异常激动的情况下，"血之与气，并走于上"则发为出血性中风的。此外，还有一部分患者兼有痰瘀互结的证候表现，常伴痰多胸闷、苔腻脉滑等症，也常因诱发因素的不同而导致不同性质的中风。

因此，对于出血性与缺血性中风先兆证，既要注意辨证鉴别，又要注意不同诱发因素的致病作用。在治疗上既要针对其共性的病理环节进行辨证论治外，也要强调对诱发因素的监护和自我调理。

2. 关于综合性防治措施问题

从以上探讨中可以看出，中风与中风先兆证的发病，病因繁杂，病机多变，诱发因素涉及面颇广。这提示我们必须采取综合性的防治措施方能达到最终目的。我们近年来虽然紧紧抓住了其病机演变的关键环节“血瘀肝热”，采用化瘀通络、清肝和血法施治，初步取得了一定效果（治愈率为73.1%，总有效率为86%），但对于如何采用综合性防治措施的研究工作还做得很不够。正如王永炎强调：“中风病的预防研究是一项系统工程，而且周期较长，难度较大”。我们下一步将着手从药物、针灸、气功、食疗、体育运动等多方面搞综合性的防治研究，力争将中风因素消灭在萌芽状态，进一步提高防治效果。

3. 关于对中风预报的正确估价问题

为了积极有效地防治中风病，不应只停留在已出现中风先兆症状时才进行治疗，而应在此前即能做出微观诊断，进行预报，从而采取有的放矢的早期防治措施。这样才有可能从根本上延迟或防止中风病的发生。

因此，建立宏观与微观相结合的科学的中风预报系统就显得极其重要。这一方面的工作，上海、山西等地的医疗单位已先迈出了一步。他们所编制的中风预报电脑软件已在全国许多地区推广应用。但这一预报系统只限于对缺血性中风病的预报。此外，据我们的长期观察，这一预报系统还存在有明显的不足之处：

①对中风危险因素的设计尚不全面，如缺乏遗传、心理、性格等方面的数据资料；

②忽视了各种诱发因素的突发致病作用（如情绪波动、气候变化等）；

③过分强调了一过性血液流变学指标的作用，而忽略了机体的整体调节作用；

④只强调了血液流变学异常对缺血性中风的预测价值，而忽视了出血性中风前期也存在有明显的血液流变学异常。关于这一点，我们的观察结果与张氏报道的结果相一致。因此，这一预报系统还存在着比较显著的漏诊和误诊现象。另外，此预报系统更缺乏中医的“四诊”特点，其预报结果也就更难显示出中医辨证论治的特色了。

基于上述分析，我们有必要进一步完善其不足之处，尤其要加强研究具有中医特色的现代化中风预报系统，将中医“四诊”所得的宏观证候与现代科学的微观检测方法相结合，探索出中医各类证候的微观指标，以利于发挥中医药防治中风病的长处。此外，还要积极开发无创伤性中风预报的检测手段，在确保预报准确的原则下，尽量减少检测的费用成本，以利于大范围的开展普查防治工作，在这方面我们已初步作了一些探索性的工作，可望在近年内能取得突破性的进展。

中风先兆证及清脑通络片的理论、临床、实验研究

中风病是严重危害人类健康，特别是老年人的一种常见、多发、危重病证。

如何减轻、防止该病的发生、发展，最重要的是应积极治疗中风先兆证。本文经对1027例中风患者的先兆证候的统计分析，以及对130例中风患者及100例中风先兆证患者的10项血液流变学指标与150例同龄正常人的对比分析，提出了宏观与微观相结合的中风先兆证的诊断标准；对于中风病因病机的认识，本文突破了既往以“肝肾虚损”为根本立论的学说，强调其发病的关键环节在于“血瘀肝热”，并创立了“清肝和血、化瘀通络”的治疗大法，选用丹参、草决明等中药制成“清脑通络片（小中风片）”口服治疗中风先兆证301例，并与西药组101例进行对照，观察结果表明该药具有显著缓解中风先兆症状和改善血液流变性的作用，其近期治愈率为73.1%，总有效率为86%，并且随着服药时间延长，其治愈及有效率也随之提高。其疗效明显优于西药对照组。临床及实验研究均表明该药确系一种治疗中风先兆证、防止中风发病的比较理想的有效药物。

中风病是一种严重危害人民身体健康的常见病、多发病，在老年病中尤为突出。其发病率在我国约为159～174/10万人，且其病残率及病死率皆很高。有资料报道：中风病死亡率为41.8%～46.7%；其偏瘫致残率平均为62%以上，最高达80%。病残后给社会及家庭带来沉重的负担，给患者带来极大的痛苦。因此，对于中风病的防治最重要的是贯彻“预防为主”的方针。为了有效地防止中风病的发生，保障人民的身体健康，早期治疗中风先兆证无疑具有积极的现实意义。我们通过多年的临床实践，根据中医的基本理论，结合现代医学的病理生理学知识，深入探讨中风病的病因病机，认为“肝热血瘀”乃是中风发病的关键环节所在。这与现代医学认为它的主要病理基础是高血压、血液黏度增高、脑动脉粥样硬化等理论是不谋而合的。中风病以中老年者居多，平素其“内伤积损”易致肝肾阴虚或气虚，但这仅是其病理环节的一个方面。基此深究即可发现，精血不足继之可导致血行滞涩，或因气虚不能推动血液运行而导致血瘀；又因中老年者或嗜食肥甘，或恣食（吸）烟酒，或养尊少动，致使脾失健运，痰湿内生，血脉不利。日久痰浊血瘀互结为患，愈发致使血脉壅滞，宗气不行，精血难充，使肝肾阴亏益甚，水不涵木，从而致使肝阳、心火暴亢，或化风作眩，或阻窍，或阻络肢麻，此即中风先兆发作之谓。据此分析，“清肝化

瘀”乃是阻断其病理环节的关键所在，这就给我们采取以“清肝热、化瘀血、通脑络”为大法的防治措施提供了理论依据。基此分析，我们遂自拟成“清脑通络片”处方，主要用于治疗中风先兆证。

(一) 中风先兆证发病规律的研究

1. 关于中风先兆证的命名

祖国医学对于中风先兆证的命名称谓繁多，历代文献有不同的记载。计有“微风”、“中风之渐”、“小中”、“中风先兆”、“小卒中”、“中风先兆症”、“中风先期”等等称谓。其皆从不同角度描述了中风先兆证的证候特点，强调了与完全性中风的区别。比较这些病名，我们认为采用“中风先兆证”这一病名较为妥当，它不但可以囊括中风先兆证的诸多证候表现，也通俗易懂，切合临床实际，便于推广应用。再者，采用这一病名，与目前公认的“中风病”及“中风后遗证”前后呼应，体现了中医病证命名的科学性和统一性。

2. 证候学特征

中医学对中风先兆证的命名称谓繁多，对其诊断描述也颇为详尽，历代文献有着不同的记载。经考证，我们认为《素问·调经论》中记载的“微风”是有关中风先兆证的最早命名和诊断描述：“形有余则腹胀，泾溲不利，不足则四肢不用。血气未并，五脏安定，肌肉蠕动，命曰微风”。汉·张仲景《金匮要略》则将中风之轻浅者称为“中络”。其表现为“肌肤不仁”。至金元时期，各家论述日趋明确。如刘完素曰：“凡人如觉大拇指及次指麻木不仁，或手足不用，或肌肉蠕动者，三年内必有大风至之”。罗天益《卫生宝鉴》亦谓：“凡人初觉大指、次指麻木不仁或不用者，三年内必有大风之疾也”。朱丹溪则说“眩晕者，中风之渐也”。明·《明医选要济世奇方》谓：“其中风者，必有先兆之症，觉大拇指、次指麻木不仁，或手足少力，或肌肉微掣者，此先兆也，一二年内必有大风之至”。还强调“人于四旬之外，拘挛不快，手足颤掉，但饮食如旧，此半身不遂之未到耳，慎宜保重，思想预防”。清·沈金鳌《杂病源流犀烛》云：“又有小中，其风之中人，不及脏腑血脉之甚，止及手足者是也”。《证治汇补》亦云：“平人手指麻木，不时眩晕，乃中风先兆，须预防之”。对中风先兆症状描述的最为详尽者当推清代王清任，他在《医林改错》中详细记载的症状多达34个：“有偶尔一阵头晕者，有耳内无故一阵风响者，有无故一阵眼前发直者，有睡卧口流涎沫者，有平素聪明忽然无记性者，有两手长战者，有胳膊无故发麻者，有肌肉无故跳动者，有腿无故抽筋者……”。他认为这些“皆是元气渐亏之症。因不痛不痒，无寒无热，无碍饮食起居，人最易疏忽”。这些论述，不仅为临床早期诊治该病提供了诊断及鉴别诊断的客观依据，而且也为我们更深入地探讨本病的病变本质和临床特征奠定了基础。

纵观历代医家对中风先兆证的论述，可以看出其皆阐明了中风先兆这一概念的特征，特别强调了与完全性中风的区别。其诊断要点可归纳为：①四旬以上；②不时眩晕；③拇指或次指麻木不仁；④一侧手足少力；⑤肌肉蠕动或微掣。此即为我们提供了确立中风先兆证的诊断标准的文献依据。

为力求全面地探讨本病的证候特点，我们在复习文献的基础上，对既往1027例中风病历所记录的中风先兆证候进行了系统的归纳整理，其结果显示：中风先兆证初发年龄以51～60岁组为最多，占57.64%；40～50岁组次之，占23.27%，反映本病多发生于40岁以上年龄。中风发病前临床表现上，有眩晕者占91.5%；偏身麻木或重滞无力者占71.66%；一过性轻瘫者占19.8%；头胀痛者占38%；视物黑蒙者占26.7%；短暂性语言蹇涩或失语者占21.8%；肌肉颤动或微掣者占12.3%；有偏身阵发性热凉感者占9.2%；大便平素秘结者占34.6%，大便不畅者占16.9%。经对全部病历初诊舌象统计，发现紫黯舌、舌下散布瘀丝、瘀点者竟占74.8%，此证候并非一日所能形成，故其可视为中风先兆证的病理特征之一。初诊脉象，弦滑脉者占48.9%；细弦脉者占24.6%；弦缓脉者占16.4%；细涩脉者占6.7%。可见中风病者的脉象特点对于中风先兆证的诊断也具有一定的参考价值。

基于以上的宏观分析，我们对中风先兆证的微观证候表现也进行了积极地探索。经对130例中风病患者及100例拟诊为中风先兆证患者的10项血液流变学指标与150例同龄正常人进行比较，结果发现前者的血小板聚集率、全血黏度、血浆黏度、红细胞压积、纤维蛋白原、胆固醇、甘油三酯、β-脂蛋白等指标均明显的高于同龄正常人（$P<0.01$ 或 $P<0.05$）。

综合上述，我们认为中风先兆证的证候特点是：中年以上、眩晕昏视、偏身麻木，或短暂性语言蹇涩，或一过性肢体瘫软无力，大便秘结或排便不畅。舌质淡紫或紫黯，舌下散布瘀丝、瘀点，脉象弦滑（硬）或细涩（缓）。结合实验室检查的10项血液流变学指标中有50%以上异常项者，即可诊断为中风先兆证。

3. 病因病机

对于中风的病因病机，历代前贤论述颇多，比较统一地认为脏腑、气血、阴阳失调，风、火、痰、瘀相互为患，是其发病的共同病理基础。且既往多以肝肾虚损为其根本立论，故防治重点多以补益肝肾为其大法。我们通过多年来的临床实践，重新深究中风病的病因病机，认识到“血瘀肝热”乃为中风发病的关键环节所在。诚然中风病以中老年者居多，平素其内伤积损易致肝肾阴虚或气虚，但这仅是其病理环节的一个方面。深究之即可见，精血不足继之可导致血行滞涩，或因气虚不能推动血液运行而导致血瘀；又因中老年者或嗜食肥甘，或恣食（吸）烟酒，或养尊少动，致使脾失健运，痰湿内生，血脉不利。日久痰浊瘀血互结为患，愈发致使宗气不行，精血难充，使肝肾阴亏益甚，水不涵木，从而致使肝阳、一心火暴亢，或化风作眩，或阻窍瘖，或阻络肢麻，此即中风先兆发作之谓。据此分析，“化瘀通络、清肝和血”乃是阻断其病理环节的关键所在。因为瘀血不化，独补气则气难充（血为气母），唯填虚则血愈滞，徒降火则虚更甚。

（二）清脑通络片（小中风片）治疗中风先兆证的临床与实验研究

基于对中风先兆证病因病机的深入分析，针对其“血瘀肝热”这个病机关键环节所在，我们拟定出了具有化瘀通络、清肝和血功效的“清脑通络片”处方，用于治疗中风先兆证取得了比较满意的疗效（中风先兆证的诊断标准见前文所述）。

1. 一般资料

本文共观察中风先兆证402例，其中男性272例，女性130例；工人206例，农民73例，干部98例，其他职业者25例；年龄在30～39岁者8例，在40～50岁者94例，在51～60岁者233例，60岁以上者67例，平均年龄为53.8岁。

2. 研究方法

（1）清脑通络片（小中风片）的药物组成及功效

[组成] 丹参、决明子等药按一定比例制成糖衣片剂，每片重0.4g。

[功效] 清肝和血，化瘀通络。

（2）随机分组　按就诊先后次序随机分成清脑通络片（小中风片）治疗组与西药对照组。

（3）治疗方案

治疗组：予清脑通络片（小中风片），每次4～6片，每日3次口服。若兼有痰多，胸闷、苔腻者，配有竹沥水（每次10ml）送服清脑通络片（小中风片）；若兼有气短、乏力、自汗、舌淡脉虚者，以黄芪15g泡水送服；兼有急躁易怒、头目胀痛、面目红赤、舌红脉弦者，以菊花10g泡水送服清脑通络片（小中风片），若无特殊兼证表现者，单纯服用清脑通络片（小中风片）。

对照组：予潘生丁50mg，每日3次日服；或予阿司匹林（肠溶片）0.3g，每日2次口服。配用烟酸肌醇酯0.4g、维生素C 0.2g、维生素B_6 20mg，均每日3次口服；高血压者再配服复方降压片，每次1～2片，每日2～3次口服。

所有观察病例，在治疗期间停用其他药物。并嘱其慎起居，戒烟酒，节劳欲。

（4）观察指标

主要观察中风先兆证症状突出的6项临床指标及10项实验室指标。临床指标：眩晕、昏视（视物黑蒙）、瘀血舌象、肢体麻木、小中风发作、血压，其中属于计数指标者，根据其轻重程度分为三级，以+、++、+++表示。实验室指标：血小板聚集率、全血黏度、血浆黏度、红细胞压积、血沉、血糖、血浆纤维蛋白原、血清胆固醇、血清β-脂蛋白、血清甘油三脂。

（5）疗效判定标准

两组病例均在治疗观察两个月后进行全面复查。

①近期治愈：临床症状、体征消失，实验室检测结果有80%以上指标转为正常者。

②好转：临床症状、体征显著减轻，实验室检测结果有60%以上指标转为正常者。

③无效：治疗前后临床症状、体征无变化，实验室检测指标无显著改变者。

④加重：服药后临床症状、体征反而加重，或实验室指标异常项增多及增剧者。

⑤中风：突发完全性中风。

3. 治疗结果

（1）两组疗效统计（表1）

表1 两组疗效统计表

组别	例数	治愈（%）	好转（%）	无效（%）	加重（%）	中风（%）
治疗组	301	220（73.1）	39（12.9）	38（12.6）	4（1.3）	0
对照组	101	39（38.6）	22（21.8）	32（31.7）	8（7.9）	0
总计	402					

统计结果表明：清脑通络片治疗组治愈率达73.1%，总有效率为86%，其疗效明显优于西药对照组（$P<0.05$）。

（2）治疗组辨证治疗有效率统计（表2）

表2 治疗组辨证治疗有效率统计

辨证	例数	有效人数		有效率（%）
		治愈	好转	
血瘀阻络	176	126	22	84.1
痰瘀互结	67	27	10	85.1
气虚血瘀	14	12	0	85.7
肝亢血瘀	44	35	7	95.4
总计	301			

从疗效统计中可以看出，清脑通络片（小中风片）无论是单纯服用还是结合辨证用药，其对各种证候类型的中风先兆证皆有良好的治疗效果，尤其对肝亢血瘀者疗效最佳（有效率达95.4%）。

（3）两组改善症状、体征的有效率比较（表3）

表 3　两组改善症状、体征的有效率比较（$\frac{\text{治疗后有效人数}}{\text{治疗前伴发人数}}$=有效率%）

组别	眩晕（%）	昏视（%）	瘀血舌象（%）	肢体麻木（%）	中风发作（%）
治疗组	135/203（66.5）	87/103（84：5）	134/227（59.0）	189/213（88.7）	62/68（91.2）
对照组	28/56（50.0）	25/38（65.8）	27/67（40.3）	34/69（49.3）	15/29（51.7）
P	<0.05	<0.01	<0.01	<0.01	<0.01
	（χ^2 =5.128）	（χ^2 =7.017）	（χ^2 =7.326）	χ^2 =49.017）	（χ^2 =30.680）

统计结果表明：清脑通络片（小中风片）改善中风先兆证候的有效率显著优于西药对照组（$P<0.01$ 或 $P<0.05$）。

（4）两组降低血压的疗效比较（表 4）

表 4　两组降低血压的疗效比较（$\frac{\text{收缩压}}{\text{舒张压}}$；单位：kPa）

组别	高血压例数	治疗前（$\bar{X}\pm$SD）	治疗后（$\bar{X}\pm SD$）	自身比较 P
治疗组	145	21.33±2.25	18.71±2.47	<0.01
		13.69士1.31	11.89±1.09	<0.01
对照组	37	21.64±2.35	18.58±2.38	<0.01
		13.66±1.35	11.76±1.05	<0.01
两组比较	P	>0.05	>0.05	

统计分数表明，两组对高血压患者的收缩压及舒张压均具有显著的降低作用（均 $P<0.01$）。治疗前两组的高血压轻重程度相当（$P>0.05$），治疗后两组的降压效果也无显著性差异（$P>0.05$），这说明清脑通络片（小中风片）具有同复方降压片疗效相当的降压作用。

（5）辨证服用清脑通络片（小中风片）对血压的影响（表 5）

表 5　辨证服用小中风片对血压的影响（$\frac{\text{收缩压}}{\text{舒张压}}$；单位：kPa）

类别	例数	治疗前（$\bar{X}\pm SD$）	治疗后（$\bar{X}\pm SD$）	P
高血压	145	21.33±2.25	18.71±2.47	<0.01
		13.69±1.31	11.89±1.09	<0.01
低血压	29	14.31±0.93	14.82±1.23	<0.05
		9.19±0.63	9.99±1.02	<0.01
正常血压	127	16.85±1.43	17.33±1.82	>0.05
		11.27±0.87	11.36±0.75	>0.05
总计	301			

统计分析说明：辨证服用清脑通络片（小中风片）对血压具有双向调

节作用，对血压偏高者可使其降低（$P<0.01$），对血压偏低者可使其升高（$P<0.05$），而对血压正常者的影响不大（$P>0.05$）。

（6）两组改善血液流变学指标的疗效比较（表6）

统计分析表明：清脑通络片（小中风片）治疗组与西药对照组皆具有显著降低血小板聚集率、全血黏度及血浆黏度的作用（均 $P<0.01$），对此三项指标两组疗效相比虽无显著性差异（$P>0.05$），但清脑通络片（小中风片）组降低红细胞压积及纤维蛋白原的作用却明显优于对照组，两组具有显著性差异（$P<0.01$ 及 $P<0.05$）。

表6　两组改善血液流变学指标的疗效比较

组别		血小板聚集率（$\bar{X}\pm SD$）（%）	全血黏度比（$\bar{X}\pm SD$）	血浆黏度比（$\bar{X}\pm SD$）	红细胞压积（$\bar{X}\pm SD$）（%）	纤维蛋白原（$\bar{X}\pm SD$）(毫克%)
治疗组	治疗前	52.36±10.37	6.17±0.93	1.68±0.18	49.42±6.19	495.56±104.81
	治疗后	40.55±10.11	5.02±0.67	1.49±0.13	45.50±9.19	320.35±115.98
	P	<0.01	<0.01	<0.01	<0.01	<0.01
对照组	治疗前	51.73±6.61	6.21±0.71	1.66±0.19	48.53±4.75	500.00±91.35
	治疗后	42.47±6.07	5.27±0.61	1.50±0.17	46.76±6.83	391.00±103.26
	P	<0.01	<0.01	<0.01	>0.05	<0.05
两组治疗后相比	P	>0.05	>0.05	>0.05	<0.01	<0.05

（7）两组降血脂的疗效比较（表7）

表7　两组降低血脂的疗效比较　　（单位：mg%）

组别		胆固醇（$\bar{X}\pm SD$）	β-脂蛋白（$\bar{X}\pm SD$）	甘油三酯（$\bar{X}\pm SD$）
治疗组	治疗前	226.38±75.62	732.00±87.54	219.80±87.37
	治疗后	203.46±48.37	624.00±166.93	172.14±90.68
	P	<0.01	<0.01	<0.01
对照组	治疗前	219.62±50.24	715.23±72.29	211.50±74.73
	治疗后	211.00±36.06	629.73±136.87	172.25±64.97
	P	>0.05	<0.01	<0.05
两组治疗后 P 相比		<0.01	>0.05	>0.05

统计分析表明：清脑通络片（小中风片）在近期内具有显著降低血清胆固醇的作用（$P<0.01$），优于西药对照组。两组亦同时具有显著的降低血清 β-脂蛋白和甘油三酯的作用，但其作用无显著性差异（$P>0.05$）。

（8）辨证服用清脑通络片（小中风片）对血糖的影响

经统计分析，辨证服用小中风片对血糖正常者（222例）及偏低者（64例）的血糖值无显著影响（$P>0.05$），而对15例血糖偏高者却显示了一定的降低血糖作用，由治疗前的169.07±73.16（毫克%）降至124.40±79.86（$P<0.05$）。

(9) 关于血沉指标的说明　本文观察的402例中风先兆证，治疗前后两组累计仅有十余例血沉值异常者，故未作统计学处理。

（三）小结

(1) 本文经对千余例中风病患者的流行病学调查，以及结合现代实验室检测手段，制订的宏观与微观指标相结合的中风先兆证诊断标准，经近五年大宗病例的系统观察，表明其尚切合临床实际，漏诊率及误诊率较低，具有较大的临床实用推广价值。

(2) 经临床观察及实验研究证明，采用具有“化瘀通络，清肝和血”功效的清脑通络片治疗中风先兆证，尚切合其证病机，故而取得了比较满意的疗效。其病机学说有值得更进一步研究的价值。

(3) 本文用清脑通络片（小中风片）（部分病例结合辨证用药）治疗中风先兆证301例，经与西药组101例进行齐同随机对照试验，结果表明小中风片不仅具有显著的缓解中风先兆证症状、体征的作用，并具有显著的降低血小板聚集率、血液黏度、红细胞压积以及血脂等作用。并对血压具有双向调节作用，在降压方面尤其对于肝阳上亢或腑实便秘者的疗效更为突出；该药并显示出了一定的降低血糖的可喜苗头。

(4) 统计分析表明：清脑通络片（小中风片）治疗中风先兆证的近期综合治愈率达73.1%，总有效率达86%，其疗效显著高于西药对照组。经长期临床追踪观察以及药理、毒理试验（均另文介绍）证明该药远期疗效亦十分显著，且无毒副作用，这充分表明该药确系一种治疗中风先兆证、防止中风发病的比较理想的有效药物。

论“痰”在中风发病及治疗中的意义

痰既是一种病理产物，又是一种继发的致病因素，是临床多种疾病的重要病因。古今大量的临床实践证明，中风的形成与发展，与痰的产生与存在有密切关系。但是痰在中风发病中有何重要作用，中风治疗中怎样恰当运用化痰法，本文拟对此做一分析。

一、痰在中风发病中的地位

古代医家很早就认识到痰在中风发病中的作用。如《素问·通评虚实论》指出：“仆击偏枯……肥贵人则高粱之疾也。”宋代严用和说：“及其感也，为半身不遂，肌肉疼痛，为痰涎壅塞，口眼歪斜，偏废不仁，神志昏乱”，说明痰涎阻滞经络，蒙蔽清窍是导致中风的重要原因。金元时代朱丹溪更具体指出："湿土生痰，痰生热，热生风也"，主张"治痰为先，次养血行血"。陈无择认为："人有身忽猝倒，……昏晕不识人"，是"心气虚乏，痰盛直走心经"。这些论述表明，古代医家在长期临床实践中，已充分认识到"痰"在本病发病中的重要作用。现代大量临床实践也已证明，痰在中风病的形成中，确实是一个重要的因素。如北京王永炎报道所治120例急性缺血性脑血管病中，辨证属风痰上扰、痰热腑实证的有89例，指出本病多表现为本虚标实，急性期表现为痰热腑实、血瘀为主，其中以痰热腑实证最为多见，而提出"痰瘀互结"为中风病机之关键。王宝光报道治疗缺血性脑卒中170例中，痰浊瘀阻证占67.6%，认为化痰法在本病适应证较多，1980~1985年统计资料均在55.7%~67%之间。指出"痰浊"与"瘀血"一样，是中风发病中的一个重要因素；彭氏也报道治疗脑溢血40例，辨证属阳闭、风痰上扰、痰热腑实证者最为多见；应志华以开窍导痰法治中风急症78例，认为中风急症其病理因素虽有气、火、风、痰、瘀等互为因果，但痰是其中一个特别重要的致病因素，在发病早期对患者生命威胁最大，在抢救时，"开窍导痰"实为当务之急。从临床资料还可看出，在证候表现上，不仅昏仆、偏瘫、喎僻、舌蹇等中风几大症与"痰"关系密切，且痰还有其特征性表现，如喉中痰鸣、口臭身热、恶心呕吐、神识昏蒙或嗜睡、胸闷、便秘、苔黄腻或白腻、脉弦滑等，虽然它们不一定在一个病人身上悉见，但在中风病变过程中确实是经常出现的。

综上可以看出，远至古代先贤，近到现代临床，都十分强调"痰"在中风发病中的作用，且越来越把它提到一个十分显著的位置上，认为其是急性期中风的重要因素，即"无痰不中风"。然而，"痰"的实质是什么？它与中风病的发生、发展与转归是什么样的关系？这是我们所要认真探讨的。

二、痰的实质及其与中风的关系

痰是一种黏稠状的病理产物，又是一种有形的致病因素。广义的痰是指由于机体代谢失调所引起某些病变器官和组织间积有的黏液类物质，"痰即人身之津液，无非水谷之所化"（张介宾）。在中风病中，痰的产生，主要有以下几方面的原因：①脾胃虚弱，运化无力，或饮食不节、嗜酒，或恣食肥甘，伐伤脾胃而致痰生；②肝肾阴虚、津血流行滞涩、津聚为痰，或阴虚生内热、热灼津液为痰，或阴不制阳，肝阳横逆干犯脾土而生痰；③肝郁气滞、水津不布、凝聚成痰；④情志过极，心火暴盛，火盛灼津为痰；⑤瘀血内阻、水津流行不畅，停聚局部而为痰。中风发生后，由于内脏功能的失调，痰、瘀、虚（气、阴）风、火等的存在，又进一步导致痰浊的不断产生，因此痰存在于中风的整个病程之中。我在中风病的整个防治过程中非常重视"痰"的作用，故强调"无痰要防痰，有痰必除痰"的观点。

痰浊既生，可随亢逆之肝阳上扰清阳，或阻滞经络，障碍血行而出现眩晕、头胀痛，手指或半身麻木等中风先兆症状；痰浊内蕴可化热，热甚而灼伤阴津，阴伤既久阴不制阳，亦可虚阳上浮；如既为阴虚阳亢之体，则可使阴越虚，阳越亢，而且，肝肾阴虚而血涩，肝阳亢逆，阳热灼津可继生痰热，从而形成恶性循环；痰浊内阻则气郁，郁久则化火而导致郁火内生；痰浊郁滞而血行凝涩，可导致瘀血；这样，在情志过极，或饮食饱食，气候变化，或劳倦等诱因的激发下，肝阳暴张，阳化风动，鼓动痰火气血上逆，或闭塞脑络，使清窍被蒙，或络破血溢而成瘀，瘀血直伤脑髓神明，故出现卒倒暴仆、㖞僻不遂等中风危候，此即是："痰热生风"的病理过程，正如张景岳所说："正时人所谓卒倒暴仆之中风，亦即痰火上壅之中风"，又印证了"无痰不中风"之说法。而且，由于痰在与虚、火、瘀、风的恶性循环中起重要作用，故它不仅是中风发生的重要因素，而且在其发展与转归中亦起重要作用，故此，临床在中风急性期常急施化痰通腑法，在恢复期治疗中，亦化瘀与化痰并举。我在治疗中风及疑难杂证中，运用痰瘀同治的例证较多，此不赘述。

这里还须特别指出的是，痰在瘀血形成中起重要作用。痰可由津液蒸腾所生，津液是血液的一部分，"津液和调，变化而赤是为血"；《灵枢·邪客》篇，"营气者，泌其津液，注之于脉，化以为血"，故津液充盈和调是维持正常血流量，保障血液正常流行的重要条件；在各种病因的作用下，津液失却正常生理，聚而为痰，痰浊害清，使血液变稠、混浊，流行迟涩，进而凝滞成瘀，此为瘀血形成的基本过程。这种认识，也与现代医学关于DIC的"瘀血"症状为血中异常物质所引起的认识相一致。结合现代医学的认识，无论缺血性还是出血性中风，都表现与微循环障碍、血液流变学或动力学异常密切相关，而这些改变的实质，即是瘀血的存在，因此，由于痰在瘀血形成中的重要作用，亦可进一步认识其在中风发生发展中的重要作用。

另外，现代医学认为，无论缺血性还是出血性中风，其主要的病理基础均为动脉粥样硬化，后者的产生高血脂为重要因素，由于高血压、血管内压增加使血液中的脂类物质易进入血管壁，从而促进动脉粥样硬化的发生和发展，进而使动脉管径变小，阻力增加，脑血流减少，如出现血压波动，即可导致血管破裂出血而成脑溢血。有人指出根据中医审证求因，辨证立法所取得的疗效看，血脂增高与痰浊凝聚有关；又有人报道用治痰要方白金丸治高血脂症疗效较好，这些，从另一侧面说明了痰浊与中风发病的密切关系。

以上分析表明，"痰"在中风病中是一客观存在的病理产物，是重要的致"风"因素。但是，我们应怎样确立一整套有关"痰"的科学客观的指标以更深入具体地反映这种"痰"的存在呢？很显然，我们应该像研究"瘀血"那样，进一步结合运用现代先进的科技方法，从更深的层次上去探讨“痰”的本质，探讨“痰”与中风的相互关系，这无论是在理论上还是临床实践上，都是有着重要意义的。

三、化痰法在中风治疗中的重要作用

根据以上的推论，强调化痰法在中风治疗中的应用，是有重要的临床意义的。“中风大率主虚有痰，治痰为先”，“若不先顺气痰又不治血，吾未见能治也。”（朱丹溪）又如程门雪所说：豁痰通络，宣通机窍之法，是治疗中风全过程的一种重要手段。故在中风先兆期，在辨证的基础上加强化痰药的运用，及时消除内蕴之痰浊，既防止阴虚 阳亢之加重，又有助于防止血液的凝滞，从而截断病势防患于未发，在中风恢复期的治疗中，化痰药的运用，有助于解除痰瘀之互结，疏通经络，使气血畅行，从而促进康复，并且又可防止本病之复发。

化痰法在急性期的作用最为突出。因在此期中病变以清窍被蒙（缺血性）或神明被伤（出血性）为病机重点，以痰热、瘀血的存在为共同病理基础，其病情急重，证候凶险，而临床表现以痰热腑实证最为多见，这时必须采用化痰通腑，兼以化瘀的急则治其标的方法，以疏通壅塞之脑络、清除存留之病理产物（瘀血、痰热）、潜降上逆之肝火气血，以解除对脑髓神明的损害，才能救其危急。其中，化痰药既能开窍醒神以治其标，又能促进壅结的瘀血的消散，一法而多用。有人认为，在中风病情危重紧急之际，化痰通腑开闭，可同时达到活血化瘀的作用，这种认识是很有见地的。中风急危症期的治疗是一个关键，如能运用快速强效的药物，使血液流变学的异常迅速得以纠正，使脑内已出之血液得以尽快消散、吸收，以及时解除对大脑神经系统的损害，就能降低死亡率、减少病残率，化痰药，抑或化痰药结合其他方药在这方面是否存在潜在的优势呢？乞望诸高明在更高的层次上予以阐发。

现代药理研究表明，天麻、天南星、瓜蒌、远志、石菖蒲、半夏、地龙等常用化痰开窍药其基本药理作用为：①镇静及抗惊厥作用；②扩张微血管，增加心脑血流量；③降压及提高脑耐缺氧能力；④降血脂。这也从一个侧面指出了在中风危急症期突出化痰通腑法的运用，在其他各期中注重应用化痰药物的科学性。

四、结语

由上可得出 3 点结语：①痰是中风病形成的重要病因之一；②化痰通腑法是中风急症期的主要疗法之一，且化痰药在其他各期的治疗中亦有重要作用；③应进一步加强痰或痰瘀在中风中的病理关系研究，以期进一步提高中风的治疗水平，减少伤残病人，这是一个值得重视的课题。

“虚、瘀、风”与中风之关系

中风病因多而复杂，但在众多因素之间，因虚致瘀，瘀阻脑络为决定中风病之发生发展之主因，并贯穿于整个发病阶段及症候中。近十余年来的临床报道及实验研究，都已公认瘀血与中风密切相关。然瘀血之由来及其病变发展至瘀血生风之内在联系，探讨不多。现就“虚”、“瘀”、“风”与中风之内在联系，略呈浅见。

一、肝肾易虚，因虚致瘀

从古至今，都认为中风与“虚”有关。如唐宋以前，多以“内虚邪中”立论，至金·刘完素首先提出“肾水虚衰”之论，明·张介宾强调“内伤积损”是导致中风之根本原因，清·叶天士认为是“精血耗衰，水不涵木，肝阳偏亢，内风时起”所致；王清任以气虚立论：“亏损元气，是其本源”。当今高校五版内科教材，归纳为“虚、火、风、痰、气、血六端，以肝肾阴虚为其根本”。综观古今之论，皆以“虚”为立论，“虚为中风之根也，唯中风病由于虚”(《杂病源流犀烛·中风》)。然单纯的“虚”是绝对不能导致中风，只有因肝肾之虚，影响精、气、血的生化及运行而致血瘀。瘀血阻滞脑络，外有所激，才能卒中。因此，所谓“虚”责其脏者，应为肝肾。

因肾为藏五脏六腑之精气，内含阴阳为人体阴阳之根本。肾藏精以化气，为元气之所系，元气为脏腑功能活动，气血运行之根本动力。肾藏精以化血，“肾内精血之海”(《景岳全书》)内有“津液精血和精髓等内容”(《壶天散墨》)。且血液之生成与运行又是五脏功能协调之表现。如《古今图书集成·医部全录》认为血液“生化于脾，总统于心，宣布于肺，施泄于肾”，从其“施泄于肾”可知肾在维系心肝脾肺诸脏对血液的运行作用方面起着重要作用。因此肾有藏血、化血、行血之功能，正如《医贯》所谓：“唯水火奠其位，而气血各顺其布”。

肝主藏血，主筋，为血之海，有调摄全身血液流量之功能；主疏泄为全身气机之枢。气为血之帅，气行则血行。且肝与肾在生理上密切相关，乙癸相生，精血同源。精化血，则肝有所藏；水涵木，则肝阳有所制；精化气，则血才可行。所以，肝肾是维系全身气血正常生化运行之源。

肝肾之虚，有其生理致虚和病理致虚之生理病理基础。生理致虚多与人体年龄有关。人体随着年龄的增长，尤其是到了老年阶段，由于长期受到六淫七情、烟酒辛辣、外伤跌扑等因素的影响，易使机体衰减，五脏虚弱，损及肝肾之精血的生化及运行而致瘀。《内经》早有以男八女七为基数递增的生理致虚之描述。如“丈夫五八肾气衰，发坠齿槁……七八肝气衰，筋不能动，八八天癸竭，精少，肾气衰”。说明人体生理致虚，多与年龄有关。而中风病之发生也多与增龄致虚有内在联系，如《景岳全书·中风》

谓："人于中年以后，多有此症，其衰可知。经云：人年四十，而阴气自半，正以阴虚为言也，夫人之生于阳，根于阴，根本衰则人必危矣，所谓根本者，即真阴矣"。说明增龄致肾阴不足而中风。又《杂病源流犀烛·中风》云："人之五六十岁，气血就衰，乃有中风之病，少壮无是也"。此又指增龄致气血渐衰而中风。由此可知，中风之发生多与增龄致虚，影响肝肾之精、气、血的生化与运行有关。因肾为五脏之本，肾虚五脏必虚，而五脏之虚又"穷必极肾"，影响肾之精气，肾精不足，精不化气，元气不足，五脏之气化乏源。必致气虚无力行血而致血瘀。正如王清任所谓："元气既虚，气必不能达于血管，血管无气，必停而为瘀"。且肾精不足，精不化血则血液量少，血脉不充，血行迟缓为瘀。《医学衷中参西录》也云："或纵欲过度，气血亏损，流通于周身者，必然迟缓，血即因之而瘀。"

又因肝肾在生理上的精血同源、乙癸相生之关系，病理上必然相互影响，肾虚必及于肝肾精不足，则肝血乏源，脉道失充而致血瘀，精不化气，则肝气失用，失其疏泄推动之职，而致气虚血瘀。另外，由于肾精不足，水不涵木，肝阳上亢，则可化热灼精耗液，"血受热则煎熬成块"（《医林改错》），致阴虚与瘀热并存；并可化风循经上扰，煽动瘀血痰浊，闭阻脑窍。如《临证指南·中风》谓："肝血肾液内枯，阳扰风旋乘窍"。

病理性致虚生瘀，多为"久病及肾"或"久病入络"有关。综观多种老年性疾病，如高血压、冠心病、糖尿病等与中风密切相关之疾患，皆由因虚致病或因病致虚而日久致瘀有关。现已研究证明，老年性疾病在血液流变学方面有一共同特性，即血液黏度增高、血红细胞聚集性增高，易致血液流动缓慢，形成瘀血，其血液流动缓慢，循环无不存在黏、凝、聚的瘀血状态。如果这些潜在的中风致病因子得不到控制和及时处理，就有导致中风的可能。

二、脑络易瘀，因瘀生风

因虚致瘀，只有瘀阻脑络，外有所激，才能卒发中风。中风病位在脑，《内经》早有论述，《素问·调经论》云："血之于气，并走于上，则为太厥"，"大怒则形气绝，血菀于上，则为薄厥"。又如《灵枢·五乱》谓："清浊相干，……乱于头，则为厥逆，头重眩仆"。明确地提示了中风病位在脑，乃瘀阻脑络所致。因脑为元神之府，髓之海，人身之"三百六十五络，其血气皆上注于目……上属于脑"（《内经》）。且脑与肝肾密切相关，肾主骨生髓，肾气通于脑。肾又通经络与脑直接相通，《灵枢·经脉》谓："膀胱足太阳之脉，起于目内眦，上额交巅……其直者从巅入脑络，还出别项下……终肾属膀胱"。又与肝相关，《素问·阴阳应象大论》云："肾生髓，髓生肝"。《阴阳书》释曰："水生木，然肾水之气，养骨髓，乃生肝木。肝为一身气机之枢，调畅情志，与脑共主神明，因肝主藏血，血为人体精神活动之物质基础，“血气者，人之神”（《素问·人正神明》），只有血脉和利，才能精神乃居。而肝又通经脉与脑相连，“肝足厥阴之脉，起于足大趾丛毛之际……循喉咙之后，上入颃颡，连目系上出额，与督脉会于巅”（《灵枢·经脉》）。肝脉是贯通人体上下两端的经脉，在调节人体气血、情志等方面起着重要作用。

由于肝肾与脑在生理上的密切关系，因此病理上肝肾之虚时，必然影响于脑络，精不化血，或精不化气而致瘀，使脑之脉络瘀阻而中风，如前引《内经》之述“血菀于上”，“气血并走于上”等，皆说明血瘀于脑络，《医学纲目·中风》谓：“中风皆因脉道不利，血气闭塞也”。

中风发病的一条主要途径就是瘀血的形成与加重达到一定程度时，就会发生中风。由于瘀血阻塞脑络，而发生昏迷、卒倒、半身不遂、口眼歪斜等内风症状，即谓“瘀血生风”。瘀血生风，前人早有论述，如《临证指南·中风》谓：“肝血肾液内枯，阳扰风旋乘窍”。由于肾精不足，精不化血，血少涩滞为瘀；肾精不足，则肝肾阴虚，水不涵木，肝阳上亢为风，煽动脑络瘀血，闭塞清窍，扰乱神明，临床出血性中风，多见此症。然缺血性中风，其间虽无肝阳上亢之参与，亦可出现半身不遂、口眼歪斜之内风症状。如气虚血瘀型之中风，可沿着气虚→血瘀→中风这一病理途径发展而成。且风性主动多变，易伤首位，从中风之病位在脑、症候多变等特点来看，亦符合内风之性。因此，中风之发病机制，很可能存在瘀血生风之内在关系。

三、治风先治血，活血易熄风

中风之发生，实质是瘀血这一内在矛盾在其发展过程中由量变到质变的飞跃，瘀血症候始终贯穿整个中风病变过程。如从临床发病动态来看，一是因素体元气不足，或过度操劳伤气，或久病耗气伤血，或因夜间阳气潜藏，使气血运行迟缓，促进瘀血的加重和发展，瘀血阻络而发病；二是因素体阴精不足，精虚血少，阴虚内热，灼精耗液，为瘀为痰，终而痰、瘀、热共阻神明而致卒中。另从临床症状来看，神志昏迷为中风先兆证的眩晕加重，半身不遂多为肢体麻木的发展。其次，据现代医学研究的大量资料报道，无论缺血性中风还是出血性中风，其病理改变都符合中医血瘀的概念。因此中风病始终以瘀血为其证候变化的实质，其临床所见痰或热等现象只不过是其兼挟之部分病理变化。

中风病人表象是风，病因病机是瘀血，因而治风先治血，首当活血化瘀。王清任谓：“气通血活，何患疾病不除”。无论缺血性中风或出血性中风都是同源并流，皆是其发展的两个不同结果，故而都可用活血化瘀法治之。现已研究证明，缺血性中风的血液黏度都有明显增高，而高血压脑出血患者的血液处于高凝状态，观察出血性中风病人的血浆黏度、血红细胞、电泳时间及纤维蛋白原等血液流变学指标均增高。

活血化瘀法有去除血肿、制止出血和促进再生的良好作用，且又具有双向调节之功能，因此，活血化瘀法治疗中风，无论辨病或辨证，无论出血或梗塞，都是行之有效的疗法。

通脉舒络液治疗脑血栓形成110例临床观察

脑血栓形成的发病率近几年来有逐渐增高的趋势，各地对该病的防治屡有改进，特别是运用辨证施治，疗效显著提高，减少了后遗症的发生。在对其发病机制的认识方面，随着活血化瘀研究的进展，关于病因、病理、治疗与转归以及它们之间的内在联系都有了进一步的发现。但同时也存在着不少有待探索的领域，有些问题甚至直接妨碍治疗及疗效。基于此点，我们在大量实践及反复总结经验的基础上，以益气活血为主要理论依据，应用“通脉舒络液”（自拟方，以下简称：舒络液）静脉点滴，加服辨证施治的中药汤剂治疗脑血栓形成，经两年（1979年9月~1981年8月）的临床实践，仅就无选择收治的110例住院患者作了治疗观察，取得了较好的疗效，现报告如下：

（一）通脉舒络液的组成、功效和主治

[组成] 黄芪、丹参、川芎、赤芍。

[功效] 益气活血通络。

[主治] 缺血性脑血管病（脑血栓形戒），相当于中医的中风偏枯等为主。

（二）临床资料

本组110例中，男78例，女32例，其中50岁以下12例，50~60岁49例，60~70岁39例，70岁以上10例。年龄最小者42岁，最大者76岁，平均58岁。

[症状] 头痛56例，眩晕91例，肢麻81例，抽搐15例，恶心12例，呕吐7例，心悸11例，耳鸣5例，失语9例，语言謇涩55例，小便失禁7例，大便失禁6例。

[体征] 嗜睡11例，昏迷4例，左侧完全性瘫痪9例，右侧完全性瘫痪13例，左侧不全瘫痪43例，右侧不全瘫痪45例。肌力：“0”级者上肢40例，下肢22例；“Ⅰ”级者上肢11例，下肢8例，“Ⅱ”级者上肢15例，下肢20例，“Ⅲ”级者上肢25例，下肢29例；“Ⅳ”级者上肢19例，下肢29例，“Ⅴ”级者上肢0例，下肢4例。偏盲者3例，吞咽困难者5例。

[舌脉] 舌质较正常者27例，质红者59例，质淡者3例，质黯红者21

*本文作者有张学文、陈尚琏、陶根鱼、李守朝、王建英。

例；舌苔薄白25例。薄黄17例，白腻15例，黄腻或厚者44例，少苔者6例，无苔者3例，弦脉52例，弦滑29例，弦细18例，弦数8例，沉细3例。

［辅助检查］本组病例在治疗前后全部进行了血、尿、粪常规检查，部分病例作了肝功能、胆固醇、非蛋白氮测定和眼底、腰穿、心电图检查，因资料不全未作统计。

（三）治疗方法

（1）静脉滴注舒络注射液，每日250ml，10天为一疗程，休息4天再进行第二疗程。共观察28天（包括不足28天者）。

（2）口服通脉舒络汤剂，每日一剂，水煎服。

［组成］黄芪30g，红花10g，川芎10g，地龙15g，川牛膝15g，丹参30g，桂枝6g，山楂30g。

［加减］①意识、语言障碍明显如属气郁或痰湿内阻者加“蒲金丹”注射液（系自拟方药，我院的中药制剂，由郁金、菖蒲、丹参等组成）4ml，肌内注射，每日二次；如属痰热中阻者加“醒脑静”注射液（我院自制）4ml，肌内注射，每日二次。②语言障碍，吞咽困难者，上方去桂枝，加胆南星10g，郁金10g。③头痛甚者去桂枝、红花，加僵蚕10g，菊花15g。④眩晕明显者，若体胖湿盛去桂枝，黄芪减量，加白术10g，泽泻10g，茯苓15g；若肝阳偏亢者去桂枝、川芎、黄芪，加珍珠母30g，茺蔚子10g。⑤纳呆脘闷，舌苔白腻，湿浊明显者去桂枝加白术、茯苓各10g，薏仁20g，或藿香、佩兰各10g。⑥呕吐者加竹茹10g，姜半夏10g。⑦抽搐者去桂枝加僵蚕、钩藤各10g。⑧便秘、口臭者加大黄12g（后下）。⑨病情顽固者，加强虫类药的应用。⑩伴其他体征者，随证加减。

（四）疗效判定标准

以入院28天为限，主要根据患侧肌力恢复和症状改善情况来判定，并以肌力作为主要鉴定标准。

（1）治愈：上、下肢肌力达Ⅲ～Ⅴ级，症状基本消失，能独立行动，生活基本自理，或参加一般家务劳动者。

（2）显效：肌力在原基础上增加Ⅱ级以上，症状与体征显著好转，可扶拐下床走者。

（3）好转：肌力在原基础上增加Ⅰ～Ⅲ级，症状与体征有进步，不能下床行走者。

（4）无效：症状，肌力均无明显改善或症状改善而肌力进步不显著。

（五）治疗结果

本组110例，治愈52例（47.3%），显效36例（32.7%），好转20例（18.2%），无效2例（1.8%），总有效率98.2%。对改善症状效果满意，其主要症状如头痛、耳鸣、恶心、呕吐、心悸、嗜睡等的有效率均达100%，眩晕 94.5%，肢麻 94%，抽搐 93.4%，语言蹇涩 94%，偏盲100%，吞咽困难 80%，小便失禁 85.7%，大便失禁 83%，完全性失语78%，昏迷 75%。治疗后肌力改善多数在原基础上升两级，治疗前上肢“0”级 40 例中有 5 例上升为Ⅴ级，7 例上升至Ⅵ级，11 例上升至Ⅲ级，10 例上升至Ⅱ级，1 例上升至Ⅰ级，6 例无效。治疗前上肢无一例Ⅴ级者，治疗后Ⅴ级达 47 例，占总数 42.7%，这些肌力的改变均在 28 天内，并在治疗期间未用西药及其他辅助治疗方法（如针灸、电疗和超声波治疗等）。

（六）讨论

1. 对脑血栓形成的认识及舒络液的组方依据

脑血栓形成是指脑动脉颅内、外段的动脉管壁病变，尤其是在动脉粥样硬化的基础上，引起血管腔狭窄或闭塞，血液有形成分聚集而凝结，阻塞血液运行，使相关部位的脑组织供血中断，继之水肿、充血，病变区发生肿胀，缺血性坏死和软化，造成其神经支配部位的运动及感觉障碍，多发于大脑中动脉系统。

祖国医学无脑血栓形成的名称，但很早就有“中风”、“偏枯”、“卒中”等类似情况的记载。对于这类疾病的病因病机，历代医家由于实践范围的不同，认识不尽一致。有认为“内虚邪中”者；有认为“心火暴甚，肝风暴涨”者；有认为“痰湿生热”者；有认为“内伤积损”者。这些都从不同角度揭示了疾病的一个侧面。因“中风”包括现代医学的许多疾病在内，它们各自的形成机制有着很大差别，临床特点、治则及转归也各有不同，由于当时科学水平的限制，古人不可能作更深入细致的分类。我们认为，同样是脑血栓形成患者，由于性别、年龄、体质、地域、生活环境及精神状态等方面的因素。可以表现出不同的证候类型，根据审证求因的法则，它们的病因病机也就不同，治则方药自然应该有异，这也就是“同病异治”的理论和实践基础。另一方面，不同的疾病又各以自己的特点互相区别。在中风证内，“心火暴甚，肝风暴涨”、“痰随火升”等病机变化在脑溢血中较多见；“外风侵袭，客于经络”则多见于面神经麻痹；“肝肾亏损，水不涵木，阳扰风动”及“痰湿阻络”又多见于脑血栓形成之中，同时这样的联系也只是反映了一个侧面，绝非中医西医对号入座，它们往往是互相交错，兼挟并见的。

对于中风的认识由于受《内经》、《金匮》等经典著作的影响及历代一些医家的认识不同，以致出现许多理论与实践不统一之处。譬如“真中”、“类中”等概念，多是围绕风邪是否为致病主因这一争论而产生的。随着中医科学的发展，越来越多的人认为这种“风”与六淫中的“外风”有着本质的区别。并且逐步认识到瘀血在发病过程中的重要作用。如明代王纶在其《明医杂著·风症》篇中谓：“人身之血行于脉络，而外充于皮毛，渗透肌肉，滋养筋骨，故百体和，运动无碍，若气滞则血滞，气逆则血逆，得热则瘀浊，得寒则凝泣”，并认为“古人论中风偏枯麻木酸痛不举诸证，以血虚，死血，痰饮而言”；指出气滞、气虚、血瘀、血虚是形成中风偏枯的病机，对后世有较大影响。清代王清任有机地把气虚、血瘀联系起来，首创了“气虚血瘀”学说，他赞同“中风非风”的观点，这些都是比较切合实际的。

我们认为脑血栓形成的病因病机关键在于“因虚致瘀”。从统计资料看，此病多发于年高体迈者，本组110例中，50岁以上者98例，占总例数的89%。多因年老体衰，肝肾不足，气血衰少，血行不畅，或因烦劳过度，或情绪波动，或气候失宜，以至气血更衰，致使气滞血瘀，痰浊淤阻，脉络不通而患病。从气血关系上讲：“气为血帅、血为气母”，“气行则血行、气滞则血凝”。气滞可以形成瘀血，而气虚无力推动血液，血液不能畅行于脉道，同样可以导致血凝成瘀，阻滞脉络，筋脉失养而发病，这便是“因虚致瘀”的因果，也是本病的主要病因病机。由于气血亏虚，血运不畅，气不能行，血不能荣，故而头痛舌强，肢体偏废；血瘀经脉，诸窍失养则口眼歪斜，语言不利等。然本病多非肝火暴涨，痰蒙心窍所致，故多无神昏厥逆等证，以此与中脏腑之证有别。

基于以上认识，我们初步回顾了有关中风的治疗法则，特别是清代以来有关中风治疗的论述，由于实践角度不同，治法差异较大，然而活血化瘀，益气通络的治则，各家则甚为重视。清末唐容川提出：“故凡血证，总以祛瘀为安”的化瘀生新观点。汪廷诊认为：“血虚者，补其气而血自生；血滞者，调其气而血自通”。近代张锡纯提出：“气血虚者，其经络多瘀滞……加以通气活血之品，以化其瘀滞，则偏枯，痿废者自愈也”。清代王清任在“气虚血瘀”思想指导下，创立的补阳还五汤至今仍是治疗中风的有效方剂。

根据上述理论以及现代医学对某些中药的研究，以益气活血、疏通经络为治则，以补阳还五汤稍事加减，制成复方静脉滴注液（舒络液），改变了剂型及给药途径，方便了患者，提高了疗效。脑血栓形成的中医药治疗，近年来发展十分迅速，各方面的报道很多，均有较好的疗效，但大都采用单味药之针剂如丹参注射液、川芎嗪注射液或复方的汤剂、片剂，而采用复方静脉滴注液制剂还较少。我们认为脑血栓形成的急性期，尤其是在发病后的第一周，有的患者神志欠清，语言蹇涩，吞咽困难者，若用本制剂较片剂、汤剂更为适用，且疗效也比较满意。

2. 通脉舒络液的来源及方意

舒络液是我们根据清代王清任的补阳还五汤稍事加减，由我院制剂室制作的静脉滴注中药制剂。方中黄芪为补气之要药，有健脾益肺、补气通阳的功能。现代药理研究，它能兴奋中枢神经系统，提高抗病能力，增强毛细血管抵抗力，具有扩张血管、降低血压之作用，并有显著的强心、保肝功用。气为血帅、气行则血行，配诸活血行气之品，行气活血之力更速，故为本方之君；丹参活血祛瘀生新、养血通络，古有“一味丹参、功同四物”之说，为养血活血之品。药理研究表明其有显著的扩张血管作用，使血流明显加速，毛细血管网的开放明显增多，改善心脑循环，在不同程度上使聚集的红细胞发生解聚。并有促进组织的修复和再生（祛瘀生新），降低血脂、预防粥样斑块形成等作用。川芎为血分之气药，走而不守，具有活血祛风，通络止痛之功，且善行血中之气，故治血瘀痛症。药理研究具有扩张血管、增加冠状动脉血流量、改善心脑循环，同时还有抗凝作用，且能通过血脑屏障，在脑干分布较多，对治疗急慢性缺血性脑血管病有肯定疗效。赤芍活血化瘀，主治血滞经络，现代药理证明，有镇静、镇痛、抗菌、扩张心冠脉等作用。本方以黄芪补气通阳，合诸药以化瘀通闭，相互为用，相得益彰，共达益气活血，通脉舒络，排瘀荡滞，祛瘀生新之功。

另外，本方原有地龙，由于制剂工艺及异性蛋白引起输液反应等问题而去掉，但加大口服量后，疗效亦可。

3. 舒络注射液应用对机体的影响

在临床应用中，我们发现舒络液对于脑血栓形成有症状消失快，肢体功能恢复早，无毒性反应等优点。根据痊愈和显效的患者观察其恢复规律是，急性期第一周自觉症状减轻，肌力开始改变；第二周可在床上活动，第三周即能扶行；第四周可以独立或扶拐步行，生活基本自理。而对后遗症的疗效则相对较差。

本组病例大多在入院后一周左右出现黄腻舌苔，或白腻苔，食欲下降，大便干结，此时应继续用舒络液，只在口服中药中稍事加减即可，一般在第二周随着肢体的恢复，症状即有所改善或消失，不必中断舒络液治疗。

对机体有无毒性的问题及对胆固醇的影响，我们观察所有病例尚无不良反应，其中对10例患者的心电图、肝功能、非蛋白氮、胆固醇，在治疗前后做了测定，对比结果是：治疗前心电图正常者6例，左室高电压2例，冠状动脉供血不足者2例；肝功能正常者9例，一例转氨酶150单位；非蛋白氮全部正常，胆固醇200mg以下者7例，其余三例分别为298mg%、280mg%、254mg%。治疗后心电图2例冠状动脉供血不足的T波略有升高，其余均无明显改变。肝功能、非蛋白氮均与治疗前相同；胆固醇原三例增高者均有所下降，其中2例降至200mg以下，一例280mg降至230mg，其余的均无异常改变。

从以上初步情况可以看出：该药对机体尚无毒性反应，且对改善冠状动脉血流和降低胆固醇可能有一定效果，但因例数太少，不能说明规律性问题，确实疗效尚待进一步观察。

4. 关于疗效问题

脑血栓形成，目前仍是一个发病率较高，危害性较大，治疗上比较麻烦而疗效又不理想的疾病。尤以脑力劳动者有动脉硬化史的高龄男性为多。我们根据中医理论，改变剂型及给药途径，在上述方法下观察110例效果较为满意，以急性期疗效为好。

从观察的110例来看，治愈率只有47.3%，这是因为，为了加强床位周转率，记载观察只限于28天，超过28天的疗效不列入统计范围。例如个别患者住院28天只达到显效标准，在患者的一再要求下住院50天痊愈出院，这种情况我们仍以显效统计（28天只作为床位周转率算，再无其他意义）。也观察了一部分患者的肢体恢复在第二疗程以后，并随着治疗延续而疗效不断提高。特别应该指出的是肢体恢复中加强功能锻炼也是一个不可忽视的环节，它对于加强肌力复原，防止肢体强直有着重要的作用。同时合理的护理及乐观的情绪也对恢复有积极意义。此外根据中医益气活血的机理，我们对100例脑血管疾患后遗症进行了门诊观察，有80%患者有不同程度的进步。也曾把舒络液的治疗范围扩大，大胆地试用于脑栓塞、脑溢血后遗症、颈椎病、震颤麻痹等疾病，也有一定的效果，因无系统观察，且病例较少，有待进一步探索观察。

根据实践证明：舒络液的疗效从中医方面来看具有益气活血，化瘀通络的功能。它施行于脑血栓形成及其有相同病机的其他疾病，确有一定的疗效；即使是用于不完全属气虚血瘀病机的脑血栓形成患者，通过辨证口服汤药的配合，也能取得较好的疗效。这就把“同病异治”和“异病同治”有机地揉合起来，为中医治疗学逐步开辟了新的途径。

（七）典型病例

例1：辛某某，男，64岁，退休干部，1979年6月10日就诊。

患者在看电影时感全身不适，继则右侧肢体活动失灵，在外院治疗四天（静点“低右”）因治疗无效而转来我院，以“脑血栓形成”收住，住院号：62933。否认既往高血压病史。

检查：神志清楚，语言蹇涩，右鼻唇沟变浅，舌向右歪，右侧肢体紧张性瘫痪，肌力：上肢Ⅰ级，下肢Ⅲ级。腱反射稍亢，病理反射未引出。血压120/80mmHg。并见眩晕、倦怠乏力，肢体发麻，舌红苔黄腻，脉弦滑。证属气血亏虚，兼内郁化热致瘀。治宜益气活血，佐以清热祛湿。用“舒络液”250ml静点，每日1次，同时口服通脉舒络汤去桂枝，加大黄10g，白术12g，苡仁20g，水煎，每日1剂。第一疗程结束时，肌力和全身状况都有显著进步，休息四天继续第二疗程，28天后出院，上、下肢肌力均达Ⅴ级，行动自如，肌张力及腱反射均达正常，口舌不偏，语言清晰，脉舌如常。近日随访仍一切正常，可参加家务劳动，并能独身锻炼走十余华里路。

患者年过六旬，正合“八八肾气衰”之候，肝肾不足，气血衰少，经脉气血流行不畅，加之烦劳过度使气血更损，气不得运，血不能行，形成血瘀经脉之证，血脉瘀滞，轻则血流缓慢，重则瘀滞不通，不通则筋脉失养，发为半身不遂，口舌歪斜之中风证。由于气虚湿阻，内郁化热，故见舌苔黄腻。根据病机特点，静点舒络液益气活血，配合汤剂辨证施治，切中病机。因有内热，故去桂枝辛温，加大黄泻热祛瘀，白术健脾益气燥湿，苡仁益脾利湿，舒通经脉。由于配合精当，故致此偏枯重证于短期康复。

例2：薛某某，男，46岁，干部，1980年2月1日就诊。

发病前一天突感左肢麻木，但尚能活动，他人发现口角歪斜，说话吐字不清，但无头痛、恶心、呕吐等。至翌日发展为左侧瘫痪，并时有抽搐发作，按“脑血栓形成”收住，住院号：65467。

检查：血压152/92mmHg，神志清楚，舌强言蹇，左侧鼻唇沟变浅，舌偏左，左侧肢体紧张性瘫痪，肌力：上肢“0”级，下肢Ⅱ级，腱反射亢进，左巴征（+），患侧疼，温觉迟钝，并见：眩晕、肢麻，舌红苔黄腻，脉弦。证属气虚血瘀，痰湿阻络，治宜益气活血，化湿通络。静点舒络液250ml，每日一次，同时用通脉舒络汤加大黄10g，白术12g，每日一剂，水煎服。共住院26天，语言清晰，口舌不偏，肌力上、下肢均达Ⅲ级，肌张力及痛、温觉均恢复正常，巴氏征转阴，以显效出院。近日随访，上、下肢肌力均达Ⅴ级，已上班工作。

总观此证，患者虽年龄尚轻，但多坐少动，伤脾耗气，湿郁不化，加之思虑过度，心脾亏损，气血不足，血行不畅，适值气候寒冷之时，致使气血凝滞，脉络不通，湿郁化热，更伤脾碍运，这是发病的内在根据，但从另一方面来说，年龄轻又是促进恢复的有利因素。此证初起虽较重，但运用观察方案治疗20余天即获显效，年龄因素是不容忽视的。

本组病例的观察尚有李爱兰、滑淑巧、马居理、李巧英等同志参加，并得到本科全体医护人员及制剂室全体同志的大力支持和共同努力下完成的。本文又承王朝宏副教授、邵生宽副主任等审阅，在此一并致谢。

中风痴呆证治探讨

中风痴呆是当今世界医学面临的新挑战，据国内初步统计约有30%左右的中风患者在中风后出现智能减退。中风痴呆不仅给病人带来长期痛苦，严重影响了生活质量，而且给家庭和社会造成沉重负担，因此对中风痴呆的治疗具有十分重要的意义。本文拟对中风痴呆形成的机制、证治略陈管见。

一、病名定义及范围

中风痴呆是指继发于中风之后而出现的以精神呆钝、遇事善忘、定向不清、计算不能、判断理解多误等为主要临床特征的智能障碍病。从其临床表现而言，与老年性痴呆有异同之处，但老年性痴呆是以脑组织弥漫性萎缩为病理特点之一的慢性进行性精神病；中风痴呆是因中风疾病对部分脑区的损伤而致其梗塞，影响脑血流循环，代谢障碍，致脑髓失养、神明失用血管性痴呆。现代医学认为缺血性中风后引起动脉远端血流中断，组织缺氧、细胞坏死，根据其侧支循环形成的早晚和代偿程度的不同，其供血区可发生全区梗塞或较小的梗塞；出血性中风后，血肿对周围脑组织的压迫引起的病理变化与脑梗塞相似。因此中风病一旦发生，应及早考虑对中风痴呆的防治，如能及时切断由中风而致痴呆的发展途径，纠正形成痴呆的病理基础，改善脑络的血液循环，使脑髓得养减少致残率，具有一定的价值。

二、形成机制

祖国医学对中风痴呆未有专门之论述，然散见于各家著述中。如《调经论》云："血并上下，气并于上，乱而善忘"；《临证指南医案》云"中风初起神呆、遗尿、老人厥中显然"；《杂病源流犀烛·中风》也有"中风后善忘"之论。由此可知，古代医家早就认为中风痴呆与中风有其内在联系。中风痴呆乃中风之后的病理变化，因此与中风有其相同的病理基础和体质因素。中风之因多为因虚（肝肾精血不足、气虚）致瘀，瘀阻脑络而发病，而中风急性期后，机体虚衰更甚而致正虚邪恋，为中风痴呆之病理关键。本虚则精髓亏虚，脑神失养，标实则为中风所形成的病理产物（痰浊、瘀血、水停）留恋脑窍，遂成巢囊，使清窍被蒙，神明失用而致智能障碍。

如人到中老年，其"阴气自半"，肝肾阴亏，阴精不足，精不化气，则气虚"必不能达于血管，血管无气，必停而为瘀"（《医林改错》），精不化血或阴血不充，可致阴亏血行不畅而成瘀；加之肝肾阴虚，阴不制阳，肝阳上亢，终致气血阴阳失调，肝风痰浊血瘀等相互为患，闭塞脑络，一旦外有所激而卒发中风。中风过后，正气更虚，精髓更亏，有形之邪浊仍恋脑窍，此时虽有正气未复，但因脑络梗塞，气血津液难以上输清窍，致脑乏清阳之助，津液之濡，精髓之奉，元神失聪，从而表现为神思呆钝，"灵机记性皆失"等症。一般将中风痴呆的整个过程归纳为三。

一是精髓亏虚，在脑为元神之脏，髓之海，人之情志思维等活动均与脑主神明有关，其活动之物质基础又是肾精与脑髓。肾为藏精之处，"人始生，先成精，精成而脑髓生"（《灵枢·经脉》），可见脑髓之充足与否取决于肾，肾又为“作强之官，技巧出焉”，精足则髓盛脑充，“技巧之所以出，故肾为作强之本”（《中国国药汇海》），元神为髓之使。中风病人多因肝肾阴精亏损而致肝风痰浊瘀血等损伤脑髓，后期则髓海不足脑转耳鸣，胫酸眩晕，目无所见，善忘失算。

其二是痰瘀阻窍，虚是老年患者之特点，也是中风之起因，因虚而致瘀。张景岳谓：凡人之气血犹源泉也，多则流畅，少则壅滞，气血不虚则不滞，虚者无有不滞者”；周学海亦云“阳虚血必滞，阴虚血乃凝，”显而易见，瘀乃虚所致。痰乃津血之异变，痰瘀同源，瘀血阻络致津液输布受阻，聚而为痰。巢元方指出“诸疾者，此由血脉壅塞，饮水积聚而不消散故成疾也”。唐容川在《血证论》中最为明示：“须积知痰水之瘀，痰瘀相互交织成巢”，“脑髓纯者灵，杂者钝”（《医学衷中参西录》），痰瘀蒙蔽清窍，气血失于奉养之能，清阳不升，浊阴不降，神失所养则智能障碍。

其三是颅脑水瘀，颅脑水瘀为诸多脑病之关键，瘀阻脑络，则“血不利而为水”。唐容川谓“病血者未尝不病水，血积久而为水”，“瘀血化水，亦发水肿。”痰、水、瘀三者同源而异流，浊者为痰，稀者为水，血积已久，津血运行受阻，则瘀水互结，或因肾阳不足，失其主水之职，以致气不化津，水停脑脏，而致脑络不通。水瘀互结于颅脑则致脑髓失养；神明失用，表现为痴能低下之症。

三、辨证论治

1. 诊断依据

主症：①发病前有中风病，或有一过性中风的多次发作史。②智能障碍。早期以记忆减退为主（即刻记忆、健忘）、情感迟钝，逐渐出现远记忆、计算力、定向力、判断分析力减退。

兼症：③行动迟缓，抑郁寡欢，或烦乱多语，大、小便失控，或兼有形体功能障碍如歪僻不遂，偏身麻木等症。④病情起伏缠绵，多呈进行性加重。⑤ CT 检查证明有“多发性梗塞”，或见“两侧半球深部白质区呈弥漫性低密度侧脑室扩大，脑沟变宽。”

2. 分型辨治

除见主症外，据兼症，可分精髓不足，痰瘀蒙窍，颅脑水瘀三大类型。

（1）精髓不足　头晕耳鸣，怠情思卧，腰膝酸软，足萎行迟，发枯齿摇，食呆尿频，舌质淡苔白，脉细无力。治宜补精益髓。导师常用熟地、山芋、鹿角胶、鹿衔草、苁蓉、杜仲、寄生等补肾精益脑髓之品，再加升麻、葛根、菊花、路路通等以通经络引清阳，从而达到精髓得养之效。

（2）痰瘀蒙窍　头重如裹，腹胀痞满倦怠嗜卧，呆钝少言，或口涎自流，舌体胖大或边有齿痕、质灰黯、舌下有瘀点，脉沉濡或细涩。治宜化痰开窍，活血化瘀，方用蒲金丹（菖蒲、郁金、丹参等）疗效甚佳。

(3) 颅脑水瘀　头晕空痛，行为怪异烦躁失眠，手足震颤或肿胀，筋惕肉瞤，口角流涎，鼻流浊涕，目胀或呕吐，二便失控，脉弦滑或弦硬，舌质黯红或青紫，舌下有瘀点或瘀丝，脉络迂曲，或舌体胖大、边有齿印等。治宜活血化瘀、利水通窍。常用通窍活血汤加丹参、茅根、川牛膝、茯苓等，近又研制了脑窍通口服液（麝香、丹参、茅根等药），本方具有通窍活血，利水通络，升清降浊，益肾健脑的功效，经实验研究认为，本方具有改善脑微循环，兴奋上行网状激活系统，解除脑的抑制状态及降压利尿，增加机体代谢产物的排泄量促进病灶的吸收，对颅脑水瘀型脑病疗效可靠且服用方便。

然临床上常见的病理变化多为虚实挟杂，如精髓亏虚多挟痰瘀或水瘀。因此，常须“间者并行，甚者独行”予以施治，方能收效。

四、典型病例

石某，男，58 岁。有头晕头痛，智能下降，健忘，答非所问等症，于 1993 年 3 月 14 日初诊。患者平素自觉头顶不适，时有头痛眩晕，胸闷呕吐，腰膝酸软，体倦乏力，近一年来，偶尔有几次阵发性肢体麻木，一时性失语，不能站立等症状发作。曾在某医院作脑血流图和 CT 检查，提示为基底动脉梗塞，脑供血不足，既往有高血压史 8 年，平时血压常在 23.0/14.4kPa 之间，最高可达 27.0/15.0kPa，常服降压药。体查一般情况可，体温 36℃，呼吸 16 次/min，脉搏 88 次/min，血压 20.0/14.4kPa，神志呆板，形体肥胖，语言欠流利，记忆力减退，计算力明显下降，定向不清，舌质黯红，舌苔稍黄腻，脉弦滑而数。诊为肝肾阴虚，精髓不足，水瘀阻窍。治宜滋肝肾，益精髓，化瘀利水。处方：熟地、生地各 15g，山萸肉 10g，鹿衔草 15g，鹿角胶 10g（烊化），路路通 12g，丹参 15g，川芎 12g，赤芍 10g，葛根 15g，三七 3g，水蛭 6g，川牛膝 15g，白茅根 15g，麝香 0.1g（冲服）。

此方服 6 剂后，自感神志清爽，头痛眩晕减轻，仍用上方加桑寄生 15g，尔后复诊几次，都守方稍作加减，上方调治 30 余剂，精神恢复，语言流畅，问答切题，能分辨方向，嘱其继服补精益髓化瘀之品，并平时注意调情志，节饮食，适劳逸以善其后。

活血化瘀法及其临床体会

活血化瘀法，是针对气滞血瘀，脉络闭阻，血行失度的基本病理，而采取行气化瘀，疏通经脉，调理血行为常用方法，以使改善血液循环，调整机体功能，加强抗病能力为主要目的一种行之有效的具有独特功用的治疗法则，它是祖国医药学伟大宝库的重要遗产之一。历代劳动人民同疾病作斗争中，对此法都有所运用和发展；特别是新中国成立以来，在毛主席关于“中国医药学是一个伟大的宝库，应当努力发掘，加以提高”和周总理“发扬祖国医药遗产为社会主义建设服务”的教导下，广大中西医务人员互相协作，共同努力，对本法的机制研究和临床应用都取得了不少成绩。从临床实践来看，它不仅应用于内、外、妇、儿、皮肤、五官、肿瘤等科的多种病症，尤其在防治心血管疾病、胶原性疾病及一些久病顽疾和感染性疾患等方面出现了可喜的苗头，从而广开了思路，扩大了范围，为多种疾病的防治开辟了一条新的途径。在国外，对本法的研究也较为重视，如日本就把“瘀血证”列为临床研究中心课题之一。因此，对该法的机制及临床应用，有进一步研究之必要。我们在学习兄弟单位和同志们有关资料的基础上，结合一些临床病例及粗浅体会以简单介绍。由于水平有限，错误之处难免，请同志们批评指正。

一、瘀血源流简述

对瘀血证及活血化瘀法的认识，是历代劳动人民长期以来同疾病作斗争中逐步积累和发展起来的一份宝贵遗产。早在《内经》中对其证因治等就有了一定的认识，如《素问·调经论》说：“寒独留则血凝泣，凝则脉不通。”《灵枢·痈疽》篇说：“寒邪客于经脉之中，则血泣，血泣则不通，不通则卫气归之，不得复反，故痈肿。”因此，历代医家总是很强调和重视气血“流行不止，环周不休”，“血脉流通，病不得生”的重要作用。《素问·生气通天论》指出：“骨正筋柔，气血以流，腠理以密”。所以对瘀血证则有“恶血”、“衃血”、“脉不通”等多种病名。故对此类病证治疗提出“血实宜决之”的原则。在药物方面，《神农本草经》中收集中药365种，其中有41种具有活血化瘀作用，如丹参、桃仁、虻虫等。到了张仲景时，则比《内经》更有所发展，《金匮要略·血痹虚劳病脉证并治》篇对干血痨类病证从症因脉治等方面，记述较详尽。他拟定的大黄䗪虫丸、桃仁承气汤、黄芪桂枝五物汤等方剂，至今在临床用之均是得心应手。

清代王清任敢于创新，勇于实践，对活血化瘀法打开了新局面，做出了新贡献。他对瘀血认识确有独特之处，强调了气血流畅在人体的重要性，并指出了治病运用调理气血、祛瘀生新的必要性。他主张“治病之要诀，在明白气血，无论外感内伤……所伤者无非气血。”所以他在《医林改错》中创建的几个逐瘀汤，至今在临床广泛应用，行之有效。唐容川继王清任之后，著《血证论》更有所发挥。他说：“血止之后，其离经而未出者，是为瘀血，既与好血不相合，反与好血不相能，或壅而成热，或变而为痨，或结症，或刺痛，日久变证，未可预料，必亟为消除，以免后来之患”。另外，1972年11月，在甘肃武威汉墓出土的一批汉简上，已记载了二千年前祖国医学对“瘀”及“久瘀”的治疗，并应用了当归、川芎之类养血活血药物。因此说瘀血学说起源于秦汉，发展于明清，大放异彩还在于社会主义的今天。

二、瘀血的病因病理

造成瘀血证的原因较多，但归纳综合起来，大致是：

1. 内伤气血

因气为血帅，血为气母，气行则血行，气滞则血凝。如因情志过极，怒而气郁，或因气虚不达，血行受阻，均能导致气血的正常运行失调而为瘀血。《灵枢·百病始生》篇说："若内伤忧怒，则气上逆，气上逆则六输不通，温气不行，凝血蕴里而不散，津液涩渗而不去，而积皆成矣。"《灵枢·经脉》篇说："手少阴气绝，则脉不通，脉不通则血不流"。

2. 外感寒热

外感之邪，由寒热引起血瘀较多。因寒主凝泣，收引，不论外寒、内寒，得温则减，遇冷加重，故寒邪最易引起脉络瘀阻，发为痹证。如《灵枢·痈疽》篇谓："寒邪客于经脉之中，则血泣，血泣则不通。"因热最易耗伤津血，血受热蒸则脉络闭阻，如王清任说："血受热则煎熬成块"。

3. 外伤

不论是跌打损伤，或闪挫扭岔，均可使局部气血损伤，血溢于皮下或筋肉之间发为瘀血。如《灵枢·贼风第五十八》说："有所堕坠，恶血留内"。《诸病源候论》说："血之在身，随气而行，常无停积，若因坠落损伤，即血行失度，随损伤之处，即停积，若流入腹内亦积聚不散，皆成瘀血。"

4. 出血

凡各种出血，都有形成瘀血的因素在内。其中主要的是："①离经之血未能排出体外，或未被组织吸收而发生的肿胀、积聚、疼痛等；②如妇女月经及产后恶露的排出，本为正常的生理现象，但因各种原因，致使排泄不畅，积留体内则成瘀血；③治疗出血，不究寒热虚实，专用止涩，或过用寒凉，致使凝涩不去，发为瘀阻。如《血证论·瘀血》篇说："吐衄便漏，其血无不离经，凡系离经之血与营养周身之血已睽绝不合……此血在身不能加以好血，而反阻新血之化机……亦是瘀血。"

5. 其他

如痰浊阻塞脉络，湿浊瘀阻经隧，或大病久病以后，或饮食起居失宜，"五痨虚极……劳伤、经络营卫气伤"等均可为瘀血的成因。

我们认为其中最主要的是气虚气滞和出血。因为气为血帅，气行则血行，气滞则血停。离经之血，如不为组织吸收或排出即是瘀血，任何部位的出血都有不同程度的瘀血，这绝不意味所有的出血都要用逐瘀止血法。因为不太严重的出血，机体可自行吸收或排出，重用活血化瘀法，反为不利。外感寒热一般的也是先伤气后伤血；外伤引起的瘀血，实质上也是外伤损及脉络出血所致；病后与起居失宜，虽然有可能引起瘀血，但究其主因，仍与气血有密切关系。

气血为生命之基本物质之一，而血在气之互相为用的作用下，外滋肌肤，内营脏腑，百骸九窍，尽皆贯通，故在经脉中周流不息，以供给机体中正常所需。但由于以上某种或某些原因，而使血不循经，或不畅行，改变了它的正常性能，影响了它应有的功用，从而发生了血液停滞或瘀结不散种种病证。瘀血作为一种病理的后果，又作为瘀血证的病因。用活血化瘀法即是纠正某种病理状态，也是对瘀血证的病因治疗。瘀血一旦形成，轻者则由于机体的修复而自行吸收、疏通，重者则阻碍经络、气血的正常运行。由于阻碍的部位和阻碍程度的不同而引起各种各样的自觉的他觉的症状。临床广泛运用的活血化瘀法，正是针对瘀血致使机体脉络、组织、器官营养障碍这一共同的基本的病理过程而设立的。从近几年来国内开展临床和实验研究来看，其病理结果主要表现是："①血液循环障碍，主要是静脉血循环，尤其是微循环障碍所造成的缺血、郁血、出血、血栓、水肿等病理改变。②炎症所致渗出、变性、坏死、萎缩、增生、糜烂等病理变化。③代谢障碍所引起的组织病理反应。④组织无限制的增生或细胞分化不良"等。

三、瘀血证的诊断

所谓瘀血，主要是指局部血液停滞或全身血脉运行不畅以及体内留存离经之血，由此而导致的各种功能或器质性病变，称为瘀血证或兼瘀血证。它既不是专指一个症状，也不是一个独立的病名，而往往是由于内因或外因造成的病理结果，或由此而导致许多疾病的病因。为此，瘀血证是一个综合证候，可见于多种病症。

对于瘀血的诊断，需要四诊合参，其中最重要的是舌象。一般可见舌青紫，红而不鲜或紫黯，有时可见瘀斑瘀点。尤其不可忽视的是舌下，有的瘀血病人舌面无明显反映，但舌下（即指舌底，不是指舌之根部）有静脉粗（曲）张，紫黑瘀点、瘀丝等表现。应用活血化瘀法治疗可以改善症状。舌为心之苗，心主血脉，有诸内必形诸外。我们在临床工作中发现，舌象上如有上述改变，脉沉弦而硬或细涩的患者，往往有胆固醇升高，血压不正常，眼底动脉硬化等改变，自觉有麻木、疼痛等症状。也发现有些癌症患者，舌尖下有许多紫黑瘀点。

此外，瘀血证患者可有口唇青紫，面色灰滞，甚或黧黑，皮肤枯燥，蜘蛛痣，色素沉着，出血倾向，浅表静脉怒张，毛发憔悴、脱落，肌肉萎缩，皮肤黏膜白斑，胸闷气短，眩晕，肢体麻木不遂，健忘，惊悸，狂躁，失眠，症瘕积聚，皮下结节，肝脾肿大，囊肿，妇女月经不调，经血色黯挟有血块，痛经等临床表现。

瘀血证患者的脉象，以脉沉弦、弦硬、细涩为多见。

过去一般认为瘀血证所致的疼痛是“痛有定处，状如针刺”，临床实践表明：“痛有定处，状如针刺”是瘀血的表现，但部位不固定，亦非刺痛者，却不一定不是瘀血所致，对这样的患者用活血化瘀法仍可奏效。所以，各种疼痛都可疑为瘀血的一种表现，不能以“痛处不固定，并非刺痛”来否定瘀血证的诊断。对于长期以来自觉不适而各项检查又无阳性发现的患者，也可以考虑其气血不流畅，有瘀血存在的可能，从而试用活血化瘀法。

根据近来的研究，瘀血证的诊断，还可采取现代医学的一些检查方法，下列五项可供参考。

①测定红细胞电泳时间多延长者。

②测定血液黏度显著增高或降低者。

③甲皱毛细血管镜检查：多见管绊扩张，呈粗细不均的棒状或环状，微血管排列紊乱，渗血显著者。

④血流图检查：见血流量减少，渡型畸型，达到波峰时间延长，重搏波下降或提早出现等。

⑤超声波检查：肝脾肿大等。

四、治疗法则简述

疾病发生发展过程是复杂的，不同阶段有其不同的变化和表现。根据疾病发展过程中邪正斗争的力量强弱，病情的轻重缓急，主证与兼证的关系以及病证的寒热虚实之不同，应本着辨证施治的原则，恰当地选方用药。活血化瘀法的具体运用，亦是本着这个精神。在临床上常用的方法有如下几个方面。

1. 理气祛瘀法

为临床常用的治法，适用于气机郁结，脉络瘀滞的瘀血症。“血随气行，气为血帅”，故血瘀先有气郁。“疏其气血，令其条达”为治疗法则。治法以活血祛瘀佐以理气的药物，如柴胡、木香、香附、郁金、乌药、青皮、枳壳、枳实、川楝子、沉香等品。以宣通气机，破除滞气，推动血行。血府逐瘀汤为代表方剂。

2. 温经化瘀法

寒凝可引起气滞血瘀。前人认为血有“寒则泣而不能流，温则消而去之”的性质。由于风寒外邪侵袭机体，肌表经脉受阻，气血凝滞而发生疼痛或瘀肿；或由于素体阳虚、久病体弱、寒从内生导致阳气温煦不够而凝塞。寒凝血瘀，治疗上采用温经化瘀法。在活血化瘀药物中配以温经散寒之品，如桂枝、附子、细辛、干姜、川乌、吴茱萸等。方剂如温经汤、少腹逐瘀汤等即是。

3. **清热化瘀法**

用于热灼伤络，或热盛迫血妄行等证。证见衄血、便血、尿血、吐血、皮肤黏膜出血等。此外热毒内蕴引起局部气血循环失畅致成疮疡、红肿、疼痛等。治宜活血化瘀配合清热解毒、凉血止血之药物。如生地、玄参、丹皮、水牛角、银花、连翘、山栀、大小蓟等。方如犀角地黄汤、清营汤、大黄牡丹皮汤等。

4. **祛风化瘀法**

“治风先治血，血行风自灭。”在临床治疗某些病证，如因风中脏腑经络，引起半身不遂，语言蹇涩；或肢体顽麻不仁，皮肤奇痒不止等血虚生风证，常以活血化瘀配合祛风通络药物，如加用秦艽、防风、乌梢蛇等。方剂如大秦艽汤、蠲痹汤等。

5. **化痰活血法**

痰浊郁阻络脉，以致血瘀痰浊互结，阻于肺络，则喘逆唇青；流窜经络，则痰核生成；留于脏腑，则成症瘕痞块；上蒙清窍，则癫痫狂乱。此等病证最复杂而难治。常以活血化瘀药配伍化痰散结之品，如半夏、天南星、贝母、竹沥、昆布、海藻等。

6. **渗湿活血法**

以活血药与渗湿药合用。血与水关系至为密切，前人有“血水同源”“血不利则为水”之说。血瘀往往导致停水，水湿停滞亦能引起血瘀。临床常见水肿兼有唇色青紫，面色晦暗，舌质胖嫩而有瘀斑、瘀点，舌下脉络淡紫粗张。此种水肿常在慢性肾炎及产后恶露不行或闭经时发生。亦有水肿日久导致血瘀而病者，单用渗利药不易消肿，单用活血法亦难取效，必需渗湿与活血药合用始可收功。常配用渗湿利水药有益母草、泽泻、茯苓、猪苓等，方剂如益肾汤等。

7. **攻下化瘀法**

适合于瘀血内结，腑实便闭病证。在治疗时运用活血化瘀兼通里攻下之药，如大黄、芒硝等。方如桃仁承气汤，具有化瘀散结、通腑清热的作用。近年来对许多外科急腹症如阑尾炎、肠梗阻等病常用此法治疗，收到了显著效果。

8. **养阴化瘀法**

本法主用于热病之后，阴虚体弱而夹有瘀血之证。多见于心肺阴伤、肝肾虚损、瘀血阻滞的病证。常见头晕目眩，潮热盗汗，腰膝酸软，面黄少华以及复发性口疮、尿血等症。在治疗上常以活血化瘀药配合补血养阴药物。如当归、白芍、地黄、首乌、鳖甲、鸡血藤等，方如青蒿鳖甲汤等。

9. **补气化瘀法**

用于病程日久，阳气不足，血行不畅，气虚血瘀，阻滞经络。古人认为：“气盛则血充，气衰则血少……。”血瘀证伴有头晕、气短、倦怠乏力等气虚症及中风后遗症等。常以活血通络药配合补气助阳药物。如黄芪、党参、白术、附片、桂枝、寄生等。方剂如补阳还五汤等。

10. 祛瘀止血法

用于咳血初止，仍有紫血咳吐而出，胸脘部闷胀而痛，舌质紫。常选用活血化瘀且有止血之功的花蕊石、鲜藕汁、茅根、桃仁、三七等品。

在实际临证时，病情往往虚实混杂，寒热并见，急缓交错。这就需要详加辨析病机，不能拘泥一点。分清主次证候，灵活配合运用，方能药证合拍，以促疾病好转。

五、治疗方药简述

活血化瘀法虽属一个大的治疗法则，但在临床中，由于患者体质强弱差异，病变部位不同，且多夹杂他邪等情况，故具体治则亦有区别，总宜活血化瘀为主，但应审证求因，随证加减，灵活掌握。如在头部的像较严重的神经性脱发，脑积水，脑部占位性疾患及一些顽固的神经性头痛、三叉神经痛等，则用“开窍活血法”的“通窍活血汤”之类；在胸部的像心绞痛、心肌梗死及一些心神经官能症等，则用“宽胸祛瘀法”的“冠心2号”，“瓜蒌薤白白酒汤”之类；如在胸胁部的像肝脾肿大、肝胃气痛等症，则用“行气活血法”的“血府逐瘀汤”、“膈下逐瘀汤”之类。其他如半身不遂用“益气活血法”的“补阳还五汤”之类；血尿、低热等用“滋阴活血法”的“青蒿鳖甲汤”合“桃红四物汤”之类；疖肿、阑尾炎用“清热活血法”的“黄连解毒汤”合“大黄牡丹皮汤”之类等等。总之，我们临床以桃红四物汤加减为基本方。头部多用川芎、白芷；胁肋多用郁金、延胡索、香附、赤芍；下肢用川牛膝，四肢用桂枝；病久体弱重用黄芪、鸡血藤；血热有瘀多加丹皮、紫草；积聚包块多加三棱、莪术；证情顽固加用虫类药物；神志方面多加琥珀之类；妇科及水肿则加入益母草之类；骨伤加苏木、川断、自然铜等；出血、疼痛明显加三七之类；血脂、血压高伴有食欲不振，或防止药物腻胃等，则加用山楂之类；任何瘀血疾病，都可考虑加入丹参。除内治法外，还可以配合有助于活血化瘀的外治法，如外贴膏药并撒敷活血祛瘀之“七厘散”，配用针刺、艾灸、按摩等。如治疗多种气滞血瘀偏寒胜的疼痛（特别是胁下痛或兼有食积的胃脘痛及腹泻），不仅内服药物，并局部贴“伤湿止痛膏”并撒“七厘散”等，往往收到散瘀止痛的良好效果；治疗血栓性脉管炎，除内服药物外，还配合针刺、药洗、艾灸；治疗肝脾肿大，除内服药外，亦可外贴“阿魏化痞膏”等。这样内外合治，有助于气血通畅，从而提高疗效。

活血化瘀药虽有明显的“止痛镇静，疏通经络，散结破瘀，祛瘀生新，解毒消肿，活血止血”等作用，活血化瘀法虽有改善血液循环，调整机体的功效，但久用、过用这类方药，也能出现伤正耗血现象，不可不加以注意，故必须有的放矢。如果真正有瘀，即使是经行期间亦可应用。如曾遇几位患者在行经期服用活血化瘀之品后，不但经量未增加，反而色、量、时间较前正常，这正是“有故无殒”之义。

六、瘀血病案选

临床上我们对于确系有瘀血存在或兼有瘀血的内、儿、妇、外等科多种病证，试用活血化瘀法给予治疗，皆不同程度收到了较为满意的疗效。但病例是个别的，经验是点滴的，体会是浮浅的，还不能说明规律性的问题，并且也常遇到一些无效或失败的病例。如有的瘀血证临床诊断证据确凿，用药大法无误，但仍欠显效。像本院学员高某某原有肝炎，1978 年初秋患急黄证（急性肝坏死），突然神识昏蒙，谵妄，全身出现黄疸，面色青滞，舌紫，舌底瘀点显见，皮肤散见瘀斑，其瘀血指征明显。除用西药外，中药主要使用千金犀角散加减，以清热解毒、凉血化瘀，并静注丹参注射液等，虽中途患者一度神志清醒，症状有所减轻，但最终仍因复感外邪病情恶化而死亡。

另外我们体会到，活血化瘀法虽然有“疏其气血”，“令其条达”，改善血液循环，调整脏腑功能等作用，但由于患者体质特异等原因，治疗时仍出现了不同程度的副作用。如一心绞痛患者，其病反复发作，屡治不效，舌黯唇紫，胸闷气短，血压偏高，脉象弦硬。此瘀血证显然，故以冠心 2 号、瓜蒌薤白汤等化裁施治，但加入三七则头痛、恶心、眩晕不舒，往往延续六七小时方能缓解，后去其三七，则无此反应。

再则，对于一些老大难病症，如癌肿，心肌梗死，某些脑积水，流行性出血热等患者，虽诊查时可见明显的疼痛、包块、瘀斑、瘀点、舌紫黯等瘀血见证，用活血化瘀法施治，但仅取小效，或者无效，甚至恶变死亡。

从以上教训说明，临床上决不能见病皆认为有瘀，滥用活血化瘀之法；也不能见瘀径徒攻瘀，忽视他法兼治，故必须辨证施治，有的放矢，适度为要，因人、因时、因地制宜。这也说明活血化瘀并非万能之法，其运用虽属广泛，亦有所局限。这些问题除必须引起注意外，还有待于今后进一步研究、探讨、总结、提高，发现其内在的规律性的东西。在此仅将多年来临床上所收集的部分有效或显效的病案，略加整理并结合个人体会介绍于下。

1. 面痛（三叉神经痛）

怡某某，男，38 岁，某市某局干部。

初诊（1979 年 2 月 10 日）：半年前因情志不遂，加之工作劳累，夜不入寐，数日后右侧头面部阵发性剧烈疼痛，伴见周身汗出，心慌，右眼流泪，右鼻孔流清涕，每次持续 15～30 分钟，其痛可骤停。每因进食洗脸等可诱发，一日发作 3～4 次。曾用针刺、西药片（药名不详）治疗，开始尚有效果，而后亦不能制止，故找中医试治。诊见：舌黯，脉滑硬。此乃阳明经络气郁，气血凝滞不行所致，“不通则痛”。治宜疏经活络，畅行气血。仿通窍活血汤之义加减。

［处方］桃仁10g　红花10g　川芎15g　赤芍12g　麝香0.1g（冲服）　白芷12g　僵蚕12g　蜂房12g　丹参15g　菊花15g　谷精草15g　延胡索10g（同时配合口服谷维素、维生素B片）。

复诊（1979年3月11日）　上方服9剂后，头面痛止，至今未发，夜寐亦安，现觉时头胀，心慌气短，食纳不佳，脉较前为软，舌仍黯。此宜继续宣通经络，养心安神，以善其后。

［处方］瓜蒌15g　薤白10g　川芎12g　丹参30g　赤芍12g　白芷10g　山楂15g　鸡血藤30g　炒枣仁15g　夜交藤30g　合欢花15g　玉竹12g　五剂。并肌注丹参注射，每日2支，病愈停药。1990年2月28日随访，病已痊愈，至今未复发，身体亦较前好。

【按】本例头面疼痛之势剧烈，乃由情志不遂，郁而化火，夜不入寐，阴血暗耗，风阳挟瘀上扰，导致头面部疼痛时作。故选用丹参、川芎、桃仁、麝香、白芷等，疏气活血而通络，配菊花、谷精草、蜂房、僵蚕以清熄风阳而止痛，此为“急则治其标”而设。复诊时痛势已缓，而为阴血暗耗致心失所养之症所苦，故用瓜蒌、薤白、丹参、川芎等宣畅气机、活血通络之基础上，酌情重用鸡血藤、夜交藤、炒枣仁等，以滋补阴血、养心安神而善其后。

2. 解颅（脑积水）

阎某某，男，5个月，咸阳市红旗公社。1975年1月23日初诊。

其母诉：两个月来小儿头部突然增大，吮乳无力，神志呆滞，往往目不转睛，大便稀溏，睡时虚惊（经咸阳市及西安等医院诊断为脑积水）。诊时指纹隐现青紫，已过气关，舌体略暗，头面青筋暴露，病情危重。此乃阻闭窍阻，气血停滞，故仿主治头面瘀阻诸疾之通窍活血汤加味试治赤芍、川芎、桃仁、红花各3g，茯苓24g，红枣5g，生姜3g，泽泻6g，川牛膝6g，丹参6g，老葱白3g，麝香0.09g（前3付无药），黄酒90g，服3付即有效。经用上方稍事加减，先后服30余付（并服双氢克尿噻）。1976年4月6日再诊，患儿除前额稍大外，其语言、行动、神情、发育等均与同龄小孩基本相同。头围1975年1月23日初诊时为56cm（正常头围应该是42.9～45cm）1976年4月6日为49cm（正常头围应该是46.9～48.8cm）。又于1979年3月1日随访，除前额稍大外（头围为52cm），其他一切正常。

【按】脑积水相当于祖国医学之小儿“解颅”证，较为难治。多因肾气不足和脑髓不充所致，故《医宗金鉴》主要用内服扶元散（人参，白术，茯苓，茯神，黄芪，熟地，山药，炙草，当归，白芍，川芎，石菖蒲，生姜，大枣），外敷封囟散（柏子仁，天南星，防风备等份，用猪胆汁调匀）治疗。依其古人经验，现有用健脾利湿或益气行水之剂，或外敷或针灸等均取得不同效果。本例按其指纹、舌象认为是阳闭窍阻，气血停滞，且受古人所说“血不利则为水”的启发，故仿王清任主治头面瘀阻诸疾之通窍活血汤加味试治，取得较为理想的效果。重用茯苓以达健脾利水，化痰利窍、安神镇惊的多种功效；加川牛膝、丹参以加强活血化瘀之功，并引血、引水下行。我们近年以此方稍事加减治疗30多例脑积水患者，除个别时间较长的无效外，一般均能控制病情，但达痊愈尚较难。

方中黄酒主为疏通经络之用，本例用量较大（90g），药后患儿脸红昏睡（可能是醉象）疗效较好。其他病例用量较小（10~30g），药后无明显反应，效果一般，究竟酒量多少为宜？（当然品种不一）尚需继续观察。

3. 严重恶寒证（植物神经系统功能紊乱）

贾某某，女，46岁，西安航专职工。

初诊（1977年7月19日）患者1972年冬在汉中工作时，因作人工流产术时，衣着单薄受凉，时感恶寒，背冷尤甚。自服“银翘丸”数日未愈，且日趋加重，后虽经医调治，仍感恶寒，但冬重夏轻。延至1976年病情复增，身若置冰室之中，寒冷彻骨，虽叠增衣物，近靠火炉，亦属罔然，伴见脘胀纳差，气短倚息不能平卧，胸痛心悸。近四月来渐而天暖，诸症未减，又腰痛甚剧，遍身悉肿，按之如泥，头身困痛，尿频便溏，小腹冷痛，自觉唾液及二便均为凉感。发病至今，月经未行。经汉中某医院X光胸透及小便化验检查均无重要发现，诊断为“植物神经系统功能紊乱症”。曾按“肾虚”、“附件炎”等用中西药及理疗治疗而未效。诊时虽为盛夏，仍穿冬寒之衣，其室内仍生火炉，发枯无泽，皮肤干燥，覆有鳞屑，颜面滞暗，舌黯红不鲜，舌底有瘀点，脉沉细涩。此由风寒稽留筋骨之间，延久脾肾两虚，瘀血内阻所致。治宜温补脾肾壮阳，化湿通络散寒。

［处方］黄芪24g　制附片6g　桑寄生15g　杜仲15g　骨碎补12g　当归9g　鸡血藤30g　丹参15g　红花9g　川芎9g　桂枝6g　狗脊12g　独活9g　细辛3g　水煎服。

二诊（1978年1月25日）：上方略有加减连服160余剂后（并服虎骨酒1斤）已获大效。于1977年11月25日已上班工作，诸症大部已除，现仅觉背部凉，有时泛酸便溏，舌正常，脉沉略细。仍宜健脾益胃，调和气血。

［处方］制附片9g　党参12g　黄芪15g　白术15g　茯苓15g　肉桂3g　巴戟天9g　丹参15g　红花9g　扁豆15g　山药15g　炙甘草6g。

三诊（1978年3月1日）：上方服十余帖，自觉记忆力较前转佳，心气平和，但背部及少腹部仍微有凉感。诊见：头发润泽，面色红活，舌正常，脉沉缓。仍宗上方加川芎9g，芦芭子9g，益母草15g，以善其后。1978年12月份去信询访，诸症悉除，正常上班至今。

【按】此案有感受风寒史，风寒留恋肌肤，入侵筋骨，寒性凝滞而主收引，气血凝涩不畅，卫气不能宣发所致，故多年来严重恶寒，暑天亦需要厚衣烤火御之方可。治此若纯以温经散寒，忽视阻络瘀血，则血不行而气不达，病虽可减而未已。若纯用补剂，则徒塞瘀阻之络道，有增于浮肿。审之证情，拟温补脾肾以壮阳、化湿活血以通络，逐散风寒，扶正祛邪，显见好转。

单纯恶寒，一般认为“阴盛则寒”，或为“阳虚则寒”，其治疗无非祛除寒邪，扶助阳气，但此案如法施治无效，根据“久病顽疾多瘀”的体会，结合舌下瘀点，脉细涩之见证，断为瘀血内留为症结所在。由此分析，其恶寒之机制由于寒凝血瘀阻滞脉络，脏腑阳气失于畅达，肌表卫气不能输布，阳遏寒邪继生，寒瘀凝滞而成。据此，我们认为除“阴盛则寒”，“阳虚则寒”外，临床如遇此类病症，尚应注意“血瘀则寒”之病机。不过“瘀血恶寒”之说，尚缺乏大量依据，有待进一步验证与探讨。

4. 低烧、咳嗽（支气管炎）

安某某，女，11岁，岐山县93号信箱。

初诊（1975年4月1日）：患者两年前开始咳嗽，午后潮热，伴有气短、懒言，手足心汗出，形体日渐消瘦。曾经北京某院诊断为“支气管炎”、“支气管扩张”，注射卡那霉素等药后，病情逐渐好转。但两月前无明显原因，而上症又复加重。经某医院拍片报告：肺纹理明显增粗，诊断为“支气管炎”，随转中医治疗。诊见：咳嗽气短，低烧盗汗，五心烦热，身困乏力，善忘，少食，面色黄褐，眼眶口周发青，牙齿发黑，舌质偏黯，脉沉细数。证属气阴双虚，肝血瘀滞。治宜：益气养阴，润肺止咳，柔肝活血。

［处方］黄芪15g　胡黄连9g　百部9g　川贝母6g　瓜蒌9g　银柴胡9g　党参9g　知母9g　甘草3g　丹参15g　当归9g　丹皮9g　山楂9g　白芍9g

二诊（1975年4月8日）：服上方7剂，自觉精神好转，眼眶口周色青、齿黑均消退，脉舌同前。继用上方去当归、知母，加郁金9g，鳖甲9g。

三诊（1975年4月23日）：服上方后，精神较前明显好转，咳嗽止，低烧退，食欲有增，但仍盗汗，舌淡不鲜，苔薄白，脉沉细。用初诊方去知母、甘草，加赤芍9g、鸡内金9g。

四诊（1975年5月7日）：服上方后再未发烧，记忆力增强，性情较前柔和，食欲明显增加，脉象和缓，舌色正常。乃予原方稍以加减数剂，以善其后。

曾发信询问，患儿家长于1979年9月2日托人来诉：其孩服上述方药好转后，再未服他药，逐渐恢复，身强体壮，饮食，记忆力等均好。

【按】患儿咳嗽、低烧达两年之久，久咳伤肺，气阴俱耗，气虚则无力推动血液畅行；血为肝所藏，肝气不得疏泄，肺气不能输布，络血即瘀滞，故见口眼周围发青，舌黯不鲜；久咳耗伤肺阴，阴虚则生内热，阴不敛阳而现低烧、盗汗等症。本为正虚，又有瘀血，若单补虚必助邪，若独攻邪，更伤正，故宜攻补兼施，相得益彰。用党参、黄芪以补气扶正，培土生金；以丹参、归、芍活血祛瘀，滋阴柔肝；佐胡黄连以清虚热；百部、二母、瓜蒌以润肺止咳；山楂消食开胃，兼除瘀阻；全方以求气阴双补，润肺止咳，行血化瘀之功。

"齿黑"一症，临床虽不多见，而本案却表现的比较突出。叶天士《温热论》虽详载有验齿诸法，然亦未详论"齿黑"之病机证治。细思肾主骨齿为骨之余，肾藏精而精血互化之理，故悟出"齿黑"一症，一由肾水内亏，肾热上蒸所致；二由精亏血少，凝滞为瘀而成。再参以滋润化瘀之品，而取得"齿黑"逐渐消失之效，则更能证明这一观点。究竟如何理解，尚待进一步观察研究。

5. 痨瘵（肺结核）

张某某，女，29 岁，汉中县白庙公社某大队社员。

初诊（1965 年元月）：患者 1964 年 9 月曾患秋瘟时疫（钩端螺旋体病），经中西医抢救治愈后，身体未能恢复。开初有头昏、咳嗽、盗汗、时有寒热，食欲不佳等症状。自以为大病后气血双虚，只作一般调理，但病情日益加重，不仅上述症状尚存，并时作胸疼，痰带血丝，身困骨蒸，月经不调，血色暗红，有紫黑色小块。诊见：面白颧赤，口干咽燥，唇舌红，脉细数。并经透视诊为；右上肺浸润型肺结核。中医辨证：气阴双虚，并有瘀滞。治则：养阴除蒸，润肺化痰，活血化瘀。随拟百合固金汤加减。（患者对链霉素过敏，每日只服雷米封 0.3g，分 3 次服；间服对氨基水杨酸钠每日 2g，分四次服）。

[处方] 百合 12g　黄芩 10g　沙参 12g　瓜蒌 15g　麦冬 12g　胡黄连 10g　川贝母 10g（冲服）　百部 12g　当归 10g　生地 10g　丹参 15g　丹皮 10g　鳖甲 15g　焦楂 15g　茜草炭 10g

以上方为基础，稍有加减，先后共服百余剂，并连续服用雷米封，病情基本稳定，咳血停止，他症均见减轻。而后中药以滋养肺阴，除痨和血之品做成丸药，以巩固疗效。逐渐症状消失，病灶钙化，至今良好，再未复发。

【按】肺结核俗称"肺痨"，乃因气阴不足，邪乘虚而入，传染为痨。《古今医统》说："凡此诸虫，着于怯弱之人，日久成痨瘵之证"。临床上以咳嗽、骨蒸、盗汗、疲倦、食少、消瘦，甚则咯血等为主要症状。辨证多从肺阴亏损，气阴两虚，肺脾气虚等方面考虑，治则亦从养阴润肺，益气健脾等方面着手。本例患者，乃系热病日久，灼伤阴津，病久入络，故而有瘀，除用养阴润肺之百合固金汤加减以外，并加用了丹参、丹皮、茜草、焦楂、胡黄连等活血化瘀、清热凉血之品，以使热清、瘀行、阴复而愈。

6. 不寐（神经官能症）

例1：刘某某，男，31岁，某某县委干部。

初诊（1979年1月10日）情绪怫郁，思虑过度，阴血暗耗，肝阳偏亢，上扰于心，不能安寐已经半年余，近来病势剧增。五志过极，皆从火化，火盛则动，头掣痛紧箍，时而眼球呆滞，周身发麻，筋惕肉瞤，健忘，纳差，善太息。经中西医治疗，效果不显。诊见：面色青，舌黯红，脉弦硬。此乃阴亏肝火扰动、气血凝滞、内阻为患。治宜清肝化瘀为主，并以思想开导。

［处方］羚羊角3g（先煎）　钩藤12g　丹参30g　桃仁10g　红花10g　赤芍12g　郁金12g　生龙齿30g（先煎）　琥珀6g　山楂15g　茯苓15g　夜交藤30g　服15剂，并每日肌注丹参注射液2支（共用30支）。

复诊（1979年3月1日）经上方调治，情绪好转，夜寐尚安，食欲渐增；唯觉头时作胀，面色稍转华润，舌稍黯，脉和缓。仍予原方出入数剂，以善其后。

1979年4月3日随访，诸恙息除。

例2：侯某某，男，40岁，户县某研究所干部。

初诊（1977年2月23日）：自去年元月开始，情绪不宁，悲伤至极，夜间少寐，至四月份彻夜不眠，记忆力极度减退，不欲言语，胃纳大减，头部麻木，周身发胀，且时而抽痛，伴见胸胁胀满，神疲乏力。曾先后按“癔病”，“神经官能症”等治疗，用中西药（脑功能恢复液、朱砂安神丸等）及针灸治疗，功效不显著。诊见：面黄肌瘦，舌质黯，脉沉涩。证属：气滞血瘀，心神受扰，阳不入阴。治宜：活血化瘀，安神镇静，调其气血，和其阴阳，并予说服开导，解除顾虑。

［处方］丹参30g　琥珀6g　夜交藤30g　郁金12g　赤芍9g　磁石24g（先煎）　远志6g　五味子9g　枸杞9g　山药24g　合欢花15g　桂枝6g

并先后加用过玉竹、炒枣仁、麦冬、甘草、山楂、制大黄等品。

先后服用80余剂，病情逐渐好转，从六月份开始每晚即可熟睡7～8小时，面色、食欲、精神、脉舌等基本正常；唯记忆力稍差，继续按上方稍加减，以巩固疗效。1978年初已恢复健康，至今尚好。

【按】不寐之因，虽有多种，概言之：一为实证，一为虚证。然临证每多兼挟，往往虚实互见，错综复杂，不能不详为辨析。如本例既有神疲乏力、不寐、面黄肌瘦、纳呆等心脾两亏的见症；又有胸胁胀满、头身麻木掣痛、脉沉涩、舌质黯等气滞血瘀的现象。故案中前后治法，始终标本兼顾，虚实同治。

丹参治疗失眠等属于精神病疾患，古书尚有记载，今人屡有报道。我凡遇此类病证，已为首选和必用药；因其味苦、性微寒无毒，主入心、肝经，有活血祛瘀，安神宁心的作用，故对惊悸不眠等证用之最为合拍，况且药源丰富，价钱便宜，疗效显著，所以单味可用，复方更宜，不仅内服，亦可注射。

总之，对于小儿破伤风、肾病综合征、肝脾肿大、肝硬化腹水、先天性紫绀四联症、肺性脑病、尿闭、尿血、慢性肾上腺皮质功能减退、震颤性麻痹、毛发脱落、癫痫、痹证、腰疼、进行性肌萎缩、不明原因血小板减少症、难治性贫血、腹痛、甲状腺功能亢进、甲状腺功能减退、甲状腺囊肿、脑血管痉挛、夜游症、舞蹈病、眩晕、脑震荡后遗症、脑垂体腺瘤、心律不齐、粉碎性骨折合并感染、闭经、不孕症、链霉素中毒等病症，我们在临床按照不同症情，分别使用活血化瘀法，或兼用活血化瘀法取得了不同程度的效果。特别是在抢救因药物、有机磷、食物中毒，治疗乙脑、流行性出血热和有些高热时，在一般清热解毒养阴方中加用活血化瘀的丹参等，取得比较满意的效果，在热性病中应用活血化瘀法，这对于我们有进一步启示。

瘀证辨治纲要

余数十年对瘀血证治研究，略有心得，我体会到，研究瘀血证，要弄清瘀血及瘀血证的概念。中医瘀血概念与西医的“瘀血”并不完全相同。西医的“瘀血”多指静脉血液循环障碍，进而导致局部或全身的某些病理改变，如肺瘀血等。中医的瘀血，指积血、留血、恶血、蓄血、干血、死血、败血、污血等。若与西医学对照，大致指四个方面的病理变化。①指血液不循脉道，妄行脉外，又未流出之血。如脑出血，外伤瘀血等。②指血行不畅，郁滞或停积于脏腑或局部组织之中。如心力衰竭而致的肝瘀血等。③指污秽之血，多为血液成分异常，或感染后所致者。如高血脂症、败血症等。④指血脉本身病变而致血液浓、稠、黏、聚、凝固性增高。如缺血性中风，心肌梗死等。可见，瘀血证是泛指一切因引起体内血液停滞，瘀结不散而形成的病证。对瘀证的辨证施治集中表现在以下几个方面：

一、论瘀注重气血辨证

对瘀血理论研究，不仅重视致瘀之因，更对血瘀形成的病理过程尤加详探，注重气血辨证。气有郁则生瘀，血有滞反碍气。气与血在瘀证中既是原发病理变化的产物，又是继发致病因素，相互为患，互为因果。论血不能离气，论气必涉及到血。故无论外感内伤。一旦影响人体气机乖常，均可发生轻重不同的血瘀证。我在学习前贤理论的基础上，对七情致瘀进行了探讨阐发，应赋予新意。“怒则气上”，血随气逆而上郁，血郁乃血瘀轻症，而重则血滞血瘀；“喜则气缓”气机缓散，推动无力，日久血滞成瘀；“悲则气消”，肺气耗伤，宗气虚弱，气虚致瘀；“恐则气下”，气机下陷，不能升举，血随气陷，渐而成瘀；“惊则气乱”，气乱则血循失调，阻而为瘀；“思则气结”，气结血滞，日久成瘀。从而认识到气血辨证在瘀证中的重要地位。

二、断瘀证强调四诊合参

诊断瘀血证，一定要四诊合参，综合判断。四诊合参应抓住以下方面的临床特点：①痛。瘀证之痛，乃为气血不通所致，故其疼痛的特点是：剧痛、久痛，或疼痛反复发作，或刺痛，或痛处固定、痛而拒按、活动加剧。亦有慢痛而痛无定处的。②出血。因瘀血内积，气血流行不畅，故致血不归经。③发热或寒热交作。瘀痹脉络，气血壅塞，卫气内留，久而发热，邪正相争，少阳枢机不利。④症瘕积聚。瘀血内阻，经络闭塞，久而气血痰浊凝聚，遂成痞块症瘕。⑤痈肿。瘀血内阻，气血凝滞，蕴久化热，腐灼血肉，化为痈疮。⑥经闭、经痛、不孕、月经不调。血瘀气滞，气滞则经血不畅，精微不通，致血海瘀滞，胞宫失养，因瘀血所致月经疾患者，多兼少腹刺痛，经血色黑有块，经行不畅，块下痛减为其特征。⑦神经、精神症状。如健忘、癫狂、昏迷等。此多由瘀血阻络、心脑之气不接所致。⑧心悸怔忡。瘀阻血脉，或败血冲心，致心脉运行不畅，心失所养。⑨肢体废用。多由瘀阻经脉，筋骨肌肉失养所致。⑩发黄。血瘀络阻，胆汁入血发为黄疸。⑪自觉腹满。《金匮》曰：“腹不满，其人言我满，为有瘀血。”⑫脉涩迟。因气血凝滞，脉运艰涩。除此外，还应特别注意观察舌、唇、鼻、眼、皮肤、爪甲、二便、面色、毛发等诸方面的细微变化。这些部位的细微变化对瘀血证的早期诊断有重要的临床意义。其变化常有以下临床指征。①舌边有青紫斑，或散布瘀血斑点，或眼舌紫黯，齿龈暗红或黑斑，或舌底脉络粗大或曲张，或舌下有粟粒状大小的紫黯斑点，或紫黑瘀丝。②口唇有黑斑，或唇青紫或唇萎。③鼻尖暗红（鼻尖微血管扩张）或酒糟鼻。④眼球结膜有青紫斑点，或眼球血丝紫赤。⑤皮肤肥厚隆起，或僵如皮革或皮下紫斑，或肌肤甲错，或青筋暴露或红点红丝（蜘蛛痣）。⑥指甲青紫暗红，按压指甲颜色变化慢。⑦尿血、黑便如柏油色。⑧面色黧黑无光，或面颊蟹爪纹（面部微血管扩张）。⑨毛发脱落，或干枯不荣。另外，还要注重通过辩证逻辑思维推断瘀血证。凡有外伤、手术、月经病、中风、疮疡、严重急性热病等病史者，可考虑瘀血证的存在；临床表现虽无瘀血证，但从病理分析，可能有瘀血证者，如慢性肝炎、慢性肾炎；患病日久，服他药无效，而服活血化瘀有效者，可能存在着瘀证。这就说明了，有时在临床宏观症状上虽无瘀血见证，不一定在微观层次就没有瘀血的存在。所以，把临床体征同血液流变学，微循环指标的测定结合起来，对瘀血证的早期诊断就更有意义。

三、治瘀证辨寒热虚实

治疗瘀证，首先必须辨清寒热虚实，然后用药才能药证合拍，丝丝入扣。瘀证多有规律可循，凡感受阴邪或素体阳虚，或肝气郁结等，多出现瘀血证之“寒象”；反之，感受阳邪或患者素体阴虚，或肝气横逆等，多出现瘀血证之“热象”。瘀血证中既有“气滞而血滞”，“气滞血瘀”之实证，也有气虚血瘀，血虚血瘀之虚证，或虚实错杂证，必须详察细审。在瘀证的治疗上，活血化瘀法，是治疗该证的基本大法，临床应用时，还须分别瘀血之轻重、缓急、兼挟证而再灵活立法，以适应临床之变化。他常以桃红四物汤加丹参、山楂作为活血化瘀的基本方，随症化裁。如对瘀证之“寒象”者，常用活血化瘀加温法。即在活血化瘀方剂中配入温散祛寒之品。依据脏腑部位不同，而选用不同的温散祛寒药物。温胃阳常选干姜、高良姜、草豆蔻；温心阳，常选桂枝；暖子宫常加吴萸、台乌；温肾常选肉桂、附子。对瘀证之“热象”者，常用活血化瘀配清法，即活血化瘀方剂中加入清泄药物。如对疮疡疔毒常以桃红四物加黄连解毒汤化裁；对于因热而瘀的痛证，常以金铃子散加丹参、郁金等；对于因热致瘀的热入营血证，常用犀角地黄汤加丹参、连翘；对于因瘀致热的低热证、干血痨，常以大黄䗪虫丸或秦蒿鳖甲汤合桃红四物汤化裁取效；对于气滞血瘀证，常用活血化瘀行气法，即活血化瘀方中配行气药物。选血中之气药，如没药、乳香、降香、川芎、郁金、薤白。并根据脏腑病位不同，而选用行脏腑之气药。如选台乌、木香行三焦之气；菖蒲、郁金行心气；柴胡、青皮、香附行肝胆之气；木香行膀胱之气；砂仁、薏仁行脾胃之气；川椒、荔核行睾丸之气等。对于气虚致瘀者，常用活血化瘀补气法，即活血化瘀方中入补气药物。用自拟通脉舒络汤而收功。对于血实之证，常在活血化瘀中加破血逐瘀之品。如加入三棱、莪术或虫类药物。如水蛭、土鳖虫、乌梢蛇、僵蚕、全蝎等逐通络脉瘀血的药物。

治疗瘀证，还要按瘀血部位而选方用药。如治疗脱发、脑积水、脑部占位性疾患，顽固性头痛、三叉神经痛，以开窍活血法定方选药，用通窍活血汤类方化裁；对予胸部疾患，如胸痹、真心痛则用通阳活血法定方选药，以瓜蒌薤白白酒汤之辈为基础化裁；对于胁肋疾患，如肝脾肿大、肝胃气痛等病症，则以行气活血法而选方用药，常用隔下逐瘀汤类方化裁加减；对于四肢痿废或半身不遂者，用益气活血法，遣补阳还五汤之类。

在疑难杂症的治疗时，常加入适量的活血化瘀、化痰之品。我体会到，久病多痰瘀，顽疾多痰瘀，怪症多痰瘀，痰瘀交结是其机制的主要方面。如小儿脑积水、肾病综合征、肝硬化腹水、肺性脑病、肝性脑病、慢性肾上腺皮质功能减退、尿闭、尿血、震颤性麻痹、进行性肌萎缩、血小板减少症、血小板增多症、难治性贫血、甲状腺功能亢进、甲状腺功能衰退、甲状腺囊肿、夜游症、舞蹈症、脑震荡后遗症、脑垂体腺瘤、粉碎性骨折合并感染、链霉素中毒、闭经、不孕、崩漏、习惯性流产等病症，临床按不同病情，分别加入不同的话血化瘀化痰之品，均获得一定的疗效。其治疗过程详见《瘀血证治》一书，此不赘述。

活血化瘀法中几个问题小议

活血化瘀法，是以气滞血瘀，脉络闭阻，血行失度为基本病理，以行气化瘀，疏通脉络，调理血行为常用方法，以改善血液循环，调整机体功能，加强抗病能力为主要目的的一种行之有效、并具有独特功用的治疗法则。它除应用于内、外、妇、儿、皮肤、五官、肿瘤等科的一般病证外，在防治心血管、胶原性疾病及一些久病顽疾和感染性疾病等方面也出现了可喜苗头，扩大了应用范围，为多种疾病的防治开辟了一条新的途径。因此，对该法的机制及临床应用有进一步研究之必要。我们在学习有关资料的基础上，结合临床点滴经验，就活血化瘀法的应用中常遇到的几个问题，谈谈粗浅的体会。

一、气行血行问题

气血学说是祖国医学的主要内容之一。气为血帅，血为气母，气行则血行，气滞则血凝，故治疗应“疏其气血，令其条达”。在临床上，如因气滞不通，血行受阻而引起的胃脘痛、胁疼、痛经等偏重于实的一类病证，在一般行气活血的方药中注意用理气活血的如香附之类的药物，效果就比较满意。如因病久气虚，不能推动血液畅流而发生的如一些麻木、疼痛或偏瘫之类侧重于虚的病症，在一般行瘀活血方中重用补气活血的芪、归之类的药物，取效就比较明显。这是因为，益气药有加速血流、促进血液循环，从而达到益气化瘀的作用，但这决不意味着凡用行瘀活血药必加理气药。如肾阴亏损兼有瘀阻引起之血尿、暑湿火毒、热郁血阻所致之多发性疖肿等，就不宜加入辛香走窜、补气升阳之类的药物，否则阴液越耗则邪火越旺，脉络必将灼伤，瘀阻可能增加。

二、寒热虚实问题

寒热虚实是辨别疾病性质及机体强弱和病邪消长情况的纲领。瘀血的辨证，除了诊察瘀血证的一般指征外，还必须辨清寒、热、虚、实。临床上对许多活血化瘀的方剂、成药或单味药物，如“冠心苏和丸”、“毛冬青”等，一诊断为冠心病或瘀血证就使用，结果有的有效，有的无效，其原因就是没有明辨寒热虚实。过去我们也多认为瘀血主指实证或寒证，因寒性收敛，可使血凝不行而成瘀滞。呈体痛寒冷，肢凉浮肿，面色青白，脉沉迟涩等症，用活血化瘀配伍温通之法，可使寒解瘀行，然热邪壅滞，也可使血行壅阻而为瘀血停留。正如《医林改错》所说：“血受热则煎熬成块。”其结果虽然同是瘀血，而临床表现多伴有体痛躁烦，口干恶热，脉弦舌绛等“热象”，此时需用活血化瘀配伍清解之法，方能药到病除。

虚实问题亦是如此。从血液瘀滞的角度看，好像瘀血只有实证而无虚证，实际并非如此。“气为血帅”，“血随气行”，血液的运行，必然和气的功能有关，气机郁结可致血行瘀滞形成瘀血，气虚无力运行血液，也可以使血液运行不畅而形成瘀血。属实证者，如症瘕积聚、肿瘤等，如患者体质较壮实，就要采取破血逐瘀法，并要酌用破血逐瘀力强的虫类药物，如水蛭、虻虫、䗪虫等。属虚证者，如震颤麻痹、偏瘫等一些久病顽疾，又多伴见气短自汗，体倦乏力等表现，治需活血化瘀再配以参、芪、术之类的补气药物，如清代王清任的“补阳还五汤”，使其气足，气足则血行而瘀化，脉络通畅而病愈。

再者，各人禀赋不同，体质有异，病期长短不一，病变性质及发病轻重缓急有别，或兼有食、湿、风、痰、火等它邪，临证病情多错综复杂，因此要特别注意抓主要矛盾和矛盾的主要方面，审因论治，灵活选药组方，方可取得较好疗效。

三、久病顽疾问题

久病顽疾，往往是由于气虚或气滞不能推动血液畅行而发生瘀阻所致，所以在临床上就有久病顽疾多瘀之感。我们曾治一中年女性，患不明原因的间断性高热（每月两次左右，每次3～7天，39℃左右）10余年，各种治疗，效均不著，我们用益气活血法，18剂后，证情大为改善。又一例，因被自行车撞其阴囊，引起阳痿、滑精，多方治疗3个月，效果不著。我们认为，肝藏血，主筋，肝脉循阴器，车把撞于阴部，乃肝经受损而气血瘀阻，且突然撞击，惊恐伤肾。给予活血化瘀、益肾涩精之品，服用20余剂，基本痊愈。咸阳某印染厂女工，习惯性流产（已流七胎）。我们久用益肾固气，养血安胎之品罔效。后细察证情，乃因瘀血不去，新血不生，致胎不安，故劝其暂勿怀孕，服一段益肾养血，兼除瘀阻之品。后怀孕，一方面保胎，另一方面做思想工作，劝其不要恐惧，后足月生一3公斤重的女孩。1974年10月在兰州曾遇治一位27岁女战士，已诊断为慢性肾炎，高血钾症，当时住院治疗已四年余，其主证为身痛不欲食，每日进食1～2两，恶心，头及胁下刺痛，胸闷气短，怕冷，足跟痛，下肢浮肿，烦躁，视力极度减退，脉象沉细无力，舌质紫黯，舌下静脉曲张，血钾42.4% Mg，N·P·N329Mg，大便隐血试验强阳性，尿蛋白（+++），白细胞3000～4000之间，肝脏平脐质硬，四年余月经未至。数年来上述症状反复出现，如感冒发烧则一切证候加重，进入病危阶段。当时辨证为脾肾阳虚，瘀血内阻，故宜温补脾肾，益气行瘀重剂试投，方用黄芪、党参、茯苓、丹参，山楂、益母草各30g，制附子9g，桂枝6g，白术24g，当归9g，鸡内金12g，郁金12g，竹茹12g，三七3g（冲服），枸杞9g。上方3剂有效（同时用西药），以后稍有加减，连服数十剂，患者一度诸证减轻，每日进食四两左右，可上3层楼，能亲笔写信叙述病情，血钾降至8%毫克当量，N·P·N60Mg，大便隐血试验转为阴性，尿蛋白（+），白细胞5000。有意义的是，曾停中药观察1月，诸证复现（但较前轻），又继服原方1周，则诸证悉减。又，汉中一妇女，因刮宫后受寒而引起严重怕冷（夏着冬衣），数年来曾用多种疗法（多为参桂温阳之品）治疗，未见明显好转。我们按其病情在益肾温阳基础上重用益气化瘀之品，使气血通畅，阳气透达，获得基本痊愈。我们体会，在临床上，一般难病顽疾，久治无效者，可从瘀血方面考虑，并且，既不能见虚证就以为不可能有瘀，也不能见病皆认为有瘀，必须辨证论治，有的放矢。

四、诊断主要依据问题

瘀血证是一个综合性的证候，临床上如何诊断瘀血？祖国医学认为仍需四诊合参，除全身性的症候，像面色、肤色、舌色、自觉症状、脉象、触诊等外，还有些共有的特点，如疼痛、肿块、瘀斑等，但我们觉得其中舌质变化是最基本的依据，一般舌质青紫或红而不鲜，或有瘀血斑点，或舌下静脉曲（粗）张，或舌下（舌系带两旁）有大小不等颜色紫红（或黑）瘀点，或满布舌底的“瘀丝”，这些都是有瘀血的明症，特别是舌下表现更应重视，有的瘀血病人舌面无大变化，但舌下有表现，结果运用活血化瘀法可以改善症状，因此说诊断瘀血，舌面很重要，但舌下亦不能忽视。“疼有定处，状如针刺”，多系瘀血内阻，但有些患者主诉并非刺痛，部位亦不固定，经用活血化瘀法后，症状减轻或痊愈。因此临床应全面考虑，灵活掌握，不可拘泥一点。当然临床也有瘀血证据不足，而用活血化瘀法取得很好效果的，但毕竟不多。

五、治疗方药问题

活血化瘀法虽属一个大的治疗法则，但在临床中则由于体质、部位不同，挟邪情况有异，具体治则亦有差别。总应以活血化瘀为主，但应审证求因，随证加减，灵活掌握。如在头部的，像神经性脱发、脑积水、脑部占位性疾患及一些顽固的神经性头痛等，则用开窍活血法的“通窍活血汤”之类；在胸部的像“心绞痛”“心肌梗死”及一些心神经官能症等，则用宽胸祛瘀法的“冠心二号”、“瓜蒌薤白汤”之类；如在胁肋部的，像肝脾肿大，肝胃气痛等，则用行气活血法的“血府逐瘀汤”、“膈下逐瘀汤”之类；在下部的，像下元虚寒之痛经、宫寒不孕等证，则用温经活血法之“少腹逐瘀汤”之类。其他，如半身不遂用益气活血法之“补阳还五汤”之类；血尿、低热用益阴活血法之“六味地黄汤合桃红四物汤”之类；疖肿、阑尾炎用清热活血法之“黄连解毒汤合大黄牡丹皮汤”之类；乙脑后期，余热入络，与血相结，胶痼难解，用搜邪祛瘀法之“三甲散”等等。总之，我们临床常以桃红四物汤加丹参为基本方，头部注意用川芎；胸胁注意用郁金、延胡索、香附；下肢用川牛膝；四肢用桂枝；病久重用黄芪、鸡血藤；热瘀多加丹皮、紫草；积聚包块多加三棱、莪术；证情顽固考虑加入虫类药物；神志方面多加琥珀之类；妇科及水肿则加益母草之类；骨伤加苏木、川断、自然铜等；出血疼痛明显加三七之类；伴有食欲不佳或防止腻胃等则用山楂之类；绝大多数瘀血病症，都可考虑加入丹参。另外，除内治法外，还应配合有助于活血化瘀的外治法，如外贴膏药及针刺、刮痧、艾灸、熏洗、按摩等。如治疗多种气滞血瘀偏寒性的疼痛（特别是胁下痛或兼有食积的胃脘痛），除内服药物外，再局部贴敷伤湿止痛膏，往往可收到良好止疼效果。治疗血栓性脉管炎除内服药物外，还应配合针刺、药物洗、艾条灸等，有助于气血通畅，从而提高疗效。

活血化瘀药物有明显的止痛镇静，疏通经络，破瘀散结，祛瘀生新，解毒消肿，活血止血，改善血液循环等作用，需注意，久用过用这类方药也能出现伤正耗血的现象，但如真正有瘀，即使是经行期间亦可应用。

略论《千金方》的瘀血证治

我国唐代著名的医药学家孙思邈，涉猎群书，博采众方，刻苦钻研数十年，集唐代以前诸家经典文献之大成，并结合自己的临床经验，编撰成《千金要方》、《千金翼方》等书。其包括广泛，内容丰富。单就有关瘀血证治之论述，就可窥其一斑。

瘀血学说源于《内经》，汉·张仲景对其证治更是有所发挥。而孙思邈不但宗师其法，且不守旧说，敢于创新，在理法方药等方面，都具有独创之见，大大丰富了祖国医学中的瘀血学说及其证治内容。为承师先贤、启迪后学做出了卓越贡献。下面仅就《千金方》的瘀血证治作以浅略论述。

一、诊瘀注重四诊合参

《千金方》的瘀血证治散见于各卷的章节之中，尤以妇人卷中为多见。孙氏对瘀血的诊断，注重四诊合参。在问诊方面，注重询问有无“内伤瘀血”病史，以及妇人“产乳、月经不通”、“五色带下”等病况。对病症表现更是细问穷究，认为“腹中绞刺痛不可忍”、“心下常悬痛”、“腹胀疼痛，小腹里急下引腰身重”、“腹中满痛”、“心腹绞痛欲死”、“脐下症结刺痛及如锥刀所刺”、“四肢烦痛”、“百节尽痛”、“十指爪痛数转筋”、“脚心如刀割”等皆为瘀血之佐证。并指出“举体沉重，不欲行动，唯思眠卧”亦与瘀血有关。在《千金要方·妇人》卷中还对瘀血载有“月经不通，大小便苦难，食不生肌”、“月水留瘀血大便不通”的论述。他还认为瘀血阻遏气机可出现“膈中气闷胀满”、“肿满气逆”、“气逆不得食”。或“产瘀后余疾积血不去，腹大短气不得饮食。”并指出有的瘀证还表现为“时寒时热，手足虚热，意欲投水中”，妇人“恶露不尽”亦可见“寒热往来”。对于如上诸种病变，每每精心细问。他还认为嗅及“咳噫腥臭”，望见形体“羸瘦”、“虚之黄瘦”、“身体或如鸡皮”，或见“经来青黄黑色水下，或如清水”、“赤白带下”，甚者可见“舌卷唇青”、“爪甲或青或黄或黑乌点”，此等皆是瘀血为患之明证。在切诊方面，孙氏不但宗师前贤们的“切脉诊瘀”的宝贵经验，更注意把切诊推广运用，而不独限于脉诊。他在临床中通过切诊发现有的瘀血病人“小腹中积聚，大如七八寸盘面，上下周流、痛不可忍”，或“胁下腹中积聚坚痛”、“小腹坚满贯脐痛”、“月水不通结成痞坚如石”；还有的患者由于瘀血阻遏阳气，四末失之温煦，切诊可见“手足厥冷，寒至肘膝”。综上所述，可见孙氏对于瘀血的诊断，是多么精细全面，为我们临床运用诊法树立了光辉典范。

二、治瘀分辨寒热虚实

纵观《千金方》，可见孙氏对瘀血的诊断不但是本着整体观念的精神，注重四诊合参；而且在治疗上亦是本着辨证施治的原则，分辨寒热虚实。

例如他对“产后风冷，留血不去停结，月水闭塞”之证，就采用温通化瘀法，以桃仁、麻子仁、菴蔺子酒浸五宿后来治之；对“玉门冷如风吹，经水不通”的病症，在施用活血化瘀药的同时，更注意选用桂心、干姜、吴茱萸、蜀椒、细辛等温通药。对“妇人盛实，有热在腹，月经瘀闭不通”者，就用牡丹皮、玄参、黄芩、芍药等味来清热化瘀；又对“吐血酒客温疫中热毒”者，以及“伤寒及温病应发汗而不汗之内蓄血”者，采用清热解毒化瘀法来治之，选用犀角、生地、牡丹皮、芍药、瓜蒌根等。在《千金要方·胆府》卷中载有针对“血虚致瘀”而设的补中理血方，“治血虚劳，胸腹烦满疼痛，瘀血往来，脏虚不受谷，气逆不得食”诸证，选用于地黄、当归、干漆、虻虫、䗪虫等养血活血化瘀药的同时，并配伍以人参、干姜、白术等补中益气之品。又如治疗“筋虚极，则筋不能转，十指爪皆痛数转筋”之证，处以“人参酒方”，方中有补益气血的参、芪、术、地、归，还有活血化瘀的丹参、川芎、牛膝等药；而治疗“筋实极”（证见“两脚下满，满而痛不得远行，脚心如割，筋断折痛不可忍”）则处以“丹煮散参方”或“地黄煎方”，活血化瘀，通络舒筋（见《千金要方·卷十·肝脏》）。

在临床上，经常可以见到某一部分病证或疾病发展到一定阶段，表现为虚实混杂，寒热并见，急缓交错。瘀证也有这种情况。孙氏对于此类病证，更是详加辨析病机，分清寒热多寡，虚实主次，遣方用药，灵活多变，终使药证丝丝入扣，步步合拍，而每取捷效。如他治疗妇人寒热羸瘦、腹中坚满积聚之证，选用“干姜丸”便是一例（见《千金要方·卷四·妇人方下》）。

此外，孙氏还擅长运用针灸、放血、薄贴等方法治疗瘀证。这些都有待于我们继续深入发掘。

三、破血擅用虫类药物

孙氏治瘀不但分辨寒热虚实，进行辨证施治，而且对一些久病顽疾（如症瘕积聚、结核肉瘤等病证），瘀之甚者，还擅长于运用破血逐瘀而效力峻猛的虫类药物。

《伤寒杂病论》中虽记述有用虫类药物破血逐瘀的治疗经验，但方剂只有数个，治病只有数种。孙氏在继承前贤治瘀经验的基础上，大胆实践，独具慧眼，对其证治方药更是有所发挥。我们粗略统计《千金方》中具有活血化瘀作用的47个方剂，其中有用虻虫者21方，蛴螬者19方，水蛭者15方，䗪虫者13方。但在用药剂量上却不是盲目滥用，一味攻破，而是根据不同病情严格掌握剂量的。如治小儿瘖气，胁下腹中有积聚坚痛的"鳖头丸方"，虻虫、䗪虫各仅用十八铢；而治妇人经闭腹胀瘕痛久病者的"大虻虫丸"，虻虫则多达四百枚，水蛭三百枚，蛴螬一升（其用量要比仲景的"大黄䗪虫丸"大得多），并将其发展运用于治疗内外妇儿多种病证之中。直至目前，我们仍在临床各科，尤其是对肿瘤类疾病的治疗中，广泛地使用着破血逐瘀的虫类药物，无疑《千金方》给我们提供了宝贵的用药经验，的确值得深入研究。

四、首创清解毒瘀名方

汉·张仲景所写的《伤寒论》，不愧是一部阐述多种外感热病辨证论治的名著，为历代医家所推崇。孙思邈也是终生渴求研究《伤寒论》，可惜直到晚年才得到其真本。但是他能在此以前发《伤寒论》之未发，在《千金要方》中就创立了《伤寒论》正缺的如清解营血分毒瘀的犀角地黄汤（见《千金要方·卷十二·胆府》）。实为弥补了《伤寒论》之不足，更为后世温病学家所崇用。

犀角地黄汤以犀角清热凉血解毒，生地养阴清热，芍药和营泄热，丹皮清热凉血散瘀，而成为清解毒瘀的代表方剂。后世许多清营凉血解毒的方剂多以此方衍化而来。该方的创立为祖国医学治疗外感热病以及其他的营血分热毒瘀血病证，起到了不可估价的重要作用。直至今天，它还被广泛地、卓有成效地在临床上用于治疗一些感染性疾病，急性白血病，急性黄色肝萎缩，肝昏迷，肝硬化出血及尿毒症出血、神志昏迷等危重疾病。此外，他还为治疗肺痈创立了具有清解毒瘀排脓作用的苇茎汤，至今还是临床上治疗肺痈的要方。

以上仅就《千金方》中有关瘀血证治的内容作了概括的粗浅探讨。然而《千金方》载有方剂5300首，洋洋数万言，其容纳的丰富宝藏，还有待于我们花大气力深入发掘，加以整理提高，为繁荣昌盛祖国医学而做出贡献。

《傅青主女科》扶正化瘀的学术观点探讨

《傅青主女科》（下称《女科》）一书，堪称传世佳作。自行世之后，被医界誉为妇科医家必读之书，对后世产生了深刻的影响。作者傅山博览群书，精通医理，在继承前贤学术经验的基础上，结合自己的实践体会，提出了系统的重肾补肾、调养气血、化瘀生新的学术观点，用以指导治疗妇科经、带、胎、产诸症，常奏奇功。其中，傅氏针对妇科诸症，因瘀致患或兼挟瘀血为患颇多的特点，特别强调活血化瘀的重要性，并创立了许多独具一格的治瘀之法及方药，在治瘀之中又突出地体现了扶正化瘀的学术观点，本文仅就此作一粗略探讨。

一、益气化瘀法

益气化瘀法在《女科》中运用的尤为突出。“气为血帅”，血液的生成与运行均离不开气，气能生血行血，又能摄血。故傅氏在瘀血辨证中尤重于益气化瘀。如行房小产血崩，傅氏认为“此火动是标，而气脱是本”，气脱不能摄血，血溢于下则成血崩，方用固气填精汤以“补气自能摄血，补精自能止血”。然气脱血崩，必致血行不循常道，溢于脉外必有瘀阻。此方中除用益气填精的人参、黄芪、白术、大熟地外，还配用酒洗当归、三七末，以活血化瘀止血，并用芥穗通经络，以引血归经。再如正产气虚血晕，《女科》谓：“气又虚而欲脱，所剩残血，不能归经”。治宜“补血以生新血，正活血以逐旧血也”。然傅氏更有高论，认为“血有形之物，难以速生，气乃无形之物，易于迅发，补气以生血，尤易于补血以生血耳”。故在补气解晕汤中以参芪补气，当归补血，“用荆芥炭引血归经，用姜炭以行瘀引阳，瘀血去而正血归，不必解晕而晕自解矣”。此外，对于正产肠下之危证，傅氏恐新产之妇“有瘀血在腹”，不敢妄自升提下陷之气，以防瘀血升腾于上冲心，而大补其气佐以化瘀，方用大剂参芪益气旺阳，酒洗当归、川芎活血化瘀，少佐升麻引气上升。实另辟升阳化瘀之一法门。对于子死产门难产，傅氏擅用救母丹，“用芎归以补血，人参以补气，气旺血旺，则上能升而下能降，气能推而血能送。况益母（草）又善下死胎，石脂能下瘀血”，真可谓益气化瘀，“自然一涌而出，无少阻滞矣”。其他如完胞饮，亦是益气化瘀的要方（益气用参芪白术，补血活血化瘀用桃红归芎益母草）。从以上举例可见，傅氏运用益气化瘀法治病颇广，贵在他能明识气虚（脱）血瘀为诸症的共同病机，于纷乱之中求治于本。

二、温阳化瘀法

《女科》提出：“经本于肾”。本于肾者，谓经血心赖于肾阴肾阳的化生温煦及推动。如治血寒而疑所致的经水后期的温经摄血汤，用续断温补肾阳，以助经血之生，肉桂温阳祛寒，并佐酒洗川芎以推经血之行。又如治疗妇人下部冰冷不孕的温胞饮，亦用肉桂、附子温阳暖胞，畅运血脉。《药治通义》谓："肉桂能行血，善达四肢"。《本草逢原》亦谓："桂辛散，能通子宫而破血调经"。如此温阳活血，温暖胞宫，必易受孕。傅氏对于脚手先下难产者，急施的"转天汤"，方用酒洗当归、川芎、牛膝补血活血，"而又用附子者，欲其无经不达，使气血迅速以催生也"，亦体现了温阳活血的学术观点。

三、养血活血法

养血活血法傅氏运用的甚是灵妙！对于妊娠跌损，气血素亏而内有瘀滞者，傅氏认为"必须大补气血，而少加以行瘀之品，则瘀散胎安矣"。并强调指出，在"大补气血之中，又宜补血之品多于补气之药，则无不得之"。并于救损安胎汤中，散瘀除用苏木、乳香、没药外，还用酒洗当归、酒炒白芍及生地以补血活血，此方之妙，正如傅氏自谓："妙在既能去瘀而不伤胎，又能补气补血而不凝滞"。对于因血虚胶滞所引起的难产，傅氏创用送子丹，亦是根据养血活血之意立方。方中"补血之味，多于补气之品"，使气血并旺，血足以济之，气充以推之，胶滞之患必除。《女科》论治产后诸病，更是擅长运用养血活血化瘀法。因妇人产后多虚，尤以血虚为甚，且常挟恶露败血残留，每每成为虚实夹杂之患，故治必攻补兼施。如治"正产败血攻心晕狂"之证，傅氏方用安心汤，以生地芎归养血活血，佐蒲黄以分解恶露，且以荷叶相通七窍，引邪外出。而荷叶又可"去恶血……散瘀血"（《本草纲目·卷三三》）。诸药共用，使血盈心得所养，瘀化败血尽除。

四、滋阴活血法

《女科》提出："经原非血也，乃天一之水，出自肾中"。意在强调月经的产生与肾阴（精）密切相关，表明肾阴（精）的充盛与否对经水的化生起有重要的作用。盖肾藏精，精化血，肾有"精血之海"（《景岳全书》）之称。但傅氏所论"经原非血也"，"世人以经为血，此千古之误"的观点，却有不足之处。统观《女科》对经水之论，其主导思想亦是承认经水为经血的。如谓："夫经本于肾，而其流五脏六腑之血皆归之，故经来而诸经之血尽来附益"。再看调经诸方，更是擅长运用养血活血之品。

既然经血的化生与肾阴（精）密切相关，若但肾阴亏耗，精不化血，必致血虚脉道胶滞，经水不行。傅氏对于此证，"大补其肾水"，并佐以养血活血之味，"补以通之，散以开之"，方用益经汤，以大熟地、山药、沙参等滋阴补肾，以酒洗当归、酒炒白芍、丹皮等养血活血。终使"精溢而经水自通矣"。又若"肾中火旺而阴水亏"，火旺则迫血灼血，阴亏则血行滞涩，必致"先期经来只一二点"，傅氏以两地汤"只专补水"以滋阴，将活血之品寓其中。方中大生地、元参各重用一两。生地既可滋阴肾水，又可“破血，通利月水闭绝”(《本草品汇精要》)，实为精巧之用。

《女科》扶正化瘀的学术观点，还体现在所运用的其他活血化瘀法之中。如理气活血法、清热活血法、活血逐瘀法、祛瘀止血法、引精活血法、开骨活血法，其中皆寓有扶正之品（因限于篇幅，将另行讨论）。这种化瘀不伤正气，扶正以促化瘀的学术思想，都是从实践中得出的宝贵经验，至今对我们临床各科运用活血化瘀法仍有着重要的指导意义。

益气活血法抗衰老的理论及实验研究

健康长寿是人类的美好愿望。从古到今，为了探索衰老的奥秘，寻求有效的延缓衰老的药物，历代医家都做了很多研究。关于衰老的起因，传统的观点认为主要与“虚”有关，因而在我国历代的抗衰老实践中，补虚成了根本性措施，诸如温补肾阳、填补精血、健脾益气等都成了延缓衰老、防治老年病的基本法则。有人对我国历代有代表性的13部方书进行了统计，发现单以温补肾阳为主的抗衰老方剂竟占70.2%，另外一些也大都以滋养肾阴、健脾益气为主。这就说明补益药（特别是补肾药）在我国历代的抗衰老药中占据绝对优势。及至现代的有关衰老的临床与实验研究，仍多以针对虚损为主。诚然，人体在老年期确实存在着一些肾虚精亏，气血不足等虚损现象，但是我们认为这种现象并不能完全反映人体衰老和诸多老年病的本质，在临床上，更多的老年人和常见的老年病则往往表现为“气虚血瘀”的证候。那么，衰老的根本原因是什么？究竟是起因于“虚”呢？还是与“瘀”有关？或者二者兼而有之？气虚血瘀在衰老和老年病的发生和发展过程中起什么作用？益气活血法能否延缓衰老并防治某些老年病？我们依据大量的文献资料和多方面的临床报道并结合自己的临床观察和实验研究，对此问题作以深入探讨。

一、老年期气虚血瘀病机初探

（一）气血调畅是健康长寿的主要原因

1. 生命的本质在于气血

气血是构成人体和维持人体生命活动的最基本物质，是脏腑经络等组织器官进行生理活动的物质基础，人体各处一时一刻都离不开气血的濡养，所以，生命与气血的关系非常密切，离开气血就无所谓生命。正如《内经》所说的“人之所有者，血与气耳”。“人之血气精神者，所以奉生而周于性命者也。”张景岳也指出：“人有阴阳，即为血气。阳主气，故气全则神主，阴主血，故血盛则形强，人生所赖，唯斯而已。”

气血在人体生命活动中具有十分重要的多方面生理意义，可以说人体的各种生命活动都是气血生理功能的具体体现。

有关阳气在人体生命活动中的重要作用，《内经》曾指出："阳气者，精则养神，柔则养筋"。"夫精明五色者，气之华也"。"阳气者，若天与日，失其所则折寿而不彰。"《医方考》也指出，"人非此气，不足以生。"可以说气是一切生理活动之动力。首先，人体的生长发育，各脏腑经络等组织器官的生理活动以及血的生成和运行，津液的生成、输布和排泄等，均有赖于气的激发和推动作用。若气虚，激活和推动作用减弱，就会影响到机体的生长发育，或出现早衰，或使脏腑、经络功能减退，或使血和津液的生成不足和运行迟缓，从而引起血虚、血行不畅和水液停滞等病理变化。其次，气还有温煦人体维持正常体温的作用，同时，各脏腑经络的生理活动、津血的运行等也要依靠气的温煦作用。如气失温煦，就会出现畏寒肢冷、津血凝滞等病变。再次，气还有卫护肌表、防御外邪入侵的作用。若气虚卫外功能减退，机体抗病力下降，则易患各种疾病。此外，气尚有固摄血液循脉正常运行，控制汗、尿、唾以及胃肠液和精液正常分泌和排泄的作用。若气虚不固，可导致出血、自汗、遗精、遗尿、流涎、脱肛等病变。另外，气在物质代谢方面，也起着非常重要的生理作用。具体地说，体内的精、气、津、血等物质的新陈代谢及其相互转化，都是靠气的运动来完成的。例如，饮食物的消化和吸收，水谷精微化生气血津液，津液代谢化为汗尿，食物残渣转化成糟粕等，都是靠气的功能来完成的。因此，《难经》指出："气者，人之根本也。"张景岳也说："人之有生，全赖此气。"可以说，气是生命存在的根本依据。

血液在人体生命活动中也具有非常重要的生理功能。《内经》指出：血，"以奉生身，莫贵于此。"《金匮钩玄》也说："是知血盛则形盛，血弱则形衰。"具体说来，血液主要有以下生理功能：①充养五脏六腑，滋润四肢百骸。各脏器组织只有在血液的滋润和濡养下才能发挥正常的生理功能。如：心脏只有在血液的濡养下才能发挥其主血脉和藏神的功能；肝主疏泄和藏血的功能也必须以血液为物质基础，肾中精气也必须靠血液的濡养和转化，才能不断成熟壮大而发挥其正常的生理功能。《诸病源候论》指出："若血气盛，则肾气强。"另外，形体组织器官也离不开血液的濡养，如目之视、足之步、掌之握、指之摄、筋膜之柔和强力、肌肉之丰满壮实以及皮肤之感觉、皮毛之润泽光华等，无不赖之营养。②调节津液。《灵枢·痈疽》说："津液和调，变化而赤为血。"《灵枢·营卫生会》说："夺血者无汗，夺汗者无血。"说明津液与血是可以互相转化的，血可以化生津液，津液又可化血。③维持阴阳平衡。血为阴，气为阳，血少则阴虚，阴虚不能制阳则易使阳亢，血旺则可资助阴精制阳。《血证论》说："气为阳，气盛即为火盛；血为阴，血虚即为水虚。"故血为保持阴阳平衡的重要物质。④运载作用。血的运载作用主要体现在血能载气方面。气有能而无根，故必须依赖营血才能发挥作用，故又有“血为气之母”之说。另外，脾运化水谷精微和水液的功能、肺主气司呼吸和通调水道的功能，肾主水泌别清浊的功能以及经络的联络作用等都要依靠血液的运载作用来完成。总之，血液在人体生命活动中有着极为重要的生理意义。张景岳对血液的功能和重要作用作了比较全面的概括，他在《景岳全书·血证》中说：“血者，灌溉一身，无所不及，故凡为七窍之灵，为四肢之用，为筋骨之和，为肌肉之丰盛，以至滋脏腑，安魂魄，润颜色，充营卫、津液得以通行，二阴得以调畅，凡形质所在，无非血之用也。是以人有此形，全赖此血，故血衰则形萎，血败则形坏。”

可见，气血在人体生命活动中具有十分重要的生理意义，离开气血，就无所谓生命，生命的本质在于气血。

2. 气血调畅才能健康长寿

气血在人体生命活动中具有非常重要的生理作用，而这种作用的发挥，必须以气血调畅为前提。《内经》早有“气血未并，五脏安定”、“气血平正，长有天命”以及“经络以通，血气以从……其形乃彰，生气以长”等论述，《丹溪心法》也指出：“气血冲和，万病不生。”说明气血调畅是人体健康长寿的主要因素。因为气血是构成人体和维持人体生命活动的最基本物质，是脏腑经络等组织器官进行生理活动的物质基础。只有气血调畅才能达到全身各处，发挥他们的各种生理作用，维持各脏器组织功能活动的正常进行。脏腑功能旺盛，财阳气温煦，阴精滋养，阴阳协调，津液通利，人体生命力强盛，抗病力也强，形体组织器官得到气血的正常濡养则发育良好，功能健全。具体表现在面色红润，肌肉丰满、壮实，皮肤和毛发润泽有华，感觉和运动灵活自如；脑髓得到气血的正常濡养。则人的精神充沛，神志清晰思维敏捷，反应灵敏。《灵枢·平人绝谷》篇说：“血脉和利，精神乃居。”如是则内脏、形体和精神均健康。如果能够长期保持气血的调畅状态，则人体便可以长寿少病，耐老不衰。相反，如果一旦发生气血失调，气血运行不畅甚至凝滞，就会影响全身的各种生理功能，由于气血失调不仅是脏腑、经络等组织器官发生各种病变的病理基础，也是各种临床疾病的病理基础，所以，气血失调一旦发生，就会导致脏腑组织器官因缺乏气血的正常濡养而发生功能减退或紊乱，进一步导致阴阳失调，出现一系列病理变化，同时，人体生命力也减弱，抗病力下降，各种疾病就会随之产生。正如《内经》所说：“血气不和，百病乃变化而生。”

据现代医学研究，气血失调、运行不畅甚至瘀滞不通的病理实质，主要反映在血液流变性异常和微循环障碍等方面。大量的资料表明，健康之人和长寿老人的血液流变性和微循环基本上都是正常的；而当血液流变性出现异常或微循环发生障碍时，就会导致多种疾病的发生甚至死亡。说明气血运行正常与否。直接影响着人体的康、病和寿、夭，从而也证明气血调畅是健康长寿的主要因素。

（二）气虚血瘀是导致衰老和多种老年病的主要病理基础

1. 衰老和老年病之间的关系

人的一生可分为发育期、成熟期和衰退期。现代医学认为，衰老就是机体在衰退期所出现的结构与功能退化并促使生命走向结束的一切过程的总和。而老年病则是在老年期所患的具有其特点的疾病，是一类与衰老有关的疾病。可见，衰老和老年病之间有着非常密切的内在联系。一方面，衰老之后易患各种老年病。因为随着衰老的到来，脏器组织逐渐老化，气血运行日趋涩滞，从而为各种老年病的发生提供了内在条件，同时，由于机体的衰老，生命力逐渐减弱，抗病力也差，对各种致病因素具有易感性，所以衰老之后易患各种老年病；另一方面，老年病的发生和发展，又可加速衰老的进程，从而缩短人体寿命。总之，衰老和老年病是相辅相助的，衰老⇌老年病，衰老能促使老年病之发生发展，老年病则又可加速衰老过程。因而从某种意义上说，衰老与老年病是一个统一体的两个侧面，必须将两者联系起来进行研究。在临床上，只有通过延缓衰老，才能有效地防治各种老年病；而老年病若既已发生，通过积极治疗，促使机体早日康复，则又有利于老年人的健康长寿。所以，二者是不可分割的。

2. 气虚血瘀导致人体衰老、进而引起多种老年病

气血在体内每时每刻都在不停地流行、运动，直到生命结束。而在一生的不同年龄阶段，气血的盛衰和运行状态因受各种因素的影响也发生着不同的变化直接决定着人的生、长、壮、老、病、死的全过程。在人体的生长发育期，气血是不断的由弱到强、日趋旺盛起来的，其运行也是滑利畅通的。《内经》曾指出："婴儿者，其肉脆、血少、气弱。""人生十岁……血气已通，……二十岁，血气始盛……三十岁……血脉盛满。""壮者之气血盛，其肌肉滑，气道通，营卫之行不失其常。"气血的这种由弱到强的变化，促使人体不断地生长发育，直到完全成熟。而中年以后，人体随着年龄的增长，长期受到七情、六淫、劳倦、外伤以及各种疾病的影响，这些因素作用于机体，首先出现气血失调，这是因为血液循经流布全身，环周不休，而气则升降出入，无器不有，所以各种病因作用于机体，首先会影响到气血，导致气血运行日趋涩滞，气血由强到弱不断衰减，所以《内经》指出："老者之气血衰。其肌肉枯，气道涩。"由于气血的虚衰和瘀滞（气虚血瘀），使脏腑得不到正常濡养，各种病理变化随之产生，随后出现脏腑虚衰，精、气、神亏耗，气的生化作用减退，脏腑生理功能无法正常发挥，从而加重气虚血瘀，形成恶性循环，最后导致人体衰老以至发生多种老年病直至死亡。可见"虚"和"瘀"是互为因果，相反相成的，人体衰老的本质在于气虚血瘀。

根据大量的临床观察，人体进入老年，都有明显的气虚血瘀征象，如疲倦、头晕、畏寒、肢冷、健忘。流泪、多涕、多尿、尿余沥以及皮肤色素

沉着、粗糙、老年斑的出现、巩膜混浊等。有人对2268例对象体质与年龄的关系进行调查研究，结果表明，瘀滞质的比例与年龄的递增呈极显著的正相关性（r=0.978　$P<0.01$），提示随着年龄的递增，瘀滞质或兼见瘀滞质者日见增多。施氏等研究表明，全血还原黏度、血浆比黏度、红细胞电泳、纤维蛋白原和青紫舌程度与年龄增大，有明显的棺关性。广州军区第一总医院观察225名健康老人的微循环，结果发现其都有不同程度的微循环障碍，而患者老人微循环障碍较之更加严重。新近研究表明，随着增龄，毛细血管基底膜逐渐增厚，外膜层纤维胶原化，孔径缩小，导致毛细血管代谢率下降，一些代谢废物如脂褐素等不能排泄而沉积于脏器内，脏器组织细胞间沉积瘀血，引起神经、内分泌、免疫、合成代谢功能以及主要脏器功能减退和紊乱，呈现一系列病理变化而出现衰老征象。证明人体衰老的本质在于气血失调、气虚血瘀。

上海曾对107例老人的血液流变性和血液成分进行观察，结果发现，在老年人中，红细胞数量减少和生理性贫血普遍存在，同时血清白蛋白减少，球蛋白、脂蛋白、纤维蛋白原增高，血液黏度增高，导致血流缓慢、血管硬化、管腔狭窄，出现“脉不通、血不流”的瘀血病理改变，也证实了衰老的主要病理变化为“虚实夹杂”。

以上，无论从理论上还是从临床所见、实验研究上，都说明机体衰老的本质在于气血失调，而失调的关键又在于气虚血瘀。

气虚血瘀不仅能导致人体衰老，还可进一步引起多种老年病。因为人体衰老之后，气虚血瘀仍不断加剧，气虚日增，血瘀日积，当这种恶性循环发展到一定程度，就会引起多种老年病，如瘀血阻于脑则中风、眩晕、痴呆；阻于心则胸痹、真心痛；阻于肝则积聚、臌胀；阻于肺则咳喘、肺胀；阻于肾和膀胱则癃闭、淋浊；阻于经脉四肢则痿痹不仁。所以，气虚血瘀在老年病的发病中占有相当重要的地位。在临床上，常见的老年病如动脉粥样硬化、冠心病、高血压病、中风、老年性痴呆、前列腺肥大、颈椎病等都是瘀血深化的体现，也是最常见的致死原因。据研究，这类病的发生常常与其高凝血症、高黏血症、高脂血症以及血管的病损等有密切关系。可见，老年人的多病种与致死病种均与“瘀”密切相关。朱氏通过对老年病人青紫舌、血液流变性和舌尖微循环的观察发现，青紫舌在老年病人中较为常见，临床疾病分析表明，老年人青紫舌与高龄、心肺功能不全、动脉硬化、机体衰老、脏腑功能减退、气血不足等有密切关系，这几方面集中到一点就是气虚血瘀，说明气虚血瘀是许多老年疾病的共同病理基础。

3. 气虚血瘀是常见老年病的基本病机

老年病的范围较广，但对中老年人危害最大的主要是心、脑血管疾病，其中心血管疾病居老年病的首位。在心血管疾病中，动脉硬化、冠心病及各种脑血管疾病是构成老年人病残和死亡的最主要原因。

北京地区冠心病协作组和中医研究院东直门医院共观察558例心肌梗死病人，他们从中医整体辨证分析指出，本病多有自汗、疲倦、气短、心悸等气虚症状，同时又有心前区剧痛不移、舌质紫黯等血瘀症状。西苑医院、北京医学院三附院等对本病常见症61例作了证型统计，其中属于血瘀者40例（占65.6%），本证属于气虚者38例（占62.3%）首都医院通过70例急性心梗患者观察，发现气虚血瘀是贯穿本病全过程的主要矛盾。广安门医院对急性心梗215例辨证分型，气虚血瘀者133例，占61.9%。廖氏观察70例急性心梗患者的舌、脉、证的演变规律，气虚血瘀占70%以上。张氏诊治冠心病患者44例，其中血瘀阻络者29例，并伴气虚者24例。吴氏共观察195例冠心病患者，其中属气虚夹瘀阻型者101例，占96%。总之，缺血性心脏病的基本病机是气虚血瘀，这已经取得了比较一致的意见。

据现代医学研究，人到中年以后，由于心脏的衰老，心输出量随增龄以每年1%的速度呈直线下降，65岁与25岁相比，其心输出量约减少40%，这样，老年人不仅全身的血流量减少。心脏本身的血流量也明显减少，有人估计，冠状血管血流量减少的程度比心输出量减少的程度还要大。同时，冠状动脉粥样硬化的现象在老年人中也普遍存在，据报道，冠状动脉硬化的发生率在60～70岁时为87.9%，70岁以上几乎为100%，其硬化的程度，轻者有脂纹、斑块，重者斑块明显增多并钙化，使血管狭窄，斑块破溃后脱落的粥样物质就会堵塞冠状动脉的小分枝，所以，中、老年人患缺血性心脏病的比例较高，且这类疾病如按中医辨证多属“气虚血瘀”之证。

脑血管病也是一类对老年人危害很大的老年病，其发病率、死亡率和致残率都很高，和冠心病、恶性肿瘤一起构成老年人三大死亡原因。有人统计，缺血性脑血管病占脑血管病总数的70%～80%，并且还有升高和逐步年轻化的趋势。近年来，我们主要对缺血性脑血管病进行了系统观察，经统计发现，本病辨证属气虚血瘀者占绝大多数。据临床报告，气虚血瘀在缺血性中风中最为多见，多认为缺血性中风病因主要是气虚、痰浊、瘀血，病机为气虚血滞、痰浊瘀血痹阻脑络、筋脉失养所致。薛氏观察治疗短暂性脑缺血发作18例，其中表现为气虚血瘀证的13例。我们认为，缺血性脑血管病的发生主要与老年人气虚血瘀这一病理生理特点有关。据报道，老年人脑动脉硬化极为常见，动脉粥样斑块常随增龄而扩展；同时，脑的血流量也随增龄呈进行性减少，脑血管阻力则随增龄而呈进行性增加。张氏通过分析中风先兆症状和对比缺血性中风治疗前后血液流变学的变化得出结论，气虚血瘀是本病的重要病机。

有人观察治疗老年病180例，病种涉及颈椎病、脑血栓形成、脑动脉硬化、脑萎缩、高血压病、神经血管性头痛、高脂血症、冠心病、老年手足麻痹、各类贫血、肺心病、病窦综合征、上消化道出血、萎缩性胃炎、脑出血、类风湿关节炎、糖尿病等17种，发现气虚血瘀是其共性[10～11]。

黄氏曾观察治疗前列腺肥大52例，指出本病的发生主要与老年人的元气亏虚、血行不畅有关。元气亏虚，下元不充，则膀胱开阖失司，“不利为癃”；血行不畅，凝结于下，致使前列腺增生肥大，终使排尿困难，甚则小便不通。据张氏等报道，慢性肺心病的基本病机是气虚血瘀，肺气郁闭。肺气虚，不能助心行血，则血行不畅；血行不畅郁滞于肺，致使肺失宣降气机郁闭。同时，还通过病人全血黏度的异常和舌象的改变证实了这一点。

总之，常见老年病的基本病机是气虚血瘀，虽然由于地理环境、气候、饮食、生活习惯以及体质等方面的不同因素而可能兼挟其他病邪致病，但其最基本的病机则是气虚血瘀。

4. 益气活血是延缓衰老和防治老年病的根本途径

由于气虚血瘀是导致人体衰老、进而引起多种老年病的主要原因，同时气虚血瘀也是常见老年病的基本病机，这就为把益气活血法作为抗衰老和防治老年病的主要方法提供了理论依据，而且大量的临床报道和我们的临床及实验研究也证明益气活血是延缓衰老和防治老年病的可靠途径。

其实，从古至今养生学的角度看，也包含着调畅气血可以长寿的意义。如华佗倡导的“五禽戏”以及“运动导引，亦可长寿”、“生命在于运动”等论述，都是很好的说明。有人对《证类本草》不老药进行了研究，其不老药分补虚和祛邪两大类，经统计发现，在补益类，益气的出现率为最高；而在祛邪类，活血的出现率也占较大比例。这说明中医从很早就认识到益气活血在延年益寿中的重要作用。

上海对益气活血剂“衡法Ⅱ号”进行抗衰老研究表明，益气活血剂能保持老龄动物的应激能力。经临床观察，该药能改善老年人临床所表现的胸闷、心悸、失眠、胸痛、咳喘、气促、乏力、头晕、浮肿等症状，并能有效地调节血压和睡眠，振作精神，提高思维能力，改善食欲。还能改善血液的流变性，提高脏器的血液供应，维持其正常生理功能，提高机体免疫力和抗病能力，促进机体蛋白质的合成，提高血浆白蛋白，维持正常生殖能力，促进细胞内代谢废物的排泄，减少色素沉着等。说明益气活血药可以从多方面改善衰老期所出现的一系列病理生理变化和各种症状、体征。

近年来，各地用益气活血法治疗老年病的报道也是屡见不鲜，而且都取得了较好的疗效，陈氏等人用“益气通络丹”治疗中、老年内伤杂病30例，病种有颈椎病、脑血栓形成、脑动脉硬化、脑萎缩、高血压病，神经血管性头痛、高脂血症、冠心病及老年手足麻痹等，总有效率达76.6%，显效率为23.3%。李氏用益气活血法治疗老年病150例，病种有脑血栓形成、冠心病、高血压病、各类贫血、肺心病，病窦综合征、上消化道出血，萎缩性胃炎、脑出血、类风湿关节炎、糖尿病等，结果临床治愈57例，显效40例，有效42例，总有效率为93%。王氏用益气化瘀法治疗因高血压、脑动脉硬化及颈椎病所致的眩晕132例，结果，治愈87例，显效28例，好转12

例，无效5例，总有效率为96%。黄氏等用益气活血药保元通闭汤治疗前列腺肥大52例，结果：治愈38例，好转13例，无效1例。杨氏用益气活血祛瘀法治疗高血压病88例结果：显效35例，有效45例，无效8例，总有效率为91%。近几年，我们把根据益气活血法制作的通脉舒络液用于缺血性脑血管病，取得了可喜的疗效；在住院治疗的214例脑血管病中，痊愈115例，痊愈率为53.7%，总有效率达99.1%，同时，本药对存在冠状动脉供血不足的心电图也有改善作用，使T波增高；原血浆胆固醇偏高者治疗后均有所下降，其中75%降至200mg%以下。在此基础上，我们又把该药试用于其他老年病，如冠心病、高脂血症、脑动脉硬化等常见病，结果也取得了较好的疗效。实验研究表明：该药能改变血液流变性，保护缺血脑组织的结构和功能，减轻脑水肿。抑制缺血脑组织LPO的形成，降低老龄小鼠血脂和血浆AHP的含量，提高动物耐疲劳、耐寒冷和耐缺氧能力，维持衰老期小鼠的存活率而呈现抗衰老作用（见本文实验部分）。

总之，不论从理论上，还是从临床疗效，药理研究等方面，都证明益气活血是延缓衰老和防治老年病的可靠途径。

二、益气活血剂对小鼠缺血脑组织LPO的影响及其抗衰作用的初步实验研究

本研究所用益气活血剂通脉舒络液是我院张学文教授根据王清任的补阳还五汤稍事加减制作的复方静脉滴注剂。主要药物是黄芪、丹参、川芎、赤芍等。该药在临床上用于缺血性脑血管病以及其他老年病，取得了较好的疗效。动物实验也表明，该药能显著改善血液流变性，对脑有一定保护作用。本文将深入研究该药对缺血脑组织自由基损伤的影响及其对衰老和某些老年病的防治作用。实验由三部分组成：实验一为益气活血剂对小鼠缺血脑组织LPO和血浆AHP的影响，以探讨该药对急性缺血性脑血管病显效的实质；实验二为该药对小鼠血脂的影响；实验三为益气活血剂对小鼠耐疲劳、耐低温、耐缺氧能力的影响，以探讨该药对衰老的影响和对某些老年病的防治作用。

（一）实验一　益气活血剂对小鼠缺血脑组织LPO和血浆AHP的影响

1. 材料

（1）主要试剂：乙二胺四乙酸二钠，为国营上海试剂厂产品，批号为600204；庚烷，为天津市化学试剂一厂产品，批号为810523；异丙醇，为山东省化学研究所产品，批号为880707。

（2）药物：通脉舒络液，由陕西中医学院附属医院药厂提供（含原生药0.44g/ml），批号是890324；维生素E，为上海第九制药厂生产（5mg/

ml)，批号为871203。

(3) 动物：昆明种小鼠，雄雌兼有（雌未孕），20周龄以上，体重31～36g，由济宁医学院动物室提供。

(4) 仪器：WF2800－D_2型紫外——可见分光光度计（北京第二光学仪器厂产品）。

2. **方法与结果**

将动物随机分为3组，每组10只，实验组：IP通脉舒络液0.15ml/10g体重，每天1次，持续两周，对照组：IP维生素E 0.15ml/10g体重，每天1次，持续两周；空白组：IP生理盐水0.15ml/10g体重，每天1次持续两周。

(1) 益气活血剂对小鼠缺血脑组织中LPO的影响：按照Yoshibas的方法于第15天上午将小鼠断头，制成完全性脑缺血模型，同时采血1ml，用乙二胺四乙酸二钠抗凝待测。各组小鼠断头后快速放入－20℃的冰箱内，然后挖出大脑，去脑膜和血液，精称100mg，加生理盐水1ml制成10%的匀浆，按照B. G. Fabpivnop法略加修改测定LPO的含量。统计学处理用t检验。结果见表1。

表1　益气活血剂对小鼠缺血脑组织LPO的影响

组别	动物数（只）	LPO △D 233/g脑湿量 ($\bar{X}\pm SD$)	
对照组	10	16.68±0.99	$P>0.05$
实验组	10	16.72±1.02	$P<0.01$
空白组	10	18.28±1.02	

(2) 益气活血剂对小鼠血浆AHP的影响：按照祝氏法测定上述备用血的血浆AHP的含量。统计学处理用t检验。结果见表2。

表2　益气活血剂对小鼠血浆AHP的影响

组别	动物数（只）	AHP △D 233/ml血浆 ($\bar{X}\pm SD$)	
对照组	10	1.67±0.08	$P>0.05$
实验组	10	1.68±0.11	$P<0.01$
空白组	10	1.84±0.14	

(二) 实验二　益气活血剂对小鼠血脂的影响

1. **材料**

(1) 主要试剂：胆固醇－甘油三酯复合参比液为上海市医学化验所产品，胆固醇＝200、甘油三酯＝100 (mg/dl)

(2) 药物与动物：同实验一。

2. **方法与结果**

分组与用药剂量同实验一。于第15天上午取各组小鼠通过眼球采血1.0ml，按文献方法测甘油三酯（CT）和胆固醇（CH）含量。统计学处理用t检验。结果见表3。

表3 益气活血剂对小鼠血脂的影响（$\overline{X} \pm SD$）

组别	动物数（只）	CH 含量（mg%）		CT 含量（mg%）	
对照组	10	88.70 ±14.67	$P>0.05$	72.13 ±54.4	$P>0.05$
实验组	10	88.55 ±13.67	$P<0.01$	71.83 ±5.42	$P<0.01$
空白组	10	119.26 ±28.84		79.72 ±0.14	

（三）实验三 益气活血剂对小鼠耐疲劳、耐寒冷、耐缺氧能力的影响

实验动物、药物、分组及用药剂量、用药时间均同实验一。

1. 耐疲劳试验

于第15天上午在每鼠尾部系上10%的负荷，放入温度为25±1℃的水中进行游泳试验。以小鼠无力浮起而沉入水底为界，记录小鼠的游泳时间。统计学处理用t检验。结果见表4。

表4 益气活血剂对小鼠耐疲劳能力的影响

组别	动物数（只）	给药后游泳时间（$\overline{X} \pm SD$）（分）	
实验组	10	108.79 ±7.82	$P<0.01$
对照组	10	95.90 ±10.07	$P>0.05$
空白组	10	95.76 ±11.00	

2. 耐寒冷试验

于第15天上午将小鼠放入 -13 ~ -15℃的冰箱内，每隔半小时观察一次，以小鼠总数死亡约一半为界，比较各组小鼠的生存率。统计学处理用χ^2检验。结果见表5。

表5 益气活血剂对小鼠耐寒冷能力的影响

组别	动物数（只）	存活数	存活率	
实验组	10	8	80%	$P<0.05$
对照组	10	4	40%	$P>0.05$
空白组	10	3	30%	

3. 耐缺氧试验

于第15天上午将小鼠放入装有$Ca(OH)_2$（10g）的广口磨口瓶（容积250ml）内，盖紧瓶盖，立即用停表记录存活时间，统计学处理用t检验。结果见表6。

表6　益气活血剂对小鼠常压耐缺氧能力的影响

组别	动物数（只）	平均存活时间（分）($\bar{X}\pm SD$)	
实验组	10	32.83±2.28	$P<0.01$
对照组	10	29.68±2.38	$P>0.05$
空白组	10	29.61±2.26	

三、讨论

（一）关于急性脑缺血动物模型

为研究防治脑卒中药物及脑缺血后脑组织的病理改变，现已发展了多种脑缺血病理模型。如结扎蒙古沙土鼠双或单侧颈动脉；结扎大鼠三血管（两侧颈动脉和基底动脉）和四血管（两侧颈和椎动脉）以及结扎大鼠颈动脉合并降低血压；其他如结扎猫或大鼠大脑中动脉引起局部脑梗塞。这些方法有其优点，但手术比较复杂。为了广泛开展缺血性中风的实验研究，需要有经济简便而又能反映脑缺血的造模方法，为此本实验采取了一种既经济又简便的脑缺血模型，即通过小鼠断头造成弥漫性完全性脑缺血模型，该模型是由前苏联人 Yoshibas 等所发明的，具有缺血时限确切、手术简便等优点，能够从某些方面反映临床缺血性脑血管病的病理变化，故对探讨人类缺血性脑损伤的发病规律、评价抗脑缺血药物的疗效等有一定价值。据有人采用此方法报告，小鼠断头后，虽然脑供血中断，但由于脑组织内尚存有一定营养物质（或药物成分），其功能尚能保持一定时间，这反映在小鼠有规律的张口喘气上，这种活动在正常小鼠一般能维持 20 秒左右。此方法能反映脑缺血的代谢和功能改变及药物作用，是研究防治缺血性中风药物的良好手段。

（二）益气活血剂对小鼠缺血脑组织 LPO 的影响

新近研究表明，缺血性脑血管病的主要病理基础是自由基损伤。当脑缺血时，由于能量代谢的异常而产生许多自由基，这种自由基主要攻击神经细胞膜中的多种不饱和脂肪酸，使脑细胞膜磷脂分解、不饱和脂肪酸自氧化，生成 LPO，从而使具有模结构的内质网、溶酶体、线粒体等结构破坏导致功能紊乱。目前认为，这种自由基反应所造成的脂质过氧化是缺血性脑组织损伤的重要发病机制。测定脑缺血组织中 LPO 的含量，可以作为推测实验药物能否减轻或消除脑缺血时自由基损伤的一个重要指标。本文结果表明，通脉舒络液能明显抑制缺血脑组织中 LPO 的形成，与空白组相比有非常显著性差异（$P<0.01$），与公认的抗氧化剂 VitE（对照组）相比无明显差异（$P>0.05$），这对减轻或消除缺血脑组织遭受自由基损伤、减少一系列由细胞膜损伤导致的病理生理变化无疑是有益的。这也可能就是通脉舒络液在临床上对缺血性中风显效的实质。本结果也进一步为益气活血法治疗缺血性中风提供了实验依据。

（三）益气活血剂对衰老和某些老年病的防治作用

关于衰老的起因，有很多学说，其中自由基，生物膜损伤、代谢学说等受到普遍重视。据研究，人体细胞中老化色素——脂褐素的增多是衰老的直接标志，人体衰老的快慢与脂褐素增加的快慢有关。而血浆及其他组织中的过氧化脂质是脂质过氧化所产生，该物质与蛋白质相结合即形成脂褐素。过氧化脂质是一种“增龄”性物质，可对机体脂质、蛋白质产生非特异性损害作用，影响各组织器官的功能和形态结构，引起机体衰老，同时，该物质还与许多老年病如动脉粥样硬化、糖尿病等的发生有着十分密切的关系。

另外，在高龄老人中，高血脂的问题是一个比较突出的问题，大量的临床与实验研究均已证实，高脂血症也与许多老年病如动脉粥样硬化，冠心病、高血压病、脑血管病等都有着密切的关系。

本实验结果表明，益气活血剂通脉舒络液能明显抑制老龄小鼠脑组织中 LPO 的形成，降低老龄小鼠的血脂和血浆 AHP 的含量，与空白组相比均有明显的差异（$P<0.01$），与公认的抗衰老，抗氧化剂 ~VitE（对照组）相比无明显差异（$P>0.05$），这对防止老龄引起的动脉硬化、减轻过氧化脂质对组织细胞的损坏、提高细胞膜的抗老化作用、减少一系列由细胞膜损伤导致的病理生理变化、防治某些衰老性疾病，可能是有益的。

本实验结果还表明，益气活血剂能明显提高小鼠的耐疲劳、耐寒冷和耐缺氧能力，与空白组和对照组（VitE）相比均有显著性差异（$P<0.05$），显示益气活血剂能增进动物应激状态下的耐力，提高其自发活动能力，维持衰老期小鼠的存活率，故认为本药可能具有抗衰老之功效。

总之，益气活血剂通脉舒络液能明显抑制急性缺血脑组织 LPO 的形成，降低老龄小鼠血中胆固醇、甘油三酯和血浆 AHP 的含量，提高动物的耐疲劳、耐寒冷、耐缺氧的能力，因此可以初步认为本药具有抗自由基损伤、延缓衰老和防治某些老年病（特别是心、脑血管疾病）的作用。但是本研究只是初步的，本药究竟是通过什么途径降低血脂、对抗自由基损伤的，则有待于进一步的研究。

（四）结语

本文从理论等方面探讨了气虚血瘀与衰老和老年病之间的关系。在生理上，气血是构成人体和维持人体生命活动的最基本物质，生命活动的源泉在于气血，离开气血就无所谓生命。人体的各种生命活动都是气血生理功能的具体体现，所以，气血调畅是健康长寿的主要因素。在病理上，气血失调、气虚血瘀是导致人体衰老和多种老年病的主要病理基础，同时气虚血瘀也是常见的老年病的基本病机，这已被大量的临床报道所证实。

本文把缺血性中风作为老年病的代表，将衰老和老年病联系起来进行研究，探讨了益气活血剂对衰老和老年病（特别是心脑血管疾病）的防治作用。方中重用黄芪意在补气，使气旺则血行，祛瘀而不伤正；用丹参、赤芍、川芎以活血化瘀，养血和血，以益“气之母”。由于本药非常适合老年人气虚血瘀的病理生理特点，所以在临床上用于心脑血管疾病以及其他老年病取得了较好的效果。现代药理研究表明，黄芪能减缓人胚胎二倍体细胞自然衰老过程，延长细胞寿命1/3左右，从自然衰老的61代延长到88～98代；同时，还有消灭自由基而抗衰老的作用；另外，还能调节集体免疫功能、兴奋中枢神经系统，提高抗病能力和耐力、增强毛细血管抵抗力，具有扩张血管、降压、强心、保肝和抗癌等作用。丹参、赤芍、川芎除具扩张血管、改善心脑循环、抗血栓和改善血液流变性的作用外，还具有调节机体免疫功能、促进骨髓造血功能和对抗自由基损伤等作用。对通脉舒络液的研究也表明，其能降低全血黏度、全血还原黏度、血浆黏度，抑制体外血栓形成，调节 TXA_2 － PGI_2平衡系统；降低缺血时脑组织乳酸含量，提高缺血脑组织CAMP水平，减轻脑水肿，保护缺血时神经元线粒体结构，对髓鞘和毛细血管也有很好的保护作用。本实验则从生化、耐力等方面证明本药能抑制缺血脑组织LPO的形成、降低老龄小鼠血脂和血浆AHP含量，提高动物耐疲劳、耐低温和耐缺氧能力，维持衰老期小鼠的存活率。纵观益气活血剂通脉舒络液的以上作用，可以初步认为，其在抗衰老和防治老年病方面具有较广阔的前景。

必须指出的是，由于衰老的原因是多方面的，老年病的范围也甚广，所以单以一种“气虚血瘀”病机是不可能概括众多的老年病和复杂的衰老机制的。本文并不排除人体在老年期所出现的肾虚、精亏等许多其他病理现象，但有一点可以初步肯定，即，气虚血瘀是老年人和老年病的最基本、最普遍、最重要的病理生理特点。所以，在抗衰老和防治老年病的实践中，必须重视这一病理生理特点而注意使用益气活血剂。

四、关于中医药抗衰老研究的几点设想和展望

（一）研究现状

随着社会的发展，生活水平的提高和医疗卫生条件的改善，老年人口明显增加，因此，有关抗衰老和防治老年病的研究越来越受到人们的重视。其实，我国历代医学家都进行过抗衰老研究，近年来结合现代医学手段进行的这方面研究又有了新的发展。目前研究最多的是补肾抗衰老，其次是脾肾双补、健脾益气抗衰老，益气活血抗衰老的研究才刚刚起步。有关这方面的制剂如补肾填精的方药有还精煎、补肾益寿片、龟龄集等；脾肾双补的方药有清富寿桃丸，青春保、活力苏等；健脾益气所用的方药有清宫八仙膏等；益气活血的方药有衡法Ⅱ号和本文的通脉舒络液等。现代医学认为：抗衰途径主要是增强机体免疫力、控制脑中神经介质，提高机体抗氧化剂与抗氧化酶水平，增强细胞膜稳定性等。经临床及实验研究证实，

上述抗衰益寿方药都不同程度地具有这方面作用。但是，当前运用现代医学手段进行的中医药抗衰老的研究仍属初级阶段。首先，缺少科学统一的诊断标准、疗效评定标准及研究指导规范；其次，抗老延龄的药物品种比较单一；第三，未把衰老和老年病结合起来进行研究。所有这些，都有待于进一步完善和解决。

（二）几点设想

1. 抗衰老应从中年开始

祖国医学从很早就认识到人体的衰老是从中年开始的，且衰老的进程是直线的、呈进行性的。如《内经》指出：“女子……五七阳明脉衰，面始焦，发始堕；六七三阳脉衰于上，面皆焦，发始白；七七任脉虚，太冲脉衰少，天癸竭，地道不通，故形坏而无子也。丈夫……五八肾气衰，发堕齿槁；六八阳气衰竭于上，面焦，发鬓须白；七八肝气衰，筋不能动；八八天癸竭，精少，肾脏衰，则形体皆极，齿发去。”又说：“年四十而阴气自半也，起居衰矣。年五十，体重，耳目不聪明也。年六十，阴痿气大衰，九窍不利，下虚上实，涕泣俱出矣。”因此，要想有效地抗衰老，保持青春永驻，就必须从中年开始采取防老措施。因为人体进入老年期后，各种生理功能与中青年人相比都呈现明显的衰退状态，而且这种局面几乎无办法逆转，所以，在人体尚未衰老或刚开始衰老时采取防老（或抗老）措施，肯定比到了极度衰老甚至濒于死亡时再抗衰老效果要好的多。因此，未老先防在抗衰实践中是非常重要和必要的。我们认为，防老宜从40岁开始，抗老宜从50岁开始，延龄宜从60岁开始，当否，有待进一步探索和验证。

2. 抗老延龄应采取综合措施

由于导致衰老的原因是多方面的，衰老的症状也是复杂多样的，所以，抗老延龄不能单纯依赖某一方法，而必须采取综合性措施。在祖国医学中，抗老延龄的方法非常丰富，具体说来有体育锻炼、饮食调治、针灸按摩、气功导引、药物防治以及慎起居、调情志、节房事等，这些方法在抗衰老实践中各有其优点和特长，不能相互取代，所以，要想有效地延缓衰老，必须将以上方法综合运用。另外，由于衰老是普遍出现于机体全部脏器和组织的改变，衰老问题几乎是不可抗拒的一种自然规律，即使人类通过采取各种手段进行防范，也只能从某种程度上推迟和延缓衰老的到来，而不能长生不老。所以，从这种意义上来说，只有采取综合措施进行防老，才有可能延缓衰老的进程，达到延年益寿的目的。

3. 抗老延龄应辨证施药

祖国医学历来重视辨证论治，同样，在用中药进行抗衰老的时候，也应遵照这个原则辨证施药。这是因为导致衰老的原因是很复杂的，每个中老年人的身体状况也不尽相同，所以，只有通过辨证施药，使药证相符，才能收到较好的效果。然而目前中医药有关抗衰老的研究仍处于初级阶段，用于有效抗衰老的药物品种仍较单一，有些所谓抗衰老品种虽充斥市场，但缺乏科学根据，针对这种情况，建议中医药主管部门应进行统筹安排，各科研单位也应分工合作，研制出一系列适合临床实际情况的不同种类的抗老药物，以便于临床上有选择的余地。

4. 抗老延龄应结合防治老年病

老年病是一类与衰老有关的疾病，它严重地影响着中老年人的健康长寿，所以，防治老年病也是抗衰老研究的一个重要组成部分。其实，衰老与老年病可以说是一个统一体的两个侧面，因为人体衰老之后极易患各种老年病，而老年病的发生和发展又可加速衰老的进程从而缩短人的寿命，所以必须将两者联系起来进行研究。在临床上，只有通过抗衰老，才能有效地防止各种老年病的发生，而通过积极治疗各种老年病，促进机体早日康复，则又有利于老年人的健康长寿，所以，抗老延龄应结合防治老年病。

（三）展望

虽然人体衰老和死亡是一种不可抗拒的自然规律，但是人类并不是完全被动无奈的，通过发挥人的主观能动性，积极采取各种防老措施，完全有可能使寿命在某种程度上得到较大幅度地延长，中医药在抗老延龄方面具有悠久的历史、丰富的经验和许多有效的方法，目前中医药学已与生药学、药理学、药化学、药物分析、细胞生物学和临床等有机地结合起来，加强了基础研究；并从细胞水平和分子水平探讨中药抗衰老机制已经取得了一定的成果。我们坚信，通过医务科研工作者的不懈努力，同时向全社会积极倡导“未老先防、既老防病、病老合治、辨证施药、综合治理”的措施，不久的将来会出现一种“古来花甲人称瑞，而今百岁正童年”的局面，这该是多么鼓舞人心的前景啊！

浅谈补阳还五汤治疗冠心病的体会

补阳还五汤系清代名医王清任创制，原为中风半身不遂等证而设。方由黄芪、川芎、当归、地龙、桃仁、红花等组成，功在益气活血通络。余将补阳还五汤运用于临床治疗冠心病，取得了较好的疗效。兹将补阳还五汤应用的经验介绍于此，以求教于同道。

我们通过大宗临床病例观察到，大多数冠心病与气虚血瘀有关。《灵枢·邪客》篇谓“宗气积于胸中，出于喉咙、上贯心肺而行呼吸焉。”说明宗气与心肺密切相关。《灵枢·刺节真邪》篇载“宗气不下，脉中之血凝而留止”。从病理上说明气虚日久则影响血之运行，血运无力，导致气虚血瘀的发生。

冠心病的发病过程中固然存在着心血瘀阻，然究其根本原因在于心气不足，无力行血所致。正如《金匮要略》所云“阳微阴弦，即胸痹而痛。

所以然者，责其极虚也。”心脉痹阻只是造成胸痹的直接原因，心气不足气血运行失常才是导致胸痹发生的根本原因。气虚血瘀是贯穿于胸痹全过程的主要矛盾，而气虚又是导致本病发生的矛盾的主要方面。我们不可但见其痹，忽视其本，而仅以活血化瘀宣痹化痰为治疗冠心病的常法。故治疗本病应以补为通，以通为补，通补兼施。益气活血乃其正治之法。补阳还五汤为补气活血的代表方剂，虽为中风而设，然心脑同类。胸痹的病理过程中出现气虚血瘀的病理，用本方治疗可获良效。故在1978年研制成治疗脑血栓形成的通脉舒络液静脉点滴，并结合辨证口服汤药治疗冠心病取得很好效果。在使用本方时应注意：祛瘀药和补气药的比例，祛瘀药不宜重，黄芪量不宜轻，黄芪量至少应用30g。此方往往初期效果明显，后期进展减慢，仍宜守方继续服用，此时不必再增加黄芪的用量。

现代医学研究表明：冠心病的发病过程中本虚指由于左心功能低下所致的一系列气虚症候表现；标实泛指因血液常呈高凝状态所引起的血瘀改变。冠心病血液黏度增高的主要原因是血细胞压积过度增高所致，原因可能是冠心病患者长期冠脉供血不足，慢性缺氧，红细胞携氧的能力相对下降，刺激骨髓造血系统，使红细胞数量代偿性增多有关。并指出，血细胞压积增高是冠心病发生的一个危险因素。动物实验证明：补阳还五汤无论是灌胃，还是静脉给药，都对心血管有明显作用，特别是对心脏微循环的改善更具有重要作用。对心率无明显影响，但可增强心肌收缩力，增加衰竭心脏的心输出量。黄芪可直接扩张冠状动脉，当归、赤芍、川芎、红花等可扩张冠状动脉，恢复心脏的供血供氧平衡，并对心肌缺血缺氧有保护作用。

典型病例：

例1：李某某，男，60岁，干部。间断性心前区憋闷疼痛4年余。每因劳累而诱发。发作时胸闷、胸痛、呼吸气短，历时数分钟后缓解。曾多次就诊于各大医院，均明确诊断为冠心病。近日因劳累、胸闷气短复现且逐渐加重，伴心慌、咳嗽、咳少量稀白痰，纳食欠佳，舌质黯，苔薄白，脉沉细。

辨证属心气虚弱，血行不畅。治当益气除痹，畅通血行。

[处方] 黄芪30g，当归10g，川芎10g，赤芍10g，桃仁10g，山楂15g，瓜蒌12g，薤白10g，砂仁6g。

复诊：服上方6剂后，胸闷气短诸症明显好转。上方去薤白加檀香6g，炒枣仁30g，鹿寿草15g，巩固治疗。前后共服药20余剂，临床症状消失，随访未发。

例2：朱某某，男，65岁，干部。患冠心病7年。7年来经常出现胸闷、心慌、气短。近一周，上述症状加重，夜间心前区痛甚，伴头晕、双下肢轻度浮肿，舌质淡，苔薄白，脉沉弦。

辨证属气虚血瘀，心脉痹阻。治当益气活血，温阳通脉。

[方药] 黄芪40g，桂枝10g，当归10g，川芎10g，红花10g，地龙10g，

山楂15g，丹参12g，炙甘草6g，瓜蒌10g，薤白12g。

复诊：服上方后，胸闷、胸痛明显减轻，精神转佳。仍用上方去薤白，加檀香6g，炒枣仁30g，鹿寿草12g。前后共服本方40余剂，随访未发。

【按】冠心病归属于祖国医学胸痹、心悸、怔忡范畴，表现为一种缓慢的发病过程。久病正虚、血运无力、多虚多瘀，故治疗本病，常以补阳还五汤为主，根据人、地、时，依不同情况而辨证加减。我体会“只有定方、没有定病”。本方可酌加丹参、山楂。丹参一药，味苦入血归心，祛瘀生新，行而不破，前人有“丹参一味，功同四物”的美称。山楂既有活血消食、降脂之力，又可防过补而腻胃滞脾之弊。药无贵贱之分，而皆在应用得法。此外，冠心病的治疗过程中，可酌加滋阴养血安神之品，如酸枣仁、柏子仁、麦冬、夜交藤、鹿寿草。因为心主血脉是以心主神志的功能活动为前提条件，才能使气血环周不休，发挥其正常的生理功能，酌加安神之品，有利于心脏功能的恢复和改善。

疑难病概论

一、什么是疑难病

什么是疑难病？哪些病属于疑难病？古今对此问题论述虽多，但尚未取得一致意见。近年来随着中医科学的发展与进步，有关疑难病的概念、证治的报道和讨论越来越多。许多中医先哲和近代精英，从他们各自的认识和理解出发，对疑难病的概念提出了自己的看法，但迄今为止，还是一个有争议的问题。为了探讨疑难病的证治，有必要首先对疑难病的概念进行讨论，以期有一个明晰的认识。

“疑”字含义，《辞源》、《辞海》皆释为“迷惑”、“犹豫不定”、“是非不决”、“疑惑费解之事”。“难”字之义则解释为“艰难”、“不容易”、“难为”等意。因此从字面意思上讲，所谓“疑难病”就是症状纷杂，证候疑似，病机复杂等因而辨证不易，诊断难明，治疗无效或效差等一大类疾病的总称。“疑”主要指辨证方面而言，“难”主要指治疗方面而言。简言之，“疑难病”就是辨证不易，治疗乏效的一大类疾病，它在各科中都普遍存在。其重点在于其难治性。

“疑难病”虽是近代才被广泛使用的一个名词，但在古代众多的医籍中，就已经应用了类似的概念。

《内经》、《伤寒论》、《金匮要略》等早期中医典籍，对一些医家困惑不解，疗效不佳，预后不良的疾病，多用“难治”、“难已”、“不可治”、“不治”“死不治”、“死”等概念来描述。如《素问·玉机真脏论》指出：

"形气相得，谓之可治，……形气相失，谓之难治"。《灵枢·九针十二原》曰"疾虽久犹可毕也，言不可治者，未得其术也。"其后历代医家都从各自的认识和实践出发，对疑难病的概念进行了多种论述。尤其是明代医家张景岳明确指出："医不贵能愈病，而贵能愈难病……病之难也，非常医所能疗。"并指出疑难病的辨证与治疗，是衡量一个医生水平高低的重要指征。

近年来，随着中医学术水平的进步和人们对医疗水平要求的提高，关于疑难病证的讨论日趋活跃，人们对疑难病的概念的认识也日趋一致。如裘氏认为疑难病应当是"各个系统中迁延不愈的疾病"；重庆市中医研究所认为"疑难病是病情复杂，易于误辨误治的病"；全国首届疑难病学术会议中指出："疑是疑惑不解，认识不清，诊断上难于定论；难是治疗上有难度，故缺乏有效的治疗方法"；储氏认为："所谓疑，不清也，所谓难，不易也。疑与清，难与易，只是相对而言，疑难之中必有奥秘，一旦认识其奥秘，掌握其奥秘，那就无所谓疑难了。……在一定时期内，被多数医家所公认临床各科各系统中具有难辨、难治的病证，才能称为疑难病证"；《中医难证论治》一书前言认为："历代之名医，其载于世，常以善治疑难之疾而扬名。盖疑难之疾，多系证候错杂，病证重笃，变化剧速，脉证相矛盾，给准确辨证造成困难，因此临证处理，易于出现虚实失辨，寒热失别，标本失断，方药失误之误"。

综上可见，疑难病是广泛存在于临床各科各系统的一大类疾病，无论古今认识有什么分歧，但均具有症状纷杂而疑似，难辨难治为主要特点。而且中医所称之疑难病，绝大多数是可防可辨可治的，或者经过治疗可以改善病情减轻疼苦。疑难病易受医生理论水平、临床阅历、思维逻辑等因素的制约和影响，因而，辨治疑难病也是衡量一个医生技术水平高低的重要指征。我们应当加强这方面的研究，一个一个地去总结规律，探讨提高疗效的方法，一个一个地去攻克，力争在这方面不断有所突破，从而为提高整个中医队伍素质和水平，保障人们生命健康做出贡献。

二、历代医家对疑难病的论述

《内经》把疾病在发展变化过程中其病情复杂、治疗难收良效、预后不良的病证称为"逆证"、"死证"，即我们所说疑难病，并主张对疑难病的诊治应从病人色、脉、证、时辰等多方面进行判断。

《内经》所记载的疑难病，据初步统计有20余种，最主要有：

真心痛：《灵枢·厥病》说："真心痛，手足青至节，心痛甚，旦发夕死，夕发旦死"。《素问·厥论》亦记载："手心主少阴厥逆，心痛引喉，身热死不治"。明确指出了真心痛病情之危重、预后不良的性质，故当属疑难病之类。

击仆偏枯：《素问·通评虚实论》等篇指出本病病机为过食肥甘，痰湿闭窍阻络，或正气不足，外感邪风，或因气血不足，经络瘀滞所致。并从舌体转动之灵活与否以判断吉凶，从语言神志方面与痱病相鉴别，由于辨治均甚困难，故也属疑难病。

顽固性头痛：《灵枢·厥论》曰："真头痛，头痛甚，脑尽痛，手足寒至节，死不治"。明确指出因头痛导致手足冰凉的特点和难治性。

积证：《内经》中积证有肥气、伏梁、息贲、息积、奔豚、石瘕、肠覃等病，分别从不同角度论述了本类疾病的症状、辨证的疑似性和治疗的困难及预后的不良性。

另外，《内经》对鼓胀、癫狂、消渴、厥、痉、痹、水肿、疝、膈、疠风、温热病等等，也分别从不同的角度，指出了它们诊治具有疑难的特点。《内经》提出的"治病必求其本"以及因人、因地、因时而治的治疗原则，对于疑难病的治疗至今仍具指导意义。

由此可见，《内经》所记载的疑难病已达20余种，并从病因、病机、证治等方面指出其难治或预后不良的特点，是迄今为止最早的关于疑难病的记载。

《伤寒论》和《金匮要略》作为我国第一部论述多种外感疾病和内伤杂病辨证论治的典籍，在辨治疑难病方面开创了一个崭新的里程碑。在东汉以前，各种传染病对人民危害很大，死亡率很高，而诊治方面尚无有效良法，在当时的认识水平下，外感病中的大多数当属疑难病。《金匮要略》所记载之杂病，诸如痉、湿、暍、百合、狐惑、阴阳毒、疟疾、脏结、中风历节病、胸痹心痛、消渴等，现在也多属疑难病。特别是《伤寒论》和《金匮要略》所开创的辨证论治理论、治法、方药，使不少疑难病为之消解，现在仍是治疗疑难病的有力武器。另外也说明，疑难病有一定的时限性，它常常随着新理论新方法新药物的发现和创立而随之消解。

隋代·巢元方的《诸病源候论》，记载了1700多种病证，内科疾病占大多数，其中对消渴、水肿、黄疸、虚劳等疑难病设专篇讨论，尤其对不少疑难病的病因病机论述甚详，是研究疑难病的重要资料。

唐代·孙思邈的《千金方》是我国最早的医学百科全书，其中记载了大量的民间单验方，如黄连、白头翁、苦参治疗痢疾，常山、蜀漆治疟，槟榔驱涤虫、鹿甲状腺治疗甲状腺肿大，牛羊肝治疗夜盲症，桂心乌头蜀椒吴萸干姜等治心痛等等，对于疑难病的治疗启发良多。

唐代·王焘的《外台秘要》中记载了验尿诊断消渴症这一独特方法，用帛浸染验尿判断黄疸的轻重，对疑难病诊断有独特建树。

金代·刘完素阐发火热论，把《素问》十九条中属于火热病证的范围扩大，其中癫痫、狂、躁等不少属于疑难病。他所倡导的"六气皆从火化"及其相应的治法，不仅为温病学的建立做出了贡献，而且对发热性内科疑难杂病的辨治亦有指导意义。

张从正的攻邪论，对于疑难病的证治颇多启发，特别是他对汗、吐、下三法的发挥和具体应用，给人们治疗疑难病以新的启迪。

朱震亨的“阳有余阴不足论”、“相火为元气之贼”等理论及治宜泻火养阴等治法，对一些阴虚发热之类的疑难病甚有指导价值。

张元素以脏腑寒热虚实来分析疾病的发生与演变，探讨脏腑虚实病机，又发明性味归经及引经报使理论，对于指导疑难病的辨证用药甚有参考价值。

李杲创立的“内伤脾胃，百病由生”的论点及发明补阳泻火和甘温除热的用药法度，不但为脾胃理论的建立奠定了基础，而且对由脾胃病导致的慢性虚弱性疑难病，很有指导意义，解决了不少疑难杂病，时至今日仍有发掘价值。

宋代医家，由于分科的发展，对各科疑难病的论述比较细腻。陈自明对妇科疑难病贡献很大。钱乙的《小儿药证直诀》对儿科四大证（麻、痘、惊、疳）论述甚详，其所拟定的六味地黄丸至今在许多疑难病的治疗中发挥着重要作用。

明代医家张景岳是善治疑难病的名医，他在《景岳全书》中根据阴阳互根的观点提出“善补阳者，必于阴中求阳，则阳得阴助而生化无穷；善补阴者，必于阳中求阴，则阴得阳升而泉源不竭”对不少阴阳两虚型的疑难病的治疗，很有指导意义。他还有“杂证”专篇讨论疑难杂病的辨治经验。他的“医不贵能医病，而贵能医难病”的观点，强调了治疗疑难病是考验医者水平高低的标尺。

清代温病大师叶天士有关温病的理论的确立及薛生白、吴鞠通、王孟英等人的发展，使一些长期困扰医家的外感疑难病，有了新颖的理论和有效方药。叶天士的有关“久病入络”的观点和养胃阴的理论方药，对治疗一些顽固久疾有了新的武器，在临床上指导意义很大。银翘散、增液汤、叶氏养胃汤等众多的新方药，化解了不少当时的疑难病证，现在不少医者仍在《临证指南医案》中寻找治疗疑难病理论方药，可见其影响之深远。

除此而外，清代一些专科理论著作的问世，在某一个方面向纵深发展，对疑难病证治有较大贡献。如王清任的《医林改错》一书，对气滞血瘀和气虚血瘀理论颇多发挥和开拓。他创立的血府逐瘀汤等五个逐瘀汤及补阳还五汤，大大提高了如胸痹、中风等疑难病的疗效，给人们以深刻的启迪。清代又一医学家唐容川对血证理论造诣颇高，他在《血证论》一书中提出的止血、消瘀、宁血、补血治疗出血证的方法，对血证中疑难病的治疗很有参考价值。

综上所述，疑难病并不是现在才有的，它是从医学理论诞生之日起，就广泛存在着的。这些医学难题迫使医学家们去钻研探索，寻求解决办法。历代医家从各自的临床实际出发，积累了不少诊治疑难病的理论方药，其中许多东西仍然是我们征服疑难病的有力武器。而且每一种理论和方药的诞生，都化解了一些疑难病证，从而使中医学前进一大步。之后新的疑难病又迫使医者去攻克，如此反复，推动了中医学的进步。我们在探讨研究疑难病防治方面，既要重视大力发掘整理前人积累的经验，又要不断创造新的理论，发明新方药，从而推动疑难病辨治出现新局面。

三、疑难病与难治病的异同

（一）疑难病与现代难治病

一般认为，疑难病是中医界常用的一个比较古老的概念，具有中医辨治两方面的特点，范围颇广，概念比较笼统，临床各科都有不少疑难病。“疑”主要指症状繁多，病机错综复杂，因而辨证时疑惑不解，认识不清，犹豫不决，诊断上难以定论而言。“难”主要指治疗难，久治无效或缺少有效的治疗方法。

中医所称“疑难病”，一般具有以下五个特点。

①身患多种疾病，症状繁多而疑似，难以辨别，呈数病合一者。

②病机复杂，病人往往虚实互见，寒热错杂，六淫七情，外感内伤，新病宿疾交织者。

③症状奇特、少见，因而难辨难治者。

④病程漫长，邪盛正衰，久治不愈者。

⑤诊断易明，辨证也易，但目前尚无特效疗法或方药者。

而现代难治病，是一个比较新的概念。所谓难治是目前各国医学界、各个专家所公认的，不是受个别国家、个别医生的诊疗水平影响，也不受经济、文化、生活水平和医疗条件所制约的一大类疾病。它诊断不难，关键是治疗难。

疑难病与现代难治病的概念既有联系，又有区别，二者均以难治为前提。疑难病主要指中医范围内的疾病而言，除难治外，还有辨证诊断不易方面的意思；难治病多指现代医学领域中的疾病，诊断不难，难在大家都一致认为无好疗法或疗效不佳，以难治为主要特点。

（二）疑难病与奇病

奇病主要指稀奇少见的奇病怪证而言。如胃脐奇痒、阴吹、鼻孔冒冷气、奔豚气、夜游症、奇恒痢、子午热等，一些症状古怪，古今医籍尚无记载，一生偶见一、二次的罕见病。这类病由于其罕见性和奇特性，临床上极易误诊误治，或者医者遇见后苦思冥想而茫然无措。奇病中大部分具有疑难病的特点，故也可归属于疑难病范畴。但因其具有稀奇少见的特点，与疑难病又稍有不同。对见多识广，临床经验丰富又善于思考的医生来说，奇病中的一些病仍然是可治的，仅仅是少见而已。罗元恺说：“世所称之奇难杂证，主要由于这些病比较复杂，顽固难愈，又或较为少见，故名之曰奇，曰难。其实奇与难，乃相对而言耳，医者少接触这种病，对病情了解不多，故以为奇。”

（三）疑难病与杂病

杂病之名，最早见于《灵枢·杂病第二十六》，由于其论述范围较广，病种较多，故名杂病。杂病在概念上主要是与外感疾病相对而言，一般称为“内伤杂病”。如《金匮要略》一书，古人称之为“杂病论”，实系内科为主的多种疾病。元代太医院有杂病科，明代张景岳著有《杂病论》，清《医宗金鉴》中有《杂病心法要诀》，清代沈金鳌的《杂病源流犀烛》是一部理法方药赅备的杂病专著，其内容包括中风、类中风、痉病等。因此，杂病中有属疑难病者，也有一般常见病者。后世杂病的概念有一些变化，但与疑难病是不相同的。妇科中常把不孕、子宫脱垂等称为“妇科杂病”者，乃是与经带胎产病相对而言。

（四）疑难病与危重症

危重症是指病情危急重笃或预后不良，治疗上需及时进行抢救的一类疾病。一般具有病情凶险重危和病势急迫的特点，如高热、抽风、昏迷、急黄、大出血、中毒等。危重症中一部分具有疑难病特点的也可归属于疑难病范畴，但重要的是所具有的危、急、重、险的特点，故不能与疑难病混淆。

（五）疑难病与肿瘤

肿瘤特别是晚期癌症，是世界各国医学家们公认的难治病，在中医界当属疑难病无疑。但癌症这个世界医学的难题具有的难治性尤其突出，其治疗方法、转归和预后与一般疑难病有很大的不同，因此可以认为癌症是疑难病中一类特殊难治病证。从诊断上讲，由于现代科学的发展诊断已不是太难，但其治疗，无论中西医均称“难治”，尽管有些癌症用中西医方法可以缓解和治愈，但毕竟是少数。因此，可以认为癌症是疑难病中一类特殊的难治病。也有学者认为不能把癌症包括在疑难病范围内的。

四、中医疑难病的范围

中医疑难病的范围很广，临床各科均有不少属于疑难病。它与西医常说的难治病既有联系又有区别。有些疾病，中西医专家都认为属于疑难病或难治病，如臌胀（肝硬化）、消渴（糖尿病）、中风中经络（脑血栓形成）、中风中脏腑（脑溢血）、水毒（尿毒症）、风水浮肿（肾小球肾炎）等。有些西医认为的难治病，对中医来说正是其所长，如慢性肠炎、萎缩性胃炎、乙型肝炎、癔病等。而中医有些疑难病西医却并不认为难治，有的已经解决或正在解决，如结核病、天花等。但中医疑难病中有一明显特点是数病合一，即多种疾病交织在一起。

由于对疑难病的范围，古今并无统一认识，而且对有些疑难病看法不统一，有人认为是疑难病，有人却认为不属于疑难病。即使公认的疑难病，其难易程度也有差异，所以要准确划分疑难病的范围是比较困难的。现就中医内科领域中看法比较一致的疑难病罗列如下：

心系疾病：风湿性心脏病、冠心病、肺心病、高血压心脏病、心肌病、心肌炎、病窦综合征。

肺系疾病：肺气肿、肺纤维化、支气管哮喘、支气管扩张、矽肺等。

脾胃系统疾病：慢性胃炎如萎缩性胃炎、溃疡病、溃疡性结肠炎等。

肝胆系疾病：慢性肝炎、肝硬化、肝萎缩、肝胆结石等。

肾系疾病：慢性肾炎、肾病综合征、肾盂积水、尿毒症等。

神经精神系统疾病：癫痫、脑积水、痴呆、乙脑后遗症、中风后遗症、脑震荡后遗症、神经根炎、神经官能症、舞蹈病、一氧化碳中毒、脊髓灰质炎后遗症、脊髓空洞症、偏头痛、老年性痴呆症、精神分裂症等。

内分泌疾病：糖尿病、肥胖症、甲亢、甲低、性早熟、不孕不育症、肢端肥大症、席汉病等。

血液及胶原性疾病：再生障碍性贫血、白血病、过敏性紫癜、红斑性狼疮、血小板减少，类风湿关节炎、硬皮病、鱼鳞病、血友病、高血脂症等。

其他：如大骨节病、骨关节结核、骨坏死、骨髓炎、骨质疏松、骨质增生、侧索硬化症、进行性肌萎缩、挤压综合征、美尼尔综合征、脱发、艾滋病、癌症等。

五、研究疑难病的意义

研究总结中医治疗疑难病的理论和经验，对于发展中医学术，提高中医在医学临床中的地位，推进中医药走向世界、减轻患者病痛、保障人民身体健康等方面有着重要意义和作用。

(1) 开展对疑难病的研究，可以推动中医学术进步　人们常说，“千方易得一效难求”。明代名医张景岳曾说：“医不贵能愈病，而贵能愈难病，病不贵能延医，而贵能延真医。夫天下事，我能之，人亦能之，非难事也；天下病，我能愈之，人亦能愈之，非难病也。唯其事之难也，斯非常人可知；病之难也，斯非常医所能疗，故必有非常之人，而后可为非常之事；必有非常之医，而后可疗非常之病。”他非常深刻地说明了辨治疑难病是学术水平、技术水平在较高水平的表现。中医历史上，凡在学术上有所建树者，不是理论上有所突破，就是对疑难病的诊疗上有新突破，或者有新方药、新疗法，或临床经验丰富，疗效卓著。如张仲景勤求古训，博采众方，不但奠定了外感病六经辨治的理论，而且以其丰富的临床经验将理法方药融为一体，使外感、内伤领域中的多种疑难病迎刃而解，推动了中医学术达到一个新的阶段。

中医在几千年的成长过程中，积累了丰富的经验，在疑难病的防治中，经验尤为丰富，若能组织中医力量集体攻关，一个病一个病的总结，必将使一批使医者束手的疑难病释疑化难，使中医学术水平进一步提高。

（2）提高中医药的社会效益和经济效益，保障广大人民的身体健康 临床疗效，是迄今为止一切医学所追求的核心问题，也是中医学强大生命力的根本所在。中医学历数千年而不衰，就是因为它具有显著的临床疗效，即使科学技术飞跃发展的今天，也仍然如此。现代一部分疑难病，中西医均苦无良法，或疗效不够理想，若中医在疑难病领域有所突破，有所前进，或者在某方面明显高于西医药，其社会效益和经济效益就会明显提高。实际上，在我国一些公认的疑难杂病如肝炎、肾炎、高血压、冠心病、精神病、脑血管疾病，以及一些奇难杂证，求治于中医，或用中西医结合的方法治疗，已是众所公认的事实。其理论的独特性，方法的多样性，疗效的可靠性，引起了国内外广大医药界和病患者的注目，显示了中医药的强大生命力。中医治病时重视人的内在因素，中医药治疗疑难病可使众多患者减轻症状和痛苦，恢复生活能力和劳动能力，解放生产力，保障广大劳动者的身体健康，因而其经济效益和社会效益都是显著的。

（3）中医辨治疑难病有助于推动中医药走向世界，从而推动世界医学的进步与发展 中医药学以其悠久的历史、独特的理论、特殊的思维方式、古老的治疗方法和众多的自然药物，有许多现代西医学不可比拟的优势，在诸多方面弥补了现代医学观点的缺陷和不足，引起了世界医学界普遍关注，掀起了世界性的中医热。中医治疗疑难病，解决了和正在解决一些世界性的医学难题。这样必将吸引国外医生来华学习、进修，吸引国外难治病患者来华就医，从而推动中医药人才的交流，扩大中药材对外贸易，从而使中医药学成为全球人类的共同财富，为人人享有卫生保健的全球战略做出应有的贡献。而且通过中医学走向世界，还可带动药物开发、人才交流、外贸创汇、旅游增收等多种改革开放工作。

（4）中医药治疗疑难病的研究，可以推动中西医结合，创造新的医学理论和模式 中医西医互相配合，取长补短，努力发挥各自的优势，最易从中医治疗疑难病的实践中逐步融合。不论中医西医，谁长谁短，临床疗效是判定的标准，面对各种疑难病，中西医均需各自下功夫，深入研究其机制、探讨治疗方法，探索突破口，为提高疗效而努力。必要时，中西医必然相互为用，中西药联合运用，从各自不同的角度和视野去窥视同一种疾病，其结果就会有共同的语言，形成新的理论，从而促进中西医在高层次中相互融合，推动中西医结合的步伐，为创造新的医学模式作出贡献。

疑难病病因探源及治疗对策

一、疑难病疑难原因探源

（一）首难病因难明

临床所见到的属于疑难病甚多，许多病人四处求医，多法诊治，证也辨了，治也治了，就是效差或无效。仔细分析，原因虽多，病因未明是首要原因。中医的病因学说，外则六淫，内则七情，次则痰饮瘀血，虫兽金刃，虚实寒热，阴阳盛衰，作为中医，并不难掌握。对于疑难病，一般系统学过的中医，均可应用中医理论，初步辨治，从理论上分辨出何因所致。但若既有外感，又有内伤，还有痰、瘀、气滞、水停、正衰，互相错综，辨准其病因的主次，就比较难了，而这正是疑难病常见病因，故疑难病病因难明主因难明。其次，中医病因，比较简单，侧重整体，对每一种疑难病各自病因的特殊性认识比较笼统，对不同年龄不同性别不同体质不同地域等所引起的同一种疑难病病因认识难以仔细分辨，这就造成了无论什么疑难病病因均可辨出来，但治疗上难以取效这种常见弊端。因此，要提高疑难病辨治水平，对中医病因理论必须深入研究，尤其是对每种疑难病病因的个性探索总结非常重要，不但做到多病共因（这是中医的优势之一），也要追求百病百因，并将两者有机的结合起来，不要完全满足于“三因”学说。

（二）二难病机错综

疑难病不但病因复杂，病机尤其错综。六淫七情作用于不同体质的病患者身上，便可表现出千奇百态的症状和病理。如气滞、血瘀、痰凝、食积、水蓄、饮停、肝郁、络阻、痞结、毒留，不一而足，而且在一定条件下可以化风化火，寒化热化，且牵涉的病变部位十分广泛，大到五脏六腑，四肢百骸，小至清窍络脉可波及，拟或心肺同病，肝肾相兼，脾胃失调，脏腑相传，且有的疑难病内脏已病而微，外象尚未显露，再加之误辨误治的影响，情志刺激的波及，这一切繁纷众多的因素作用于患者一身，造成了疑难病病机的复杂性、多变性，辨证中就难以从纷繁的症状中理出头绪，找出症结所在，此疑难原因之二。

（三）三难辨证复杂

中医辨证纲领较多，方法甚众。常见六经辨证、卫气营血辨证、三焦辨证，主要用于外感病证；脏腑辨证，主要用于内伤杂病；八纲辨证、气血津液辨证则外感内伤均离不了。各种辨证方法源于各种病证的病因病机特点，各有所长又各有所短。若临床既有外感，又有内伤，既有邪实又有正虚，则任何一种辨证方法均难胜任，必须权衡邪正，小心谨慎地以求寻找出真正的病机要害，把证尽可能辨准。这个过程需要掌握娴熟的坚实的中医基本理论，又能善于驾驭分析各种矛盾，还要结合临证经验通过现象看清本质，抓主要矛盾，去伪存真，逻辑清晰，思维细腻。在根据证候，充分利用大脑的思维功能进行辨证时，受诸多因素的影响，诸如中医功底的坚实与深厚，辨证方法是否得当，思维逻辑是否正确，症状资料是否真实与全面等等。因此疑难病辨证之难是难中之难。在临床还常见一种现象，即不管什么病不论难易，用传统中医方法，都是可以辨证的，如肿瘤、艾滋病无一例外。但辨证是否准确，却不易得知，只能靠临床治疗效果去反馈，去佐证。治疗效果不好，很难证明辨证准确。因此医者辨证、诊断无确切把握，心中无底，这是疑难病难点之三。

（四）四难法无定法

中医治法众多，前人有谓《伤寒论》397 方即 397 法；《中医治法与方剂》一书，以法统方，其法更多。即使如此，在疑难病的立法处方时，有时仍觉不够用。鉴于病因病机不同，体质年龄有异，即使同一病证，选择治法也可不同，或者大法同而小法异，或者用不同治法而病也可治愈。况且疾病过程是一个动态的变化过程，临床常见病证首诊有效，再用效差或无效，故前人曰“法无定法”。疑难病证中尤其突出。有时同一病证，此用一法而效，彼用同法而无功。故而业医者难以一一熟练地掌握运用各种治法，业务技术水平也就差异很大，对复杂多变的疑难病症，也就显得力不从心。此疑难原因之四。

（五）五难规律难寻

疑难病有无规律可寻？当然每一种病都有它自身的规律性，掌握其规律，就可以驾轻就熟，从必然王国向自由王国转化。但对疑难病这类比较特殊复杂的病证，更多见的是其特殊的个性矛盾，即每一个人，每一种病证，都有其特殊性，应该用不同的治法方药去解决。比如萎缩性胃炎，属中医胃脘痛范畴，查《当代名医临证精华·胃脘痛专辑》，有主通降的；有燮理肝脾，权衡升降润燥的；有气血兼调，散中有收，启中慎用开破的；有建中养胃，寓于舒肝达肺的；也有主张证辨寒热虚实气血，药取流通轻灵活泼的……总之，观点各异治法百变，变通多于规律。疑难病要全面掌握其规律较难，灵活变通更难。

（六）六难一效难求

疑难病辨证固然不易，求效求愈更难。许多疑难病迁延辗转，主要原因是治疗无效或疗效不理想，如艾滋病、肿瘤、中风后遗症等等，治法虽不少，药物也挺多，但疗效大多不理想，无论中医西医，均称难治，即或治了，也无较大把握，这是临床医家普遍遇到的棘手问题，也是疑难病的核心问题。因此，如何提高疑难病的疗效，是摆在医学家们面前的一大课题。

（七）七难奇症苦无良方

临床有时遇见一些少见的奇病怪证，如胃腑奇痒、子午热、阴吹、植物人、奇恒痢等，其比例不少，误诊率比较高。由于不常见，病症特别，不但辨证较难，个别人有时无证可辨，而且苦思冥想，苦无良法良方，只好草拟一方，探索着试治，其疗效或成功的概率也就比较低。尤其临床时间短，经见得少的年轻医者，有时显得束手无策，只好以试治或转院推走，这种奇证怪病，是疑难中的一类疾病，也是构成疑难原因之一。

（八）八难剂量难定

药用剂量大小轻重，是决定临床疗效的重要因素之一。所谓“中医不传之秘在剂量上”，就反映了医者对剂量问题的深奥莫测。虽然每味药，每个成方都规定了常用剂量，但对每一个病患者来说，每味药用多大剂量为最佳？却是一个难以准确回答的问题。再结合病因、病情轻重，体质强弱，选择每味药的最佳剂量，使其既能祛邪，又不致伤正，而且随着病情的变化而变化，这是医者难以明确解决的问题，也是造成疗效不佳或无效的重要原因。六一散、左金丸、六味地黄丸、补阳还五汤等古今名方，其剂量比例都有严格的规定，而大多疑难病处方的剂量，都处于动态的变化之中。对于每一种疑难病，究竟处以多少剂量为最佳？实是一个难以一下子论述清楚的问题，也是需要我们认真研讨的问题。

二、疑难病八对策

（一）认真总结前医得失

疑难病初得者固然有，但更多见的是久病无效者。很多疑难病由于久病乏效，多年来在各大医院辗转求医，或四处访求名医良方。虽然病未治好，但是前医的成功经验，失败的教训或走过的弯路等，都很值得认真研究。因为前医的辨证思路，处方用药得失，有许多地方很值得我们借鉴和参考，我们认真地分析、研究前面医者的病历，努力从中寻找所以失败或无效的原因，可以避免重蹈覆辙，并探索新的路径和治法方药。若有一丝一点可用之理，可效之法，可用之药，均当吸取其合理成分，这对于提高辨治疑难病是非常重要的。

（二）广思路中西互参

对疑难病的辨治，突出中医药优势和特色固然重要，但在必要时，则取中西之长以解决疑难也是非常必要的。在西医科学已相当发达的今天，有些疑难病患者借助现代科学仪器的检查，一般可以作出的较好诊断，而这些检查、化验和诊断对提高中医辨证论治水平的精确度具有很好的参考价值。如对脑血管病的CT、核磁共振检查对病变部位和程度，乙型肝炎化验的“两对半”检查对于判断中药治疗效果、癌瘤的病理切片检查等对中医辨病用药等等，都有很大的参考价值。因此，我们认为凡一切对中医辨证论治有一定参考价值的现代科学检查或诊断，概不排斥，而应尽量加以利用。诸如“B超”及各种化验检查等等，都应该为我所用。当然有些疑难病也有难于检出阳性体征者，或虽经多方检查仍诊断不清者，仍当突出中医理法的优势，大胆辨治，往往收效亦佳。值得注意的是，临床辨证用药，既要参考西医检查，但切勿受其束缚，应掌握以我为主为我所用的原则，突出中医特色方不致误。

另外，中西汇参还体现在对中药方剂的现代研究成果的充分利用上。如人参、黄芪提高机体免疫力；川芎嗪扩张心脑血管；生山楂扩张冠状动脉，六味地黄丸护肝、降血脂、防癌等等，在疑难病的治疗中均可吸收其合理内核，在辨证论治前提下合理采用，可望提高辨证论治水平和临床疗效。

（三）精辨证力求无误

疑难病之难，不外两个方面：一是辨证难。许多疑难病证因病因错综，病程漫长，经久不愈，往往是阴阳两虚，表里同病，虚实夹杂，寒热互见，新久合病不一而足。医者在错综复杂的症状中不易理出头绪或抓不住主要矛盾，思想游弋徘徊，终难取效；二是治疗难，医者搜寻方药，竟无一对证者，临时拼凑心中无数，终无显效。当此之时，个人体会，不必贪多图快，要运用中医理论，认真辨析患者每一个症状，努力探求其产生原因，准确判断病性病位，抓住主要矛盾，分析各种症状的内在联系，务求找出症结所在，尽量使辨证做到精细入微，准确无误，避免一丝一毫差错，百思而力求其解，则有些疑难病的治疗是可以取得较好疗效的。不少疑难病乏效，失之于辨证粗心草率。

（四）择方用药恰到好处

在疑难病的治疗中，以选方不当，用药不准或组方不严、剂量失调等原因引起疗效不佳者不在少数。因中药和方剂太多，业医者虽然毕生勤奋，然对某些方、药仍然认识不够深刻，或仅停于书本知识，或限于个人体会，在疑难病的选药组方上，往往所处方剂并非最佳方剂、最对症药物、最优选剂量，因而治疗乏效。这不是一曝十寒之功，而须坚持毕生的不断学习钻研，才能达到较熟练的程度。作者认为，治疗疑难病，首先要练好基本功，对常用方剂和药物的性能功用、药力强弱要有娴熟的深刻的认识，做到知药如知儿女，用药如用兵。在选方用药上，应当提倡优选法，比如补气药中之人参、党参、太子参、黄芪、白术、甘草等，其药力强弱，性质温平，谁更切合病情？用多少剂量为最佳？这都是需要认真下一番功夫的，其间奥妙尤需深究。

（五）觅秘方出奇制胜

有的疑难病，至今仍无理想方药，然而民间留传的一些秘方、单方、偏方，有时却可取得意想不到的效果。俗话说“单方一味，气煞名医”，并不是没有道理。劳动人民是历史的创造者，也是医药的创造者，他们在长期的劳动实践中所创造和积累的医药经验来自实践，真实可信，具有用药少而力专效宏的特点，值得我们认真地发掘和研究。有些病用传统理论方药疗效不佳，而往往一个简单的秘方却可药到病除。近年来出版了不少《秘方大全》之类的书，收载秘方、验方内容颇丰，其中不乏疗效特佳之方，出奇制胜之法，关键在我们去实践和推广。在临床上遇到一些疑难之病，用尽常法无取胜之望时，可以在秘方、单方、验方中去寻觅一线之光，或在民间验方中去寻求治病良方，对此绝不可忽视。

（六）创新论另辟蹊径

有些疑难病，现阶段已被实践证明确无良法，或用固有理论已难取效，则应广开思路，大胆创新，另辟蹊径方有出路。金元四大家的滋阴、攻邪、理脾、泻火等新理论的产生，使许多疑难病为之消解；叶天士、吴鞠通等人所倡导的温病学理论的建立，使许多温病难证迎刃而解。现代仍有许多疑难之病苦无良法，如艾滋病、各种肿瘤等病，即使辨证准确，用药精良，疗效仍然不佳，当此之时，更应创新论立新方，才能有所作为。近年来在清热解毒、通里攻下、活血化瘀、祛痰补脾、滋阴补肾等理论治法方面都不断有新理论新学说产生，不同程度地推动了中医的进步，也使疑难病的防治出现新的曙光。

（七）持久战守方徐图

疑难病中，有相当部分病程很长，其病有一个缓慢的发展过程，如冠心病、高血压、脑血管疾病等。这类病诊断不难，治疗不易。病情一般变化不大，对这些久治不愈的疾病，只要辨证准确，用药无误，在思想方法上要有打持久战的战略思想，坚持守方徐图，切不可动辄改弦易辙，或大方重剂以图速效。即使治疗过程中又有些新病，只要病机无大的变化，仍然要守法守方，坚持治疗。俗话说“治病如抽丝剥茧，去了一层还有一层”，对于那些慢性难治病，守方徐图的确是经验之谈。

（八）淹众长协同作战

疑难病往往病机复杂，互相交错，加之治疗过程中的某些偏差和失误，使病情淹滞难解。在临床中，大多数医家多偏重于用传统汤剂、丸剂为主加减化裁，以一法一方治复杂病证，有时不免力不从心。我们认为，应取各种中医疗法之长，协同作战，如内治外治结合，针灸药物并举，气功按摩，皆为病者所用，只要能互相配合，发挥协同作用者，皆可一试，当然各种方法应有主有从，而不是盲目乱上，一切皆视病情之需要而定，似这样从各个角度去分解病势，分流病邪，往往可化疑难之证。

总之认为，疑难病的辨证与治疗，实际上是中医多学科多种理论方药的综合应用，是一项系统工程，某一个环节考虑不周，都会给整个治疗带来不利的影响，医者由于受基础理论、临床阅历、思想方法等诸多因素的影响，对疑难病的辨治上，常可显示出其水平高低、功力的深浅。对疑难病的辨治，是提高中医学术水平、振兴中医药事业的一项重要内容。我们要提倡一个病一个病地认真研究总结，力求有所突破，提倡人人重视疑难病的研究，使中医界的医疗水平上一个新台阶，从而为人类健康事业做出贡献。

浅谈治疗疑难病证的思路与方法

祖国医药学在疑难病证的诊治上，有着丰富的理论和经验，即使在当今现代科学迅速发展的时代，仍具有一定的优势。疑难病证往往由于症状奇特，病情复杂，病程漫长，久治不愈，或尚无成功的治疗经验可循，因此与普通病的治疗不尽相同，笔者就自己临证中的一些体会，谈谈治疗疑难病证的思路与方法，并对疑难病证的含义作一浅谈。

一、疑难病证的含义

疑难病证，当然是以“疑”、“难”为特点。具体来讲，可包括以下四类病证：①久治不愈者；②目前尚无较好疗法者；③罕见、少见疾病；④尚无记载，难以命名的病证。

二、治疗疑难病证的思路与方法

对于疑难病证，除用常规的思路与方法外，往往由于难以辨识与奏效，这就需要根据祖国医学的理论开拓新的思路，新的方法。笔者在临证中，常从以下十个方面入手，尚能获得一些较好的疗效，现举例做一简介。

（一）从瘀着手

祖国医学早有“久病多瘀”之说，在《内经》中就曾指出久病可致瘀。《素问·调经论》云：“病久入深，营卫之行涩，经络时疏故不通”。至清代，叶天士明确指出：“初气结在经，久则血伤入络”、“久病血瘀”、“瘀生怪病”。有人对30例“怪病”患者进行血液流变学测量。发现与正常组有明显差异。经活血化瘀治疗后，血液流变学异常得到改善，病情亦好转或痊愈。血瘀是重要的致病因素之一。“血气不和百病变化而生”（《素问·至真要大论》），久病正衰，最易成瘀，瘀象夹杂，可生怪病，故久病、怪病应注重活血化瘀。《普剂方》谓：“人之一身不离乎气血，凡病经多日治疗不愈，须当为之调血”。常见的与血瘀有关的疑难病证有各种疼痛、肿瘤、积聚、肿胀、黄疸、各种疮疡、皮肤病、翻甲、厥证、痹证、痉证、严重失眠、癫痫、狂证、喘证、胸痹、中风、血证、麻木、脱发、消渴、月事不调以及久热不退、夜游症等。疑难病证中在无血瘀特别表现时，可考虑疾病的发展过程中兼夹瘀血之可能。故我们在对“久病顽疾”的治疗中，除考虑到气血不足之外，更应注意从瘀着手。

（二）从痰论治

“痰”一般分为狭义之痰和广义之痰，咯之即出，吐出可见，故多称有形之痰，是由于机体气机停滞或阳气衰微，或情怀不畅，不能正常地运化津液，使体液停留积聚，逐步蕴结而成。由于广义之痰不易为人们所察觉，故又称无形之痰，其病变与临床症状较为复杂，有“变幻百端”之说。有形之痰易为辨别诊断，而无形之痰则看似离奇古怪，有时难以立法遣药，元代王圭、朱震亨都说过，痰之为病，有如“无端弄鬼”，“病似邪鬼，导去滞痰，病乃可安”。故又有“百病兼痰”之说。由于无形之痰随气而行，内而脏腑外而肌肤，故临床许多疑难病证与痰有关。《类证治裁》云：而痰则随气升降，遍身皆到，在肺则咳，在胃则呕，在心则悸，在头则眩，在背则冷，在胸则痞，在胁则胀，在肠则泻，在经络则肿，在四肢则痹，变化多端，昔人所谓“怪病多痰”。许多疑难病证如咳喘、呕吐、眩晕、胸痹、中风、痹证、积聚、梅核气、痰核、阴疽、癫狂、厥证，原因不明的发热、某些皮肤病、疮疡病、妇女不孕症……等等，从痰入手，常有效验。治痰之法很多，如俞昌说：“治痰之法，曰驱、曰导、曰涤、曰化、曰涌、曰理、曰降火、曰行气”。这只是举其治痰法之一斑，当以临床具体病例而论（病例从略）。

（三）痰瘀同治

痰与瘀均为病理产物，又是致病因素。二者同为津液所化，亦可互生互助，相互影响。故有“痰瘀同源”“痰瘀同病”的说法。《丹溪心法》云：“肺胀而咳，或左或右，不得眠，此痰挟瘀血，碍气而病”。《血证论》云：“血积既久，亦能化为痰水”。痰瘀同存可导致多种疑难疾病的产生，如胸痹、中风、痹证、疼痛、积聚、神志异常、痰血、带下、崩漏等等，因此，痰瘀同治是疑难病证的一条重要途径，古代医家用此法治疗疑难病证的例子很多。如《和剂局方》就曾用痰瘀同治的小活络丹治痹痛，《医林改错》曾用癫狂梦醒汤治疗痰瘀所致之癫狂（病例从略）。

（四）从虚考虑

虚证是对人体正气虚弱各种临床表现的病理概括，虚证的形成有先天不足和后天失调之分。但以后天失调为主。其包括阴、阳、气、血、精、津以及脏腑各种不同的虚损。如胸痹、失眠、中风、眩晕、阳痿、虚劳、消渴等多种病证，但就对久病、顽疾、怪症而言，尤以气血虚损为主，其虚证临床表现虽各不一致，然常见症状有：面色淡白或萎黄，精神萎靡，身疲乏力，心悸气短，形寒肢冷，大便滑脱，小便失禁，舌淡胖嫩，脉虚沉迟，或为五心烦热，消瘦颧红，口咽干燥，盗汗潮热，舌红少苔，脉虚细数等，在病机表现中，虚证主要表现为伤阴或伤阳两个方面。伤阳者，以阳气虚为主；伤阴者以阴血虚为主。所以从虚考虑也可简单的认为是以补益气血为主的施治措施（病例从略）。

（五）运用反治

反治法，即所谓“热因热用”、“寒因寒用”、“塞因塞用”之类。疑难病症中适用于反治法的情况很多，怪证时应当注意选用。前人在这方面的经验很多，如内伤发热用温补法，呕逆用利水法，经闭、便秘用补益气血法等（病例从略）。

（六）守方徐图

对某些久治不愈之病，常需要守方徐图，缓缓收功，切不可急于见效而反困“欲速则不达”之境。笔者以切身体验认为，守方徐图确为许多疑难怪病的必经之路（病例从略）。

（七）情志疗法

情志因素既可引起病的发生，又可在疾病过程中影响疾病的发展和转归。许多疾病如癫狂、肝病、胃病、高血压、冠心病、癌症等，情志对其影响极其显著。《内经》说：“心者，五脏六腑之主也。……故悲哀忧愁则心动，心动则五脏六腑皆摇”。又有“怒伤肝”、“喜伤心”、“思伤脾”、“忧伤肺”、“恐伤肾”等论述，强调了五志在疾病发病与治疗中的作用。尤其许多与情志关系密切的疾病，如奔豚气等，精神疗法是重要的辅助治疗手段，疑难病症病程较长，治疗欠佳，患者往往气馁、烦躁、心情不好，临床上需要详细观察和了解患者的精神状况，通过语言、表情、姿势、态度和行为影响，从而改变人的感受、认识、情绪、态度和行为，以减轻或消除病人痛苦的各种情志和行为，以及由此而引病的病证（病例从略）。

（八）内外合治

对某些疑难病证，如痹证、口僻、头痛、眩晕、头眠、血证、心胃气痛、腰痛、脱骨疽、泄泻及一些皮肤病、疮疡等，用一般的汤、丸、膏、丹散等内治法效果欠佳。采用内外合治法，常比单用内治或外治法效佳，内服药物通过脾胃之运化而输布周身发挥效应。外治法通过肌肤、筋脉或直达病所或调理气血而发挥效应。对许多局部性和全身性疑难病证，内外合治常效如桴鼓。外治法有灸、熏洗、敷、兜肚、药枕等多种，外治法的有关内容在历代医籍中极为丰富。如吴师机的《理瀹骈文》，列外治法数十种，用方达数千首，治疗遍及内、外、妇、儿、五官各科，如能加以发掘、整理和提高，可能成为治疗许多疑难病证的有效途径。

（九）应用单方、偏方

“单方一味，气煞名医”是流传已久的一句俗语。单方、偏方用药少、疗效专，往往针对性强。有时能获得意想不到的疗效。单、偏方是祖国医药学的重要组成部分之一，在民间广泛流传。几千年来，单、偏方在我国人民的卫生保健中起了不可忽视的作用。辨证论治固然是重要的，但单、偏方是在群众中长期的经不断实践而逐渐提炼形成的方药，也应予以重视。有些疑难病证，用辨证论治效果不佳，而用单、偏方却有药到病除之效。近年来开展的单味大黄治疗急性上消化道出血、青蒿治疗疟疾等，都取得很好的疗效。纵观历代名医，大多都不忽视单、偏方的作用。张仲景就是“博采众方”的典范。已故岳美中、蒲辅周等当代名医也都是重视单、偏方的。

（十）特殊病因的消除

有些疑难病证，久治不愈是有比较特殊的原因，消除病因后就可减轻症状或使疾病痊愈。如一些过敏性疾病。若能脱离致敏源，就可使病情好转或不再复发。叶天士的《临证指南医案》中的油漆家具过敏案就是典型的例子。

发现特殊病因必须通过四诊合参，而询问病史尤为重要。发现特殊病因有两条途径：一条是“撒网式”的格式化的主诉开始。依次询问症状的部位、性质、相关症状、时间联系等。按“十问”的顺序依次询问，并作常规检查；另一条是根据主诉和检查所得，客观地考虑各种可能性后，有目的的、有方向的追问病史和做各种检查。两条之中又以后条更为重要。在询问病史时，要注意保持客观性，不要暗示病人，不构成先入为主的印象。不带着主观框框去捕捉符合先入为主的印象材料。要尽量地考虑到各种可能的原因。避免思路狭窄和固定。这样才能正确地分析病因，发现与疾病有关的特殊致病源。

试论脑脏生理之气血阴阳

一、脑应为脏　历代论之有据

脑为脏，无论从理论上还是医疗实践上都有其根据，不是凭空而论。

一是从《内经》时代就有其论，如从当时粗浅的组胚及解剖知识上看，就有“人始生，先成精，精成而脑髓生”（《灵枢·经脉》）。“脑为髓之海”、“头为精明之府”等论述；从其功能上认识到“髓海有余，则轻劲多力”、“头倾视深，精神将夺”等脑主宰神志、统调全身之机能，由此就产生了“或以脑为脏”（《素问·五脏别论》）之观点。

二是从《内经》划分脏腑的标准而言，藏精气而不泻，满而不能实者为脏；传化物而不藏，实而不能满者为腑及“阴者为脏，阳者为腑”（《灵枢·终始》篇），那么“脑者阴也”（《素问·解精微》），内藏精髓而不泻，真气充满而不实，故脑应为脏。

再者，从奇恒之腑的概念来理解，所谓奇恒之腑，是指既有藏精气之功能，又具形体中空而似腑之形态。然脑居首位，藏精髓真气而不中空，这与其他奇恒之腑有别，故脑不属奇恒之腑应为脏，此其三也。

另外，《内经》后的历代医家，如隋·杨上善、唐·孙思邈、宋·陈无择、明·李时珍等从大量的医疗实践中总结认识到脑为脏，具有主神明等功能。

诸如上述，脑该为脏。但“由于《内经》学术思想体系在中医学中处于绝对控制地位，谁也不敢推翻心主神明之陈说，亦也不敢明确地立脑为脏。”（朱文锋《湖南中医学报》1990（3）：113）历史唯物主义认为，任何一门科学和真理的产生，都受其历史条件所局限，不能超越时空而永远都具有其生命价值，必须接受历史的实践检验而发展完善。对《内经》理论也是如此，必须接受医疗实践的检验和充实，中医学才能得到发展，所以笔者认为现在应该明确地立脑为脏。

二、脑有精气 化生津血阴阳

精是人体生命活动的物质基础。“精包括了精髓，气血津液。”《内经》将精、髓、气血、津液归属于五脏，各脏均有气血阴阳，唯脑独无，这种看法是基于以心代脑之说所致。脑既主神明为脏，应有气血津液作为其生理活动之基础。从精、气、神学说而言，精髓为脑的物质基础为阴，气为脑之机能活动的动力为阳，神为精气等物质活动的外在表现，是脑为十二官之主的具体体现。

从“人始生，先成精，精成而脑髓生”而言，脑生于先天之精，但又赖自身肾精之资助，精化气，“脑为其气之所聚，真气所受于天，与五谷并而充身。”因此脑之精气为气血津液化生之源泉和动力。脑气为精髓所化，但中焦脾胃化生的气血津液，通过心脉的温运而资充濡养于脑，成为脑气的另一来源。正如《内经》所谓“五脏六腑之精皆上注于目……上属于脑”之意。阴升阳降，脑气的功能特点总是以下降为主，通过脑气的下降，对五脏六腑的阴阳气血起着调节控制的作用。脑气为人身之大主，故王清任谓“脑不可一刻无气”，脑气如果不足则易使脑之津液运行失畅而为脑病。一旦气脱则脑神亡失，生命垂危。

精血同源，脑之血液是精神活动之主要物质基础。脑血源于先天之精气，但又化生于后天水谷之精微。人之精神充沛、神志清晰、感觉灵敏、活动自如等，均是脑血之生理表现；反之则神志异常、动作失灵、五觉失司，故谓“血气者，人之神”，血脉和利、精神乃居。脑血的生成与供给，又与心主血功能密切相关，这与现代医学之论相符：人之大脑的血供占心输出量的20%。《医宗必读》谓：“有血肉之心，神明之心，神志气血之所生，生之本也。”其实质即指心血与脑神之关系。

津液也是脑神活动的物质基础，都来源于后天水谷之精微，化生于先天之精气。即“五味入口，藏于肠胃，味有所藏，以养五气，气和而生，津液相成，神乃自生。”（《素问·八正神明》）此即其化生过程。津液具有濡润四肢九窍、五脏六腑、补益脑髓之作用，脑髓得其充才能灵机聪明。如果津亏液乏，则脑髓萎缩，灵机呆钝。

脑之功能与物质以阴阳概之，则脑之精髓为阴，脑神为阳。脑内藏精髓，化生津血为其体，喜静谧恶动扰为至清之脏，故为脑阴；头为诸阳之会，真气所聚，以神气为用，统赅一身之阳气，所以脑之神气为脑阳。故《医宗必读》谓“头为天象，六腑清阳之气、五脏精华之血皆会于此。”如此阴阳相配、气血相濡、津液相充，才能使之阴平阳秘、精神乃居，才能主神明，统十二官。

三、脑病辨治　不离阴阳气血

脑病产生的根本矛盾是阴精阳气的失调、气血津液运行的失常，且又与五脏之气血阴阳相关，故其辨证可从阴阳虚实、气血津液的病理表现入手。

（一）脑之阴阳虚实辨证

脑之阴阳虚实证候常表现为脑阴（髓）不足，脑阳（气）亢逆，阴阳两虚证，而脑阳不足多表现为脑气亏虚证。

脑阴不足证：系指脑之精髓不足或肾精亏虚不能奉养脑髓所致的一系列机能抑制或衰减的病理状态。其特征为精神萎靡、表情呆板、身倦乏力、动作迟钝、头晕耳鸣、听力减退或脑鸣、腰膝酸软或失眠多梦、健忘，小儿可见五软、龟背等，舌淡少苔，脉细无力。治宜补精益髓，可用左归丸加减治之。

脑阳亢逆：系指病邪引起或五脏之疾影响于脑而致神志异常亢奋等一系列病理状态。其特征常见发热头痛、烦躁不安、神昏谵语，或突然昏仆、息高气粗、口渴便秘、目光炯炯、多语多动、舌苔厚腻、脉实有力等，治宜清脑降气，可选用清营汤加减治之。

阴阳两虚：系指脑病过程中，阴损及阳或阳损及阴而致脑主神明之功能和物质皆不及的病理状态。其特征为精神萎靡、表情淡漠、腰酸胫软、头晕目眩、耳鸣或脑鸣、健忘失眠，或心烦多梦，或形寒肢冷、动作迟钝，或失认失算、定向不能，小儿可见头颅异常增大或五软、龟背等，舌淡少苔或质稍黯红，脉细等。治宜补精益气，可选用龟鹿二仙胶加减治之。

（二）脑之气血津液辨证

脑以气为用，血为体，津液为充，三者失常表现为脑气亏虚、脑血不足、气虚血瘀、气滞血瘀、血热气盛、痰瘀蒙窍、水停脑脏等证。

脑气亏虚证：系指脑之阳气不足而致脑神失用的病理状态。其特征为头晕目眩、耳鸣、肢体失用或麻木不仁，或痿软无力、头摇肢颤或形寒肢冷、神情呆钝、反应迟缓、智力减退。如气脱则见晕厥昏迷、神识错乱，汗出肢冷、脉濡或细而无力、舌淡苔白。治宜补益脑气，可选用益气聪明汤加减，如气脱急宜固脱，可用大补元煎加减。

气虚血瘀证：系指脑气不足，无力行血而血凝为瘀，使脑神失养的一种病理状态。其特征为肢体偏瘫、倦卧嗜睡、头昏神疲、语言不利或声低懒言，或失认失算、健忘失眠、心悸多梦、面色皖白无华、脉细涩、舌淡或黯红等。治宜活血化瘀、补气行血，方宜补阳还五汤加减。

气滞血瘀证：系指因恼怒愤恚、情志不遂致脑气郁滞、脑血不畅的一系列病理状态。其特征为性情急躁、易激易怒、躁烦闷乱、心悸不寐、面红目赤、声高气粗、舌苔薄腻、舌质稍红或黯红、脉弦数等。治宜理气活血，可选用四逆散加活血化瘀之品。

血热气盛证：系指外感或内伤致邪火充斥气分，燔灼营血、扰乱神明所致的一系列病理状态。其特征为壮热烦渴、谵语躁狂、便秘、彻夜不眠，或神昏癫狂、目见异物，舌黄质红脉数或弦滑。治宜清脑凉血，可选用犀角地黄汤或清营汤治之。

痰瘀蒙窍证：系指气不化津、津聚为痰或因瘀阻脑络，气机不利、津液失运，聚而为痰致痰瘀交杂，蒙蔽清窍，神机失运等病理状态。其特征为头痛昏蒙、呕吐胸闷，或昏迷不语、痰声漉漉，或半身不遂、肢软不用，或失语失认、表情呆钝，或癫或痫、面色晦暗、神情抑郁、哭笑无常，或抽搐、舌白苔腻，质黯、脉滑或弦滑。治宜涤痰开窍、化瘀苏神，宜选用菖蒲郁金汤、苏合香丸加减治之。

水停脑脏证：系指阳虚不运、水津不行，或因脑络瘀血阻滞气机以致水津失运而停滞于脑脏的病理状态。其特征为头痛剧烈、口渴呕吐、烦躁不寐，或神志昏蒙、语言不利，口角流涎，或智能减退，失认失算、定向不能，小儿可见头颅异常膨大、舌苔水滑、脉沉弦。治宜温阳利水或通窍活血利水，可选用五苓散加减或通窍活血汤加茅根、云苓、牛膝等。

综上所述，脑病辨证应以阴阳虚实为纲，气血津液辨证为目，脏腑辨证合参，即使脑病变化多端，临床以此亦可理出头绪，繁而不乱。中医脑病学是一门新兴的学科，有待我们去深入研究探讨，为中医脑病的完善和发展做出应有的贡献。

脑病证治概论

一、对脑的生理病理的再认识

（一）脑当为脏论

中医学传统理论认为，脑为“奇恒之府”，有主管人的精神、意识思维和运动感觉的功能，但又将其生理功能和病理变化统归于心。这种相悖理论多年来一直使后学者甚感迷惑。我们在精研中医经典理论的基础上，结合自己长期的临证经验，力倡脑当为脏论，主张建立中医学的脑脏系统，以完善中医脑病证治学理论来指导临床实践。

限于历史条件，在脏象学说形成之初，古人把脑的生理功能和病理变化归属于心，这是可以理解的。但将脑列在奇恒之府之中，却显系不妥。《素问·五脏别论》曰：“所谓五脏者，藏精气而不泻也，故满而不能实。

六腑者，传化物而不藏，故实而不能满也”。脑具有藏精气而不泻，满而不能实的生理特性，显然理应为脏。正如《素问·五脏生成》篇所谓：“诸髓者，皆属于脑；……诸血者，皆属于心；诸气者，皆属于肺”。言及脑贮藏精气质同心肺。且“十二经脉，三百六十五络，其血气皆上于面而走空窍”（《灵枢·邪气脏腑病形》篇）。更何况“人始生，先成精，精成而脑髓生”（《灵枢·海论》）。这说明，不论是从先天还是从后天来看，脑皆具有藏精气而不泻之脏器特性。

至于《素问·五脏别论》中将脑与髓、骨、脉、胆、女子胞统命之为“奇恒之府”，言其异于常腑，似属勉强。《灵枢·海论》曰：“脑为髓之海，诸髓皆属于脑”，可见脑为贮藏精髓之脏，岂能将贮藏之器与被藏之物同列为“奇恒之府”？再者“肾主骨，骨生髓”、“夫脉者，血之府也”，胆者贮存清净之汁，女子胞者主孕胎育，其皆具有藏精气而不传化物的特点，同时又具有通行、排泄之作用，但其所排行之物并非糟粕，而是有用的精微物质。然而脑只具有“藏精气而不泻”之功能，却无通行排泄之作用，显然将其与其他五者同归属于奇恒之府实属牵强，视其为脏方合情理。

由于受到古代哲学、政治、伦理、科技水平等因素的影响，虽然心主神明的观点千百年来在中医学传统理论中一直占有主导地位，但历代前贤仍不乏倡导脑为脏而主神明的观点。虽然《内经》中尚未明确提出脑主神明的观点，但其已初步认识到脑具有听觉、视觉、思维、情感等神志活动的功能。如《素问·脉要精微论》曰：“头者，精明之府，头倾视深，精神将夺矣”。精明指眼目而言，而眼目所以能精“明”是因其以脑为脏；头倾视深因其神夺，表明头与神有着内在联系。并指出：“夫精明者，所以视万物，别白黑，审短长。以长为短，以白为黑，如是则精衰矣”。《灵枢·海论》又谓：“脑为髓之海……髓海有余，则轻劲多力，自过其度；髓海不足，则脑转耳鸣，胫酸眩冒，目无所见，懈怠安卧”。这些论述从病理和临床表现的角度说明了脑髓有主精神、运动和感觉的功能。东汉·张仲景《金匮玉函经》则进一步认识到：“头者，身之元首，人神所注”。指出头是人体最重要的器官，是神志汇聚之处。至晋时的道家著作《黄庭内景经》，则极力倡导“脑神说”，并将脑分为九宫，其中一宫名曰泥丸，谓：“脑神精根字泥丸”，“泥丸百节皆有神”。因其具有独特的理论价值和临床实践价值，遂被诸多医家认可并发扬光大。如隋唐·杨上善的《黄帝内经·太素》谓：“头者，心神所居”，他说明神虽统于心而宅之脑。宋·陈无择《三因极一病证方论·头痛证治》曰：“头者，诸阳之会，上丹产于泥丸宫，百神所聚”。已明确认识到头为人神注聚之处，气血诸阳上奉而养之，至为重要；“百神”泛指各种神志活动，其皆聚积于脑中泥丸富。明清以后，诸多医家更加清楚地认识到，人的神志活动是人脑的产物，脑是神志活动的重要器官。如汪昂在《本草备要》中曰：“人之记性，皆在脑中。小儿善忘者，脑未满也；老人健忘者，脑渐空也”。李时珍谓：“脑为元神之府”。而王清任则明确提出“灵机记忆不在心在脑”。随着人们认识的不断深化，诸多医家不但认识到了脑为脏而主神志的生理功能，还认识到了脑有主宰生命，其性清灵不可受邪侵袭之重要性。如王肯堂《证治准绳》曰：“盖髓海真气之所聚，卒不受邪，受邪则死不可治”。

综上所述，我们认为传统的脏象学说对脑的论述有明显的偏颇之处，尤其是“心主神明论”更显示出显著性的欠缺。既然中医学是一门自然科学，就应不断地吸取当代一切自然科学的研究成果来充实自己的理论体系，以期在继承的基础上加以提高，从而发展中医学术，振兴中医事业。为此，突破传统理论，建立中医的脑脏系统，无论是对理论研究还是指导临床实践，都具有非常重要的现实意义和深远的历史意义。

（二）脑的生理功能

脑位于颅内，为元神之官，生命之主宰。脑藏髓，主神志，智能出焉。脑调协于五脏六腑，统辖于四肢百骸。脑开窍于五官，灵机现于瞳子，应于语言。脑之经脉为督脉而统帅诸阳。

神志是指人的思维意识、精神活动的全部体现，即脑对外界事物的反映。神的起源与生命俱来。正如《灵枢·本神》篇所说：“故生之来谓之精，两精相搏谓之神……。”神又寄宅于脑中，“人始生，先成精，精成而脑髓生”（《灵枢·海论》）。可见脑与神的同时形成是人体生命活动的最早体现。人的一切精神、意识、思维、情感、记忆等神志活动都受脑的支配，脑是人体生命活动的主宰，“主明则下安，……主不明，则十二官危”（《素问·灵兰秘典论》）。它在人体诸脏腑中居主导地位，正如《灵枢·本脏》篇所谓：“志意和则精神专直，魂魄不散，悔怒不起，五脏不受邪矣”。因此，脑之阴阳调和，气血充沛，则脑主神志动静有序，内可调协五脏六腑吐纳化藏，外能统辖四肢百骸灵敏动觉。如此处事则精神振奋，思维敏捷，耳聪目明，博学强记。反之则精神萎靡，反应迟钝，视昏耳聋，健忘失认，甚至昏迷等。

脑主神志，为生命之主宰，全赖于脑藏之髓。髓为精气所化，汇聚于脑，神机灵气才能得以滋养化生。《灵枢·海论》云：“脑者髓之海”。《素问·五脏生成》篇谓：“诸髓者，皆属于脑”。髓海充足，则脑主神志进而协调五脏六腑的功能和统辖四肢百骸的运动才能正常进行。如此则精神振奋，机体康健，反之则病。

脑主神志，除其具有支配人的思维意识、精神活动的重要性之外，更具有对内调协五脏六腑的吐纳化藏功能，对外统辖四肢百骸的灵敏动觉的作用。脑对各脏腑功能活动的调节作用，前人早有认识。《内经》中虽未明言脑有此作用，但对神志有此作用的表述颇具深刻。《素问·六节脏象论》云：“凡十一脏，取决于胆也”。此胆者，意指胆量勇气。即谓五脏六腑的功能正常与否取决于人的精神意志决断之状态如何。正如《素问·经脉别论》篇所说："凡人之惊恐恚劳动静，皆为变也。……当是之时，勇者气行则矣，怯者则着而为病也"。明·赵台鼎在《脉望》中认识更为明确："脑为上器元神所居之宫，人能握元神栖于本宫，则真气自升，真息自定，所谓一窍开则百窍开，大关通而百关尽通也"。《锦囊秘录》则曰："脑为元神之府，主持五神，以调节脏腑阴阳，四肢百骸之用。"脑统辖四肢百骸之用，在于通过汇聚于头颅的三阳经脉和督脉展运神机。如《灵枢·经筋》篇曰："足少阳之筋，……从左之右，右目不开，上过右角，并督脉而行，左络于右，故伤左角，右足不用，命曰维筋相交"。可见在《内经》时代，前人不但认识到了脑司筋脉之功能，而且还认识到了筋脉具有左右交叉支配的特性。脑左角受损伤，则右足不用，反之亦然。这一"维筋相交"理论早已被现代医家所证实。故中风后常出现脑部病灶对侧的半身不遂、口眼㖞斜、肢体麻木无力等运动感觉障碍。至明·刘思敬又说："脑散动觉之气，厥用在筋，……导气于五官，或令之动，或令之觉，……导气入肤，充满周身，无弗达矣。……（筋）以脑与周身联系之要约"。熊数凌的《中风论》说："夫居元首之内，贯腰脊中，统领官骸，联络关节，为魂魄之窟宅，性命之枢机者，脑髓是也"。这些论述更为全面、细致地阐述了脑主神志、调协脏腑功能、统辖全身动觉的生理功能。

五官诸窍，为脑之外窍，是脑的感觉功能的重要的外在表现。故杨上善说："七窍者，精神之户牖"。七窍皆与脑相通，由脑主司其运动和感觉功能。《灵枢·大惑论》曰："五脏六腑之精气，皆上注于目而为之精，……裹撷筋骨血气之精而与脉并为系，上属于脑，后出于项中"。可见古人已认识到双目与脑直接相连，而后世医家王清任在《医林改错》中则明确指出了脑对眼目的支配作用："两目系如线，长于脑，所见之物归于脑"。他并指出："两耳通脑，所听之声归于脑"；"鼻通于脑，所闻香臭归于脑"。他亦认识到口之能言，舌尝五味，皆为脑所主。据此可知，五官诸窍虽有各脏腑所主，但又总统于脑。正如明代医家王惠源在《医学原始》中所说："人之一身，五脏藏于身内，止为生长之具；五官居于身上，为知觉之具，耳目口鼻聚于首，最近于脑，必以脑先受其象而觉之，而寄之，而存之也"。张师特别强调指出：脑神之灵机现于瞳子，应于语言。《灵枢·大惑论》谓："骨之精为瞳子"，而"肾主骨，骨生髓"，脑又为诸髓之海，可见脑髓——脑神——瞳子的密切联系。传统脏象学说中将舌喻之为心之苗，其实是将脑与舌的密切联系归属于心，理应将舌喻为脑神之苗更为恰当。故髓海有余，脑神充沛，则可见目光炯炯有神，语言流利清晰，声音洪亮，举止轻快；反之，目光暗淡失神，语言蹇涩含混，甚或错乱或失语，失认失读，举止懈怠无力，甚至昏不知人。

关于脑与经络的关系，我们认为脑的经脉应属督脉，并统帅诸阳。从理论上讲，“头为诸阳之会”，手三阳经与足三阳经皆会聚于头，并在督脉的监督之下来进行活动，然而督脉又入属于脑。正如《难经·二十八难》说：“督脉者，起于下极之俞，并于脊里，上至风府，入属于脑”。此即言明，诸阳经脉上会于头，在督脉的监督之下，以接受脑的支配，进而主导调节全身的功能活动。另外，督脉在肾脑之间起着输布精髓的作用，如李梴《医学入门》所说：“脑者，髓之海，诸髓皆属于脑。故上至脑，下至尾骶，皆精髓升降之道路也”。从督脉的主病来看，常有“脊强反折”、“头重、头痛”等表现，这是由于督脉循行脊里直贯头顶的缘故。再者，脑无为腑之脏，督为奇经之脉，而二者在生理病理上又具有着密切的联系。故此认为：“督为脑之经脉”不但具有充分的理论根据，更重要的在于其具有非常实用的临床指导意义。

（三）脑与五脏的关系

我们认为，倡导脑当为脏论，并非将脑与五脏割裂开来孤立地看待，而是强调脑应独立为脏并主导全身功能的重要性。脑要顺利地完成这种主导作用恰与其他脏腑的关系密不可分。脑为元神之府，主持五神，以调协脏腑阴阳、四肢百骸之用，全赖于五脏精华之灌注，六腑清阳之气以濡养，方能髓海充足，神机荣运。

二、脑病证治特点

根据脑的生理病理的特异性概括其有如下特点：

1. “诸阳之会”阳易亢

头为诸阳之会，手足三阳经均循行头面，“诸阳之督”的督脉更入属于脑。正因为头为诸阳会聚之首，阳者炎热，火性炎上，阳气易亢，故脑病以阳亢、火热证殊多。诸如：阳明腑实，热结胃肠所引起的躁扰不宁，谵语，甚则昏不知人等症；少阳火郁，胆热痰扰所致的头晕目眩，耳聋易怒，寐少梦多等症；肝火上炎、风阳妄动以及肝阳上亢所致的昏厥、痉挛、震颤、麻木、眩晕、头痛、耳鸣耳聋、烦躁易怒，甚则癫狂等病证；阴虚火旺所致的颧红唇赤，虚烦不寐，健忘耳鸣，眩晕昏视等症。另外，六淫的风、燥、火、暑热之邪侵扰清空所致的头痛、眩晕、肢体拘急挛痛诸症。凡此病理特点要求我们在治疗脑病过程中，要注意运用清热泻火、平肝潜阳、通腑化痰或滋阴降火等法，以制易亢之阳。

2. “元神之府”神易伤

“脑为元神之府”，主宰人的精神、意识、思维及一切生命活动，故脑病常以神志异常和神机病变为主要表现。神志异常，因痰火上扰而元神逆乱者，则可见性情急躁，头痛失眠，两目怒视，甚则狂乱无知，逾垣上屋，骂詈号叫，不避亲疏，或毁物伤人，气力逾常等症；因元神被痰湿所蒙扰，则可见精神抑郁，表情淡漠，神识痴呆，或喃喃独语，喜怒无常等症。七情过极或过激，均可导致元神异常，如卒受惊吓，“惊则气乱”，脑气聚结不行，元神失其所司则可突发昏厥倒地，神识不清等症。或遭受恐吓，惊恐不宁，以致“恐则气下”，脑气虚陷；或汗吐下太过，元气暴脱，均可致元神无所依附，则可见昏愦不省人事，面色苍白，呼吸微弱，目合口开，汗出肢冷，手撒遗尿等症。颅脑外伤，伤经损络，或络破血溢，侵扰脑神，可见头痛眩晕，神识迷乱，恶心呕吐，甚则昏愦如尸等症。神机病变，常见于中风、痉证、脑肿瘤、脑积水、颅脑外伤等病变过程中，在伴有神志异常的同时，还多伴有神机运行受阻，所主司的肢体、五官的动感觉功能严重障碍。或见肢体拘急痉挛，甚或角弓反张；或表现为肢体麻木肿胀、重滞无力，筋惕肉瞤。或手足颤摇不已，或肢体偏废失用，甚或半身不遂。七窍失司，则表现为语言蹇涩，甚或失语，舌根强硬，饮水呛咳，口角流涎，目多流泪，鼻多流涕，目光呆滞，视物昏花或视歧，口眼㖞斜，耳鸣耳聋等症。凡此元神为病，由痰、湿、火、瘀、惊、恐而致，故治宜祛病调神，采取相应的涤痰、祛湿、清火、化瘀、镇惊、补虚等法，力求使邪去神安，此为脑病证治的又一特点。

3. “清灵之窍”窍易闭

《素问·阴阳应象大论》曰：“清阳出上窍，浊阴出下窍”。《灵枢·邪气脏腑病形》篇曰：“十二经脉，三百六十五络，其血气皆上于面而走空窍”。此“上窍”“空窍”皆指脑窍而言。脑窍贵在清灵通利，一旦闭阻，则脑神失养，神机不运而变证丛生。如因痰火瘀热闭阻清窍，火扰元神者，则可见神识昏迷、烦躁、谵语、抽搐等症；因痰湿闭阻清窍，元神被困者，则可见神志模糊，语言不清，甚则昏不知人等症。或卒冒秽浊之气，浊邪害清，清窍闭塞，元神闷乱，则可见卒然昏不知人，口噤或妄言，面青肢冷等症。因气滞血瘀，或痰瘀交阻，或络破血溢，最终导致瘀血内留，水津外渗，水瘀互结于颅内，闭塞脑窍者，则可形成颅脑水瘀证，临床表现为神明失主、肢体失用、七窍失司诸症外，在幼儿还可见到头颅膨大畸形，颅囟增宽，头面青筋暴露，双目下视，叩头犹有破壶之声等。凡此脑窍闭阻之证，治宜祛邪开窍醒脑，酌情采用清热涤痰开窍、芳香辟秽开窍、活血利水开窍诸法，以使邪去窍开，此为脑病证治的另一特点。

4. “诸髓之海”髓易虚

《灵枢·海论》曰：“脑为髓之海”，《素问·五脏生成》篇曰：“诸髓者，皆属于脑”。髓为先天精气所化生，赖于后天精血以濡养。髓海充足，元神灵机之气才得以滋养化生，其主宰生命活动方能顺利进行，内可调协五脏六腑吐纳化藏，外能统辖四肢百骸灵敏动觉。“髓海不足，则脑转耳鸣，胫酸眩冒，目无所见，懈怠安卧”（《灵枢·海论》）。“髓海不足”溯其源常有如下三因：一则因先天禀赋不足，肾亏精气化源不充，加之后天脾胃失调，精血难于濡养，而致髓海空虚不满，多见于幼儿“五迟”、“五软”诸症。二则因年老精亏，肝肾虚损，精气化源日竭，以致髓海渐空。故常出现头晕目眩，耳鸣耳聋，神疲健忘，肢倦嗜卧，甚或目光呆滞，向隅独语，傻哭傻笑，失认失算诸症。三则因精髓升降之道壅塞失畅，或为瘀血阻遏，或因痰浊黏滞，或为瘀积压迫，以致精血难于上奉于头，日久必致髓海不足。此种因实邪导致虚象的脑病更为多见。故临证之时，对于“髓海不足”者，在注重填精补髓、益脑养神的同时，还要注意“大实有羸状”之古训，酌情采用活血化瘀、涤痰剔络、消癥化积诸法以施治，此又为脑病证治的另一大特点。

“颅脑水瘀”理论初探

摘要 本文试从水和血的生理病理及其相互关系探讨“颅脑水瘀”证的形成机理，“血不利则为水”是颅脑水瘀的理论依据，机体水血相互关联渗透异常是其形成方式。颅脑水瘀是导致诸多脑病之病机关键所在，通窍活血利水是其正治，活血利水药之所以能通窍，是因其能去浊生新，使脑之清阳之气不被瘀浊之邪所阻遏。

“颅脑水瘀”观点是以《金匮要略·水气篇》指出的“血不利则为水”为理论证据，并结合自己40余年教学及临床经验总结形成的。颅脑水瘀证是指颅脑瘀血与水湿痰浊互阻于脑窍为主要病机，以神明失主，肢体失用，九窍失司为主要临床表现的一类脑病。大多具有病程长，病情复杂，症状表现多端且一般疗法难以奏效之特点，可见于中风、解颅、老年性痴呆、脑瘤及脑外伤综合征等多种病变过程中。这一理论的形成对脑病的治疗具有重要的实用价值和指导意义。

（一）水血同源并行，相互渗透，为脑主神明的物质基础

水与血都来源于水谷精微，化生于后天脾胃，一源而二歧。水与血是人体生命活动的基本物质，而其化生和输布又离不开脏腑之气化功能，以气为枢纽，赖气而生，赖气而行，赖气而化及其相互为用。

水与血并行而不悖，水为血之体，血的化生，须水之参与，血中除精微物质外，主要是水。《血证论》云：“血中有气即有水”可知水之与血，互相为用，相互依存。

血之与水周奉全身的功能是通过血中之水与精微出入渗透方式来实现的，血于脉道运行如环无端，不能出于脉外而行，水津运行渗透于脉道内外，无处不到，水渗脉中为血之一部分，血之精微物质渗于脉外，则为津为液，二者共同完成濡润脏腑肌肤，五官九窍等功能，水与血代谢则为汗为尿，排出体外，保持体内水液之恒定。脉道内外渗透交换是水血互用的基本方式，这些理论为“颅脑水瘀”理论奠定了生理基础。

血与水是脑主神明的物质基础，脑为髓之海，元神之腑，脑神之用，有赖于气血津液之濡养，才能主宰神明，司九窍。脑髓为脑功能产生之所在，须赖津血为其物质基础，然脑不仅赖气血津液之渗灌濡养，而气血津液的输布也须赖脑神的调节，这样才能保证脑主神明的正常功能。如果气血津液输布障碍，清阳之气不升，必然会导致颅脑津血渗透异常，而致水血积聚为患，阻塞脑窍。

（二）血病累水，水病及血，常相互交结为患

由于水和血在生理上同源而生，并行不悖，相互渗透的关系，故在病理上亦常相互影响。如《灵枢·百病始生》篇谓“湿气不行，凝血蕴里而不散，津液涩渗，着而不去，而积皆成矣”，明确地揭示了瘀可致水，水瘀交结。后世医家也不断提出了这个观点，《张氏医通》谓“血薄血浊能致水”，《血证论》也指出“血积既久，其水乃成……其血既病，则也累及于水”，这些均从临床角度揭示了水遏血瘀，血滞水停的病理变化。《金匮要略》谓“血不利则为水”，从而为水瘀理论奠定了病理基础。然血不利究竟是怎样为水的，仲景也未过多论及，后世注家也略而不提，笔者认为应从水血相互渗透的关系来理解。血瘀于脉道，势必影响水液的流畅，使脉外渗透加强，而致水蓄脉外，水蓄既成，又可压抑脉道，而致血行不畅更甚，继而水停血瘀交结瘀积于体内或某一局部。此即“血不利则为水”的形成机理。水瘀致病，可以是全身性的，也可以是局部性的，因此，其临床就不局限于外观所见的水肿，也包括了某些局部或体腔内的水瘀积聚。这就拓宽了水瘀病变的理论及扩大了活血利水法的应用范围。“颅脑水瘀证”就是在此基础上的扩大。

（三）水瘀为诸多脑病之病机关键所在

脑为至清之脏，邪不能犯，犯之则病，气血津液为脑髓功能发挥的根本物质，如果某种不良影响超越了人体所能承受能力，就必然导致人体内部与外部环境之间的相对平衡被破坏，气血津液转变为阻滞于颅脑之水瘀，乃发为脑病。

颅脑水瘀证，成因复杂，其病机总属气血流通不畅，以致脑络瘀阻，或络破血溢，终则导致瘀血内留，水津外渗，水瘀互阻颅脑，脑窍闭塞，脑神失养，神机不运而变证丛生。其病证特点表现为神明失主，肢体失用，九窍失司三类。

1. 神明失主

神明为生命之象征，脑为神明运动之中枢，水瘀互阻于颅脑，神机失用而表现为神志不清，昏愦不语，痰涎壅盛，烦躁不安，行为怪异，神志恍惚，呆滞迟钝，失眠健忘，言语错乱等症。

2. 肢体失用

“气血亏则半身不遂”，说明脑病易见肢体失用及运动失常诸症。水瘀于颅脑，清阳不能出上窍实四肢，致四肢脉络失养，肢体失用。临床可见肢体麻木，重滞无力，肿胀，筋惕肉瞤，手足震颤，或偏瘫失用等症。

3. 九窍失司

脑司诸窍，气血津液皆上于面而走空窍，水瘀互结于颅脑，则清阳不升，“头为之倾，九窍为之不利”。临床表现为口眼㖞斜，视物昏朦，鼻流浊涕，口角流涎，目光呆滞，或二便自遗。如有形之水瘀阻于脑络，可见头痛剧烈，呕吐等症，小儿可见头颅膨大畸形，囟张不合，头面青筋暴露等症。

此外可见脉象弦滑或硬，或沉细而涩，舌质暗红或青紫，舌下有瘀点，或舌体胖大边有齿印等，皆为颅脑水瘀之形于外的客观指征。

（四）颅脑水瘀　贵在通利

《金匮》对于“血不利则为水”的治疗仅提示“此病难治”，可知颅脑水瘀证的治疗非常法可行。脑窍贵在清灵通利，故治则为醒脑通窍，活血利水。在颅脑水瘀证中，纯化瘀则水不去，单利水则瘀不散，唯有化瘀利水同施，才是正治。因水瘀是多因素所造成的继发性病理产物，所以在治血利水的同时，视其病机，结合益气、补肾、温阳、补血等法酌情用之，相得益彰。

因气滞而致的颅脑水瘀证，常用通窍活血汤加减：丹参，赤芍，红花，桃仁，益母草，川芎，川牛膝，茯苓，白茅根，水蛭，麝香。近年来又研制了“脑窍通口服液”。为全国中医急症脑病协作组“八五攻关”课题之一，经临床观察及动物实验，效果显著。

因气虚而致的颅脑水瘀证，则用益气活血利水法，常用补阳还五汤加茯苓、白茅根、川牛膝、丹参，甚或加水蛭、三七。用于治疗中风因水瘀之偏瘫及老年性痴呆等症，常获效验。

其他如因肾精亏虚或阳虚而致的颅脑水瘀证，前者用补阳还五汤加益肾填精补髓利水之药如鹿角胶、桑寄生、山萸肉、鹿衔草、茅根、牛膝；后者用八味肾气丸合五苓散加茅根、牛膝、益母草。

余善用川牛膝、茅根、茯苓、益母草、泽泻等具有双向调节之药。这些药大多具有活血利水之效，上可通窍，下可通利水道，引血引水下行，使血液畅行，瘀去新生，促进水血之正常代谢。

水瘀交结，脑窍闭塞证治体会

水瘀交结、脑窍闭塞证，是指以颅脑瘀血与水湿痰浊互阻脑窍为主要病机，以神明失主、肢体失用、七窍失司为主要表现的一类脑病。具有病程较长、病情复杂、症状表现多端且一般疗法难以奏效之特点，属于疑难病范畴。可见于中风、解颅（脑积水）、老年性痴呆、脑瘤、脑外伤综合征等多种病变过程之中。

［病因病机概要］

颅脑水瘀证成因颇为复杂，常见者有肾精不足，元气不充，清窍失养，加之肝失疏泄，气机逆乱，或兼脾失运化，水湿内停，致气滞、血瘀、水停而成；或源于跌打外伤，颅脑受损，气血凝滞而成水瘀互见之证。其病机总属气机流通不畅，以致脑脉瘀阻，或络破血溢，最终导致瘀血内留，水津外渗，水瘀互结于颅内，脑神失养，神机不运而变证丛生。《素问·调经论》曰“孙络水溢，则经有留血”，《金匮要略》谓：“血不利则为水”。《血证论》更为深刻地认识到“水为先天阳气所化之阴液，血为后天胃气所化之阴汁”，生理上二者“相济相养”、“相倚而行”，病理上“病血者未尝不病水；病水者；亦未尝不病血也”，“血积既久，其水乃成”。故水瘀互结乃为导致诸多脑病之病机关键所在。

［辨疑纲要］

颅脑水瘀为患，常表现为如下三类：

（1）神明失主：表现为头胀头痛，痰涎壅盛，眩晕呕吐，神志恍惚，健忘失眠，甚或神识不清，表情呆滞，反应迟钝。或发为癫痫、抽搐阵作；或见傻哭傻笑，失认失算，行为怪异，或见语言颠倒，词不达意等。

（2）肢体失用：表现为肢体麻木肿胀、重滞无力，筋惕肉瞤。或手足颤摇不已，或肢体偏废失用，甚或半身不遂。

（3）七窍失司：表现为语言蹇涩，甚或失语，舌根强硬，饮水呛咳，口角流涎，目多流泪，鼻多流涕，目光呆滞，视物昏花视歧，口眼㖞斜，耳鸣耳聋，亦可见二便失禁，自遗不晓。

此外，在幼儿由于水瘀内停，脑窍不通，还可见头颅膨大畸形，颅囟增宽，头面青筋暴露，双目下视，叩头犹有破壶之声等。

颅脑水瘀证舌质多红黯，或淡紫、青紫；舌体有瘀点、瘀斑，或舌体胖大有齿印；舌下脉络粗张屈曲，色紫黯，舌苔水滑或苔腻。其脉象常见弦滑、弦硬或沉细涩等。

［治难方药］

脑窍贵在清灵通利，故治疗大法为醒脑通窍，活血利水。在颅脑水瘀证治中，纯化瘀则水不去，单利水则瘀不散，唯有化瘀利水同施，才是正治。我们据此认识，遂拟出通窍活血利水方，以治颅脑水瘀诸病证。基本方如下：丹参15～30g，川芎10～12g，赤芍10～12g，桃仁10～15g，红花10～15g，益母草15～30g，川牛膝10～15g，茯苓15～24g，麝香0.1～0.2g（冲服）。缺麝香时可用白芷10～12g、冰片0.1～0.15g（冲服）代替之。水煎服，每日1剂，早晚分服。

此方在通窍活血汤基础上加入丹参以增强活血化瘀之功，加茯苓、益母草以利水化浊，加川牛膝以补益肝肾、活血剩水，且引水引血下行。诸药借麝香辛香走窜之力，共奏醒脑通窍、活血利水、升清降浊之功，方中益母草既可利水又可化瘀，久用不伤正，为水瘀证良药。

临证应用时，可根据病情，灵活化裁。对于出血性中风病急性期伴有脑水肿者，宜将麝香易为石菖蒲 10～12g，以防麝香辛香走窜迫血太过，再加三七粉 3～4g（冲服），水蛭 6～9g 以行血止血、祛瘀生新；兼阴亏者加白茅根 30～50g 防止利水伤阴；痰涎壅盛甚者加竹沥水 20～40ml，胆南星 10～12g，天竺黄 10～15g 涤痰；血压增高且见躁扰不安、面色红赤者，加灵磁石 30～40g，钩藤 10～15g（后下），天麻 10～15g，或羚羊角 6～9g（另煎兑服），以平肝潜阳；脑水肿严重者，加大益母草、茯苓、川牛膝用量，以增强活血利水之功效。

对于缺血性中风病，无论是急性期或康复期均可用基本方稍事加减。若脉象滑缓无力者是兼有气虚血弱之象，宜加黄芪 20～40g，鸡血藤 15～30g，地龙 10～12g，以益气养血通络。对于中风后遗症伴有脑萎缩、脑积水或老年痴呆症，因其水瘀互阻脑窍日久，已致使脑髓不足，宜酌加益肾填精补髓之品，如鹿角胶 6～9g（烊化），桑寄生 15～30g，山萸肉 10～15g，鹿衔草 30g 等。经治中风病 66 例（CT 检查示：脑出血 19 例，脑梗死 47 例，伴脑萎缩者 19 例），按全国中医学会与原卫生部中医急症中风病科研协作组 1986 年制订的《中风病中医诊断、疗效评定标准》评定：基本痊愈 23 例，显效 19 例，有效 22 例，无效 2 例，总有效率 96.9%，对改善语言謇涩、祸僻不遂的疗效尤为显著。

对于小儿先天性解颅病（脑积水），因其多系先天禀赋不足，水瘀互阻脑窍发病，原方宜加鹿角胶 6～10g，桂枝 6～10g，石菖蒲 6～9g，琥珀 1～2g（冲服），淡黄酒 30～50ml 为引，以增强化瘀利水、通阳开窍之效。近年来治疗 21 例，基本痊愈 10 例，显效 7 例，有效 2 例，总有效率达 90% 以上。

对于颅脑外伤所致的颅内血肿或继发性颅内高压症，以及脑外伤所致脑积水者，原方宜加三七粉 3～4g（冲服），水蛭粉 0.5～1g（冲服），苏木 10～12g，炮山甲 6～10g，以增强活血化瘀之效。此外，对于顽固性头痛、癫痫、脑肿瘤等病症辨证属水瘀互见者，亦可以此方随证加僵蚕、全蝎、蜈蚣等虫类药物祛风化痰、散结止痛，常能取得较好效果。

[疑难病案]

例 1　高颅压综合征

裴某，男，18 岁，学生。

患者以发作性神志不清、四肢抽搐伴头昏痛 5 月余为主诉，门诊以“高颅压综合征”收入住院。

患者于 5 月前上课时，突发头痛，继之神志不清，四肢抽搐，昏仆于地。急送到本地区传染病院，查脑电图示中度异常改变，经治 20 余日未效（诊断不详）。转某医院按“高颅压综合征”予以脱水剂降颅压及激素类药物住院治疗 3 个月，昏迷及抽搐暂止，但头目胀痛仍剧，伴头昏恶心，倦困乏力。遂转来我院求治。

入院查体：神志清，精神差，呈向心性肥胖。头颅发育正常，眼球活动自如，双瞳孔等大等圆约2.5mm，对光反应存在，颈软。神经系统生理反射存在，病理反射未引出。头痛CT示：双侧额顶区低密度阴影斑约1.0×3.6cm；MRI示：右额叶前部呈炎性病变；脑电图示：中度异常；脑脊液常规检查示：清亮、透明，细胞计数15个，蛋白（-），糖（+），压力420mmH_2O；眼底检查示：双视网膜动脉痉挛、水肿。

中医四诊所见：头目胀痛，头重昏蒙，恶心欲呕，视物昏花，身困纳呆，面色㿠白，形体虚胖。舌体胖大，边有齿印、质淡、苔白腻，脉沉细数。

辨证为颅脑水瘀证，治疗以脑窍通口服液为主（为通窍活血利水方稍事加减精制而成），以醒脑通窍、化瘀利水，每次1支（10ml）口服，日3次。经治疗43天后，头目胀痛及昏视恶心等症消失，精神转佳，虚胖减轻，苔转薄白，脉沉细。复查脑电图已示正常；脑脊液常规示：清亮、透明、细胞计数5个，蛋白（-）、糖（+），压力200mmH_2O；眼底示：视网膜动脉痉挛，水肿消失。遂按临床基本痊愈出院。嘱带脑窍通口服液15盒，继续服用以巩固疗效。1年后随访，继用药后诸症再未发作，已恢复正常学习。

例2　脑外伤综合征

谢某，男，36岁，农民。

患者于3周前从20米高的桥上摔下，当即昏迷，头身多处受伤。被急送当地县医院，按“脑挫裂伤”经用脱水剂降颅压、抗感染等措施救治，5日后苏醒，却出现失语、反应迟钝、右侧肢体运动失灵伴二便失禁等症。住院2周余，病情无改善，回家调养。家人邀笔者诊视，诊见精神呆滞，失语，口喎舌偏，口角流涎，右则半身不遂且手足肿胀，二便自遗，舌体胖，质紫黯，脉弦滑。遂断此为颅脑水瘀证，予丹参20g，川芎12g，赤芍12g，桃仁12g，红花12g，益母草30g，川牛膝15g，茯苓20g，三七粉3g（冲服），水蛭粉1g（冲服），炮山甲12g，石菖蒲12g，麝香0.1g（冲服）。水煎服，日1剂。服10剂后，患者语言渐出，神情已转灵活，右侧肢体亦可抬动，时能示意欲排解小便。并诉头目胀痛，视物昏花且视歧。舌体仍胖质紫黯，苔薄白，弦滑之脉象已稍减。守前方加减，连续服药3个月后体力逐渐康复，诸症渐去。10余年来仍能参加一般体力劳动。

热病急症中之“毒瘀交挟”论

余从事温热病急症数十年，经过长期临床观察，发现温热病急症中多有六淫化毒、毒热燔灼，气血为瘀，毒瘀交挟这一病理现象，且存在于多种温热急症中，可见卫气营血各个证型中。于是对这个病理现象所产生的机理、防治的方法进行了较长时间的观察、分析和探讨，终于心有所悟，故不揣浅陋，愿在此作一浅谈，不当之处，敬希同道指正。

一、毒瘀之概念

在《简明中医大辞典》中，所谓“毒”系指①病因，②病证，③药物之毒性。可知毒在外感热病中之概念应为：凡能引起具有急、重、危的热性病理机转的因素和环节可谓之毒；“瘀”指郁积停滞之意，一般常指津血的病理产物。因此，“毒瘀”系指急性热病过程中，由于致病因子作用于机体后，影响了气血津液之正常代谢而形成的病理和病理产物。

二、“毒瘀交挟”证的立论依据

（一）临床表现

在外感热病急症中常表现为：发热、口渴、气促、面赤目赤、呕吐、身痛、皮肤斑疹，或鼻血咯血、少腹胀满，大便秘结，或尿少尿闭，或神昏谵语，或四肢抽搐，角弓反张，如狂或发狂，舌质红或红绛，或晦暗，舌苔黄或黄燥，脉数或滑数等症。诸症均因邪郁化火成毒伤津灼血而致毒瘀交挟为患。

此证可见于卫气营血各个病理阶段，如邪郁肺卫，若治不及时，或邪盛表实，郁热不解、损伤肺络，络伤血瘀；传入气分，气热郁盛，不能外泄，内及营血，郁滞血络则可见气分瘀热证；热入营分，一则耗损营阴，二则成瘀阻络，营阴亏而血易滞，血络凝而阴愈亏；毒瘀蒸腾，上扰心神；内侵营血，瘀滞发斑；或热壅瘀阻，灼伤血络，迫血妄行，上逆清道，下趋浊窍，或邪陷血分，瘀塞清窍，蒙闭心包；或瘀滞筋脉，抽风动风；或毒瘀燔灼，阴竭阳脱等皆为毒瘀交挟反应于不同阶段之病理。

（二）文献依据

《内经》时代，早就认识到四时不正之气伤人致毒为瘀之病理，因而有“寒毒”、“湿毒”、“热毒”“燥毒”之名。《素问·六元正纪大论》概述了六淫化毒之病理，如“暑郁燠，其变炎烈沸腾，其病热郁”，“寒气行……反热中，痈疽注下，心热瞀闷，不治者死”，“风湿交争，民病大热”，“寒来不杀，温病乃作，其病拂于上，血溢目赤”等，说明了六淫之气伤人郁而化热化火化毒、伤血成瘀之变化。并提出了“化不可代，时不可违，夫经络以通，血气以从，复其不足”的预防和治疗规律。

尔后历代医家论述甚多，特别到研究温病盛行的明清时代，对其认识更多，如叶天士之《外感温热篇》谓，“热毒乘心，用金汁黄连”；雷丰之《时病论》云：“暑毒，烦热赤肿，身如针刺”；薛生白《湿热病篇》谓：“湿热证，毒邪深入营分，走窜欲泄”；吴又可《温疫论》论毒甚多，如谓“邪毒最重，复瘀到胃”，已认识到毒与瘀之联系。现代许多学者对此也认识不少，可综合其观点为热毒、邪毒、病毒等。

上述历代医家之论及现代学者之认识为“毒瘀交挟”证提供了理论依据。

（三）疗效反证

针对毒瘀交挟为诸多热病急症的共性病理，余曾自拟清解饮（生石膏 30～150g 先煎，柴胡 10g，黄芩 10g，葛根 15g，薄荷 6g，银花 10g，连翘 10g，丹参 12g），治疗急性发热或高热惊厥，兼有斑疹等用之辄验，曾用此方加减成功地抢救出血热及其他高热等危症者甚多。

三、毒瘀交挟证的理论形成

外感六淫为病，虽起因各异，但经治未愈，或失治误治，或热毒炽盛，然皆可从热化火为毒致瘀，毒瘀交挟乃其病理特点。

（一）邪郁气机　灼津耗血为始因

《素问·生气通天论》云："肉腠闭拒，虽有大风苛毒，弗之能害"，此所谓"肉腠闭拒"即指人体正气充盛的外在表现，但正气之强盛，必须以气血津液的充盛为基础。邪之始伤人，由于正气不虚，正邪相争，气血壅盛沸腾，成为人体正气对外邪侵入的应激性反应，临床常见高热、气粗、面赤目赤等症状，可见于卫、气分阶段。正邪久争、气血壅盛，继之营卫失调、邪郁化热是这一应激性反应的结果，即是化火成毒之始动环节。如人体正气不虚，津血充足，或病之初期，邪正相争，虽有化火成毒之趋势，但足以与之抗衡；若邪正久争，正伤邪盛、津血受损，则化火成毒，毒热又复灼津血为瘀，常见于气分重证或营血证，故谓："温热病邪，传入营血，热与营血相互煎熬，最易形成热瘀之证"。

（二）阳明腑实　毒瘀形成之枢纽

胃肠乃气血津液化源之地，胃喜润恶燥，肠以空降为顺，如邪郁化热入里。伤津耗气，必然影响胃肠之吸收转化功能，而致胃肠液乏，气滞不运，腑气不通，助热化火，灼津耗血更甚，故叶天士指出"邪毒复瘀到胃"。毒瘀滞于中焦，上可致肺气不降而郁闭，肺络受伤，甚或蒙闭心包；下可灼伤肝肾之阴，而致肝风内动或厥逆。如腑气通畅，虽有邪热化毒之势，然有出路，且津血有源，则难以成毒瘀交挟之趋势，故《伤寒论》强调"保胃气、存津液"，其奥蕴于此。

（三）毒瘀交挟　血气败坏为其终

由于邪热对气血津液的运行不但有升腾扰动，促其应激壅盛的一面，且又可通过郁遏阳气，阻滞气机致血行失畅，或灼津血为瘀，形成毒瘀交挟之病理格局。这一化火成毒为瘀的由量变到质变之连锁过程，意味着气血津液的性质发生变化，即血气败坏，也象征着热病过程发生厥脱之危候。如毒瘀燔灼气分，则高热神昏、气促；伤及营血，则身热夜甚，或神昏痉厥。故谓"热入营血，瘀血阻络，可以引起内闭外脱证"。据现代研究报道，有人对 13 例温病死亡病例的分析，发现其中 9 例全血黏度高于正常值 4 倍以上，4 例全血黏度低于正常值 2/3 以下，认为全血黏度过高表示血细胞的破坏，失去活性，变为坏血；黏度过低，表示血细胞已经僵化，血液失去非牛顿性，成为“死血”，二者俱属血气败坏，为毒瘀交挟之病理实质。

四、毒瘀交挟证的治则

温病学说与瘀血学说在发展史上有着密切的联系，而又相互促进，因此活血化瘀与清热解毒、清营、清络、生津、育阴熄风等法也正是紧密配合，贯穿于温热病辨证论治之始终。

温病急症整个病理变化阶段是以热（毒）与瘀为主要矛盾，互为因果、热邪积盛、煎血为瘀；瘀阻气机又生热。正如柳宝诒之所谓“热附血而愈觉缠绵，血得热而愈形胶固”，故宜清热解毒，活血化瘀为大法。活血可加速血液的流畅津液的运行，热可随之而降，故《内经》谓：“经络以通，血气以从，复其不足”，正气复，津血足，则能与邪抗衡，使正胜邪退。清热解毒可减轻或扭转邪之化热成毒之机转，并与活血化瘀药同用，亦防其寒凉之性对血液的凝涩。据现代药理研究，清热滋阴药多有引起或加速血液流变性的高凝状态，因此二者配伍，相得益彰。

清解汤为清热解毒、活血化瘀之经验方，方中重用石膏以清气分之热，柴胡、葛根、薄荷助其解肌透热，且葛根又有解毒之功（《医方捷径》），丹参、黄芩、银花、连翘解毒凉血化瘀，全方熔清热解毒、活血化瘀于一炉，再随证加减，故与毒瘀交挟之病理疗效甚佳。

如患儿李某，男性，2岁，初诊于1994年7月，其母代诉：发热五天，高热一天伴嗜睡。患儿于五天前因气温骤降而洗浴着凉，晨起即发热咳嗽、精神萎靡，食欲不振，即于某厂医院诊治，诊为“病毒性感冒”，予以西药及输液（药物不详），热稍退，但药未停，至昨又发热且甚于前。诊见其嗜睡，呼之能醒而即刻又睡，肌肤灼热、口渴、面赤气促，但无鼻翼煽动之象，四肢活动如常，腹软但大便二日未行，小便黄，脉数、舌苔黄，舌尖红。查：体温39.5℃（腋温），呼吸30次/分、心率110次/分、律齐，两肺呼吸音粗糙，但无干湿啰音，咽两侧扁桃体红肿（Ⅲ）。血象：RBC 6.0×10^{12}/L，WBC 11.0×10^{9}/L，BN 5%，SN 62%。

据症辨为毒热过甚，灼血为瘀，治宜清热解毒，佐以活血化瘀，处清解饮加味［生石膏30g（先煎），柴胡6g，黄芩6g，葛根10g，薄荷6g（后下），银花10g，连翘10g，丹参6g，牛子6g，大黄3g，元参6g］，二剂，嘱其住儿科急诊观察室，急服中药一剂以观进退，次日晨起，其母告之曰：患儿服药后至子夜时热已退，并能下地活动。

【按】本例为外感不愈，邪郁化热，瘀毒壅结，致肺气郁闭，腑气不行，有上下沸腾燔灼之势。故师于清解汤中加大黄以引热引血下行，使邪热有出之路，加牛子以解毒利咽，加元参以滋阴生津存阴，诸药合用，虽未用西药，亦能立竿见影。

休克的中医辨治体会

一、休克的概念

休克是一种现代医学临床综合征，是由各种原因引起的有效微循环血容量急剧减少并导致急性全身微循环功能障碍，使维持生命的重要器官供血不足，严重缺血、缺氧而产生代谢障碍与细胞受损的病理状态。病人表现为头晕、乏力，神志淡漠，烦躁不安，皮肤苍白，四肢湿冷，浅表静脉塌陷，脉搏微弱而快，血压下降，尿量减少甚至昏迷等一系列症状。根据病因大致可分为感染中毒性休克、低血容量性休克、过敏性休克、心源性休克、血流阻塞性休克、内分泌性休克、神经原性休克等。

中医认为休克隶属于中医“厥脱”证的范畴。厥指四肢厥冷，突然昏倒，不省人事；脱指汗出如注，脉微欲绝，目开口合，手撒遗尿等。厥脱为阴阳逆乱或阴阳离决之危证。按阴阳分类可分为阴脱、阳脱、阴阳俱脱三类，亦有分为精脱、气脱、津脱、液脱、血脱等的。

二、休克的病因病机

导致休克的原因很多，其病理演变也不尽一致，但其主要病机是邪气太盛，使正气迅速消亡或久病虚衰，正气欲脱导致亡阴亡阳或阴阳俱亡之状态。在此过程中，瘀血阻络，气血受阻，阴阳表里之气不能沟通而外脱，是导致休克的重要病理机制。络脉是经脉的分支，具有运行气血津液、联络脏腑肢节、沟通表里上下，调节体内各部分组织的细小通道。即中医所说的“表里之气，以络以通”。而阴阳表里顺接与否，与络脉功能活动是否正常及气机的调畅与否有直接关系。络脉较细小，呈网络样分布，其气血运行较缓，若感受病邪，络脉受损，气血运行不畅，或久病正衰，气耗津伤血脱，鼓舞无力，络脉不充，均易导致瘀血，瘀血阻络，反过来又影响气机调畅，使气血运行受阻，大量血液阻于络脉，脏腑失去足量气血灌注和濡养而功能失常，表里气血阴阳不相沟通，以致正气外脱而休克发生。

如感染性休克，邪气过盛，邪毒内壅，伤津损络，气机不畅，致络脉血瘀，瘀血阻滞，久而化毒，毒伤络脉，阻碍血行，如此互相影响，成为恶性循环，瘀血更甚，毒瘀互结，从而加重病情，终至表里阴阳之气不相沟通，正气外脱而成休克。临床除休克的一般症状外，有舌质紫黯，脉沉细弱，或斑疹密布，紫黑成片，或口唇及指趾苍白，紫绀等表现，如患者素有瘀疾，则除休克症状外，一般有舌底脉络曲张或粗张，或有瘀丝瘀点，舌质紫黯等表现。

三、休克的治疗原则及活血化瘀药物的使用

休克的基本治疗原则，一般应根据引起休克的类型而有所不同。如感染性休克，以清热解毒、益气固脱为法；四肢厥逆的心源性休克，以回阳救逆固脱为法；阴阳俱衰的休克，又当阴阳双补以固脱，这些都是应该掌握的基本原则，对于休克的轻度、中度患者，是可以起到拯危救脱效果的。但对于失血性休克，补充血容量非常必要；对危重型休克，有时疗效并不理想，须采用多种有效措施，共同全力救治。而且休克病人病情变化迅速而危急，一旦辨证不准、药力不济、用药失误，失去救治时机，则后果是极其严重的，因此，体会对于休克的抢救，应遵循以下几个原则。

（一）精确辨证

休克虽为许多疾病所产生均具有共同病理变化的疾病过程，但引起原因不同，轻重程度各异，即使为同一类型的休克，就诊时所处的病理阶段不同，证型也不同，因此，要想获得理想的救治效果，必须辨清属何种原因引起的休克，处于什么病理阶段。就中医理论而言，除应分辨亡阴、亡阳或阴阳俱亡的类型外，还要辨别热毒的轻重，是否挟有痰、瘀，精、气、神、津液损伤的程度，以及是否有窍闭、腹结等兼证，而不可单执益气固脱一法。

（二）抢救及时

休克病情重，病势急，一旦错过救治时机，往往险情危象出现于倾刻之间而不可挽回。中药汤剂固然有应变自然、吸收较快等特点，但对于休克病人来说，仍然有诊病、捡药、煎熬、灌服等一系列费工费时之弊，有缓不济急之感。休克病人若属轻、中度者，中药诚然不失为抢救良法。而对于重症休克，首先适合证情的中药针剂、口服液等（如醒脑静、清开灵、真心痛气雾剂、参附注射液、血宁冲剂等等），则应不拘何法何药，针刺、艾灸、补血输液，该用就用，取各法之长，以及时救治病人为急务，切不可错失良机或以中西门户之见而贻误病情。

（三）方法得当

中医救治休克方法、药物甚多，但各种方法均有利有弊，应用时有首选次选之别。应当根据各种类型的休克病人，经长期的实践总结，归纳出一整套较为成熟的治疗原则和救治方药，特别对于重症休克，诸如益气、固脱、回阳、救阴、活血、解毒、开窍、化痰、醒神、通腑等各种方法，有机交叉、协调地配合起来，标本兼顾，治则方药恰当无误，才能提高休克的治疗水平。

笔者根据对休克病因病机的认识，认为休克的治疗不但要扶正回阳救阴，还要重视活血化瘀，疏通络脉，络脉得通，气血得以输布于脏腑，表里阴阳之气相通，正气外脱之势方可阻止，这对手阳回阴复，具有重要意义。据现代药理研究，活血化瘀药可以改善微循环，促进组织的血流灌注，加

强重要脏器的血液循环，改善心肌的缺氧，因而有利于休克的纠正。在回阳救阴方药中，加入活血化瘀药物，个人体会可提高休克的疗效。笔者治疗流行性出血热等急性传染病及其他急性感染性疾患所致的感染性休克中，除根据具体病证，在口服汤剂中选用清热解毒、扶阳救阴药以外，每加入活血化瘀药如丹参、当归、赤芍、丹皮、茜草等，取得良好效果。中药静脉滴注剂的研制成功，给我们提供了治疗休克的更为迅速有效的武器。笔者在治疗各种休克时发现，在使用生脉注射液、人参注射液的同时，加用丹参注射液比单独使用上述二种制剂效果为好。在治疗休克时，还随证加用了我们自己试制的清热解毒注射液、解毒护肾利尿液、通脉舒络液等，对于休克均取得较好的疗效。

四、对亡阳亡阴的认识

亡阴亡阳均是正气外脱，虚衰已极，近乎阴阳离绝状态的重险证候。由于阴阳互根，无阴则无阳，无阳则无阴，故亡阴者伴有不同程度的亡阳，亡阳者亦伴有不同程度的亡阴，单纯亡阴或亡阳者比较少见，尤其是亡阴，多为气阴两伤，故救阴不可忽视回阳，回阳亦须顾阴，但由于阳气耗散极快，脱证多以阳气衰亡而告终，故抢救休克多以回阳为主，救有时亦予以补气救阴，如生脉散类。久病虚脱，多为阴阳俱亡，最难把握。《灵枢·终始》篇说：“阴阳俱不足，补阳则阴竭，泻阴则阳脱，如是者，可将以甘药，不可饮以至剂”。笔者遇此，常以西洋参补气生津，生脉散、丹参注射液，补气救阴，疏通络脉。感染性休克多见热毒内壅，正气外脱之内闭外脱之候，故须解毒开闭，补气护阴，双管齐下，方可奏效。

以上简谈了中医对休克的病因病机认识及治疗原则的一般概况，在实践抢救过程中，要比理论上复杂得多，所以必须认识中医对休克的理论和救治原则、常用方药，还要多临床实践，勤观察勤总结，才能不断提高中医对休克的辨治水平。

破伤风的中医防治

破伤风是由于创口感染破伤风杆菌引起的疾病。中医古代文献对本病早有认识，认为是皮肉破伤，感受风毒之邪，传播经络，内外风邪相引而起的一种以发痉为主要症状的属于实证的外伤性疾患。本病发病急骤，症状如惊风，以全身肌肉阵发性痉挛和紧张性收缩为特征。本病无论男女老幼都可罹患，无季节之分。凡皮肤创伤之后，感染破伤风杆菌，都可发生本病。

由于本病以“痉”为主要症状，故称“伤痉”，隋·《诸病源候论》称金疮而痉者为“金疮痉”；见于产后者为“产后中风痉”；由小儿断脐致痉者，称小儿“中风痉”。后人亦称“四六风”、“撮口风”，并对本病的典型症状作了描述：“其状，口急背直，摇头马鸣，腰为反折，须臾大发，气息如绝，汗出如雨，不及时救者皆死。”（金疮中风痉候）刘河间对本病提出了四条病因：一为卒暴伤损，风袭之间，传播经络；二为诸疮不瘥，荣卫俱虚，风邪入疮；三者因炎逐热，大热客毒，遂经诸变；四为疮口闭塞，内热生风。并提出以“三阳经”为辨证施治纲领，说邪在太阳宜用“汗”法，传阳明宜用“下”法，入少阳的宜用“和”法。后世医家，发扬了刘氏“三阳经”辨证理论，提出更具体的治疗方法，在病理上也有新的认识，提出因动、因惊、因静与疱溃后受病有不同转归的见解，并认为风邪亦可传入三阴经。古代医家对本病的诊治积累了许多经验，如《医宗金鉴》对破伤风的证治载有16方之多，其中玉真散一直沿用至今，并且行之效著。

［临床表现］本病多有皮肤伤损史，有一定的潜伏期。一般为4～14天，但亦可短至24小时或长达数月。潜伏期越短，病情越严重，预后越差。老幼及体质差者，病情多严重。惊时受病或疱溃后受病，病情常重笃。

（1）前驱期：本病发作之先，患者常有头昏、头痛、倦怠、张口不便、咀嚼无力，口感酸痛，烦躁不安，项背不舒或拘急。创口多干陷无脓或疱已着白痂，疱周皮色暗红，自感疼痛或麻木或有紧张牵引感，部分病人疱口很小，且早已闭合。

（2）典型发作期：本病发作时，以肌肉强直性痉挛为典型症状。一般先从头面开始，进而扩展到躯干和四肢，开始牙关紧急，咀嚼肌酸痛、紧张，继而出现强直性痉挛，以致张口困难，面肌痉挛，牙关紧闭，呈苦笑面容，颈项强直，腰背紧张，头向后仰，四肢抽搐，痉挛波及全身肌肉后，则呈角弓反张状态。如膀胱痉挛则排尿困难，甚至尿潴留；膈肌或肋间肌痉挛，可出现呼吸困难，甚至窒息。病情严重者，全身肌肉出现阵发性插搐，每因光亮、噪声、轻触、饮食等而激发或增剧。每次可持续数分至数十分钟。发作时面色青紫、发热、大汗淋漓、呼吸急促、大便秘结、小便短赤或尿闭，舌红或干绛，苔黄浊，脉弦数，但神志始终清醒，剧烈的抽搐可造成肌肉撕裂或骨折。

如果病情严重，全身肌肉频繁抽搐，大量体力消耗，水、电解质紊乱或酸中毒，致全身衰竭而死亡，也有死亡于吸入性肺炎、窒息、心肌麻痹等并发症。

（3）恢复期：病程一般长达3～4周，严重者可达6周以上，随后症状逐步减轻。抽搐发作间歇延长，痉挛程度减轻，以致完全停止，时间约一周左右。但病人仍感全身乏力，肌腠关节酸痛，经脉拘急不舒，体表常有蚁行感等。

［诊断要点］①有外伤史，皮肤破损。②症状典型，有颈项强直、角弓反张、抽搐、呈“苦笑”表情、畏光、畏刺激等表现，但神志始终清楚。

［病机分析］针对本病的病机，《诸病源候论》说“金创得风”。大凡刀斧所伤，水火烫伤，蛇虫咬伤，以及产伤，小儿脐疱未合，或一些不清洁的手术如痔瘘手术后等，都可因皮肤受损，“不能畏慎，触冒风寒毒气，风邪从外所中”而患本病。所以说，风毒内袭，直犯经脉，故引起筋脉拘急，项强抽搐。本病的发生，还与创伤后流血过多，或伤后感染，抵抗力下降或老年体弱抵抗力不足等有关。营卫空虚，风邪从创口侵袭人体，由外达里而发生本病。风毒之邪，先著肌腠经脉，次传经络，严重者内陷入脏。或者因风毒内入，闭阻经脉，毒瘀交结，血行不畅。邪在表者，营卫不和，经脉拘急不舒。风邪入里传肝，肝为风木之脏，肝血不调，不能滋养筋脉，经脉失去濡养，所以角弓反张，牙关紧闭，四肢抽搐等。此为外风引动肝风征象。如不能及时控制，必致脏腑功能失调，筋脉拘急不止，甚至导致呼吸、循环衰竭的严重后果。

［辨证论治］本病在发生发展中由于感受风毒之邪的轻重、体质的强弱、抢救及时与否等不同，病变的发生在轻重上有很大区别。

（1）一般处理　首先安定病人，做好患者思想工作，使其免去或减少恐惧感，然后将病人尽量安置在避免如声、光、风等刺激的僻静病室，并注意其口腔清洁，保持呼吸道通畅。饮食上要注意清淡，保持大小便通利。

（2）内治法

①轻证：外伤数日后，四肢乏力，头昏头痛、颈项拘急，或有寒热，张口不便、咀嚼无力，神志清楚，舌苔白腻，脉浮数。病在表，宜疏风解表，解毒定痉。方用玉真散加减。可加荆芥、蝉衣、川芎、丹参、葛根等。新生儿破伤风，内服撮风散0.3～0.6g，日3～4次。

②较重证：起病缓慢，常在伤后10日以上发病，牙关紧闭，张口困难，尚能吞食，颈项强直，呈苦笑面容，四肢时有抽搐，日不过3～4次，抽搐时间短。便秘溲赤，苔黄脉弦紧。风毒之邪，已传入经络，治宜祛风通络，解毒定痉。可用五虎追风散并可加大黄、丹参、葛根、菊花、钩藤等。抽搐频繁时可先用止痉散（全蝎6只，蜈蚣3条，研为末），每次1.5g，每日二次，冲服。史傅恩用五步法治疗破伤风效果较好，具体办法是：第一步，服五虎追风汤，每日1剂，连服3天。第二步，从第四天起连用艾灸，至五心发汗为止。第三步，艾灸之后，服用琥珀彻底汤［独活10g，独角将军3个（焙干），人指甲3g（焙成黄色），全蝎7个，僵蚕7个，蝉蜕15个，制南星6g］日1剂，连用3日。第四步，病人经用上药与艾灸后，基本治愈，但气血已亏，用十全大补汤补之。第五步，病人后遗腰痛腿酸的症状，用拔火罐治疗。

③重证：病势发展快，多在伤后7日左右发病，牙关紧闭，角弓反张，抽搐频作，四肢挺直，意识不清，呼吸迫促，痰涎壅盛，高热汗出，口渴便秘，溲赤，舌红苔黄，六脉沉紧。风毒之邪，已循经入里，治宜平肝熄风，

镇痉解毒。活血通络，可用木萸散加减，去解表之蝉衣、桂枝、藁本，加活血通络之蜈蚣、地龙、丹参、白芍等。痰涎盛者加竹沥汁、天竺黄、胆南星等。大便秘结，可加生大黄、芒硝，或巴豆霜。阳明热盛，高热、口渴、汗出者，加白虎汤。也可用红蓖麻根（鲜）为主药，每天 125 ~ 250g，加水 1500ml，煎至 200ml，分次口服，儿童减量。配合全蝎、蝉衣、地龙、蜈蚣、两面针、葛根、穿心莲，水煎服，并随证加减（广东省中医院方）。本病发病急骤，可配合针刺疗法。四肢抽搐，取曲池、合谷、内关透外关，阴陵泉；角弓反张，取风池、风府、大椎、长强。牙关紧闭，取颊车、下关，配合谷、内庭。一律采用泻法，留针或电针。

④极重证：病势迅猛，多在伤后 7 日以内发病，角弓反张、抽搐频作，面色青紫、气息式微、汗出如油或高热神昏、脉散大无根。此为邪毒极盛，耗气伤阴所致。治宜扶正救脱、回阳固阴，可用清开灵注射液 30 ~ 40ml 加入等渗葡萄糖注射液 100ml 中，静脉滴注，每日 1 ~ 2 次。并可用丹参注射液 20ml 加入 500ml 糖盐水中滴注，生脉注射液肌注或生脉冲剂口服。并用参附汤、独参汤煎服。如热毒仍盛，正气已亏者，亦可用生脉注射液冲服安宫牛黄丸、至宝丹、紫雪丹，或用生脉和醒脑静针剂静滴或推注。急者治其标，待阳回脱止，再行镇痉、解毒之法。

⑤正虚邪留证：身有微热，时时汗出，倦怠乏力，骨节酸胀，偶发拘急，或肌表有蚁行感，口渴频饮，苔薄黄，脉虚数。本证为恢复期所常见，风毒之邪已大减，正气亦虚，治宜益气养阴为主，佐以和血通络解毒之品，以扶正祛邪。用增液汤、生脉散或加入沙参、太子参、石斛、黄芪、木瓜、白芍、天麻、甘草、葛根、路路通、连翘等。

（3）外治法

①外治法是排除毒素的有效方法，伤口有感染而引流不畅者，应给予清创，手术前应注射破伤风抗毒血清，或将抗毒血清加入麻醉药中在局麻下进行。彻底清除坏死组织和异物，并用 3% 的过氧化氢溶液或 1∶5000 高锰酸钾溶液冲洗伤口或湿敷。

②在小便癃闭点滴不通的情况下，可用鲜车前草 30g，葱白 10g，鲜橘叶 15g 共捣如泥，用 0.03g 麝香先放入脐眼，再用上药覆盖，然后用纱布贴裹，有理气通阳、通窍利尿之功。

总之，本病因外受风毒侵袭，内因肝风挟瘀，故治疗总宜祛风毒、活气血、化痰涎、止痉厥。但在治疗中不可只注意风而忽视瘀，或只注重毒邪而忘记伤津。在辨证论治的前提下在祛风方面还可选制川乌、制草乌、防风、菊花、羌活、白芷、白附子；在止痉方面可选全蝎、僵蚕、天麻、钩藤；在化痰方面可酌用南星、竹沥、天竺黄、橘红等；在活血方面可选当归、川芎、赤芍、丹参、桃仁、红花、大黄、琥珀等；在养阴方面可酌选石斛、生地、沙参、麦冬、玉竹、元参等。

另外，《实用中医内科学》中所载“止痉汤”（破伤风验方）由羌活、防风、制川乌、制草乌、全蝎、蝉蜕、白附子、天麻、白芷、白僵蚕、胆南星、大黄、清半夏、甘草各10g，蜈蚣3条，水煎为450ml，一日分三次服，每日一剂。另琥珀、朱砂各3g，研细末，分3次随汤服。轻症一般3～5天，重症6～10天，久服可去朱砂，腹泻者可去大黄。

【护理】本病护理很重要，病人应隔离于安静而弱光的病室，尽量避免声、光、风等外界刺激。必要时，治疗与护理应集中在一定的时间进行。注意口腔清洁卫生，保持呼吸道通畅。如果痰涎壅盛或喉头痉挛而致呼吸困难者，应即时行气管切开，定期翻身擦背（一般在使用镇静剂后进行），以防止褥疮和其他并发症。严格遵守接触隔离消毒原则，伤口换药器械应严格消毒，使用后的敷料应焚毁。

小儿脑积水的中医辨治体会

小儿脑积水古称“解囟”，临床比较少见，治疗尚无特效疗法，属于疑难病之一。在几十年临床中曾遇30余例，用中医理法治疗甚效，现报告于下。

（一）颅脑水瘀，脑络壅塞是病机之关键

小儿为稚阴稚阳之体，肾气未盛，气血未充，脑髓不足形成脑积水的原因包括先天因素和后天因素。若由于先天禀赋不足，肾气亏虚，气血衰少，致使气血运行无力，造成肾虚血瘀于脑络，肾虚又可致水浊上犯，与脑络瘀血互结，压迫脑髓，阻塞脑窍而变生诸证。可称此病理变化为“颅脑水瘀证”。如《丹溪心法·腰痛附录》说：“肾气一虚，凡……血涩、气滞、水积……叠见而层出矣。”若因后天失养，卫外不固，外感时邪，热毒壅遏，上攻于脑，炼津为痰，日久瘀阻，《医林改错》说：“血受热则煎熬成块。”致瘀血痰浊互结于脑络。另一方面，脑络瘀血瘀久则外渗化而为水，正如《金匮要略》所说“血不利则为水”之谓。瘀血化生痰水，瘀水痰浊交夹互结，压迫脑髓，阻塞脑窍，而成“颅脑水瘀证”。如唐容川《血证论》亦认为：“须知痰水之壅，由瘀血使然，但去瘀血，则痰水自消。”因此，我们认为解颅属本虚标实证，肾虚为本，导致瘀血、痰浊、水饮互结于脑络，形成颅脑水瘀证为标。

脑为髓之海，诸髓皆属于脑，脑为元神之府，脑神司全身感觉运动及意识思维活动。头面诸窍，为脑之外窍。如王清任说：“两耳通于脑，所听之声归于脑，……两目系如线，长于脑，所见之物归于脑，……鼻通于脑，所闻香臭归于脑，”说明头部五官七窍皆通于脑，由脑神所主，耳目口鼻的感官和运动离不开脑神。古人云：“天有七星地七宝，人有七窍权归脑。”基于此，我们将头部七窍清窍，称之为“脑窍”。

脑为诸阳之会，十二经之阳会聚于头，五脏六腑之精气皆上注于头，故脑窍清灵聪明，人的视听言语、神志思维、运动功能正常。若瘀血、痰水壅塞脑络，重浊之邪阻遏清阳，压迫脑髓，阻塞脑窍，脑窍失养失用，则致脑积水患儿诸证丛生：头颅膨大畸形，青筋暴露，两目上视，视弱或失明，或聋哑、失语、语迟。智能低下。神情呆滞、四肢瘫痪，二便失禁等等。症状虽复杂，但皆因颅脑水瘀，脑络壅塞，脑窍不通所致，故“颅脑水瘀证”这一病理概括，能执简驭繁，更能为临床治疗寻找新的途径。

（二）化瘀利水，祛邪通窍是治疗的关键

解颅的治疗历代医家多从补肾入手，如《医宗金鉴》主要用内服扶元散、外敷封囟散治疗。依照古人经验，现在用健脾利湿或益气行水之剂，或外敷药物，或针灸亦能取得一定效果。但脑为清灵之窍，以清明通畅为贵，解颅辨证属肾虚颅脑水瘀证，肾虚为本，颅脑水瘀为标，瘀血痰水均为实邪，故治疗首当祛除颅脑水瘀之实邪，化瘀消痰利水是治疗的关键，待水瘀渐消，再辅以补肾益气之法。通窍活血汤是王清任为头面瘀血诸疾而设，临床疗效卓著，而此方对解颅脑络水瘀壅塞不完全相宜，故结合自己对病机的认识和实践经验，在原方中加入活血利水之品，全方基本组成如下：丹参、赤芍、川芎、桃仁、红花、当归、茯苓、川牛膝、白茅根、益母草、琥珀、麝香（冲服）、生姜、大枣、老葱水煎、黄酒送服。全方以活血化瘀，利水降浊，醒脑通窍为治则，且据证情，灵活化裁，一般茯苓、川牛膝用量宜重；瘀象明显者加三七冲服，或用丹参注射液 2～4ml，肌内注射，每天 1 次；先天性解颅者加鹿角胶、寄生；温病后期，毒瘀交夹者加羚羊角（先煎）或用山羊角 10 倍量代替，抽搐者加钩藤、僵蚕等祛风止痉；外伤者加苏木；治疗后期加杜仲、寄生、鹿角胶、黄芪等补益肾气之品等，用量根据患儿年龄而定。临床治疗数十例患儿，除个别病程较长，病情较重者效不显著外，一般均能控制病情或基本治愈。

关于活血利水之品的运用，我们认为还有更深一步的意义。瘀血既化为水，则应从水治；而瘀血又为痰水之因，所以化瘀和利水是两个主要环节。如唐容川说：“又有瘀血流注，发为肿胀者，乃血变成水证……，血既变成水，既从水治。”“瘀血无处可留，迫之不去，故或化而走小便，或传而入大肠，花蕊石化血从小便而去，醋黄散下血从大便去。”瘀血痰水为实邪，则应使邪有出路，化其从小便而去，祛邪务尽，才能使脑络水瘀之邪消散，从而脑窍清灵，脑络通畅。水瘀一消则头颅骨缝渐合，五官功能渐能康复，瘀血一去，新血自生，气血上荣，则脑髓得养，脑神转常。如果单纯活血化瘀，而不利水祛邪，则致半途而废，远期疗效不显。唐容川亦认为如无花蕊石，可用桃仁、川牛膝、三七皆能令瘀血化水从小便而下，为祛瘀妙药。故在通窍活血汤基础上，加入川牛膝开通水道，又能活血通络，且可引血引水下行，用白茅根、益母草、琥珀均能化瘀利水降浊兼得，重用茯苓、琥珀能安神镇静、活血利水，“大枣姜葱散达升腾，使行血之品达于巅顶，彻于皮肤，而麝香一味，尤无所不到，以治巅顶……孔窍中瘀血，诚有可取”（《血证论》）。

（三）验案选介

［例1］阎某，男，5个月。1975年1月23日初诊，其母代诉：患儿两个月来头部突然增大，吮吸无力，神情呆滞，往往目不转睛，睡时虚惊，大便稀溏。经咸阳、西安等医院诊断为“脑积水”未予治疗，转求中医诊治。诊时见患儿头颅膨大，头面青筋暴露，眼球呈“日落”征，舌体略黯，指纹隐现青紫，已过气关，头围56cm，病情危重。证属气血停滞，颅脑水瘀。用通窍利水汤试治：赤芍、川芎、桃仁、红花各3g，茯苓24g，泽泻、川牛膝、丹参各6g，红枣3枚，生姜3片，老葱白3寸，麝香0.09g（冲服），黄酒90g送服。服3剂后即显效，经用上方稍事加减，先后服30余剂（并服双氢克尿噻）。1976年4月6日再诊，患儿除前囟稍大外，其语言、行动、神情、发育均与同龄儿基本相同，头围为49cm。又于1979年3月1日随访，头围52cm，除前额稍大外，发育一切正常。1990年11月10日随访，患者健康如常人，正在高中学习，成绩优良。

［例2］陈某，男，1岁10个月。1987年7月13日初诊。代诉：头颅膨大，头皮肿亮，青筋暴露，未长头发1年余，右眼流泪，口角流涎，语迟，1岁4个月时才会说个别单字，患儿顺产，产后一直正常，从3个月时头颅逐渐增大，帽子1周得放大1次，1个月之内增大很明显，以后逐渐稳定。曾在西安某医院拍X线片，诊断为“脑积水”未予治疗。诊时患儿头大光亮，青筋暴露，未长头发、神情呆滞，头围53cm，舌体紫黯略胖，指纹青紫，证属颅脑水瘀，脑络瘀阻。治法：活血利水，祛瘀通窍，用通窍活血利水汤：丹参、川芎、赤芍各5g，川牛膝、车前子各6g，白茅根10g，葱白2寸（6cm），生姜2片，大枣3枚，以上药共水煎，黄酒15g送服，麝香0.1g冲服，日1剂。丹参注射液4ml，肌内注射，每日1次，共10日。服药20余剂，右眼流泪，口角流涎减轻，说话较前清楚，头围52cm。又用原方加减服用20余剂。1988年2月18日三诊：患儿病情大减，头未再大，囟门原缝隙至额上，现已合至上星穴，头围48cm，走路平稳，可以自己跑玩，身高又长了5cm，智力与同龄儿相同，但仍胆小，纹淡，舌质舌苔正常，身上发痒，用初诊方去红花、生地，加寄生6g，泽泻、地肤子、白蒺藜各6g，另将原方药量稍加，5g者改为6g，3g者改为5g。服药15剂，患儿基本正常。1989年5月1日随访，患儿语言、表情、活动、饮食、二便均正常，唯囟门约有指甲大小未长合，脉沉，舌正常，身略痒，拟补益气血益肾利水之剂善后，培肾固本。

医话及医案篇

医　话

辛香开胃与甘寒滋胃

辛香开胃，其理昭然，何以又云甘寒滋胃呢？试举临床验案一则说明之。杨某某，男，47岁，干部。1981年2月24日初诊。患者于半年前因饮食不慎，遂发腹泻。经用西药，泻止暂愈而渐觉饮食不香，口中无味，食欲减退，即转请中医诊治。凡医皆谓泻后胃气失和，予以辛香健胃，理气消导之品，迭进30余剂而鲜克有济，且食欲弥减，不饥不食（每日100～150g），五味不分，口干口黏，以至舌体发麻，恶心欲呕，体重减轻4公斤。诊脉沉细略数，验舌光红无苔。余用心揣摸，患者以少食无味，口黏舌麻为主诉，理应辛香理气健胃，但舌质光红，脉细略数，则胃体阴亏可证。偶思吴瑭《温病条辨》有："病后肌肤枯燥，小便溺管痛，或微燥咳，或不思食，皆胃阴虚也，与益胃五汁辈"，即顿开茅塞，遂拟益胃汤（玉竹15g，麦冬15g，沙参15g，冰糖15g，生地10g）原方。因考虑阴亏已久，故加草石斛15g以加强滋阴之用；发病由于腹泻，阴伤气也必伤，故加生甘草5g以扶助胃气。全方纯甘填滋，恐其呆滞不灵，故加砂仁6g，鸡内金10g，山楂15g以醒胃消导，酸甘化阴。滋补药中佐以辛消，意遵叶氏通补而不守补之法。此方患者服用3剂即有食欲。6剂后病情即豁然有转，日可进食350～400g，日黏消失，味觉转灵，舌上薄白苔渐生，唯觉口干舌麻，大便稍稀，脉沉细无力。证属胃阴渐复，中气虚象方露。遂于上方去冰糖、生地，加山药30g，扁豆15g，以益气扶中；舌体麻木不减，乃阴亏血滞，络脉凝瘀，故加丹参15g，以活血通络。嘱再服6剂，诸症消失，体重渐增而告初愈。吴鞠通《温病条辨》云："中焦胃用之阴不降，胃体之阳独亢，故以甘润法救胃阴，配胃体则自然欲食，断不可与俗套开胃健食之辛燥药"。吴氏之论，颇具匠心，可见温病学家是十分重视用甘寒凉润法以治疗阴亏不食的。读叶氏《临证指南医案》"不食"篇诸案，则更能启发人之心思。盖脾以升则健，胃以降则和。今胃阴亏损，一则胃体失其滋润，则干涸呆滞不灵；二则胃阳独亢上冲，则胃气逆而不降，故不食，呕恶之证遂作。若以甘寒凉润之品，使胃阴布敷，胃阳得纳，胃气因和，自然就纳谷消食，非专开胃，实为开胃之良法。当然，浊湿阻中，或积滞聚胃等所致中焦气滞不食者，又非甘寒凉润之所宜，必以辛香开胃或辛开苦降之法，方能收功。

怪病多痰与怪病多瘀

怪病多痰，乃临床医家经验之说，而怪病多瘀，却很少明确提出。我于临床上发现，好多疑难怪病，系由瘀血内阻所生，而怪病属瘀痰交结所致者，更是屡见不鲜。如 1980 年 4 月 21 日曾接诊一马姓患者，年 48 岁。患者于每夜酣睡后（约 2～5 点左右）则突然惊叫而醒，遂两手掌心相对，猛力拍击，两足内侧相对，用力碰撞，甚或起来以拳击墙，以脚使劲乱踢，心中明了，不能自制。不仅全家不能安睡，邻舍亦不能安宁。约 20 分钟过后，渐复如常。平素头痛眩晕，胸中痞闷，右半身肢体麻木，写字手颤，但能上班工作。诊见颜面晦暗，两手掌斑点紫红如朱，舌质紫黯，舌下脉络粗胀，舌苔厚腻而滑，脉弦硬。分析此症，舌黯而晦，手掌朱砂斑点隐隐，为瘀血内阻所由；苔腻而滑，肢体麻木，为痰湿内聚之象；脉弦硬，手震颤乃肝肾之阴不足，阳亢化风之兆。综合分析，良由患者工作操劳，暗耗肝肾阴精，阴液不足，血行凝滞渐而成瘀，瘀阻痰凝，瘀痰交结，且肝肾阴亏，阳亢化风，风痰瘀血上阻清窍，内侵血络使然。遂拟活血化瘀理痰，滋肾潜阳熄风之法。病久瘀痰深伏血络，故重用虫类搜剔与活血化痰并施而处方：生地 12g，川牛膝 15g，丹参 30g，琥珀 6g（冲），川贝母 10g（冲服），地龙 12g，僵蚕 10g，乌梢蛇 12g，豨莶草 30g，枸杞 10g，寄生 15g，女贞子 10g，鳖甲 10g，羚羊角（先煎）5g，并肌注丹参注射液每日 2 次，每次 4ml，初服 2～3 剂，发作反而转频，坚持服上方 15 剂，惊叫、拍掌、踢脚，以拳击墙诸证逐渐消失，睡眠转佳，胸闷已无，唯手足心发烧（以足心为甚），右半侧肢体麻木，舌暗好转，滑腻之苔略减，脉尚弦硬。药中肯綮，效不更方。故守法以原方加龟板 10g、五加皮 10g，令继续服用。至 30 剂后，诸证消失，精神转佳。拟养肝滋肾，化痰活血以善后。此案乃怪病之一，虽迭经中西诸法治疗效微，而从活血化痰取效。由此悟及怪病不仅多痰，怪病也可多瘀。余对癔病、阳痿、严重恶寒、惊厥、抽搐、翻甲等诸疑难病证，凡见舌质紫黯或舌下有瘀点或舌下脉络粗胀等瘀血见症，并经久用多法治疗效不著者，每从活血化瘀着手论治，往往可收到卓效。至于怪病为何多瘀，除因病久正虚不能充达经脉，脉络不能畅通等因外，尚不能得出确切的结论，有待今后进一步研究。

效不更方与效必更方

所谓“效不更方”，是指某病证用某方初试取效后，即知道药达病所，药投病机，故不随意更法易方而继以原方施用。不可否认，此说在临床上是有其指导意义的。那么为什么，又要强调“效必更方”呢？节录蒲老风寒犯肺（腺病毒性肺炎）验案一则以说明之：初某某，男，3 个月。患儿突然发热咳嗽，无汗，有少量痰，伴腹泻日四五次，两天后咳嗽气喘加重，至第4天曾抽风两次，用土、红霉素等西药并服大剂麻杏石甘汤复以银翘散加味寒凉散热，症状未见改善，遂请蒲老会诊。当时高烧40℃仍无汗，面色青黄，咳而喘满，膈动足凉，口周色青，唇淡，脉浮滑，指纹青，直透气关以上，舌质淡苔灰白，胸腹满，属感受风寒。始宜辛温疏解，反用辛凉苦寒，以致表郁邪陷，肺卫不宣。治拟调和营卫，透邪出表，苦温合辛温法。用桂枝加厚朴杏子汤加味。一剂后微汗出，体温渐退，精神好转，膈动微减，吃奶好转，喉间有水鸣声，腹仍满，便仍溏，日5次。口周青色稍退，脉滑不数，指纹青紫稍退，舌淡苔秽白。营卫已和，肺气仍闭，湿痰阻滞。宜温宜降逆化痰。用射干麻黄汤1剂，药后体温降至36.4℃，精神好转，全身潮润，足欠温，腹满已减，二便如前，面色青白，脉沉滑，舌淡苔退。表邪已解，肺胃未和。宜调和肺胃，益气化痰。仿厚朴生姜半夏甘草人参汤加味，两剂。一药后仅有微咳，呼吸正常，食欲增进，大便日一二次，成形，小便多，脉沉细而滑，舌正常，无苔。用二陈汤加味调肺胃化痰湿以善后，连服2剂而渐愈出院（《蒲辅周医案》）。此案蒲老先后诊断4次，调方4首，抓住病机，效即更方，仅治6天，就立起沉疴，使患儿化险为夷，化病为愈。试想若遵“效不更方”之说，守一法一方接连施用，病儿将会怎么样呢？由此悟及，临床既要“效不更方”，某方初试取效，若病机未变，立法处方就不宜轻易更换，以期乘胜追击，尽驱邪寇，或连续补虚，以至正复；但也要重视效必更方，凡某方初服见效，病机有转，则贵在灵活机动，随机立法调方遣药，如风温在卫，拟银翘散辛凉透解，初服表解热退，当施清肺润肺，以清余邪；热闭心包，拟安宫牛黄丸开窍解毒。若窍开神清，立即撤出开窍，改为凉营泄热；水结胸胁，拟陷胸辈峻泻利水，一剂水利，必当急与益气扶正等等。总之，急性病、外感病，在治疗中多重视效必更方说；慢性病、内伤病，在治疗中多注意效不更方说，但也不能偏执，当以察明病机，据病机有无变化而具体决定。

读《药王孙思邈》

《药王孙思邈》画册由陕西卫生志编委会办公室编辑，赵石麟任主编，郑怀林、苏礼等任副主编，陕西科学技术出版社出版。这本文献图册从收集资料到整理、研究，先后经历了10余年之久。1991年元月，在西安召开的文献研究成果鉴定会上，获得了同行专家的一致好评。

该图册有以下几个特点：

其一，语言文字精炼、概括性强。收集的11篇论文，涉及的内容广泛全面，简明扼要，基本概括了近十多年来国内外对孙氏各方面研究的新成就。孙氏是我国医学史上医德理论的主要倡导者，图册把论述医德思想的

---

*此文为张学文、李兴民合作。

文章放在首篇，其着眼点就很正确。对于我们今天贯彻社会主义的医德规范，发扬全心全意为人民服务的精神，必将起到积极的促进作用。图册继之为论述孙思邈的生平事略、医药学术成就、《备急千金要方》的版本、孙思邈的社会医学思想、孙思邈游学行医踪迹、孙氏对后世的影响和人民对他的怀念，建国以来有关孙思邈的研究概况、孙氏著作的有关评介等文章。

其二，提供了许多十分珍贵的图片资料。全书计收裁图片近70幅，涉及的内容非常丰富，其中包括孙思邈形象、故里、医事活动胜迹、碑石、雕塑、壁画等。如“太白山药王台”、“太白山碓凹坪——孙氏隐居地”、“太白山药王栈道”以及最近发现的明代万历年间铸造的孙氏铜像等，多是首次公开发表的资料。还收录了近年为孙氏竖立的医德碑及纪念学术活动情况的图片等。图册所录图照不仅数量较多，而且许多图照具有重要的艺术价值和学术价值。如封面选用的图片是珍藏在孙氏家乡耀县孙家塬村的药王坐虎针龙石雕。这张图照孙思邈神态从容，坐于虎背为龙施针。从本雕塑的构思和刀法特点来看，可以断定为明清之际的力作。龙和虎常作为人们心目中的神物，在此它们却变成了被孙思邈治愈的患者。类似此一石雕内容的还有一幅著名的杨柳青版画，题材是流行于民间的药王卷故事(清·钱慧安绘)。版画除孙氏仍坐在虎背为龙施针外，孙氏身后还绘有唐代名将尉迟敬德在观看，使内容较石雕更丰富多彩。创作石雕和版画的作者，用富于想象力的艺术夸张，生动地再现了孙思邈拯危救厄的坚定信念和他那起死回生的神技，令人叹为观止。

图册还选录了许多碑石图照，均以满版巨幅展示。这些碑石多是年代久远，具有重要的史学考古、文献研究和书法艺术价值，是研究孙氏生平及其影响的宝贵实物资料，此为该画册又一重要特点。

立碑于宋·元丰四年（1081），重刻于金·大定九年（1169）的“耀州华原妙应真人祠记碑”和立于宋·崇宁三年（1104）的“加号妙应真人告祠碑”以及立于宣和元年（1119）的宋徽宗御书“题褚慧龙章云篆诗文碑”等，都记述了孙氏的生平事迹。宋徽宗赵佶此御书系国内罕见的瘦金体书法珍品。此外，还有“孙思邈手迹”，见于著名的淳熙秘阁续帖（宋·淳熙十二年，公元1185年），是宋孝宗敕命刻于禁中的珍品。《千金宝要》碑、《海上方》碑、《灵佑记》碑，也都是研究孙氏学术成就的重要文献（这方面该图册作者另有校注出版）。《历代名医神碑》是明代嘉靖二十一年(1542）的作品，镌有历代名医201位，为目前国内所仅见，可供医学史研究参考。《李自成大顺耀州牧场鼎瑞孙真人洞题诗碑》，刻于明·崇祯十七年（1644），也是迄今国内仅见的碑石，是农民起义军推崇医学家贡献的历史见证，颇为珍贵（对该碑的考证图册作者已有论文发表）。

图册在反映国内有关孙氏学术活动状况的同时，还收载国外学者有关这方面研究工作的一些情况。其中如日本影印的宋版《千金要方》图照。据作者文中介绍，该书在日本仅精印500部，分赠各国贵宾。图册所录书影的照片，是日本赠给我国前驻日本大使符浩同志的一部影印宋版《千金要方》。符浩同志已将该书转赠给药王山文管所保存。可见孙思邈的贡献已成为人类文化的宝贵财富，国外有许多学者在进行研究，我们中国的学者在这方面应当做出更多的贡献。

总之，孙思邈对祖国医学发展的贡献是很大的，成就是多方面的。《药王孙思邈》图文并茂，多方面地介绍了孙氏的成就和影响，使读者对孙氏的品德和学术思想有更深刻的认识。

自然，《药王孙思邈》也有美中不足之处。如对有些图片说明似乎简单了一些。《孙思邈救死扶伤故事传说壁画》四幅彩色图照，每幅均以满版巨幅展示，既没有注明绘于何时，取照于何地，也没有对其内容作较详细的分析，使人们无法对其进行深入的了解和研究。其次，孙思邈的医学著作和学术思想，对国外特别是东方医学的发展有一定的影响，因此受到国际医学史研究的重视，而图册却未附相应的外文译释。为了扩大画册的影响，希望再版时能加上相应的外文译释，以满足国际文化交流的需要。

以图照为主、文字为辅的形式评介古代医家，《药王孙思邈》所做的尝试，毋庸置疑是成功的。因而我们希望今后有更多此类作品的问世，相信它们对于弘扬中华民族优秀传统文化，继承和发扬祖国医学宝贵遗产，进一步振兴中医药事业，都有重要意义。

医　案

浮肿（慢性肾炎）

周某，女，16岁，上海某中学学生。

［初诊］　1993年10月17日。患者因患肾炎1年，在上海某医大住院1年后好转，轻度浮肿，无尿血，但患者每天得用激素10片维持。接诊时病人由于长期应用激素，已呈满月脸，水牛背，胡须多而黑，脉沉弱，舌红苔黄。

［辨证］肾气亏虚，血行不畅。

［治法］益肾活血。

［方药］熟地12g　丹皮10g　山萸肉10g

山药30g　泽泻12g　茯苓15g

萆薢12g　白茅根30g　制附子6g

桂枝6g　桃仁10g　红花10g

川芎10g　当归10g　益母草30g

川牛膝15g　6付。

1993年11月11日，服上方半个月，浮肿已全消，饮食不佳，脉沉细，舌质红，激素已从每日10片减至每日一片。继用上方去附子、萆薢、川牛膝。11 月 21 日，化验：尿一切正常，继用上方加枸杞子、菊花。

1993 年 11 月 28 日：坚持服药，一切均好，脸明显变小，近因感冒，有胃痛，余无不适。处方：生熟地各 12g，山药 15g，山萸肉 10g，茯苓 15g，泽泻 15g，丹皮 10g，猪苓 15g，白茅根 30g，桂枝 10g，寄生 15g，杜仲 15g，益母草 15g，川牛膝 12g，山楂 15g，蝉蜕 10g。此后即以此方加减，至 12 月 4 日诉，胡须减少，脸更变小，早上脚微肿，余无不适。嘱坚持用上方，做成散剂久服。

【按】慢性肾炎、肾病综合征是肾炎后期的顽症。消除用激素的后遗症和副作用。巩固治疗效果是主要追求的目标。此患者用六味地黄汤滋补肾阴为基础，加小量桂附阴中有阳，化生肾气，加萆薢、白茅根、益母草利水消肿，桃仁、红花、川芎、当归、川牛膝活血化瘀，后加杜仲、寄生补益肝肾，蝉蜕消除尿中蛋白，经两个多月治疗，取得明显疗效，满月脸、水牛背、黑胡须等副作用也明显消退。

浮肿（血管神经性水肿）

初诊：杨某某，男，46 岁。患者 5 年来，周身浮肿，伴畏寒，心慌，气短，腰疼，眠差。曾经反复检查，心、肝、肾未见异常，考虑系血管神经性水肿。诊见舌色黯紫，舌底瘀点明显，脉沉缓。证属脾肾阳虚，气虚血瘀。治以温肾健脾利水，补气活血化瘀。

［处方］仙灵脾、寄生、黄芪各 15g、桂枝 6g　白术、猪苓、赤芍、桃仁、川芎、红花各 10g　茯苓 18g　茅根、赤小豆、益母草各 30g　降香 12g

复诊：服上方 15 剂后，舌黯转红，瘀点消失，诸证皆退，唯汗与小便多。原方黄芪增为 30g，去猪苓加山药 15g 以巩固疗效。疗程中曾因进食牛肉致病情出现反复，仍宗上法经治复愈。

【按】本例患者浮肿延及 5 年余，迭经检查未找出病因所在，只给予对症治疗，以至病势缠绵难愈。据其脉证，浮肿伴见畏寒，气短，腰痛，舌黯紫，脉沉缓。显系脾肾阳虚，难于温煦机体，蒸化水液，水湿泛滥而成浮肿。病久气虚，不能畅达血行，从而脉络瘀阻，水湿停滞，于是脾肾之阳愈损，病势缠绵反复。故治宜温肾健脾以助水湿运化，益气活血以使气血畅达，从而荣卫和调，水行肿消。

古人有水肿忌食牛肉之说，此患者服药期间症状减轻，但食牛肉一次后出现反复，仍守服上方而消退。由此可见，古人所说实有进一步研究之必要。

浮肿（肾积水）

李某某，女，50 岁，干部，1994 年 1 月 9 日初诊。患者近 1 年来，经常出现腰痛，时有颜面及下肢浮肿，伴胸闷、心慌。曾就诊于某铁路医院，B超提示：肾积水。经服用各种中西药治疗，收效甚微。随求诊于张师，症见腰痛、腰困、全身疲乏无力，纳差，颜面及下肢浮肿，胸闷、心悸，舌质黯、苔薄白，脉沉细微涩。证属肾虚血瘀、血行不畅。治宜益肾活血，佐以利水。方用金匮肾气丸含四物汤加减：制附子6g，桂枝10g，泽泻12g，茯苓12g，生地10g，山药12g，当归10g，杜仲12g，赤芍10g，山楂15g，白茅根30g，川牛膝12g，桑寄生12g，益母草30g。

服上方后，浮肿减轻。守上方加减，前后共服药30余剂，自觉症状消失。后复查B超：肾脏未发现异常。予以金匮肾气丸巩固治疗，未再复发。

【按】本例患者，患病日久，耗伤正气，正气亏虚。肾阳虚，则膀胱气化无力，水液运行失常，停蓄体内为患。水湿内停，更伤肾阳，使肾阳更虚，进一步影响水液代谢。日久，气血运行受阻，血行不畅，瘀血为害。本病病机关键为肾虚血瘀。张师抓住肾虚血瘀这一病理关键，采用益肾活血法治疗本病，治病求本，以绝复发之源，疗效显著。

眩晕（美尼尔综合征）

罗某某，女，53岁，干部。

1979年11月3日，因眩晕欲倒，不能站立闭眼求治西医，诊断为“美尼尔综合征”，迭进中西药无效。而求中医诊治。当时辨为风痰眩晕，治以化痰祛风，清热平肝，兼以化瘀益肾。处方：橘红10g，茯苓15g，姜半夏10g，磁石30g（先煎），丹参15g，川牛膝10g，寄生15g，菊花12g，夜交藤30g，钩藤12g，桂枝5g，女贞子10g。服上方后效果非常明显，连服12付，症状皆除，10余年未发。患者视为良方，介绍治疗多人美尼尔综合征患者，均有明显效果。

1993年11月13日，由于调到外地工作多年，因外伤，出现眩晕，专程来陕求治。现症除眩晕外，还时有头痛，眩晕时发时止，纳食可，二便调，舌质淡，苔白，脉沉细而涩。

按痰瘀互结辨治，处方：桃仁10g，红花10g，当归10g，川芎10g，生地12g，赤芍10g，橘红10g，半夏10g，茯苓15g，磁石30（先煎），天麻10g，钩藤10g，川牛膝15g，6付，尽剂而愈。

【按】美尼尔综合征属中医“眩晕”范畴。多与风痰上扰，肾虚血瘀等有关。此患者初诊时以二陈汤化痰治标，磁石、钩藤、菊花清肝平肝熄风，使风痰下潜，丹参、川牛膝化瘀血，寄生、女贞子补肝肾，夜交藤安神，桂枝化气利水，使标本兼顾，风痰、瘀血、肝阳皆消，肾虚得补，故收到明显效果。后诊时因外伤而诱发眩晕，血瘀与风痰交作，故以桃红四物汤养血活血，二陈汤加磁石、天麻、钩藤化痰平肝，牛膝补肾活血，故亦收良效。体会到中医辨治疑难病要抓住辨证、用药两个关键环节，千万不能有丝毫差错，如此则可化解疑难杂证。

眩晕（原发性高血压）

杜某某，女，52岁，工人。

初诊（1992年6月6日）：患者头晕、头痛经常发作已半年之久。起因于儿子因刑事案后，心情不舒畅。大便干燥，5～6日1次，脑中热痛，BP：22.6/12.6kPa（170/95mmHg），眼花，心情烦躁易怒，时有腰痛，纳食不佳。舌质红，苔白，脉沉弦细。

[辨证] 肝气不舒，肝阳上亢。

[治法] 疏肝理气，平肝潜阳。

[方药] 龙胆草10g　大黄10g（后下）　夏枯草30g
磁石30g（先煎）　生地12g　川牛膝15g
龙骨30g（先煎）　栀子10g　白芍12g
丹参15g　地龙10g　生山楂12g
菊花12g　6付。

2诊（1992年6月13日）：服上方后头痛锐减，大便仍秘，3～4日1次，头中热痛亦减，因家务繁重仍心情不乐，不思饮食，舌质红苔薄黄、脉细涩。BP：23.9/14.6kPa（180/110mmHg）仍用上方加郁金。此后6月22日3诊，仍以上方去大黄、生地加川芎。6月27日四诊，因肝阳上亢已减，转用杞菊地黄汤加磁石、夏枯草、决明子、川牛膝、川芎等，服用至7月5日，诸证大减，嘱仍常用杞菊地黄丸，平时戒生气，BP常在14.5/11.3kPa（115/85mmHg）之间。前后服药40余剂，而临床治愈。

【按】年事已高，肝肾渐虚，突受强烈刺激，肝郁化火，上冲脑窍而眩晕头痛，脑中热痛，下结大肠则大便干燥，5～6日1次。虚实夹杂，肝火尤重。故以龙胆草、夏枯草、栀子、菊花大清肝郁之火，生地、川牛膝、白芍滋肝肾之阴，磁石、龙骨平肝阳之亢，大黄泻肠热于下，丹参、地龙、生山楂化瘀滞于脉络。用大黄达半月之久而便秘方减，可见郁结之深。当肝火肝阳得制后，继以杞菊地黄汤滋阴兼以平肝以治本，并常辅以思想开导，以调其情志，终于使肝热肝阳得以遏制而诸证渐愈。此例病案说明，中医治病关键在于辨证准确，大黄虽为荡涤之将军，然大便五六日一解，肝火如此之旺，非用此品不足以泻其实。大便不通，肝火亦不易得清，后以决明子代大黄以收功，仍取其清肝滑肠之力。

眩晕兼脏躁（链霉素中毒）

史某某，女，39岁。西安市某小学教师。

初诊（1976年4月29日）：1974年8月10日患者因牙龈炎肌内注射青、链霉素6天后，觉头重眩晕，恶心呕吐（吐黄苦水），畏光，4天未进饮食，靠静注葡萄糖支持。经治20天后转西安某医院，诊断为链霉素中毒，内服维生素 B_1、B_6、中药，并配合针灸治疗约1月，稍有减轻，走路可不需他人扶助。1975年3月又因拔牙用麻醉药后，耳鸣、脑鸣加重，彻夜不眠，平素烦躁欲哭，记忆力减退，稍看书、报即感头胀眼花，并牙痛喉干，困倦，曾服多量滋补之品仍罔效。舌青黯。脉沉细。病属“眩晕”、“脏躁”之畴。

［辨证］气虚血瘀，心肾不交。

［治法］益气活血，交通心肾。

［方药］

黄芪30g	丹参30g	川芎12g
琥珀6g	磁石24g（先煎）	蝉蜕9g
玄参15g	远志6g	麦冬15g
菊花15g	蔓荆子9g	五味子9g
大枣3枚		

［服法］每日1剂，水煎二次合匀。早晚分服。

复诊（1976年5月6日）：服上方5剂后，耳鸣大减，头脑清醒，诸症皆减，唯觉腿困，血压21.3/13.3kPa（160/100mmHg）。脉证同前。仍用上方去麦冬、大枣、五味子，加郁金12g，菖蒲9g，川楝子15g。

［服法］同前。

三诊（1976年5月9日）：服上方3剂，精神正常，诸证大减，无烦躁欲哭之感，记忆力显著进步，唯睡眠差，牙床有肿块，血压Bp：17.3/13.3kPa（130/100mmHg）。舌红略黯。脉缓。

用5月6日方，去蝉蜕，远志易为9g，继续善后治疗而病情控制。

【按】本例显系药毒致病，因伤及阴阳，损及脏腑，气血失和而致诸证。毒邪伤脾，则水谷精微失其健运，气血亏乏生化之源，故纳少、困乏。肾之亏损，则精气不充，必现耳鸣、眩晕。气血紊乱，阴阳失调，心肾不交，则神明失于安养，故见烦躁欲哭，善忘，不寐。此乃气虚而血乏运行之动力。郁而成瘀，反阻新血化生之道，虽迭进补益之剂，而病终无起色。为此，治拟益气补脾，活血化瘀，交通心肾，以平阴阳，从而神安志宁，故循此法调治，病情每见好转。

眩晕（高血压病）

周某某，女，38 岁。某某县广播站干部。

初诊（1977 年 7 月 25 日）：反复发作性眩晕 10 余年。发作时恶心欲呕，目眩不能站立，虽屡经治疗，但近年病情渐而转剧，发作次数由数月 1 次增至 1 月数次，伴耳鸣、恶心欲呕，颜面色素沉着，食欲不振，月经有紫黑血块。诊其脉弦硬。舌黯红，舌下有瘀点。

［辨证］肝肾不足，瘀血内阻。

［治法］滋肾益肝，活血化瘀，祛痰潜镇。

［方药］丹参 18g　川牛膝 12g　葛根 12g

川贝母 9g（冲服）　灵磁石 24g（先煎）　桑寄生 15g

茯苓 15g　夜交藤 30g　女贞子 12g

杜仲 15g　石决明 15g（先煎）　白术 9g

［服法］每日 1 剂，水煎二次合匀。早晚分服。

每日肌内注射丹参注射液 2 支（4ml）。

开水浸泡何首乌 30g，当茶饮。

复诊（1978 年 1 月 23 日）：上方共服 24 剂，肌内注射丹参注射液 60 支，泡何首乌约 0.5kg。近半年来，眩晕没再发作，耳聪不鸣，面色红润，黑斑消退，其他症状也大有好转。脉舌趋于正常。唯觉咽部不适，予玄麦甘桔汤加味调理善后而愈。

【按】眩晕的辨证，须分清标本虚实，本虚以肝肾不足、气血亏损为主。标实有风（肝风）、火、痰、瘀（瘀血）之别。临证辄见虚实错杂，则须分清虚实多少，针对病机予以处理。本例始由肝气偏盛，风阳上扰，眩晕屡发，导致肝阴亏损。肾阴不足，又促使肝阳偏亢，气血失调，瘀阻络道，故现眩晕频作，脉舌有瘀血诸见证。治以滋益肝肾潜阳为主，佐以化瘀通络豁痰为辅，守法治疗月余，终告痊愈。

眩晕（高血压）

李某某，女，45 岁。咸阳某某书店。

初诊（1979 年 3 月 15 日）：头昏头痛，胸闷气短 10 年，加重 5 日。10 年前在甘肃工作时患高血压病，血压波动在 21.3/12.6kPa（160～95mmHg）之间。后查眼底，示动脉硬化。经对症治疗，间断休息，尚可维持工作。但近日病情加重，头晕头痛，胸闷气短，烦躁不安，易怒，失眠惊悸，口干眼涩，腰腿疼痛，观其面色暗红，痛苦病容，舌色紫黯，舌下脉络粗胀，脉弦硬。血压 20.6/15.3kPa（155/115mmHg）

［辨证］肝阳上亢，瘀血阻滞。

［治法］平肝潜阳，活血化瘀。

［方药］天麻 12g　生龙牡各 3.0g（先煎）　川牛膝 12g
草决明 30g　磁石 30g（先煎）　丹参 30g
豨莶草 30g　焦山楂 15g　草红花 10g
瓜蒌 30g　薤白 10g

［服法］每日一剂，水煎二次合匀。早晚分服。

丹参注射液每日肌内注射两支。

上方用后，诸症减轻，维持原方，稍事加减，如寄生、杜仲、菊花、地龙等，连续治疗 3 月余，诸症大减，血压 17.3/11.9kPa（130/90mmHg）。遂以杞菊地黄丸善后，至今两年余，血压未再升，他病亦无发，照常上班，并能下地及参加一般体力劳动。

【按】高血压病可属于祖国医学"头痛"、"眩晕"、"肝阳"、"中风"等范畴。仍需辨证施治。观患者面色、舌色、舌下脉络等知有瘀血内阻之证。据胸闷、头眩、苔腻等为兼挟痰湿之象。分析此属肝肾阴亏，阳亢化风，痰瘀内阻，风阳、瘀血、痰湿上冲之证。故从滋益肝肾宽胸，平肝潜阳熄风，活血化瘀通络而告临床治愈。

心悸（风湿性心脏病）

赵某某，女，16 岁，西安某中学学生。

初诊（1993 年 1 月 10 日）主诉：胸闷心慌，低热，关节疼痛，头晕，月经量多，在西安某大医院诊断为"风湿性心脏病，二尖瓣关闭不全"。舌质红，苔白，脉细数。

［辨证］胸阳不振，心脉瘀阻。

［治法］通阳宽胸，养血活血。

［方药］瓜蒌 15g　薤白 10g　丹参 15g
炙甘草 6g　苦参 10g　桂枝 10g
葛根 10g　川芎 10g　赤芍 10g
当归 10g　三七 3g（冲）　山楂 15g

复诊（1993 年 2 月 13 日）：左胸部偶有刺痛，肩关节疼痛，有时头晕，月经量多，色红，经常感冒，舌尖红，苔白脉细数。仍用上方加葛根、姜黄、玉竹。

三诊（1993 年 3 月 6 日）：病史同前，心悸，胸闷，动则汗出，脉细数，舌红苔黄。处方：生地 12g，当归 10g，赤芍 10g，川芎 10g，太子参 12g，麦冬 10g，五味子 10g，瓜蒌 15g，薤白 10g，三七 3g（冲），焦山楂 15g，寄生 12g。

四诊（1993年4月29日）：胸闷痛，偶心慌，夜间发低烧，咽干欲饮，右肩关节不适，心率96次/分，舌质淡，苔薄白，脉弦。继用上方加减。

五诊（1993年5月7日）：服上方后心悸胸闷大减，两次心脏拍片对比，心界明显缩小，患者精神好转。此后基本以上方加减，又诊治3次，病情减轻。患者因服上方效显，故一直常服此方，半年后随访，病再未犯。

【按】风湿性心脏病兼二尖瓣狭窄和关闭不全是比较难治的病证。属中医心悸、怔忡范畴。此病人先以宽胸通阳养血活血为治，后以养血活血，补益气阴为法，经过将近半年的治疗，始有明显效果，心界缩小，心悸胸闷消失，可见此症治疗的难度非同一般。体会到治疗一定要坚持，一定要有信心，决不可半途而废。

心悸（病毒性心肌炎）

李某某，男，10岁，陕西咸阳某厂子女校。

初诊（1992年5月30日）。主诉胸闷、心慌、伴乏力纳差1年余。患者1年前因感冒诱发低热，继之胸闷心慌，在西安某医院住院40余天，经各种检查，诊断为“心肌炎”、“心律不齐”、“心肌损害”、“室性早搏”、“心肌供血不良”等。现除主症外，出汗，大便干，数日一行，一般情况尚可，心率89次/分，肺（－），舌尖红，苔薄白，脉沉细。

［辨证］气阴两虚，心热血瘀。

［治法］益气养阴，清热化瘀。

［方药］

太子参10g	玉竹10g	麦冬10g
玄参10g	丹参10g	苦参8g
炙甘草5g	三七1g（冲）	瓜蒌10g
山楂10g	炒枣仁10g	当归6g
鹿衔草10g		

6付后，病情无明显变化，继用上方加薤白。至3诊时胸闷心慌好转，大便已不干，脉象虚数，间有歇止，出冷汗，舌质红少苔。继用上方加炙黄芪15g。1992年7月5日5诊时，诸症大减，胸闷消失，精神好，偶有心慌，汗多。继用上方加减，并嘱常服生脉散。7月18日随访，已痊愈上学。

【按】病毒性心肌炎属中医“心悸、怔忡”范畴。病儿已病1年而未能痊愈，是未能抓紧治疗。当时所现症状，属气阴两虚，心热血瘀，热毒较轻而正虚为重。故用拙拟“四季安心汤”（详见方剂篇）以太子参、丹参、玄参、苦参益气养阴活血清热，是经多年摸索总结出来的有效验方，其中苦参既能清热解毒，又可纠正心律失常，丹参可改善心肌缺血状态，玄参滋阴清热，太子参益气而不助热，加麦冬养心阴而除烦，炒枣仁、当归养心血，三七、山楂、鹿衔草活血而不伤血，瓜蒌宽胸理气，炙甘草补益心气。故坚持用药1月余而病情得到控制。我们用此方治疗10余例此类病人均获显效。

心悸（心肌缺血）

边某某，女，35岁，陕西咸阳服务楼旅社职工。

初诊（1991年12月21日）。主诉：浮肿、心慌、胸闷、胁肋部胀满已一年多。患者1988年曾患“心肌炎”在某医院住院43天，症状减轻后出院。此后常感心悸，胸闷，有时心前区疼痛，心多功能检查诊断为“心肌损害”、“心肌缺血”。现在除上述主诉外，浮肿加重，身体发胖，月经量少，腿肿，疲乏，舌质黯红，苔白，脉沉细。

[辨证] 心血瘀阻，阳虚气滞湿停。

[治法] 活血化瘀，助阳利水益肾。

[方药] 当归10g　川芎10g　益母草30g
赤芍10g　丹参15g　川牛膝12g
桃仁10g　红花10g　桑寄生15g
桂枝10g　山楂15g　泽泻10g
鹿衔草15g　6付。

1992年1月18日，上方服12剂后，浮肿明显消退，但月经量少，疲乏无力，脉舌同前。上方加香附10g，6付。

1992年1月25日，自服上方18剂后，肿胀明显减轻，已不气短，胸胁胀满、腰痛诸症锐减，走路有力而轻快，舌质黯红，边尖红赤，脉沉细。此后一直以前方为主稍事化裁，共诊治9次，服药60余付，至4月11日随访，基本治愈，已不心悸、浮肿，月经正常，已恢复上班。

【按】此患者以心悸、浮肿为主诉，是属心肌炎引起的慢性心肌病，由于长期失治误治而成。治疗时抓住瘀血、肾虚、水停三个病机要点，用桃仁、红花、当归、川芎、赤芍、丹参、山楂等活血化瘀为主，用川牛膝、桑寄生、鹿衔草补肾活血，益母草、泽泻化瘀利水，桂枝助阳化气，故用后迅速改善症状。瘀血得消，水肿得除而诸症自愈。

泄泻（溃疡性结肠炎）

陈某某，女，30岁，陕西第一毛纺厂工人。

初诊（1992年7月5日）主诉左下腹隐痛、腹泻已3年，加重2月多。3年多来经常腹痛、腹泻，大便时干时稀，小腹疼痛且胀，食后胀甚，纳差，有时恶心，身困乏力。

查胃脘部压痛，左下腹压痛，5 月 19 日作结肠镜检查，诊断为“溃疡性结肠炎”，曾按肝郁脾虚、寒热错杂辨证服药及吃“结肠炎”丸无效。近一个半月来腹痛肠鸣加重，大便呈稀水样，严重时每日 7～8 次，纳差，疲乏，自汗出，精神差，头晕眼花，心慌气短，舌质淡，苔薄白，脉沉细无力。

［辨证］脾虚湿盛久泻。

［治法］健脾渗湿止泻，佐以收涩止痛。

［处方］党参 10g　　白术 15g　　扁豆 12g
陈皮 10g　　炒山药 20g　　莲籽 15g
砂仁 6g　　炒薏仁 15g　　焦山楂 10g
罂粟壳 10g　　肉豆蔻 10g（去油）　　沙参 12g
炙甘草 6g　6 付。

2 诊（1992 年 7 月 11 日）：服上方后大便次数明显减少，现日行 1 次，尚不成形。精神较前为佳，心慌气短减轻，纳食增加。但胃脘及腹部仍胀满，少腹隐痛，泛酸嗳气，月经正常，舌红舌苔根部发黄，脉弦。药已中病，仍甩上方，罂粟壳减为 6g，加荔枝核 15g，6 付。此后基本以上方为主加减，服药 20 余付，诸证渐愈。

【按】暴泻易治，久泻难疗。此例患者泄泻已有 3 年之久，近期加重，用传统常用的舒肝健脾、调和寒热法无效，当仔细辨证，似属脾虚湿盛久泻，重点在脾。故用参苓白术散健脾渗湿止泻，酌加罂粟壳、肉豆蔻收敛止泻止痛，焦楂消导，沙参养阴，方甚平淡无奇，然收效显著。由此体会到，药是好药，方是好方，关键在于辨证是否准确，用的是否恰当。方药对证则平淡之方药也可建奇功，方药不当，即是人参也无功。

胸痹（冠状动脉硬化性心脏病）

张某，女，59 岁，陕西咸阳市纺织厂工人。

初诊（1992 年 6 月 20 日）主诉：阵发性胸闷、气短两年，近半月来加重并伴胸痛。患者退休后精神不佳，逐渐引起头昏胸闷、气短，偶尔胸痛，近半月逐渐加重，经心电图、化验检查确诊为“冠心病心绞痛”、“高血脂症”等。查舌质黯，苔薄白，舌有齿痕，脉细。

［辨证］心脉痹阻，宗气不畅。

［治法］宣通宗气，畅通血脉。

［方药］瓜蒌 15g　　薤白 10g　　丹参 15g
川芎 10g　　葛根 12g　　降香 10g
赤芍 10g　　草决明 15g　　鹿衔草 15g

莱菔子 12g　　　　枳实 12g　　　　菊花 12g　12 付。

二诊（1992 年 7 月 8 日）：上方连服 12 剂后，诸症大减，患者自觉效果非常显著。继以上方去莱菔子，又服 12 付，诸症全消。后嘱其常服丹参片以巩固疗效。半年后随访，胸闷胸痛再未发作。

［按］胸痹系临床常见病证，治疗颇费时日。此证服药 20 余付而疗效显著，诸症全消，我也未预料到。方中用瓜蒌、薤白、枳实宽胸行气化痰，丹参、川芎、降香、赤芍、葛根行气化瘀止痛，心脑共治；草决明、鹿衔草、菊花清肝降血脂，久服软化血管。其中鹿衔草一药，过去多作祛风湿药应用，今多次用于老年病如中风、冠心病等病证中，收效颇为显著。此药补肾阳而不燥，活心血而不猛，宜于心脑血管久病须长期服药者，有专篇介绍应用此药心得，见中药方剂篇。

胸痹（冠心病心绞痛）（一）

段某某，男，65 岁，陕西彬县农民。

初诊（1992 年 3 月 5 日）主诉：胸闷、心慌已有两年多，近半年来胸闷加重，有时心前区疼痛，发作不定时，疼痛时心慌出汗，不能动，自感疲乏无力，纳少，消瘦，舌质淡而暗，苔薄白，脉细弱而涩。在本地医院诊断为“冠心病心绞痛”。

［辨证］心脉瘀阻，气虚血弱。

［治法］益心除痹，畅通血行。

［方药］炙黄芪 30g　　　　当归 12g　　　　川芎 18g
赤芍 15g　　　　桃仁 6g　　　　红花 6g
地龙 10g　　　　瓜蒌 15g　　　　薤白 10g
炒枣仁 15g　　　　生山楂 15g　6 付

二诊（1992 年 4 月 5 日）：患者述上方服 6 付后感到有明显疗效，胸闷胸痛减轻，四肢有力，纳食增加。因路程较远，交通不便，当地医生建议不必更方，继续服上方约 30 付。二诊时，诸症大减，胸闷偶发，胸痛已未发作，再求巩固之方。鉴于年岁偏大，按气虚血瘀已获良效，故仍以上方为主加补肾药如鹿衔草、杜仲、寄生，做成散剂，每冲服 6g，以防再发。

【按】冠心病心绞痛临床有瘀血阻滞、痰湿痹阻、气阴两虚、胸阳不振等型，分型施治，多有效验。然此例病人除心脉痹阻外，气虚症状甚为明显，气虚无力鼓动心脉，亦可造成心脉瘀阻；再一点，心气不足，饮食减少日久，心血亦虚，血不养心，则可出现心慌心悸脉细等症。故治以补阳还五汤补气活血为主，加瓜蒌、薤白以宽胸行气通痹，炒枣仁配当归以补养心血，生山楂既活血化瘀又消食健胃。故用后效果十分显著。人但知补阳还五汤多用于中风之证，却不知凡气虚血瘀之证，包括胸痹心痛也可应用，只要病机相合，用后效果甚佳。用时抓住气弱乏力、纳差，脉弱、自汗等气虚之证，再加瘀血症状，即可放心使用。此即异病同治之理论的又一具体应用。

胸痹（冠心病心绞痛）（二）

虢某某，女，41岁，陕西咸阳外贸车队干部。

初诊（1991年11月13日）主诉：胸闷胸痛心慌气短1年，下肢浮肿半年。1年前开始胸闷，阵发性胸痛，伴有心慌，烦躁，气短乏力，近半年来下肢浮肿，曾在西安某大医院检查诊为“冠心病”，服药治疗无效，病情加重。听诊心律不齐，心音低钝，肺（－），肝区压痛，下肢Ⅰ度浮肿，舌黯苔白，脉沉细。

［辨证］胸阳不振，气虚水瘀互结。

［治法］宽胸理气，养心化瘀。

［方药］瓜蒌15g　薤白10g　降香10g
丹参15g　三七3g（冲）　麦冬15g
玄参15g　桂枝6g　寄生15g
杜仲12g　鹿衔草15g　炒枣仁15g
生山楂15g　6付。

二诊（1991年12月1日）：服上方后诸症减轻，现仍感左侧胸闷并胸痛，气短乏力，眠差多梦，下肢浮肿，每到上午腹胀，烦躁，脸部烘热，舌质淡红，苔薄白，脉沉细。仍以上方化裁：瓜蒌15g，薤白10g，五加皮10g，川牛膝12g，通草10g，丹参10g，琥珀3g（冲），炒枣仁15g，夜交藤30g，五味子10g，茯苓15g，降香10g，麦冬15g 6付。

三诊（1992年2月22日）：间断服上药30余付，心慌心悸好转，胸闷胸痛偶有发作，浮肿已消，精神好转。近因感冒头痛头晕鼻塞求诊。嘱继用前方巩固，并开辛温解表方以治外感。

【按】胸痹之证，血瘀痰阻等为标多见，而心之气血阴阳不足为本多被忽视。此病以瓜蒌、薤白、降香、丹参、三七化痰宽胸散结化瘀止痛以治标，麦冬、玄参、炒枣仁养心血心阴，桂枝、寄生、鹿衔草、杜仲益心阳肾阳以治本，山楂化瘀又护胃。二诊加通草、茯苓以利水，夜交藤、五味子以安神。以使心之阴阳两调，痰瘀得化，故坚持应用而获良效。

脑萎缩（一）

魏某某，女，60岁，陕西咸阳市文汇路，退休教师。

初诊（1992年4月26日）主诉：近1年来记忆力减退，反应迟钝，头顶抽痛，有沉重压迫感。经针刺治疗一阶段后症状有所减轻，近来头顶抽痛重物压迫感加重，纳食可，多梦，二便自调，舌质黯红，舌苔灰白而腐，舌下静脉曲张，脉象沉弦。

［辨证］肝热血瘀，脑脉不利。

［治法］清肝活血化瘀，兼以平肝通络。

［方药］天麻10g　钩藤12g（后下）　川牛膝15g
草决明30g　地龙10g　菊花10g
豨莶草15g　栀子10g　炒麦芽15g
川芎12g　丹参15g　生甘草6g
磁石30g（先煎）　6付。

二诊（1992年5月3日）：症状同前，头顶仍有重物压迫感，记忆力减退明显，反应迟钝，有时恶心欲吐，舌红苔白腻，脉沉弦。

仍用上方去栀子、生甘草，加夏枯草、山楂、僵蚕、半夏，6付。

三诊（1992年5月11日）：症状同前，经咸阳某医院"CT"检查诊断为"脑萎缩"。现头顶仍沉重疼痛，舌黯红胖，苔灰白而腐，舌下脉络迂曲怒张，脉沉细。

［方药］枸杞子10g　菊花10g　熟地10g
山萸肉10g　当归12g　川芎15g
山药15g　茯苓12g　泽泻10g
磁石30g（先煎）　生山楂15g　五味子10g
6付。

四诊（1992年5月18日）：服药后头顶抽痛减轻，睡眠好转，已无恶心欲吐，脑子自觉清醒。仍以5月18日处方化裁，并嘱买杞菊地黄丸常服，由于痰湿较重，用陈皮泡水冲服成药。半年后随访，诸症减轻，头已不痛，记忆力减退、反应迟钝亦有明显好转。

【按】"脑萎缩"是西医的病名，由于CT的广泛应用，此病诊断日益明确。此证属中医"健忘"、"头痛"、"痴呆"等范畴。多因长期痰瘀互结，脑脉缺血缺氧所致，治疗比较棘手。中医对健忘的论治有所谓"老人健忘脑渐空也"的说法。多由于脑脉不利，失去气血濡养而逐渐空虚失用。但此症初诊肝热上冲，血瘀于上，兼有痰浊比较明显。故用拙拟"清脑通络汤"（详见方剂篇）为主，稍加平肝化痰之品，连服12付。继用杞菊地黄汤加川芎、山楂、磁石等补肝肾化瘀平肝之药，坚持用药，故收到一定效果。若前一阶段不用清肝平肝通络化痰之品，则痰瘀阻滞之势不去，肝阳肝火上冲之机不解，不可骤用滋补肝肾之法。否则前后不得标本之法，急于滋补以治本，必然痰瘀未去，脑窍更加壅塞。

脑萎缩（二）

张某某，男，64岁，陕西咸阳某纺织厂退休工人。

初诊（1993年2月11日）头右侧及后头部空痛，记忆力锐减，前说后忘，思维逻辑混乱，全身无力，怕冷，血压正常，舌暗苔薄白，脉沉细。经西安某大医院CT检查诊断为“脑萎缩”。

［辨证］气虚血瘀，脑髓不足。

［治法］益气活血，填精益髓开窍。

［方药］炙黄芪30g　当归12g　赤芍10g
桃仁10g　红花8g　地龙10g
熟地10g　山萸肉10g　菖蒲10g
益智仁15g　核桃仁15g　川芎12g

1993年3月4日，上方共服18付，后头痛减轻，纳食增加，舌质淡，有瘀点，苔白稍厚，脉弦细。继以上方加鹿衔草10g、焦三仙各15g。

1993年3月14日，服药后诸症减轻，停药后即感头部不适，脉舌同前。仍用上方加桂枝、桑寄生、淫羊藿。患者坚持用上方两月后，头已不痛，全身无力、怕冷均大有好转，记忆力有增强，但仍健忘，思维亦不混乱，生活能自理。

【按】脑萎缩的诊断主要靠CT才能确诊。但其表现的症状，可归属于中医“健忘”、“痴呆”、“头痛”的范畴。主要由于年老体弱，或加瘀血、痰凝阻滞脑络，清窍失养，神明失常。但有的老年人为什么无此表现呢？显然不是自然衰老的表现，而是别有原因。此病早期预防、早期治疗效果较好，如经常保持大便通畅，饮食不可过量，烟酒宜戒，经常呼吸新鲜空气，科学用脑，避免生气等，在延缓老年痴呆症或脑萎缩方面都有一定作用。如有明显性的健忘、头痛出现，则应早期治疗，常用活血化瘀，通络化痰，补气养血，滋肾开窍等法，有一定效果，但要完全恢复尚有一定难度，值得我们努力探索。

喘证（慢性支气管炎）

孙某某，女，50岁，咸阳市文汇路某厂工人。

初诊（1985年10月20日）：咳嗽、咯痰、气喘3个月，入冬以来一直咳嗽，夜间加重，胸闷，气喘，背部及俩胁处疼痛，怕冷，出汗，纳食尚可，舌质红少苔，脉沉细。一般情况可，心率68次/分，律齐未闻及杂音，双肺可闻及小水泡音，呼吸急促。前医按“痰湿壅肺”治疗无效，原有胸膜炎病史，现仍胸闷胸痛，咳嗽痰白黏腻，口苦而黏，小便黄，大便干，舌质淡红，苔薄黄而腻，舌下静脉粗曲怒张，病人自知不治，烦躁欲死。西医诊断为“慢性支气管炎”，注射多种抗生素无效。

［辨证］心阳不振，肺气郁闭，血行不畅。

［治法］温通心阳，开宣肺气，活血化瘀。

［方药］

瓜蒌 15g	薤白 10g	桂枝 10g
姜半夏 10g	杏仁 10g	川贝 10g（冲）
降香 10g	桃仁 10g	红花 10g
丹参 15g	橘络 10g	山楂 15g

6 付。另丹参注射液 20 支，每次 1 支，1 日 2 次。

二诊（1985 年 10 月 28 日）：用上方后诸症大减，胸闷胸痛已除，唯感肩部、颈部不适，气短、咳嗽，痰多、气喘，口苦口干喜凉饮，小便黄，舌质红，苔白腻，脉沉细滑略数。仍用上方去半夏加沉香，6 付。

1985 年 11 月 11 日：仍有胸闷，右胸连及右背刺痛，劳累后加重，纳谷不香，咳嗽，咯灰色痰浊，畏寒怕冷，周身乏力。口干不欲饮，舌质淡红，苔白，中有裂纹，脉细弱，舌下静脉粗张。处方：瓜蒌 15g，薤白 10g，降香 10g，姜半夏 10g，枳实 10g，川贝 10g（冲），三七 3g（冲），橘红 10g，炒枣仁 15g，茯苓 15g，远志 6g，桂枝 6g，6 付。后又诊治 5 次，基本以 11 日处方加减，至 1992 年因其他病就诊时诉，咳喘经近 2 个月治疗后早已痊愈，偶有咳嗽。

【按】此病人有多种疾病：慢性支气管炎、胸膜炎、肺心病，多种症状交织在一起，但治疗时抓住心阳不振、肺气郁闭、血行不畅 3 个要点，用桂枝温通心阳，瓜蒌、薤白、半夏、杏仁、川贝、橘络等宽胸宣肺化痰，降香、桃仁、红花、丹参、山楂等活血化瘀，使胸阳得振，痰郁得化，瘀血消散，从根本上改善了致喘生痰之病因，因而经坚持服药而终获良效。病人小便黄、大便干，苔黄等似属有热，但此热乃痰郁气阻而化热，其本质仍属阳虚有寒，故黄芩、黄连、鱼腥草之属，虽可必要时用一两次，但不可久用重用，以防不利宣散瘀痰之壅滞，痰化而郁热自消。

咳喘（肺炎、肺结核）

李某某，男，48 岁，咸阳市郊区农民。

初诊（1993 年 5 月 9 日）：头昏、头部发麻 10 余天，全身乏困无力，纳差，发冷发热，咳嗽胸闷，胃脘胀满，腹部硬满，腰酸痛，大便稀溏，舌质淡，苔白，脉细弱。在西安某医院拍胸片诊断为：①肺门结核；②慢性支气管炎、肺气肿；③间质性肺炎。按胃病治疗未效。

［辨证］肺肾两虚，气阴不足，兼有肺热。

［治法］补益肺肾气阴，兼清郁热。

［方药］党参 12g　当归 10g　炙甘草 6g
焦山楂 15g　沙参 15g　百合 12g
黄精 12g　五味子 10g　麦冬 15g
鱼腥草 15g　茯苓 12g　黄芩 10g
柴胡 6g 6 付。

二诊（1993 年 5 月 15 日）：服上方后寒热退，诸症减。继用上方去柴胡加生地、玄参。3 诊时病情大见好转，转而治本为主，嘱常服知柏地黄丸和生脉冲剂以巩固疗效。

【按】此病以头昏头麻木为主诉求诊，但临床有多种疾病交织在一起，诊治比较棘手。细观此症，病种虽多，肺肾两虚为主，兼有气虚阴号及轻微热毒。有些病如肺门结核、肺气肿为拍片时才发现，当稍缓一步再治，而以虚、热两端为主要矛盾。方中用党参、茯苓、沙参、黄精、炙草补益脾肺之气，沙参、麦冬、百合益肺肾之阴，当归养血，五味子收敛肺气，鱼腥草、黄芩、柴胡清解肺中郁热。故标本兼顾，扶正祛邪，在纷杂的症状中抓主要矛盾，从而取得较好的疗效。

黄　汗

李某某，女，58 岁，咸阳市郊农民。

初诊（1993 年 9 月 11 日）遍身出黄汗，色黄量多，质黏，使内衣沾黄，目黄，语言低微，疲乏无力，纳差，脉细弱，舌体胖。前医按“湿热证”论治服药 15 付无效。

［辨证］脾虚湿热证。

［治法］健脾利湿清热。

［方药］茵陈 30g　白术 12g　云苓 15g
郁金 10g　焦三仙各 10g　黄连 3g
苍术 10g　栀子 10g　6 付。

复诊（1993 年 9 月 25 日）：服上方后效显，黄汗减少，目已不黄，现仍纳差，乏力，发热，睡眠不佳。继用上方加炒枣仁 30g，炙黄芪 15g，党参 10g，白芍 10g，丹参 15g 6 付。药尽而愈。

【按】黄汗比较少见，偶见个案报道。前医按湿热论治，服药 15 付无效，关键是忽视了疲乏无力、脉细弱、舌体胖，语言低微等脾气虚症状，而是一个脾虚湿热夹杂证。故方中加用白术、茯苓、苍术及党参、黄芪后，症状迅速改善。此病例说明中医辨证准确对于疗效的重要作用。对于黄汗这种少见奇病，只要遵循中医理法，也是可以取得较好疗效的。

中风（脑梗死）

王某某，男，63岁，西安市饮食公司干部。

1993年4月10日，左半身麻木，无力3个月，伴疲乏无力，气短，健忘，无精神，在西安住院1个月，诊断为①脑梗死，②颈椎病，③高血压。舌质淡，苔白，脉弦缓。

［辨证］气虚血瘀，风中经络。

［治法］益气活血通络，兼以平肝熄风。

［方药］黄芪30g　当归10g　赤芍10g
川芎10g　桃仁10g　红花10g
地龙10g　丹参15g　生山楂15g
天麻10g　远志10g　水蛭5g
路路通15g　桑寄生15g　川牛膝15g
天竺黄10g

上方共服20多付，刚服时自觉效果很好，久服则效差。症状如前。1993年6月6日3诊时，去天竺黄、远志加葛根、伸筋草、太子参。至1993年9月6日诊时，共经2个月吃药，病情大为好转，半身麻木消失，气短乏力改善，半身功能无障碍。嘱平时常服复方丹参片，定期检查并仍按上方加减常服，以巩固疗效。

【按】此病人是一个比较典型的风中经络的病人，以半身麻木、乏力、神疲、健忘等为主要症状。他既有脑血栓形成，又有高血压，还有颈椎病等。我从中找出其病机要点为气虚血瘀络阻，风中经络。故以补阳还五汤为主化裁，取其补气以通络，此种活血通络法，化瘀而不伤正气，再加丹参、生山楂、水蛭、路路通等化心脑瘀血，桑寄生、川牛膝补肝肾之虚并可化瘀血，天麻、天竺黄、远志等平肝熄风化痰。坚持以此方加减，常服近3个月，终使病情得以控制。老年人中风病情较杂，风、痰、瘀虚交织于一体，辨治有一定困难。且病情虽突现而得病却非一日，故不少人欲图速效者往往欲速不达，我对此证只要辨证用药无误，常坚持用药，持久论治方显奇功。

中风（脑血栓形成）

辛某某，男，64岁。退休干部。

初诊（1979年9月6日）：看电影时，突感全身不适，继则右侧肢体活动失灵，即去西安某院就诊，诊断为脑血栓形成，给静脉点滴“低分子右旋糖酐”治疗四日不效，故于9月10日来我院诊治，随即以“脑血栓形成”收院治疗。住院号62933。入院时神志清楚，语言蹇涩，右侧鼻唇沟变浅，伸舌偏右，右侧肢体不完全性瘫痪，头昏眩晕，倦怠乏力，肢体发麻，口舌歪斜，舌红苔黄腻，脉弦滑。颈软无抵抗，心肺腹无异常，肌力上肢Ⅰ级，下肢Ⅲ级，肌张力略增，腱反射稍亢进，病理反射未引出。血压15.9/10.6kPa（120/80mmHg）（否认既往高血压病史）。

［辨证］气血亏虚，兼以内郁化热致瘀。

［治法］气活血，佐以清热除湿。

［方药］用“通脉舒络汤”去桂枝加大黄、白术、苡仁（本方根据王清任的补阳还五汤加减而成，由黄芪、红花、川芎、地龙、川牛膝、丹参、桂枝、山楂等组成）。

［用法］每日1剂，水煎服。

在口服中药的同时，每日静滴250ml“通脉舒络液”（本液体，系我们自拟方，内有黄芪、丹参、川芎、赤芍等组成，由陕西中医学院附属医院制剂室制作的静脉滴注剂）。经第一疗程（10天）结束时，肌力和全身状况都有显著进步，休息4天，继续第二疗程，共住院28天。出院时，上下肢肌力均达Ⅴ级，行动自如，肌张力及腱反射均正常，口舌不偏，语言清晰，脉舌正常。近日随访仍一切正常，可参加家务劳动，并可独身走10余华里路。

【按】患者年过六旬，正合“八八肾气衰”之候。肝肾不足，气血衰少，经脉血液流行不畅，加之烦劳过度，使气血更损，以致气不得运，血不得行，形成血瘀经脉之证，轻则血流缓慢，重则瘀滞不通，发为半身不遂、口眼歪邪之中风证。故用上方益气活血通络，去桂枝辛温，佐大黄泻热祛瘀。白术、苡仁健脾除湿。法投病机，见效较速。

“通脉舒络液”是我们按照中医传统理法方药，结合现代一些药理认识，改变剂型，改变用药途径的一个新方法。从1979年9月至1981年8月收院治疗的110例来看，在28天的统计期内，总有效率为98.2%，其中近期临床治愈52例，为47.3%，显效36例，为32.7%，好转20例，为18.2%，无效2例，为1.8%。另外从观察的100例脑血管疾患后遗症来看，78%有不同程度的进步。因此，我们认为，本病在急性期运用复方静脉滴注和内服汤剂加减，将起辨证施治，相得益彰，方便患者，疗效满意的特点，是一个有发展前途的方法之一。

中风（高血压脑病）

张某某，女，67岁。咸阳地区某某局家属。

初诊（1974年1月11日）昨晚突然左半身不能动，口眼㖞斜，头项强痛，语言不清，并呕吐腹泻，血压23.94/14.63kPa（180/110mmHg），舌黯红，苔薄黄，脉沉弦。素头昏胸闷，经胸透检查，考虑高血压性心脏病合并动脉瘤。

[辨证] 年高体虚，肾亏风动，肝强胃弱，血瘀经络。

[治法] 抑肝平木，益肾固本，行瘀通络。

[方药] 菊花12g　钩藤12g　决明子30g
丹参18g　三七3g（冲服）　川牛膝12g
僵蚕10g　葛根10g　地龙12g
白芍12g　桑枝30g　生地10g
竹茹10g　3剂。

[服法] 每日一剂。水煎早晚服。

复诊（1974年1月13日）：服药后头已不痛，左半身已能活动，手能摸床，脚能站立，腿能移步，吐字清晰，唯觉迷蒙，项强、纳差。舌红苔薄白，脉沉弦。药已中病，上方加橘红10g，菖蒲10g，以开窍醒神化痰。

三诊（1974年1月16日）：精神好，饮食可，能端碗进食，可梳头，能缓行，血压：22.6/13.8kPa（170/104mmHg），脉舌同前，原方继服。

【按】患者突然半身不遂，口眼㖞斜，头项强痛，语言不清，显示风中经络之证，此风乃由年高体弱，肝肾阴虚，肝阳偏亢，亢阳化风，风阳挟气血上逆阻窍涩络所致。故治取生地、白芍滋养肝肾；菊花、钩藤、决明子清肝熄风；地龙、僵蚕、竹茹、葛根、桑枝化痰通络；三七、川牛膝、丹参活血化瘀。全方共奏滋阴平得滋，亢阳得潜，内风得熄，络瘀得化，风痰得消，而中风告愈。

中风（脑血栓形成）

王某某，男，63岁。农民。

初诊1975年7月5日，患者于1975年6月28日突觉头昏、脸烧、肢体沉重困麻，行动不便，后渐舌强语謇，口眼歪斜，并右半身不遂，急送某某职工医院诊断为脑血栓形成，用氨茶碱、维生素B_6、脉通等效果不著，故于1975年7月5日出院回家主以中医诊治，当时除上述主证外，尚有肢体浮肿，脉弦沉细，舌黯紫，苔薄白，舌下静脉曲张。

[辨证] 风中经络，血瘀气滞，痰涎阻窍。

［治法］行气活血，熄风通络，兼以化痰。首用头针、体针，并配服中药补阳还五汤化裁。

［方药］黄芪 30g　　丹参 30g　　赤芍 9g
地龙 9g　　桃仁 9g　　红花 9g
僵蚕 9g　　川牛膝 15g　　钩藤 9g
天麻 9g　　丝瓜络 9g　　菖蒲 9g
云苓 12g　　山楂 15g　　当归 9g

［服法］每日 1 剂，水煎二次合匀。早晚分服。

上药服 3 剂后即有效，后加入胆南星 9g，竹沥一瓶，以加强化痰通络之功，9 剂后肢体已能运动，全身感觉有力，能挽扶下地活动，仍用上方稍有加减，每日 1 剂（并配合针刺），至 7 月 28 日能单独行走，语言清楚，意识无任何障碍，记忆力同前。后仍用上方略加益肾强骨之品，以巩固疗效。后全部恢复正常，能参加家务劳动。

【按】患者突然头晕，失语，半身不遂，面部歪斜，是为中风之病。据其当时神志清楚，以半身不遂为主，诊为中经络之证。因风痰留窜经络，经脉痹阻，血瘀气滞，经髓不通，气不能行，血不能荣，故肢体偏废不用。治以针、药相配，以达行气活血、熄风通络、化痰开窍之功，方用补阳还五汤化裁。中风虽为本虚之证，但挟有实邪者亦复不少，故在上方酌加丹参、当归、川牛膝等活血化瘀之品，以及祛风除痰，开窍通络之天麻、菖蒲、南星、竹沥等味。法药与病机合拍，故较快而愈，且无后遗症。

中风（高血压脑病）

姜某某，男，52 岁。岐山县五丈原公社某某×大队农民。

初诊（1975 年 3 月 23 日）　患者素有高血压病史，今日与别人吵架后，随即昏倒，家人呼之不应，但未见抽搐、呕恶，随即针刺（穴位不详），后患者清醒，不能说话。手指头部，意为头痛不适，并伴小便失禁，血压 30.8/19.2kPa（224/144mmHg），舌红苔薄略黄，脉虚弦略沉。

［辨证］患者年过五旬，上盛下虚，怒则风阳上旋，横窜经络，瘀血不行。

［治法］潜镇熄风，活血化瘀。

［方药］丹参 30g　　夏枯草 15g　　珍珠母 30g（先煎）
沙参 15g　　黄芩 10g　　钩藤 12g（后下）
枸杞子 12g　　龙胆草 10g　　丹皮 12g　5 剂。

［服法］每日 1 剂，水煎二次合匀，早晚分服。

复诊（1975年4月10日）：血压仍高23.9/13.3kPa（180/100mmHg），已能说话，头痛减轻，右半身麻木，口苦，小便黄，脉舌同前，仍宜平肝潜阳，佐以活血通络。

［处方］龙胆草10g　丹参30g　葛根12g
菊花12g　钩藤12g（后下）　黄芩10g
草决明30g　地龙12g　鸡血藤30g
川牛膝15g　郁金12g　焦楂15g
白芍10g

［服法］每日1剂，水煎二次合匀，早晚分服。

三诊（1975年4月13日）：上药3剂，头痛、身麻、口苦已减，但午后手足心发热，舌苔稍腻，脉虚弦，血压18.6/11.9kPa（140/90mmHg）。此大病已去，病后体虚，肝火灼伤阴血，拟滋阴养血，清理余邪。四物汤加地龙12g，女贞子12g，石斛10g，天冬10g，丹参30g，鸡血藤12g，决明子20g，山楂15g，川牛膝15g。以善其后。

【按】《素问》举痛论说："怒则气上"。阴阳应象大论又说："怒伤肝"。此患者怒则伤肝，肝气上逆，发为中风不语。其病机与《素问》这两条原文相符，故3次诊疗，前2次以潜镇通络为主，后以滋养阴血为主，阴平阳秘，病告初愈。

胃脘痛（萎缩性胃炎）

孙某某，男，65岁，干部，甘肃百货站干部。

初诊（1992年4月5日）。主诉：胃脘部疼痛10余年，呈隐隐作痛性质，不胀不泛酸，伴口干口苦，纳差，口中无味，疲乏无力，脉缓，舌质红苔薄黄。既往有"气管炎"、"尿路感染"史。1991年曾作胃镜检查，确诊为"萎缩性胃炎"，曾多处求治，服药无数无明显效果。

［辨证］肝胃不和，脾虚气滞血瘀。

［治法］舒肝和胃，健脾理气兼以化瘀。

［方药］柴胡10g　白芍12g　枳壳10g
甘草6g　川芎10g　香附10g
黄芩10g　焦三仙各15g　郁金12g
延胡索10g　三棱10g　6付。

二诊（1992年4月12日）：上方服后有所减轻，因有增生性脊柱炎，继用上方加川断、牛膝。

三诊（1992年4月19日）：胃脘仍痛，口干，口中无味，纳食可，舌红苔白而燥，脉弦缓。用柴胡舒肝散加延胡索、郁金、川断、制乳香、焦三仙等。

四诊（1992 年 4 月 26 日）：症状减轻，但仍胃痛，口干，口中无味，脉虚弦，舌红少苔。

气滞已有缓解，脾阴阳两虚甚显。处方：香附 10g，砂仁 6g，党参 12g，白术 12g，茯苓 10g，甘草 3g，半夏 8g，陈皮 10g，白芍 12g，乌梅 10g，山楂 15g，石斛 12g，丹参 15g。

五诊（1992 年 5 月 3 日）：服上方后诸症大减，现症失眠、夜尿频多。仍用上方去石斛、加炒枣仁、益智仁。

此后又诊治 4 次，均以柴胡舒肝散与香砂六君子汤交替使用，前后服药 60 余付，终使诸症大减，胃脘已不痛，纳食增加，疲乏减轻，精神转佳，基本治愈，嘱其常服上方做成的散剂，以资巩固。

【按】萎缩性胃炎是比较常见的内科疑难病，治疗收效较慢，根治更难。此病人既有胃脘疼痛之标，又有纳差乏力等脾虚之本。故治疗以柴胡舒肝散与香砂六君子汤加减，交替使用，以使标本兼顾。治疗此病。我习用香砂六君子汤加乌梅、白芍、山楂、石斛之品，取名“强胃汤”。因香砂六君子汤稍嫌温燥，而脾虚日久，势必阴阻两虚，故用“强胃汤”阴阳两调，日久自见功效，特别是纳差、口中无味者，酸甘化阴之品用后疗效更显。另外，胃脘痛之疼痛是主要矛盾之一，止痛方面，若属久病瘀血络阻者，我习用丹参、延胡索、三棱等，化瘀通络止痛，久用而未见副作用，可供参考。

胃脘痛兼梅核气

隋某某，女，40 岁，工人。

初诊（1978 年 7 月 30 日）：胃脘痛时作 3 年，常因受冷、生气而诱发，并伴有腰疼、呃逆、咽中似有物阻，吐之不出、咽之不下，月经量少，紫黑。望其面色青黄，唇龈青紫，舌黯有瘀斑，舌尖有瘀点。切其六脉沉弦。病系胃脘痛兼梅核气，证属肝胃不和，瘀血内阻。治宜疏肝和胃、活血化瘀。处方：五灵脂 10g，延胡索 10g，赤芍 10g，三棱 10g，白术 10g，柴胡 10g，香附 10g，桂枝 10g，枳壳 10g，木香 6g，山楂 10g，甘草 3g。并肌注丹参注射液（每日两支），胃脘部贴伤湿止痛膏。上方加减服药 15 剂后，患者胃痛已止，咽喉已利，面色转正常，舌质红润，瘀斑瘀点消失，六脉和缓，服药期间，曾来月经，量及色均较前为好，自觉症状明显改善。

【按】本例肝气抑郁不舒，横犯于胃，则胃痛时作，气结血瘀，经脉不利，气机不畅，则腰痛、呃逆，咽中不适如有阻感。故治以柴胡、香附、枳壳等疏肝解郁；灵脂、延胡索、三棱、赤芍等活血化瘀，佐桂枝通阳、白术、山楂健脾和胃，以奏全功。

此案从疏肝和胃，活血化瘀以治胃痛着手，而梅核气也随之而愈，分析此证形成，似由肝肺气郁，脉络凝滞而成瘀血，从而梅核气乃作。此案破常规不取半夏、四七汤等疏郁宣肺化痰之法，而从疏肝理气，行瘀活血而获效。从而启发我们，梅核气并不完全限于“痰气相结”之说，而肝失疏泄，瘀血阿留，当对久治无效之梅核气尚可考虑。

气厥抽搐证

翁某某，男，42岁。某某油田招待所干部。

初诊（1980年5月12日）：因劳累过度，加之情志怫郁，突觉头晕眼花，心里难受，身冒大汗，遂即失，去知觉，并四肢厥逆，不时抽搐，经卫生所针灸及其他急救苏醒后仍觉眩晕，不时瘛疭。诊见，面色青黄，口唇发紫，两目直视，烦躁易怒，善太息，饮食明显减少，舌淡黯有深裂纹（系生理现象），脉弦数，二便正常。

［辨证］气郁不解，血瘀痰凝，郁而不宣，肝风内动。

［治法］疏肝解郁，行气活血，化痰熄风，并坚持作好思想开导工作。

［方药］丹参30g　　檀香6g　　砂仁6g

羚羊角6g（另煎）　钩藤12g（后下）　郁金12g

赤芍10g　　僵蚕10g　　川芎10g

川贝母10g（冲服）

［服法］清水煎服。日夜各1剂。

并用丹参注射液，每日4ml，分两次肌内注射。

上药仅服4剂，则抽搐诸证渐除而愈，至今未再复发。

【按】“勇者气行则已，怯者着而为病”，劳累过度，正气已衰，七情怫郁，尤易犯肝，肝失疏泄而郁结不解，气机不行而阳郁不达，进而血瘀不行，痰湿阻滞，心脑失养，窍闭不宣，故肢冷厥逆遂发；肝为风木之脏而主筋，阳郁血瘀痰凝，筋脉闭郁失养，虚风随之内动，故抽搐，瘛疭即作。治以疏肝解郁，活血通络，化痰止痉，平肝熄风。肝主条达，病由气生的特点，重视作好思想工作，配合精神疗法，从而起到了相得益彰的作用。

毒瘀交结抽搐证（磷化锌中毒）

李某某，女，25岁。泾阳某公社社员。

初诊（1979年9月1日）：因误服磷化锌中毒，随送附属医院急诊室给以洗胃，解磷定，液体疗法等救治，但两日后开始全身不时抽搐。观其面色苍黄，神志时清时昧，吐字不清，痛苦病容，腹胀如鼓，两日未解大便，小便黄浊。脉象沉数，舌黯红（体温37.5℃，其他尚可）。

[辨证] 毒热内聚，气血逆乱。

[治法] 解毒清热，平肝化瘀。

[方药] 绿豆甘草解毒汤化裁。

绿豆120g	生甘草30g	草石斛30g
白茅根30g	连翘30g	大黄30g
丹参30g	赤芍12g	焦山楂15g
羚羊角6g（另煎）	钩藤15g（后下）	

丹参注射液1日1次，每次4ml，肌内注射。

上方日夜两剂（液体仍给），大便通畅，腹胀减轻，抽搐减弱。次日再进1剂，则诸症悉除，第3日从急诊室痊愈出院。

【按】 本例系药毒内留，聚而生热，阻血为瘀，热毒瘀血聚于肠道，气机不利，则腹胀如鼓；熏灼肝经，肝热动风则不时抽搐；上扰心脑，瘀阻心窍则神志不清。诸症皆由热毒瘀血而生，故以绿豆甘草解毒汤（自拟方），重加活血化瘀、凉血解毒、熄风止痉而使患者转危为安。

气厥震抖证（癔病性震颤）

阎某某，男，28岁。户县大王公社×大队社员。

初诊（1976年3月12日）：1975年7月因与人争执生气后，当即昏倒，不省人事，左上肢抖动。经当地医生按“癔病性震颤”用针灸及中药治疗后取效。但日后每当劳累、生气又即复发，并日益加重。近日又犯病，烦躁，失眠，头痛眼红，颈项强痛，胃纳差，胸腹胀闷，脘腹疼，吐酸水，喉咙噎，走路左腿强直麻木，左上肢颤抖致诊脉亦需别人按压。舌黯苔白，脉沉弦。

[辨证] 肝郁气滞，络阻风动。

[治法] 疏肝潜镇，活血祛瘀。

[方药]

白芍12g	木香6g	川芎10g
郁金12g	香附10g	生龙骨15g（先煎）
红花10g	甘草3g	丹参30g
川牛膝10g	葛根12g	鳖甲15g

[服法] 每日1剂，水煎二次合匀。早晚分服。

同时配合针刺外关（左侧）穴。

复诊（1976年4月5日）：上药服五剂后，震颤麻木已除，它症已减，现唯觉头重胃胀，纳食仍差，脉沉缓，舌稍黯苔白，调方以善其后。

［处方］赤芍 10g　地龙 12g　鸡血藤 30g

郁金 12g　丝瓜络 12g　生地 10g

白芍 12g　当归 10g　丹参 30g

山楂 15g　生龙骨 15g（先煎）　龟板 15g　6 剂。

［服法］每日 1 剂，水煎二次合匀。早晚分服。

【按】《内经》谓：“诸风掉眩，皆属于肝”，“风胜则动”。震颤强直，亦从风论，亦从肝治。但本例患者因其气郁伤血、络阻风动，非一般外风侵袭，故治以疏肝潜镇，活血化瘀而获效。

气厥（脑动脉供血不良）

梁某某，女，35 岁。某某油田咸阳石油转运站家属。

初诊（1981 年 2 月 15 日）：3 年前因过度生气，精神创伤，遂觉心跳而痛，1979 年底病情加重，自觉心胸拘缩，全身挛搐，伴见多汗，面色㿠白，四肢无力，渐至卧床不起，并时有昏厥，发则牙关紧急，四肢发凉，呼之不应。月经量多，色黑有块，经西医作有关检查诊断为“脑动脉供血不良”，怀疑为“冠心病”，但经治病情未见改善。诊时面色青晦，毛发枯燥。舌黯淡，苔白腻，脉沉细而涩。

［辨证］宗气不足，心血亏少，气郁不疏，瘀阻痰凝。

［治法］益气养血，养心安神，理气开郁，活血化痰。

［方药］炙甘草 10g　淮小麦 30g　大枣 5 枚

黄芪 30g　白术 10g　茯苓 15g

丹参 30g　川芎 10g　三七 3g（冲服）

瓜蒌 15g　薤白 10g　郁金 12g

降香 10g

［服法］每日 1 剂，水煎二次合匀。早晚分服。

上方坚持服用 40 余剂，心缩心跳消失，不再昏厥，毛发润泽，面色红润，饮食增加，月经调合，心电图复查也复正常。舌淡红，脉沉细，处以益气养心，滋肾挟阳，活血化瘀之剂以巩固疗效。

【按】《灵枢·口问》篇载：“悲哀忧愁则心动，心动则五脏六腑皆摇。”情志剧伤、心气顿挫，故始觉心缩心跳。《临证指南》华岫云按：“郁则气滞，……升降之机失度，初伤气分，久延血分。”血瘀不行，湿聚为痰。气、血、痰、湿诸郁相合，郁结日固，正气日耗，心脑失养，瘀痰阻窍，故昏厥诸症丛生。遵“心病者，宜食麦”；“肝苦急，急食甘以缓之”及“木郁则达之”的古训，拟甘缓合于活血祛瘀、化痰疏郁之中，用药得当，故多服而愈。

皮 痹

师某某，男，55岁。兰州空军某部干部。

初诊（1980年1月24日）：患者春节探亲期间，突然感觉周身困痛不舒，食饮不好，微觉发冷发热，但体温如常。曾以感冒自服银翘解毒丸，某卫生所也予柴胡注射液、安痛定肌注等见效甚微。至第四日感冒症状不明显，而周身皮肤肌肉疼痛犹如针刺，穿衣、解手、触物即疼痛难忍，坐立不安，转侧亦难。诊见口唇略紫，舌黯苔白略腻，脉浮弦。

［辨证］风寒湿邪郁表，血络凝涩不通。

［治法］祛风散寒除湿，活血化瘀通络。

［方药］防风6g　葛根12g　秦艽10g

威灵仙10g　白芷9g　桂枝6g

当归10g　丹参15g　川芎10g

甘草3g　生姜3片　葱白9cm

［服法］水煎服。上药3剂，两日内服完。

药汁未尽，即全身肌肉疼痛告愈。

【按】此患者以周身肌肉疼痛如针刺为主症而就诊，参考病史可知此由风寒湿邪外袭，稽留肌表不解，以致营血阻滞，脉络不通，不通则痛。且肌表络瘀，营血不通，则风寒湿邪难以速祛，而风寒湿三气阻滞不去，则肌表络脉复加痹郁，以致风、寒、湿、瘀四因相搏而使小病酿成苦疾，故方拟防风、葛根、白芷、姜、葱宣散风寒，秦艽、灵仙、桂枝除湿通痹。当归、丹参、川芎活血化瘀，俾风邪疏而寒邪散，湿邪祛而瘀滞通，故3剂未尽，周身肌肉疼痛告愈。

此证用药虽属简单，但取效于解表化瘀之法却能开发人之心思。因前贤虽有益气解表、扶阳解表、滋阴解表、养血解表、理气解表诸法，而解表化瘀之说提及不多，今据此案可以设想，凡属表证兼瘀，于解表剂中略施化瘀之品，以期疏畅营卫，或可达到事半功倍之目的。是否妥当，有待临床进一步验证和商讨。

热痹（风湿性关节炎）

韩某某，男，24岁，教师。

初诊（1978年1月20日）：两月前双膝关节开始肿痛，并伴全身发冷、发热、出汗等，在某医院检查血沉为110mm/h，诊为“风湿性关节炎”。先后曾用抗生素、激素、抗风湿药等西药及羚羊角、高丽参、龟板等中药治疗，体温有所下降。但关节红肿疼痛未减，且波及肘、腕、指（趾）各关节，疼痛较甚，并见纳呆、盗汗，舌黯红有瘀点，脉沉弦数。中医辨证属风湿热痹，脉络瘀阻，肝肾亏损。此宜清化湿热，活血通络，兼益肝肾。处方：苍术9g，黄柏9g，苡仁24g，独活9g，当归9g，川芎9g，丹参15g，牛膝9g，巴戟天9g，桑寄生15g，山楂15g，水煎服。

二诊（2月5日）：上方连服16剂，热退汗止，各关节肿胀消退，唯膝关节遇风微痛，舌红略黯，脉细数。辨证属余邪未清，仍予上方加清解之品。处方：苍术9g，黄柏9g，苡仁24g，独活9g，桑寄生15g，当归9g，川芎9g，生地12g，牛膝12g，丹参30g，山楂15g，甘草6g，杜仲15g，玄参15g，连翘15g。继服15付。

三诊（3月12日）：近日外感风邪，体热复燃，右膝、踝关节又发肿胀热痛，纳少，口渴，咽痛，小便短赤，舌红绛，脉沉数。仿白虎桂枝汤加减，以清热通络，祛风胜湿。处方：生石膏60g（先煎），知母12g，甘草6g，桂枝9g，生地12g，丹参15g，桑寄生15g，黄芩9g，山楂15g，麦芽12g，神曲9g，牛膝15g，6付。

四诊（3月30日）：上方调治一周，体热已退，但关节肿痛如前，遂重用活血通络之品。处方：豨莶草15g，当归9g，川芎9g，丹参15g，乌梢蛇9g，地龙9g，姜黄9g，桑寄生15g，黄柏6g，苍术9g，苡仁24g，独活9g，山楂15g。再服4付。

五诊（4月28日）：始服上药时自觉胃脘不适，6付后反应减轻，关节肿痛消失，行走自如，唯觉乏力。用上方，去苍术加巴戟天9g以善后。同年9月随访，一切正常。

【按】本例症见发热，关节肿痛较甚，脉沉弦数，诊为风湿之邪郁而化热，瘀阻血脉之热痹；因病已两月，兼致肝肾亏损，故治以清化湿热，活血通络，兼益肝肾而初见效果。三诊时因复感外邪，其与余邪相合，化热化火，使体热复燃，急投清热通络之剂，药后体热虽退，但关节肿痛不消，重用活血通络之品，方使瘀祛痹开而病告痊愈。

着痹（风湿性关节炎）

王某某，女，28岁，农民。

初诊（1978年2月3日）：去年9月因患间日疟，经治6天，寒热退净，复感外邪而觉头昏，微发寒热，手足指（趾）关节渐发肿胀作痛。经某医院按“风湿性关节炎”用针灸及中西药治疗数月疗效不显，病变逐渐波及全身各关节，疼痛加剧，身困乏力，生活难以自理，病后至今月经未行。诊见面黄肌瘦，脉沉，舌黯红苔白，舌下有10余个小米粒大小之紫黑瘀点。此为风寒湿邪乘虚侵袭，瘀阻脉络，发为着痹，损及肝肾，治宜祛瘀通络，兼益肝肾。处方：独活9g，细辛3g，威灵仙9g，乌梢蛇9g，丹参24g，红花9g，川芎9g，牛膝9g，生地9g，僵蚕9g，桑寄生15g，杜仲15g，连服10付。

二诊（3月17日）：经上方调治，月经已行，关节肿胀明显消退，疼痛大减，能下床走动，唯觉足跟仍痛。面色较前红润，舌面正常，舌下尚有数个瘀点，脉缓。再予上方10付（去杜仲加女贞子15g），诸症告愈。同年9月随访，病未再发。

【按】本例疟疾初愈，正气未复，复感外邪，风寒湿三气杂至，瘀阻脉络，着而为痹，并损及肝肾。治以独活、细辛、威灵仙祛风散寒胜湿，更加乌梢蛇、僵蚕入络搜风剔邪，且配丹参、红花、川芎等活血祛瘀通经，杜仲、桑寄生、生地、牛膝益肝肾强筋骨，诸药合用，共奏固本蠲邪之功。

此案于祛风散寒除湿化瘀剂中，配用乌梢蛇、僵蚕等搜剔络道之品，乃因痹由疟后继发，邪气直陷阴分络脉，血邪相结，胶固难解，气钝血滞，络脉凝涩，非一般风药所能胜任，必乌梢蛇、僵蚕等虫类药深入搜剔，方能奏效。我们在临床中体会到，乌梢蛇等品，功能入骨收风通络解毒，与活血化瘀药配合使用，对于时间长、病情重、屡医无效之顽痹，有相得益彰之效。

行痹（风湿性关节炎）

王某某，女，67岁，家属。

初诊（1978年7月21日）：患者周身肢体关节游走性肿痛已两年，近来逐渐加剧，时而走窜上肢，时而流注腰腿，关节屈伸不利，疼痛难忍，肌肉时起肿块，但无定位。颈项强痛，纳差少食，性情急躁，大便干结，舌尖红有裂纹，舌下有瘀点，苔薄白，脉弦劲。此因风寒湿邪侵入经络，阻碍血行，郁久化热，发为行痹。拟用祛风除湿、活血通络、兼以清热之剂。处方：秦艽12g，威灵仙12g，苡仁24g，乳香10g，没药10g，赤芍10g，白茅根24g，川芎12g，丹参15g，山楂15g，连翘15g，大黄10g（后下）。

复诊（8月11日）：上方连服9付，诸症皆愈，脉舌如常。再用上方稍事加减3付，以固疗效。

【按】痹证虽与风寒湿邪有关，但治疗不可墨守祛风散寒，除湿通络之法，而应重视“因人制宜”。据患者平素性情急躁，大便干结，舌红有裂，脉搏弦劲等症，知其乃阴亏有热之体。风寒湿邪一经侵入，则随阴亏而化热，形成风湿热瘀四因相搏之证。故以秦艽、威灵仙祛风通痹；苡仁、茅根渗利湿邪；大黄、连翘清泄邪热；丹参、乳香、没药、赤芍、川芎活血化瘀，可使风散、湿利、热泄、瘀化而病告痊愈。

痛痹（坐骨神经痛）

王某某，男，42岁，职工。

初诊（1977年12月9日）：患者3个月前曾住潮湿之室，渐感左侧腰腿疼痛，日趋加重。经西医诊为“坐骨神经痛”，迭经治疗无明显效果。诊见：坐骨神经压痛点（+），抬腿试验：右腿70°，左腿45°。苔白，脉弦稍紧。此因感受风寒湿邪，痹阻经络，气血流通受阻，而成痛痹。治宜温经祛寒通痹为主，佐以舒筋活络止痛。处方：川乌6g，草乌6g，羌活6g，独活9g，地龙9g，全蝎1.5g，木瓜9g，当归9g，川芎9g，桂枝9g，乳香9g，台乌6g。4付。以水加黄酒一两煎服。并嘱用药渣趁热外敷左脚。

复诊（1978年元旦）：经用上方后，腰腿痛明显减轻，自觉患肢温热，行走便利，但左足背外侧仍有发冷感。苔薄白，脉弦稍缓。原方加川牛膝9g、丹参15g，再投3付，煎法同前。春节随访，症状体征基本消失，临床治愈。

【按】坐骨神经痛，似属祖国医学痛痹范畴。此证有偏寒、偏风、血瘀、气虚等不同类型，治当温经通痹并视其兼症灵活加减用药。疼痛剧烈，可选用没药、乳香、三七等。伴见寒热往来加柴胡、黄芩等；寒盛肢体发冷者选用附子、桂枝、二乌等；遇风痛重者加细辛、威灵仙等；寒凝血瘀甚者，重用川芎、白芷、羌活、独活、丹参、当归、赤芍；证情顽固，可加虫类药，如乌梢蛇等；偏气虚者，重用黄芪；恢复期可加巴戟、党参、桑寄生等。以此论治，对于本证，多获良效。如配用药渣敷洗痛处，或加用针灸、按摩等，疗效更著。本例以寒湿入络，凝涩气血为甚，寒则收引主痛，湿则黏着涩滞，故用川乌、草乌大辛大热配以活血、搜络、祛风、胜湿之品而取效。

痛痹（风湿性关节炎）

杨某某，女，37岁。扶风县揉谷公社社员。

初诊（1977年4月17日）：今年元月份起，左腕、右肩部先后作痛，自用白酒点燃擦熨患部暂效。至2月中旬突然右腿抽麻痛剧，不能转动屈伸，痛牵腰部，伴发冷发烧。在当地曾用针灸、中西药治疗身热稍退，但疼痛未减。诊见舌黯红，脉沉缓涩。

[辨证] 风寒湿邪为患，经脉瘀滞不通。

[治法] 蠲痹邪，和营卫，化瘀血，益肝肾。

[方药] 独活9g	细辛3g	柴胡9g
黄芩9g	桂枝9g	甘草9g

川牛膝 9g　　制乳没各 9g　　川芎 9g
桑寄生 15g　　杜仲 15g　3 付。

[服法] 每日 1 剂，水煎两次。早晚分服。

复诊 3 剂后，诸症减轻，寒热退尽，遂去柴胡、黄芩，加土鳖虫 9g、丹参 15g。服至 11 剂（并针灸、按摩各一次），疼痛消失，行走自如，能正常参加生产劳动。1978 年 8 月随访，病无复发。

【按】中医有“痛则不通”的说法，但不通的原因较多，凡风寒湿邪、热毒、瘀血、痰阻、气虚皆可形成不通则痛的病理。此例既有风寒湿邪阻滞，又有瘀血，同时伴有肾亏，故处方三法兼顾而取效。

脊背痛

马某某，女，24 岁，干部。

初诊（1974 年 11 月 28 日）：患者一年前因感受风寒后，始觉背部疼痛，遇冷加重，初起疼痛不定，渐而固定于第五胸椎左右，且疼痛加剧，曾经针灸、理疗、药物等治疗而效不显著。平素心慌气短，倦怠无力，周身发冷，体质瘦弱，小腹发凉，极易感冒。月经量少色黑挟有瘀块。舌淡青黯有齿印，脉沉细弱。

[辨证] 素体阳虚，督脉失于温煦，外寒入里，与内寒相结，凝涩气血，瘀阻经脉。

[治法] 温通督脉，活血祛瘀。

[方药] 制附片 9g　　桂枝 9g　　狗脊 12g
川芎 9g　　独活 9g　　秦艽 9g
鸡血藤 30g　　丹参 30g　　当归 9g
牛膝 12g　　良姜 9g　　炙甘草 6g　6 付。

[服法] 每日 1 付，每付 2 次。开水煎服。

复诊（1974 年 12 月 28 日）：经服上药，背已不痛，腹已不凉，自觉身暖肢温，脉较前有力，舌质已不青黯但仍有齿印，上方去良姜，加桑寄生 15g，再服数剂，疼痛消除，体力增强，月经调和而告痊愈。

【按】此背疼乃阳虚血瘀所致。因肾阳素虚，督脉失温，阴寒内生，复加外寒，两寒相得，更伤真阳，又阳虚失于鼓动温煦，气血本已不畅，加之寒凝血瘀，阻于督脉，故背痛不已，治用附子、桂枝、良姜、狗脊温阳以固督脉，川芎、当归、牛膝、丹参、鸡血藤活血以祛瘀阻，俾阳气充而瘀血去，经脉温而血流畅，通则不痛，故病告愈。

腰痛（腰肌劳损）

王某某，女，34 岁，咸阳某某站职工。

初诊（1977年11月6日）：1977年3月始觉腰痛，近1月加重，痛甚如折，伸转不利。伴胸闷气短，夜寐不安。月经延期量少且夹血块，小便频数。曾按风湿、腰肌劳损，迭进中西药（包括针灸、拔火罐、贴膏药等）而欠显效。查血沉、尿常规皆正常。诊见面色青黄，舌稍红有瘀点（舌底上亦有10余个小米粒大小紫黑瘀点）脉沉细略涩。

[辨证] 肾气亏损，气血瘀滞，脉络阻塞。

[治法] 益肾气，活瘀血，通脉络。

[方药] 桑寄生15g　杜仲15g　当归9g
川芎9g　桃仁9g　红花9g
丹参18g　土元9g　制乳没各9g
桂枝9g　三七粉3g（冲服）　10付。

[服法] 每日1付，水煎2次。早晚分服。

复诊（1977年11且26日）：腰痛明显减轻，伸转便利，胸闷气短等症亦见减轻，面色趋复正常，唯小便仍频数。舌尖略红，苔薄白，舌面舌底瘀点消失，脉沉细。仍守原法出入，加川续断15g、赤芍9g、川牛膝12g，又服数剂，患者来诉腰痛止，月经量增，血块减少，故而停药。

【按】腰痛病因复杂，《医学心悟》说："腰痛有风，有寒，有湿，有热，有瘀血，有气滞，有痰饮，皆标也，肾虚其本也，分标本而治"。临证所见，确实多因肾亏而兼外邪客之，以致气血瘀滞，脉络阻塞而作痛，本例即以此为患。故标本同治，效果明显。

头冷痛

赵某某，女，42岁，神木县。

初诊（1980年1月18日）：头冷痛历时5年，久治不愈。痛则心烦不安，恶心欲呕。平时睡眠欠佳，腰痛膝软，畏寒足冷。舌质黯淡、苔白腻，脉沉细弱。

[辨证] 阳虚血亏，瘀阻不行，痰浊内聚，清阳不升。

[治法] 温肾扶阳，活血化瘀，理气化痰，通络止痛。

[方药] 鹿茸3g（冲服）　狗脊10g　巴戟10g
鸡血藤30g　当归10g　白芍12g
桂枝6g　丹参30g　川芎12g
磁石30g（先煎）　姜半夏10g　砂仁6g
郁金12g　广木香6g　蔓荆子10g

[服法] 每日1付，每付2次。水煎服。

上方服用5付，头冷痛则大为减轻，舌已转红，脉沉渐起，但觉稍热，故于上方去鹿茸、木香、鸡血藤加菊花15g、寄生12g、天麻12g，嘱继续服用。同年10月上旬由原地来咸阳时随访，头痛已基本痊愈。

【按】头为诸阳之会，冷痛为阳气不达巅顶。然舌质黯、苔白腻，瘀痰交结之症显然。综合分析，头痛良由素体阳虚血少，渐致湿聚血凝，清阳不升，浊阴不降，脉络阻滞，不通则痛。且瘀疾阻遏、更伤阳气，从而阳虚，瘀疾互为因果，故头痛日重，久治不愈。今从温肾扶阳，补血养血、活血化瘀、祛痰降浊着手，扶正祛邪，攻补兼施，以使真阳得复，瘀祛湿降，血脉通利，清升浊降而头痛渐愈。

面 痛

恰某某，男，38岁。某某市某局干部。

初诊（1979年2月10日）：半年前因情志不遂，加之工作劳累，夜不入寐，数日后右侧头面部阵发性剧烈疼痛，伴见周身汗出，心慌，右眼流泪，右鼻孔流清涕，每次持续15～30分钟，其痛可骤停。每因进食、洗脸等可诱发，1日发作3～4次。曾用针刺、西药治疗，开始尚有效果，而后亦不能制止，故找中医诊治。诊见：舌黯，脉弦硬，面色略青滞。

［辨证］阳明经脉郁滞，气血凝涩不行。

［治法］疏经活络，畅行气血。仿通窍活血汤之义处方。

［方药］桃仁10g　红花10g　川芎15g
赤芍12g　麝香0.1g（冲服）　白芷12g
僵蚕12g　蜂房12g　丹参15g
菊花15g　谷精草15g　延胡索10g

（同时自服谷维素、维生素B_1片）

［服法］每日1付，每付2次。水煎服。

复诊（同年3月14日）：上方服9付后，头面痛止，至今未发，夜寐亦安，现觉时头胀、心慌气短、胸闷不舒，食纳不佳，脉较前为软，舌仍黯。此宜继续宣畅脉络，养心安神，以善其后。

［方药］瓜蒌15g　薤白10g　川芎12g
丹参30g　赤芍12g　白芷10g
山楂15g　鸡血藤30g　炒枣仁15g
夜交藤30g　合欢花15g　玉竹12g　付。

并肌内注射丹参注射液30支。每日2支，病愈停药。1980年2月28日随访，病已痊愈，再未复发，身体亦较前好。

【按】本例头面部疼痛之势剧烈，乃由情志不遂，郁而化火。夜不入寐，阴血暗耗，风阳挟瘀上扰，导致头面部疼痛时作。故选用丹参、川芎、桃仁、麝香、白芷等，疏气活血而通络。配菊花、谷精草、蜂房、僵蚕以清熄风阳而止痛。复诊时痛势虽缓，但阴血暗耗，心失所养之症仍存，故再用瓜蒌、薤白、丹参、川芎等宣畅气机，活血通络之基础上，酌情重用鸡血藤、夜交藤、炒枣仁、合欢花、玉竹等。以滋补阴血，养心安神而善其后。

胃痛（胃柿石）

阎某，男，21 岁，内蒙石油普查×队工人。

初诊（1978 年 12 月 2 日）：患者一年来胃脘部经常胀痛，起先并未介意，1978 年 3 月份因便血在当地某医院按消化道溃疡出血治疗，尔后便血止，但胃脘仍痛，摸到儿拳大小包块，纳差食减，每天约 6 两粮，且消瘦身痛，转回内地治疗。同年 11 月份又吐咖啡色物两次（每次约 300ml），在某医院仍按消化道溃疡出血治疗（当时查红细胞 300 万/mm^3，血色素 8g，白细胞 11 800/mm^3），血虽止，但胃痛仍不减，遂转某医院诊治，按其消瘦形态，摸其坚硬包块，观其反复出血，问其疼痛不止等疑为胃癌，劝其手术治疗。家属不欲手术，故转中医试治。诊见患者面黄肌瘦、气短懒言、胃脘部有拳头大小一质硬包块，按之作痛，舌胖苔白，舌下瘀丝较多，脉沉涩，眼睑、甲色淡白，面目稍浮肿，经详细追问病史，才知患者于病前（1977 年 10 月份下乡时）一次曾大量吞食小软柿子约 25 个，当时未有感觉，以后逐渐胃疼。后经再次钡透检查，报告为“胃柿石症”。故用①黑木耳 30g，温水泡软去杂质加入适量蜂蜜，吃生木耳喝蜂蜜水。②胃脘部（包块）外贴伤湿止痛膏。⑧每日肌注 2 支丹参注射液。

二诊（12 月 11 日）；上方服用四天后，拉下一如鹅蛋大外坚内软粪块（剥开后为黏胶状柿色物）。拉后精神较前轻爽，饮食增多，胃脘疼明显减轻，脸色较前为好，胃脘部硬块较前小软，宗前方继续治疗。

三诊（12 月 20 日），服药后，前三日又分别拉下大小不等黄红色黏状物三块，较前次为软。精神好转，饮食增加，胃脘硬块已无，胃疼已止。脉沉细，舌略红，舌下瘀丝全无。故再用上方半月以后，上述症状全无，钡餐透视，未发现异常。唯觉乏力、汗多、脉沉、舌稍淡。证属病后气血双虚，治宜补益气血，健脾和胃。

［方药］炙黄芪 30g　当归 10g　白术 10g
焦楂 15g　肉苁蓉 15g　麦芽 15g
何首乌 30g　党参 10g　延胡索 10g
炙甘草 6g　浮小麦 30g

以善其后。于 1979 年 2 月底痊愈，返回内蒙工作岗位，至今情况良好。

【按】胃柿石属中医“积聚”范畴，乃因过食柿子，积聚为患，中气被阻，脾胃受损，故治宜消积和胃，辛开行滞。过去用木耳、蜂蜜治疗误吞金属有效。后用来试治胃柿石3例，用他方虽有效而未痊愈，用此方均告痊愈。说明此方有滋养润燥，健中和血、消食散结，行滞化坚之功，再用具有辛香走窜、活血化瘀之伤湿止疼膏、丹参注射液分别外贴和肌注，更有利于消散之力。

不孕证

钟某某，女，28岁，南郑县某公社社员。

初诊（1970年2月初）婚后4年余，未育，男女双方经多次检查，均未发现重要的器质性病变。患者常觉小腹寒冷，经行腹痛，量少色暗，伴有血块，平时常有胸胁不舒，腰酸乏力，时有少腹作痛，脉沉略涩，舌黯苔薄。证属肾阳不足，虚寒内盛，加之肝郁不舒，气滞血凝，故用艾附暖宫丸，桃红四物汤加减。

［方药］艾叶9g　附香10g　吴茱萸6g
当归10g　川芎10g　鹿角霜15g
赤芍10g　桃仁10g　红花10g
芦巴子12g　益母草15g　丹参24g
荔核15g

以上方为基础稍事加减；先后五个月共服50付，并且针灸关元、气海、肾俞等穴，针刺三阴交等，同时作好思想工作，以使勿焦虑，心情舒畅，尔后怀孕生育。1979年6月随访，一切尚好，已作绝育手术。

【按】不孕原因甚多，除器质性病变外，主要是虚寒、血虚、痰湿、肝郁、血热等，致使冲任失调，滞塞胞宫，不能受精。在临床上“宫寒不孕”之病例不为少见。除温暖下元，调和冲任外，并注意加入舒肝理气，活血化瘀之品，并且配合针灸及作好思想工作，以使气畅血行，冲任调和而受孕。

轰热证

刘某某，男，62岁，农民。

初诊（1981年3月15日）：1980年2月曾患前列腺肥大。行手术治疗后，渐觉周身发烧，为阵发性，每日六七次，以上半身为甚。发烧时心中烦乱不堪，伴有汗出（皮肤发烧，体温不高）等。需立即解开衣襟，甚至脱掉上衣，让风吹之始能缓解，不论春夏秋冬，基本规律皆如此。但口不渴，烧后如常，舌质黯红而淡，舌下有瘀点数枚，苔白而润，脉沉细弱。证属气虚血亏，瘀血内阻；治宜益气补血。活血化瘀，兼清虚热；以丹参桃红四物汤化裁处方。

［方药］丹参 30g　桃仁 10g　红花 10g
生地 10g　赤芍 10g　川芎 10g
当归 10g　黄芪 30g　牡蛎 15g
胡黄连 10g　白薇 10g　五加皮 10g

复诊（1981 年 3 月 21 日）：上方服用 3 付，发热诸症大减，每日仅作一次，且热势轻微，很快即过，脉舌略有起色，唯药后大便稍稀，遂于原方中去桃仁，减丹参、当归之量，并加茯苓 15g 嘱继服，共进 10 付，而烧退病愈。

【按】患者发烧时起时伏，烧时心烦不安，而无脉弦、口苦、往来寒热之症，知病机不在少阳；热甚汗出，但口不发渴，苔不黄燥，知病机不在阳明；舌无红赤少苔，五心并不烦热，知亦非阴虚骨蒸。据舌质黯淡，舌下瘀点等，分析此为术后瘀血不行，瘀郁生热；且患者年逾六旬，气血已衰，鼓动无力，瘀血日甚，故阳郁外发作烧。治以当归补血汤益气生血；丹参桃红四物汤活血化瘀；并佐胡黄连、白薇、五加皮以退虚热。药合病机，故三付即效。二诊大便略稀，故去桃仁减当归、丹参等滑肠滋润之品，加茯苓之扶脾，而病归痊愈。

半身麻痛症

葛某某，女，33 岁。工人。

初诊（1978 年 12 月 10 日）：患者平素体弱，又因产后大出血，气血更亏，渐致左半身麻木不仁，且时作疼痛，行走艰难伴有周身浮肿，尤以四肢为甚，延今已 4 月余。并觉颜面有蚁行感，气短乏力，纳呆难寐，即便入睡片刻，亦多做恶梦。月经量多挟有血块，经期提前，甚或一月两行，曾在本厂卫生所及某某医院诊治，检查除“三系细胞”略低外，余无重要发现，诊断未明确。屡经中西药，针灸治疗，效果不显。诊见面色晦暗，舌黯不鲜，脉沉涩。此病乃为气虚血亏，无力推行血循，故而瘀阻为患。治宜益气养血兼化瘀滞。

［方药］炙黄芪 15g　当归 10g　生地 10g
鸡血藤 30g　川芎 10g　川牛膝 12g
赤芍 10g　丹参 20g　地龙 10g
僵蚕 10g　乌蛇 12g　山楂 10g

以上方为基础方，先后略有加减，病情每见减轻，共服 48 付，半身麻木消除。浮肿消退，纳食渐增，月经正常，其他症状亦大为减轻，业已上班工作。1980 年 2 月 28 日随访；经治疗后至今情况良好，前病再未复发，目前除“三系细胞”仍略低外，余无明显不适，一直坚持工作。

【按】此例素体虚弱，复加产后失血量多，气血亏耗愈甚，从而血少滞涩，瘀而不行，且瘀血内阻，水湿运化受碍，筋脉肌肤失于濡养，加之“血虚生风”，故麻木，浮肿，疼痛，蚁行感等诸症遂作，实为虚实交夹之证。因此治以黄芪合归、地益气生血；鸡血藤、丹参、川芎、地龙等养血化瘀通络；配加虫、蛇搜风且更增通络之力；佐以山楂开胃并增化瘀之功。诸药合用，补中有行，使血生风灭则麻木去，瘀祛络通则疼痛止。

无名定时高热

惠某某，女，26岁，工人。

初诊（1980年3月8日）近1月半来每日下午3时许发高烧39℃，3小时后可自行消退，曾住院治疗效不著，亦未查明原因，体重锐减10余公斤。每次发病，先觉背疼，继之发冷发烧，手足心热甚，恶心胸痛，四肢末端发凉。素纳差，日进食150g许。舌淡略暗，脉沉细略数。证属少阳枢机不利，瘀血内阻不行，兼太阳之表阳气虚，少阴之里阴液亏。治宜和解少阳，活血化瘀，并温补太阳之表，清滋少阴之里，以小柴胡汤化裁处方。

［方药］银柴胡10g　黄芩10g　沙参15g
姜半夏10g　丹参15g　山楂15g
桂枝10g　黄芪15g　狗脊12g
白薇12g　胡黄连10g　瓜蒌15g

4月16日随访，上方6付，热退告愈，再未服药。

【按】本例患者之高烧，病机颇为复杂，寒热交作，发热有时，少阳枢机不运，故用小柴胡汤以和解之；因属虚热，阴液有亏，特以柴胡易为银柴胡，党参易为沙参；背为阳，发热先有背疼，即阳气虚而不通，故用芪、桂、狗脊温补而通；午后发热，即阴液亏而虚热生，白薇、胡连胜其任；瘀血内阻，热郁不宣，丹参、山楂当其用；胸闷为阳郁，瓜蒌可宣阳，诸药合用，不乱其法，故幸而奏效。

翻　甲

何某某，女，37岁，工人。1年前因情绪怫郁起病，渐致性情烦躁，恐惧多疑，两手指甲逐渐干瘪凹陷，其前部又上翻开裂，甲床刺痛，触碰时痛剧难忍，不能工作，家务也无法料理，并伴疲乏、腰痛、月经夹有血块。因屡治未见著效，又遇一游医讹称此病难活半年，更加忧郁苦闷。于1977年12月21日来诊：见患者面色青灰，口唇色紫，舌黯有瘀点，脉沉弦无力。此为肝气郁滞，肾气亏损，瘀血阻络所致。治宜养肝益肾，活血化瘀。

［方药］旱莲草15g　山萸肉9g　杜仲15g

桑寄生15g　　当归9g　　川芎9g
丹参18g　　赤芍9g　　鸡血藤30g
生地9g　　苡仁12g　　茯苓12g

水煎服，每日1付，并嘱其将药渣再加水复煎，浸泡双手。1978年3月3日来云：上方服至10付即见显效，甲床疼痛明显减轻，指甲渐长，无干裂，服至20付，指甲逐渐恢复常态，疼痛消失，且颜面唇色转润，精神畅快，已上班工作。唯觉目稍干涩。查其舌质淡红，脉缓，仍宗前法重用益肾养血之品，以善其后。1979年12月随访一切均好。

【按】肝主筋，甲为筋之余，故爪甲为肝之外华。肝气调，肝血足，则爪甲红活饱满，润泽坚韧。本例情绪怫郁，肝郁气结，气滞血瘀阻络，爪甲乏气血之滋养，故见干瘪凹陷，开裂刺痛。又思虑过甚，暗耗阴血，日久肾气亦亏，更促诸证随作。故以养肝益肾，活血化瘀为治，攻补兼施为法，俟肝气条达，气血充足，络道通畅，爪甲继而复常也。

鼻衄

马某某，男，17岁。患者双侧鼻孔断续衄血月余，经查原因不明，屡用中、西药而无效。近两天突然加重，动则衄甚，色暗红夹有血块，伴有头目眩晕，心中烦躁等，舌黯红，脉沉数。

张景岳说：“动者多由于火，火盛则迫血妄行；损者多由于气，气伤则血无所藏。”此患者鼻衄虽已月余，但仍舌红脉数，虚象未露，且衄势急猛，色暗而不滴沥清稀，故属热证、实证。肺开窍于鼻，热邪壅盛，上迫肺窍则鼻衄；肝藏血，肝胆之气随血升腾则目眩；心主血，营血之热上扰心神则烦躁；热伤络，络脉凝瘀，血不归经则衄血夹块。综合分析，此属《临证指南》所谓：“胆火上升心营热”之鼻衄，良由热邪壅肺，迫血妄行，扰心及肝，络伤血瘀之证。仿叶天士“火邪极盛而载血上泛者，有甘寒咸寒之法”立意，而处以犀角地黄汤化裁治疗。

［方药］犀角6g（另煎兑服）、生地、赤芍、丹皮、元参、麦冬、黄芩、菊花各10g、小蓟、牛膝、白茅根、焦楂各15g　3付。

服后鼻衄止而诸证愈，同年底随访未再复发。上方以犀角地黄汤加小蓟、白茅根凉血止血，活血化瘀；麦冬、玄参润肺生津以布护肺络；黄芩、菊花清胆凉肝以抑木气之逆；佐焦楂既取活血散瘀止血之用，并防诸苦咸寒之品滋腻伤胃。因药与病机正能合拍，故获捷效。

咯血（支气管扩张）

朱某某，女，42岁，干部

初诊（1988年5月10日）患者自1984年起，每逢5~7月即出现发作性规律性咯血，时轻时重，多则1次咯血达300ml。4年内每发作均去西安某医院住院治疗，曾怀疑“支气管扩张”，但终未确诊，原因未明。7月以后咯血自行停止。1988年5月3日，咯血又发作，经住院输血、止血等法治疗，咯血不能控制，请张老师诊治。症见咯血量多而频，色鲜红，颜面苍白，头晕乏力，口干，手足心发热，烦躁失眠，舌淡胖有齿痕、舌边有散在瘀斑、苔薄白，脉沉细涩无力。

［证属］肺之气阴不足，瘀阻肺络。

［治宜］益气滋阴养肺，化瘀止血。

［方药］桃仁10g　红花10g　当归12g
生地12g　白芍15g　丹参15g
川牛膝12g　三七3g（冲服）　党参10g
阿胶10g（烊化）　沙参15g　玄参15g
小蓟12g　旱莲草15g　焦山楂10g

2诊（5月17日）：服上方6付后，咯血量、咯血次数明显减少，但仍感头晕乏力，手足心热，烦躁失眠，继用上方加五味子10g，6付。

3诊（5月24日）：服上方后咯血停止，精神好转，睡眠改善，舌淡胖有齿痕，脉沉细。守方继服。主6月22日，患者精神明显好转，面色红润，与以前判若两人。随访2年，一直未发。

【按】此案每年5~7月定时发病，有明显的时间（季节）节律，此时春旺阳升，似与木火刑金有联系；患者咯血色鲜红，口干，手足心热，烦躁失眠，脉沉细，属阴虚火旺兼有肝火之象，但又咯血量多，颜面苍白，头晕乏力，舌淡胖有齿痕，脉细而无力，似有气虚不摄之象；舌边有瘀斑，脉兼涩象，则因瘀而血不循经也甚明显。故以桃红四物汤去川芎之辛燥为养血活血之根基，党参、沙参、玄参益气养阴清热，川牛膝活血兼引血下行，丹参、三七、小蓟、阿胶、旱莲草、焦山楂化瘀止血。

尿血（急性肾小球肾炎）

李某某，男，10岁。

初诊：患儿于1980年11月15日以急性肾炎收住入院。入院时发热微恶寒，周身浮肿，小便短少，肉眼血尿。入院后即用西药治疗，并予中药麻黄连翘赤小豆汤，后又改用八正散，经治十余日，浮肿基本消退，而肉眼血尿不止，且日趋加重，遂于11月29日邀余会诊。问知患儿自觉心烦不安，纳食较差，时有呕吐，肌肤发热，尤以两手心为甚；视其颜面稍浮，舌红少苔；诊其脉细而虚数。尿检：尿液混浊，蛋白（++~~+++）。红细胞（+++~++++）。颗粒管型（++），血压波动在18.62~14.63/13.3~10.64kPa（140~110/100~80mmHg）之间。

［辨证］阴亏火旺，络伤血瘀，水气不行。

［治法］育阴清热，凉血宁络，化瘀行水。

［方药］生地、茜草炭、茯苓、地骨皮、知母、炒丹皮、仙鹤草各10g、藕节20g、白茅根30g、旱莲草15g、琥珀6g、焦楂15g

［服法］每日1付，分两次服。

1980年12月4日随访：药服4付，肉眼血尿明显减轻。血压17.29/9.31kPa（130/70mmHg）。尿检：尿液微混，蛋白（+~++）。红细胞（+++）。颗粒管型少许，视每服药后微有呕恶感，遂去琥珀加当归、益母草、竹茹各10g。

1980年12月7日随访：继服上方3付后，肉眼血尿消失。尿检：尿液淡黄清亮。蛋白（+），红细胞少许。原方继服，至1980年12月11日，浮肿完全消退，小便清亮，尿检无异常发现，饮食增进，精神振作，遂改用健脾益肾之品调养善后至痊愈出院。

【按】《医宗金鉴》载："溺血为尿窍之病，用四物倍加牛膝，血淋为尿窍之病，用八正散加木通、生地、郁金"。可见尿血与血淋证治大异，吴鞠通说："温病小便不利者，淡渗不可与也，忌五苓八正辈"，说明津伤液竭与湿热阻滞之溲不通利治法迥别。患儿初起虽发热恶寒，浮肿尿少，但发热重于恶寒，本系温邪郁卫，水气不宣，以麻黄连翘赤小豆汤外解表邪，内清湿热，且表解后继用之；而手足心热，烦渴舌赤，证明阴液不足，又以八正散复伤其阴，以致虚火成灾。虚火既可下扰小肠血络而迫血妄行，次可损络凝瘀而致血不归经，故尿血之症日重。虚火蒸扰则心烦肌热；胃津烁伤则纳差时呕。血瘀阴亏，水不畅行则颜面虚浮。证属阴亏火旺，络伤血瘀之症，其舌红少苔，脉细虚数更能佐证。且失血则阴液愈亏，阴愈亏则虚火愈旺，火愈旺则更易动血，故当急育阴清热，凉血宁络，化瘀行水，以期逆转恶性循环。

尿 血

罗某某，男，42岁，干部。

初诊（1974年12月24日）：1974年以来，常觉腰酸脸胀，仅作些对症治疗，10月22日晨出现肉眼血尿，但尿时无刺激症状，并伴有腰酸足跟痛，眼睑发胀，胸闷，心烦，易惊，耳鸣，午后脸发热，手足心发烧，汗多，故休息治疗。在宝鸡某医院曾作尿常规检查：蛋白（-）、红细胞（+

＋＋）、脓细胞（－），经治疗不著，遂去外院诊治，怀疑膀胱肿瘤，作膀胱镜检，逆行造影等均未发现问题，经用青、链霉素，强力霉素等仍效不著，尿检红白细胞及蛋白反复出现，但3次尿培养未发现致病菌，于12月24日来我处诊治，主症同上，脉沉涩无力，舌尖红体黯，口唇略紫。

［辨证］肾阴亏损，虚火妄动，损伤脉络，瘀血内存。

［治法］益肾滋阴，化瘀止血。

［方药］旱莲草24g　女贞子12g　琥珀10g
生地12g　寄生15g　丹参30g
川牛膝10g　粉丹皮10g　三七粉3g（冲服）
黄柏10g　鳖甲12g　木通10g
仙鹤草15g

［服法］每日1付，水煎分二次服。

复诊（1975年1月24日）：上方服20付，胸痛已无，眼睑胀消失，午后发热，手足心汗多，足跟痛，心烦易惊，均有明显好转。但仍有口干而苦，耳鸣腰酸，脉弦细，舌略红而黯。元月20日尿检其他正常，仅有极少量脓细胞。仍用上方去木通加磁石18g，元参15g，沙参15g以加强滋阴益肾之力，又服20付，诸证减轻，唯觉腰酸，手足心热，尿检中仍偶见脓细胞，但无特殊表现。故于3月20日上班观察，并服六味地黄汤加减以巩固疗效。

［方药］生地12g　丹皮10g　萸肉10g
旱莲草24g　鳖甲15g　生草3g
地骨皮12g　胡黄连10g　寄生15g
沙参15g　丹参15g　焦楂12g

［服法］每日1付，水煎分二次服。

于5月7日，尿检正常，症状亦消失，至今尚好。

【按】尿血可由多种原因引起，如湿热互结，肝热下注，心热下移，劳伤肝肾，脾虚气陷等。然由真阴亏损，虚火妄动，煎血为瘀。烁伤脉络，络伤血瘀，血不归经者尤多。此证每因失血而阴液愈亏，阴愈亏则虚心愈旺，虚火愈旺则阴愈伤。虚火愈旺，愈能损伤脉络，迫血妄行，血溢脉外，离经之血不去，宿瘀不化，脉络不宁，则新血不能循经，尿血更趋严重。尿血，阴亏，瘀血互为因果，致病情缠绵难愈。治以滋阴降火，活血化瘀。以使真阴复而虚火平，瘀血去而血归经，故能取效。

便血（溃疡性结肠炎）

杨某某，女，23岁。西安市某木器厂工人。便血伴少腹胀痛3月余，曾在某等医院行乙状结肠镜检，确诊为溃疡性出血性结肠炎，住院治疗两月未见显效，转外科拟手术探查，家属及本人暂不同意，故于1978年4月8日找中医诊治。

初诊：患者少腹胀痛，里急后重，便溏不爽，每日七八次，甚则十余次，往往伴有下血，但血量多少不一，除针药并治外，先后已输血2000ml。诊其六脉沉涩，舌黯苔薄。

［辨证］湿热日久，气滞血瘀。

［治法］和血止血，理气祛瘀。

［方药］槐花30g　地榆30g　丹参15g
当归10g　焦楂30g　三七3g（冲服）
枳壳10g　荔核15g　佛手10g
麦芽12g　五味子10g　肉苁蓉15g

［服法］每日1付，水煎分两次饭前服。

上方加减共服14付，便血已止，症状改善，唯觉胃脘不适，腹胀，五心烦热，月经不调。于4月25日收住入院，继用归脾汤、八珍汤等调理10天，诸证改善并再未便血。

【按】便血原因甚多，病因必须查明。此例病人属西医溃疡性结肠炎出血，诊断已明，辨证为湿热瘀滞肠中所致。此时既有出血、又有少腹胀痛，里急后重，便溏不爽之证，属标本并见之证。治疗以槐蕊、地榆清肠止血，丹参、当归、三七养血止血，枳壳、荔核、佛手行气消胀，山楂化瘀配麦芽消导，五味子养阴，肉苁蓉润肠通便。全方标本兼顾，故收显著疗效。

崩漏（功能性子宫出血）

张某某，女，33岁，陕西兴平县某药店工人。

初诊（1992年4月2日）主诉：月经量多，色黯有块，淋漓不断1年余。既往有月经量多，淋漓不断史，1年前作人工流产后发生大出血，1年来每次月经量多有块，色黯红，淋漓不断，一般7～10天方净。伴头昏乏力，手足发胀，平素易生气，白带多色黄。二便正常，舌红苔黄，脉细略数。

［辨证］气阴两虚，胞中血瘀。

［治法］益气养血通瘀。

［方药］炙黄芪30g　鸡血藤30g　当归10g
阿胶10g（烊化）　炙甘草10g　白术12g
三七3g（冲）　仙鹤草15g　白芍12g
熟地12g　杜仲炭12g　焦山楂15g

山药 15g　　山萸肉 10g　　通草 10g　6 付。

上方加减 3 次，服药 20 余付后，诸症大减。但仍感头昏乏力，自汗，手足发胀，舌淡红胖嫩，脉弦细数。气血已调，肝肾不足。用杞菊地黄汤加通草、五味子、白芍、阿胶、三七、蒲黄炭、炙黄芪等味加减出入，共诊 3 次，诸证已愈，后以四物汤化裁善后巩固。前后共诊 6 次，服药 36 付而诸证治愈。

【按】崩漏是妇科大症，此病似属漏证，一年多而月经量多色黯有块，淋漓不尽，自然血亏较甚，日久导致气虚不摄，阴虚已显，且兼肝郁、下焦湿热，这些病机都明显存在。但从其久治不愈，月经有块考虑，胞宫似有瘀血存在。故先以益气养血通瘀止血为法，继以杞菊地黄汤补肾养血，前者着重治标，兼以益气宁血，后者着重治本，补肝肾之阴兼以养阴止血，故取得良效。一些顽固、慢性疾病，治疗要先确立一个正确的策略，以求一步步稳扎稳打，逐步取效，若朝三暮四，动辄改弦易辙，盲无章法，则不易奏功。

瘿瘤（甲状腺囊肿）

金某某，女，37 岁，某局科研所职工。

初诊（1975 年 10 月 27 日）：患者平素体弱，于 1975 年 8 月感冒后，颈项不舒，始发觉左侧甲状软骨旁有黄豆大小之结节疼痛，当地治疗无效。9 月底转某院外科诊治，确诊为甲状腺囊肿，准备手术，患者不同意，故转中医诊治。诊时伴有心慌、失眠、小便黄、尿频、尿急、尿痛等症，舌质红、苔薄白、脉滑数无力。患者不仅甲状腺囊肿，且有急性泌尿系感染，证属气阴两亏，热结血瘀，非寻常之痰核瘿证，治宜益气养阴，清热散结、行瘀活血。

［方药］黄芪 24g　　元参 15g　　麦冬 10g
生草 6g　　连翘 15g　　夏枯草 30g
穿山甲 10g　　丹参 24g　　赤芍 10g
怀牛膝 10g　　夜交藤 30g　　苍术 15g
茅根 30g

上方连服 10 付，囊肿消失，他症亦愈。1976 年元月 22 日随访，未见复发。

【按】甲状腺囊肿似属于祖国医学痰核、瘿证之类。一般认为系由痰气相结所致。而此例却用益气滋阴、活血化瘀，开结解毒取效。因其瘀血内阻，湿聚痰生，故见痰核囊肿；湿郁化热，湿热下注，故见尿频、尿急、尿痛等症，治疗径取活血化瘀，开结解毒，不专从化痰除湿着手，则痰结可开，湿热可利。处方以丹参、赤芍、牛膝、山甲活血化瘀，疏通脉络，玄参、连翘、苍术、夏枯草开结解毒，清热利湿，共为祛邪而设；麦冬、玄参滋阴生津，黄芪、白术甘温益气，又为扶正而用，组方并非见痰治痰，见肿治肿，意在抓住囊肿病机而用扶正祛邪，化瘀开结，故病告愈。

此患者患甲状腺囊肿和急性泌尿系感染，看起来，似属两病，但却有瘀血和湿热之共性，故两病一方，其病皆愈。说明中医治病必须在中医理论指导下进行辨证求因，审因论治，找出两病的内在联系，异病同治，上下兼顾，方可获得良效。

单纯性肥胖

张某，女，13岁，学生。

初诊（1977年12月6日）：患儿自幼肥胖，发育不均匀，体形显壅赘，呆滞少言，体重近百斤。经多方检查无病，现晨起每泛酸水，精神不振，困倦乏力，脉沉，舌胖色黯。证属水湿停聚，血行不畅。治宜行水化痰，活血化瘀。方用桃红四物汤合五苓散加减，并嘱适当限食，劝其加强锻炼，以配合治疗。

［方药］当归9g　川芎9g　赤芍9g
生地9g　桃仁9g　红花6g
云苓15g　猪苓9g　泽泻9g
白术9g　桂枝9g　贝母9g

上方始服8付，即见显效，精神愉快，已不泛酸水。停药观察4个月，体重未增，体形较前均匀。

复诊（1978年3月28日）：脉沉缓，舌面正常，舌下静脉稍粗，为防止再胖，仍用上方（去贝母加白茅根15g、山楂9g）加减，继予调理。

同年9月2日随访：上方连用5付后停服。发育正常，再未服药，至今一切良好。

【按】祖国医学文献中关于单纯性肥胖症的论述尚少见。但素有肥人多痰、多湿、多气虚的说法。审之痰、湿、气虚三者的关系，一般认为气虚是矛盾的主要方面，因气虚不能运化水湿，聚而生痰。另则气虚血乏亦致郁滞，而痰湿瘀血又可阻遏生化之机，致气虚益甚。此刻若纯以补气治本，无疑有复增瘀阻之虑。故予利水化痰、活血化瘀之剂，并配合锻炼及适当限制饮食而收全功。

痰核（淋巴结炎）

叶某，女，16岁，学生。咸阳某某局家属院。

初诊（1978年10月19日）：于半月前发现右颌下有一肿块，逐渐增大，红肿疼痛，影响张口，伴发寒热，纳差。选用中西药（普济消毒饮，大剂青、链霉素肌内注射），外敷二味拔毒散（白矾、雄黄）并内服及外敷六神丸，治疗10余天均欠著效。检查：体温38.7C，右颌下肿块约5×5cm，质较硬，皮色略红，尚无波动感。

［辨证］热毒内聚，痰瘀阻结。

［治法］清热解毒软坚，活血化瘀散结。

［方药］夏枯草30g　元参15g　蒲公英15g
生甘草6g　生牡蛎20g（先煎）枳壳10g
青皮10g　丹参15g　赤芍15g
穿山甲9g　皂角刺9g　山楂10g

［服法］每日1付，1付2次。水煎服。并每日肌内注射2支丹参注射液（共4ml）。患部外敷金黄散。

复诊（1978年11月6日）：上药连服14付，肌内注射丹参注射液20支后，症状显著好转，颌下肿块消散至花生米大小，欲纳食，二便可，舌尖红。脉细数。仍用上方去枳壳加僵蚕9g服3付，以消余毒，11月16日家长来诉，药后诸症消失，一切正常。

【按】淋巴结炎（肿大），属祖国医学“痰核”、“瘰疬”、“气疬”等范畴。患此证可分急性和慢性两类。急性者由于外感风热邪毒，内挟痰饮及瘀血凝于少阳、阳明之经，结核形如鸽卵，皮色略红，坚硬肿痛，伴见寒热。治宜散风清热解毒，祛瘀化痰散结，若延久失治，需防化脓破溃。慢性者多由痰气火邪凝滞于肝胆两经，结核初起如豆，渐而生长，皮色不变，块硬可移，不作寒热，亦不觉痛，日久则微有痛感，其核推之不动，宜疏肝理气养血，解郁化痰散结为主，若日久失治，亦防化脓破溃。总之，不论急性或慢性，溃破与否，均宜内外并治，以促成效。临证时两者务须辨别清楚，施治方能效捷。况且，凡属此类病证，均可适量加用如全虫、僵蚕、穿山甲等动物类药物，以入络搜邪，攻结散结，则效果更为理想。

痰核（淋巴结肿大）

应某某，男，10岁，学生。咸阳某局设计处。

初诊（1978年3月21日）：患儿半月来发冷发热，有时体温高达40℃，体表淋巴结肿大，唯左腋窝部一淋巴结大如鹅蛋，红肿硬痛，不欲食，大便干，曾肌内注射青、链霉素，静滴红霉素等药，热势稍退，但肿大之淋巴结不消且热痛。因恐惧手术，家长领至内科诊治。诊其舌红苔薄黄，脉弦数。

［辨证］热毒内聚，气血郁滞。

［治法］清热解毒，散结化瘀。

［方药］夏枯草15g　　连翘12g　　金银花12g
元参9g　　生甘草6g　　土茯苓9g
赤芍9g　　红花6g　　桃仁6g
当归6g　　僵蚕9g　　山楂9g
生大黄6g　6付。

［服法］每日1付，1付2次。水煎服。

复诊（1978年3月28日）：上方共服6付，体温正常，左腋下淋巴结消至杏核大小，其他症状亦有好转，已上学3天，用原方稍事加减，以善其后，一月后随访痊愈。

【按】热毒内聚，气血郁滞不通，故呈淋巴结肿大之症。处方以连翘、金银花清热解毒，夏枯草、玄参、土茯苓清热散结，赤芍、红花、桃仁、当归、山楂活血消肿，僵蚕化痰，大黄攻下瘀热。诸药合用，共奏清热解毒散结化瘀之功，故收显效。

痰核症（淋巴反应性增生症）

代某某，男，52岁。某某教育厅干部。

初诊（1981年6月13日）：近1年来，颈及锁骨上、腋下等处淋巴结肿大如枣核，疼痛不适，抬肩扭头即著。且周身疼痛，以两肩为甚。伴有疲倦无力，下肢浮肿，食欲不振等。曾在西藏某医院化验检查，见白细胞 $3.0\times10^9/L$，淋巴细胞80%，有异形（大淋巴细胞多见），故以淋巴结炎收住入院，治疗40多天，经用青霉素、红霉素、螺旋霉素、激素等药后，白细胞及淋巴细胞暂降，但停药3天，即复回升。遂转内地在咸阳、四川、南京、上海等地被确诊为“淋巴反应性增生”，迭经治疗而症状如故，白细胞与淋巴细胞丝毫未降，即回咸阳转中医诊治。主证同上，舌质黯淡，舌底布有瘀点，苔白略腻。脉沉细涩略数。

［辨证］气虚血少，血凝湿聚，且有瘀久化热成毒之势。

［治法］益气生血，活血化瘀，清热解毒，佐以燥湿。

［方药］炙黄芪30g　　当归12g　　赤芍10g
川芎10g　　丹参15g　　土茯苓12g
白花蛇舌草30g　　连翘15g　　苍术10g
白术10g　　生草6g　　山楂20g

［服法］每日1付，水煎分两次服。

丹参注射液，每日2支，肌内注射。

复诊（1981年6月19日）：上方服用9付，诸症大减，唯觉双肩及右膝盖疼痛依然，喉咙有辛辣感，脉舌已见起色。属气血初复，瘀血初去，湿阻之象初露，然药偏温燥，转以活血化瘀，胜湿解毒，佐以开结润肺处方。

［方药］丹参 15g　　姜黄 10g　　独活 10g
苡仁 15g　　土茯苓 15g　　白花蛇舌草 30g
连翘 15g　　玄参 15g　　麦冬 12g
桔梗 10g　　生草 6g　　焦楂 15g

服法同上。丹参注射液如前继用。

三诊（1981 年 7 月 13 日）：上方 10 付，肿大淋巴结全消，不再疼痛，下肢浮肿已无，诸证基本痊愈，唯右膝盖略痛不舒。血常规化验：白细胞 0.69×10^9/L，嗜中性粒细胞 58%，嗜酸性粒细胞 1%，淋巴细胞 36%，单核细胞 5%，红细胞 3.7×10^9/L，血色素 11g，血小板 0.69×10^9/L。各项正常，遂拟下方嘱继服以巩固疗效。

［方药］炙黄芪 30g　　玄参 15g　　麦冬 12g
桔梗 10g　　丹参 20g　　赤芍 10g
川贝母 10g（冲服）　　夏枯草 30g　　白花蛇舌草 30g
土茯苓 12g　　连翘 15g　　生草 6g

服法同上。

四诊（1981 年 8 月 20 日）：肿消，精神好转，自觉诸症消除，查血：血色素 12g，红细胞 4.3×10^9/L，白细胞 0.06×10^9/L，嗜中性 65% 单核细胞 1%，淋巴细胞 34%，血小板计数：1.44×10^9/L，血沉 26mm/h。基本正常，以上方稍事加减，带回西藏观察治疗。

【按】祖国医学无“淋巴反应性增生”之病名，而淋巴结肿大即属“痰核”之范畴，但此案绝非寻常之痰核，其颈核肿大以疼痛为甚，且见舌黯，舌底有瘀点等，则知瘀血凝结为其主因。再据周身疲倦，下肢虚浮等症，可知气虚血损也存。苔白而腻，湿阻显然。脉象兼数，瘀渐化热，瘀毒内生。故以当归补血汤益气生血，四物汤减地黄加丹参活血化瘀。白花蛇舌草、连翘、土茯苓清热解毒。苍术、白术、山楂健脾燥湿。据病机而辨证处方，不见痰治痰，见咳治咳去寻求降“淋巴增生”之对症药，而诸症痊愈，说明对于疑难怪病的治疗，更当遵守辨证施治的原则。

乳腺增生

贡某某，女，29 岁，西安航空专科学校职工。

初诊（1993 年 3 月 13 日）：两乳胀痛 5 年，每次月经前 15 天即感两乳房胀痛，拒按，以左侧为甚，经后逐渐减轻，伴失眠，心烦口干，纳呆便稀溏，腹部胀痛，口腔、咽喉、牙龈糜烂，舌质淡红，苔薄黄，脉沉弦细，西医诊断乳腺小叶增生，并排除癌变。

［辨证］肝气不舒，痰气热毒搏结。

［治法］疏肝理气解郁，化痰散结解毒。

［方药］柴胡10g　枳实10g　赤芍10g
香附10g　川芎10g　陈皮10g
玄参15g　夏枯草15g　露蜂房10g
僵蚕10g　土贝母10g　山慈菇12g
穿山甲6g（冲）　麦芽12g　6付

二诊（1993年3月20日）：上方服用后胀痛明显减轻，失眠、心烦、口干亦减。仍以上方不变，连服20余付，症状基本消除，月经来时偶有胀满感，余无不适。

【按】乳腺增生是比较常见的妇科杂病，多与肝气不舒，郁热搏结，或兼痰凝、毒留有关。治法总以疏肝解郁为主法，适当配合它法。此病以柴胡舒肝散舒肝解郁为主，加夏枯草、玄参清郁火，土贝母、山慈菇、露蜂房散结滞，化痰郁，穿山甲通肝络，麦芽回乳和胃，故用后效显。

毛细胞白血病

司某某，男，40岁，工人。1992年5月16日初诊。患者因头昏乏力、牙龈出血1年余，脾大4个月，曾在西安某医院住院5个月，经多次会诊，诊断为罕见的“毛细胞白血病”，经多方治疗疗效不著。出院时心肺未见异常，肝由胁下4cm回缩至2cm，脾由胁下6cm回缩至2cm，表面光滑无压痛，余症无变化。求诊时头晕，面色无华，有时齿龈、唇色淡，皮肤发黄，舌苔薄腻稍黄，脉弦细数，血小板数$81 \times 10^9/L$。反复推敲，似属脾肾两虚。

［治法］补益脾肾，养阴止血。

［方药］生熟地各15g　制首乌30g　鸡血藤45g
当归12g　怀牛膝12g　三七3g（研、冲）
鹿角霜12g　苁蓉12g　白芍12g
焦山楂15g　阿胶10g（烊化）　麦冬15g

5月24日二诊，上方服6付后精神好转，头晕消失，纳食可，但有时仍乏力、劳作后加剧，有时齿衄，面色少华，眼睑色白，两便调，脉较前有力。继以前方去生地，加巴戟10g，狗脊10g。此后每次来诊时，均以此基本方加减，增加炙黄芪30g，五味子10g，党参15g，炙甘草10g，杜仲炭10g等出入，守方继服，病情逐渐好转，至7月10日，历时服药2个月，病情稳定，精神佳，困倦乏力大减，化验血小板数上升至 $120\times10^9/L$，纳食可。继服上方为丸善后。

【按】毛细胞白血病，是西医的诊断，临床比较少见，治疗较难。尽管如此，由于患者表现出一派脾肾两虚征象，兼有瘀血症状，用中医理论仍然可辨治，故自始至终以补益脾肾为主法，稍佐化瘀止血益阴之品，守法守方两月余，终获良效。

肺痨（肺结核）

张某某，女，29 岁，农民。

初诊（1965 年 1 月 2 日）：患者 1964 年 9 月曾患秋瘟时疫（钩端螺旋体病），经中西医抢救治愈后，身体一直不能恢复。初觉头昏、咳嗽、盗汗、时有寒热，食欲不佳。当初以为大病后气血双虚，故只作一般药物及饮食调理，使病情日益加重。除上述症状外，且时作胸痛，痰中偶带血丝，困倦无力，骨蒸，月经不调，血色黯红有紫黑色小块。诊见：面白颧赤，口干咽燥，唇、舌红，脉细数，经透视诊为右上肺浸润型肺结核。

［辨证］气阴两虚，兼有瘀滞。

［治法］养阴除蒸，润肺化痰，活血化瘀。

［方药］百合 12g　黄芩 10g　沙参 12g
瓜蒌 15g　麦冬 12g
胡黄连、川贝母（冲）、当归、生地、丹皮各 10g　百部 12g
丹参 30g　鳖甲、焦楂各 15g　茜草炭 10g

［服法］每日 1 付，水煎 2 次合匀。早晚分服。

以此方为基础，稍有加减，先后共服百余付。在此期间，尚连服异烟肼，间服对氨柳酸片，因链霉素过敏不能用。病情基本稳定，咳血停止，诸症均减。除从饮食方面加强营养外，中药以滋养肺阴，兼顾脾胃，除痨和血之品做成丸药，以巩固疗效，以后逐渐好转，症状消失，病灶钙化而痊愈，至今良好，再未复发。

【按】肺结核中医称“肺痨”。乃因气阴不足，邪乘虚入，传染为痨。故有“痨证有虫，患者相继”之说。《古今医统》说：“凡此诸虫，着于怯弱之人，日久成痨瘵之证。”临床上它以咳嗽、骨蒸、盗汗、疲倦、食少、消瘦，甚则咯血等为主证。其辨证多从肺阴亏损，气阴两虚，肺脾气虚等方面考虑，从而治则也就从养阴润肺，益气健脾等方面着手。但考虑本例患者，乃系热病日久，灼伤阴津，病久入络，故而有瘀，除用滋阴润肺兼有养血之百合固金汤加减外，并重点加用如丹参、丹皮、茜草、焦楂、胡黄连等活血化瘀、清热凉血之品，以使热清、瘀行、阴复而愈。

肺痿（肺不张）

王某某，女，30 岁。咸阳市某厂工人。

初诊（1978 年 11 月 2 日）：因患肺部感染，后渐觉胸闷，气短，咳嗽，憋气，经某医院拍片确诊为左下肺不张，令其手术治疗，患者及家属不同意，故转中医诊治。诊见手足心发热，腰疼腿酸，饮食减退，四肢无力，月经不调，经色发暗，挟有瘀块。观其面黄肌瘦，两颧独红，精神萎靡。舌红黯，舌底舌边有散在瘀点。脉沉细略数。

［辨证］肺阴亏损，瘀痰阻络。

［治法］滋补肺阴、宽胸化痰，活血祛瘀。

［方药］百合 12g　　百部 10g　　桔梗 10g

川贝母 10g（冲）杷叶 10g　　瓜蒌 15g

薤白 10g　　桃仁 10g　　红花 10g

赤芍 10g　　丹参 15g　　郁金 10g

［服法］每日 1 付，水煎 2 次合匀。早晚分服。

丹参注射液，每日 2 次。每次 2ml 肌内注射。

上方初服有效，遂稍又加减，坚持服用 50 余付，肌内注射丹参注射液 60 余支，即诸症消除，拍片复查证明痊愈。

【按】《金匮要略》云："肺痿之病，重亡津液故得之。"《临证指南医案》邹时乘按："肺热干痿，则清肃之令不行，水精四布失度，脾气虽散，津液上归于肺，而肺不但不能自滋其干，亦不能内洒陈于六腑，外输精于皮毛也，其津液留贮胸，中得热煎熬，变为涎沫，侵肺作咳，唾之不已。"可见，肺痿多由燥热熏灼、津炼为痰所致。但此例除上而外，瘀血征象显然。分析良由津伤痰凝，久病入络，肺络瘀滞，痹郁不宣而成。故处方以百合、百部、川贝、瓜蒌、薤白润肺开胸化痰。桃仁、红花、丹参、赤芍活血化瘀通络。另用郁金、杷叶、桔梗宣上焦之痹郁，以使肺津滋，肺热清，痰浊化，瘀血祛，肺痹开，宣降有序，故病告愈。

小儿阳强不倒

郭某某，男，13 岁。咸阳市某小学。

初诊（1980 年 6 月 4 日）：小孩阳物强硬不倒一周。初发时只说阴部痒痛，小便时阴茎内烧疼不适，未介意，随后逐步发展成此。经当地卫生所给外洗剂治疗未效。面色略红，口苦目赤，两眦多眵，唇舌暗红。苔黄略腻。脉弦数。阴茎勃起强硬不倒，尿道口红而略肿。其父诉：幼时因高烧，智力受损，13岁才上三年级。细观表情确显呆滞，非系其他不规坏习。

［辨证］湿热下注，肝经瘀热。

［治法］清肝泄热，化瘀除湿。

［方药］龙胆草6g　柴胡6g　黄芩10g
栀子10g　木通6g　生地10g
当归6g　赤芍10g　丹参12g
红花6g　大黄10g　生草5g

［服法］每日1付，1付2次。水煎服。

肌内注射丹参注射液，每日两次，每次一支。

上方药渣再行煎温，以净纱布，蘸水熏洗阴部。

诸上方法配合使用1周即愈，至今未犯。

【按】患儿智力受损，神情迟钝，可证阳强不倒为病态而非行为不规。目赤多眵，口苦苔腻，脉弦而数，肝经湿热显然，肝藏血，足厥阴肝脉循于阴器，湿热下注，肝络凝瘀，故舌唇暗红瘀证可见。湿热熏蒸致相火亢盛而阳强不倒，肝络瘀滞，阳郁不宣而更助相火。从而湿热，瘀血两因相加，非清泄湿热，活血化瘀而不能收功。故以龙胆泄肝汤清泄肝经湿热，加用活血化瘀之品，以除瘀血，内外合治，针药并进，药投病机，取效较速。

小儿痉证（新生儿破伤风）

张某某，男，15天。汉中白庙公社某大队。

初诊（1970年7月15日）：患儿生后第7天下午稍觉发烧，躁扰啼哭，仅服数粒“七珍丹”，至晚哭声不出，牙关紧急，有时抽搐，次日即给疏风散邪止痉中药频频灌服，肌内注射青霉素（当时农村无破伤风抗毒素）无效，病情继续加重，除上述症状外，口唇发紫，全身强硬，不能吮乳，痰声漉漉，大便七日来仅解一点，小便黄少。至第7病日，症情危重，抽搐不止，手足发凉，指纹青已达命关，均认为无救，作不治准备，今作最后努力以救治，针刺人中、地仓、颊车、曲池、合谷、足三里、涌泉，并十宣放血，针后皮肤颜色有所改善，症状稍缓解，故随又用祛风通络，化痰开窍，活血镇痉之中药，煎汤以口角徐徐滴入。方用天麻6g，钩藤6g，天竺黄6g，郁金6g，赤芍6g，葛根6g，丹参9g，川芎6g，全虫3g，僵蚕6g，鲜竹沥一盅，大黄6g（后下），川贝母5g（为粉），并另用鲜金石斛（根、茎、叶）约9g另煎，如法不时滴入。经针药并治1日，证情逐步好转，至当晚半夜大便一点，哭声稍出，稍能吮乳，随后照上方稍事加减，连服5付，病已大为好转，唯全身脱皮，后仅留肤色青黄，项强（向左歪整半年）。又给补养气血、调理脾胃、兼除余邪之剂以善其后。至今患儿除肤色较青黄黑，稍有贫血外，其他发育、精神、思维等均正常。

【按】新生儿破伤风，古又称“四六风”、“撮口风”等，乃因断脐时污物毒邪侵入脐部，以致经络营卫阻滞，气血不畅，邪毒郁闭，肝风发动，致成抽搐惊厥等证。宋《小儿卫生总微论方》认为本病“亦乃大人因破伤而感风，则牙关噤而口摄，不能入食、身硬、四肢厥逆与此证候颇同，故谓之脐风撮口，乃最恶之病也。”故治宜祛风邪，活气血、化痰涎，止痉厥。本证初期只偏重了荆防等除风止痉之剂，而忽视了丹参、川芎、赤芍等通经活络之剂，所以初起效果不理想。后加强此类药物，并加入化痰利窍、生津养液之品，特别是针刺，致气血通畅，真正达到“血行风自灭”之功。

不过，此病病情凶险，及早采用中西医结合办法积极抢救，也是很需要的，特别是“破伤风抗毒素”一定要及时使用。

解颅（脑积水）

阎某某，男，5个月。咸阳市红旗公社。

初诊（1975年1月23日）：其母诉：2个月来小儿头部逐渐增大，且吮乳无力，神志呆滞，往往目不转睛，大便稀溏，睡时虚惊（经咸阳市及西安等医院诊断为脑积水）。诊时指纹隐现青紫，已过气关。舌体略黯。头面青筋暴露，病情危重。

[辨证] 阳闭窍阻，气血停滞。

[治法] 活血化瘀，理气通窍。

[方药] 仿主治头面瘀阻诸疾之通窍活血汤加味试治

赤芍、川芎、桃仁、红花各3g　茯苓24g　红枣7枚
生姜3片　泽泻6g　川牛膝6g
丹参6g　老葱白9cm　麝香0.09g（前3付无药）
黄酒60g

服3付即有效。经用上方稍事加减，先后服30余付（并服双氢克尿噻）。

再诊（1976年4月6日）：患儿除前额稍大外，其语言、行动、神情、发育等均与同龄小孩基本相同。头围1975年1月23日初诊时为56cm（正常头围应该是42.2～45cm）1976年4月6日为49cm（正常头围应该是48.9～48.8cm）。又于1979年3月1日随访，除前额稍大外（头围为52cm），其他一切正常。1981年8月再访，小儿精神、智力等均正常。

【按】脑积水相当于祖国医学之小儿解颅证，较为难治。多因肾气不足和脑髓不充所致。故《医宗金鉴》主要用内服扶元散（人参、白术、茯苓、黄芪、熟地、山药、炙草、当归、白芍、川芎、石菖蒲、生姜、大枣）。外敷封囟散（柏子仁、天南星、防风各等分，用猪胆汁调匀）治疗。依其古人经验，现有用健脾利湿或益气行水之剂，或外敷或针灸等均取得不同效果。本例按其指纹、舌象认为是阳闭窍阻，气血停滞，且受古人所说“血不利则为水”的启发，故仿王清任主治头面瘀阻诸疾之通窍活血汤加味试治，取得较为理想的效果。重用茯苓以达健脾利水，化痰利窍，安神镇惊的多种功效。加川牛膝、丹参以加强活血化瘀之功，并引血、引水下行。我近年以此方稍事加减治疗10多例脑积水患者，除个别时间较长的无效外，一般均能控制病情，或减轻症状，但达痊愈尚较难。

方中黄酒主为疏通经络之用，本例用量较大，药后患儿脸红昏睡（可能是醉象）疗效较好。其他病例用量较小（500～100g），药后无明显反应，效果一般，究竟酒量多少为宜，尚需继续观察。

黧黑斑

谢某某，女，23岁，未婚。咸阳某书店职工。

初诊（1978年7月6日）：颜面素有雀斑少许并未介意，于今年春节后颜面部又出许多黄褐和淡黑色斑块，形状大小不一，晦暗不泽，境界清楚，不高出皮肤，渐而增多，至今鼻柱两旁如伏一青褐色蝴蝶。伴有心烦，手足心热，经期尚准，但挟有瘀块，白带量多。舌黯、舌底有数个紫色瘀点。脉沉细涩。

［辨证］肾阴不足，瘀血内阻。

［治法］滋肾养血，活络化瘀。

［方药］桃仁10g　红花12g　当归10g
丹参15g　川芎10g　生地10g
女贞子10g　山楂15g　胡黄连10g
何首乌30g　白薇10g

［服法］每日1付，每付2次。1水煎服。

1978年12月5日因腹胀来诊：述及上方服用六付后即停服（再未用过其他药物），尔后颜面色素沉着斑逐渐消退至净（唯留原有少许雀斑）。心烦、手足心发热诸症悉除，白带量及经血瘀块减少，舌下瘀点消失。

【按】黧黑斑为面部皮肤色素沉着性疾患。《外科正宗》指出：“黧黑斑者，水亏不能制火，血弱不能华肉，以致火燥结成黑斑，色枯不泽……”。本例因其肝肾阴亏，气郁血滞，故以桃红四物汤去白芍加丹参、山楂养血活血，祛瘀消斑，重用何首乌补血润燥，女贞子、白薇、胡黄连滋阴清热，故瘀热得清化，真阴得补益而收功。

骨槽风（下颌关节炎）

马某，女，47岁。某省交通局。

初诊（1973年5月4日）：原有风湿病史，年初觉牙关微痛略强，逐渐发展，疼痛日甚，且不能大张口，直接影响语言、饮食等。经西医诊断为“下颌关节炎”，治疗效不显著。诊见两手捧颊，痛苦病容，面色憔悴略青，伴有腰疼腿酸，性情烦躁，手足心发烧等，舌色黯红，脉沉略涩。月经不调，挟有血块。

[辨证] 肾阴亏损，外受风湿，瘀血阻滞。

[治法] 滋阴益肾，活血化瘀，除湿通痹。

[方药] 熟地12g　山芋肉12g　狗脊12g
川牛膝10g　当归10g　赤芍10g
川芎10g　红花10g　丹皮10g
云苓12g　独活12g　僵蚕10g

[服法] 每日1付，1付2次。水煎服。

上方服15付，骨槽疼痛基本消失，牙关已不强硬，他症相应好转，遂以上方嘱其赓服而后告愈。

【按】《外科全生集》云：“骨槽风不红不肿，痛连脸骨”。肾主骨生髓，肝肾阴亏，骨髓空虚，复受风湿，凝滞血络，搏血为瘀。风、湿、瘀之邪阻络为痹而骨槽风证由生。故处方以地黄丸化裁滋阴益肾固本。桃红四物汤化裁活血化瘀通络。另加独活、僵蚕搜风通痹逐邪，药证相合，本固瘀祛，痹通风去，故病告愈。

夜游症

周某某，女，32岁。

初诊（1977年2月6日）：3年前曾有夜间迷糊史，未曾治疗，逐渐发展为夜间默然自起，或在家做小零碎活，如扫地、添煤等。或出户乱走，然后归床而睡，翌日问其皆不知有其事，日复如此，久则面黄肌瘦，精神疲惫，头昏脑胀，食欲减退，月经紊乱，白带增多，腰腿酸痛。脉沉细。舌淡暗。

[辨证] 心血不足，气血逆乱。

[治法] 养心安神、调理气血。

［方药］	丹参 30g	当归 10g	川芎 10g
	赤芍 10g	炒枣仁 5g	玉竹 12g
	麦冬 12g	云苓 15g	菖蒲 10g
	远志 10g	夜交藤 30g	郁金 10g

［服法］每日 1 付，1 付 2 次。水煎服。

丹参注射液，每日 2 支（4ml）肌内注射。

上方共用 10 天，症状明显好转。

1981 年 8 月 22 日随访其夫，近年基本控制，但到冬季过于劳累或生大气之后，尚有小发作。

【按】夜游症属于疑难“怪病”之一。据伴随症状辨证，属心气心血不足，鼓动无力，瘀血内留，心神不安，阴阳失调，气血逆乱，故从益心安神，活血化瘀，开窍疏郁治疗而告痊愈。

白细胞增多症

李某某，女，19 岁。某医院护士。

初诊（1979 年 7 月 15 日）：1 月前因发高烧治愈后，即感身痛乏力，心慌心跳，手足心发烧。饮食不好，面目微肿，大便不爽，小便黄少，月经提前 10 日左右，经色发暗，挟有血块，小腹时痛，经大、小便化验及胸透均正常，唯白细胞一直在 1.3×10^{9}L ~ 1.56×10^{9}/L，经治效不著，随转中医治疗。诊脉细数，口唇、舌质略红，舌下有瘀点十余个。

［辨证］气阴两虚，瘀热内阻。

［治法］滋阴益气，活血化瘀，清热解毒。

［方药］	玉竹 12g	沙参 15g	麦冬 12g
	连翘 15g	生草 6g	丹参 15g
	赤芍 10g	丹皮 10g	玄参 15g
	红花 10g	胡黄连 10g	白花蛇舌草 30g

［服法］每日 1 付，水煎分两次服。

上方共服 12 付，诸症减轻，白细胞正常，以后月经也复调和。

【按】中医无白细胞增多症的病名，也无专降白细胞的药物，但据手足心发烧，小便黄少，身困乏力，面目浮肿诸症，辨为气阴两虚。据经色发暗有血块，小腹时痛，舌下瘀点等症辨为瘀血内阻。综合分析乃由热病后余毒未尽，搏结血分，瘀阻毒生。且气阴两亏，阴虚则虚热内生，更能煎炼血液，致瘀助毒。故处方以沙参、玉竹、玄参、麦冬、生草滋阴益气，丹参、丹皮、赤芍、红花活血化瘀。白花蛇舌草、连翘、胡黄连清热解毒。共达阴复气充，瘀化毒败，不降白细胞而白细胞自降，且他症消失而告痊愈。

血小板增多症

赵某某，男，45岁。某学院干部。

初诊（1980年3月12日）：1年前在西藏工作时，时觉头昏，但血压不高，只作高原反应对待，未加重视。以后发现颜面浮肿，口周及舌发麻，检查血、尿、粪未发现异常，但上症逐日加重。随即定时查血，发现单项血小板增多，一般在$4\times10^9/L\sim9\times10^9/L$。在当地治疗无效，后转上海某医院住院诊治，确诊为“特异性血小板增多症”。采用西药和丹参片以及血小板分离等方法治疗，效果仍不理想，在此期间，血小板曾高达$14\times10^9/L$之多，以后多波动于$6\times10^9/L\sim7\times10^9/L$之间。出院后回咸阳以中医治疗。观其肤色晦滞，面颊虚浮，舌质暗淡，舌下有瘀点，精神萎靡，自觉日舌麻木，时感两胁不舒，饮食尚可，二便正常。脉象沉细。血小板$6\times10^9/L\sim7\times10^9/L$。

［辨证］气虚血亏，瘀血内阻。

［治法］益气养血，活血化瘀。

［方药］黄芪30g　当归10g　桃仁10g
红花10g　丹参30g　郁金12g
川芎10g　云苓15g　赤芍12g
川牛膝30g　益母草15g　鸡血藤30g

［服法］每日1付，水煎分两次服。

丹参注射液，每日2次，每次2ml，肌内注射。

上方连服7付，自觉浮肿及口舌麻木均有好转，按久病初效，效不更方的原则，继进7付，诸症继续好转，血小板降至$4\times10^9/L\sim5\times10^9/L$，再用上方7付，血小板降至$4\times10^9/L$，后以本方为基础，稍事加减，共服药35付，注射丹参注射液60支，症状基本消失。后因患急性黄疸性肝炎，中断此病治疗。经询问，黄疸愈后，血小板仍在$3\times10^9/L$左右。

【按】血小板增多症确属少见难治之病。我也无特异的良策验方，但据患者所表现的证候，辨为气虚血瘀，施益气活血法告愈。因气为血帅，气虚运行无力，则血滞瘀生，瘀阻气机不行，则可致肝失疏泄，脾失运化，使上述诸症加重。据此益气补血，又活血化瘀，补中有活，活中寓补，颇能对证，至于此方降血小板的机制何在？按我初步理解为调整气机，疏利血行，至于其他原因，尚不清楚，有待进一步研究探讨。

虚劳（再生障碍性贫血）

刘某某，女，47岁，工人，1991年7月18日初诊。初觉身困乏力，食欲不振，头晕恶心，逐渐加重，遂至头晕旋转呕吐不止，需卧床休息方减，平时伴见腰酸腿软，小便频数，口干不饮，月经量多色淡，挟有血块，白带多清稀，遂在西安某医院治疗。检：红细胞 $2.1\times10^9/L$，血红蛋白 60g/L；白细胞 $2.1\times10^9/L$，血小板 $7\times10^9/L$，经骨穿确诊为再生障碍性贫血。患者附近有人曾患此病，虽住院治疗仍然病死，故执意不肯住院，要求门诊诊治。诊见面色皖白而晦暗，舌极淡而暗，脉极沉而弱。

［辨证］气血大亏，肾虚血瘀。治宜益气生血，补肾温阳，活血化瘀。

［方药］炙黄芪 30g　枸杞子 12g　当归 12g
寄生 15g　制首乌 30g　鹿角胶 12g
巴戟天 12g　桂枝 6g　川芎 10g
丹参 30g　鸡血藤 30g

上方服后，诸症减轻，稍有精神。守原方略加减，加淫羊藿、肉苁蓉、白芍、焦楂、熟地、女贞子等。坚持治疗一年（未用西药及输血），服药300余付，并辅以饮食治疗，诸症均减，尚可工作半天。后复查：红细胞 $2.9\times10^{12}/L$，血红蛋白 85g/L，白细胞 $3.2\times10^9/L$，血小板 $10\times10^9/L$，患者有信心，坚持服药3年，每年服药100余付后能参加工作，外观如常人，红细胞、白细胞、血小板基本控制在正常范围，随访未再复发。

【按】中医认为本病多由于六淫七情、饮食劳倦等因素伤及气血脏腑所致。尤与脾肾两脏关系密切，发病过程中存在着血瘀。虽然本病有心悸、气短、倦怠乏力等气血不足之象，临床发现，气血不足仅是本病的表面现象，肾虚血瘀乃病之本，贯穿于疾病发展的全过程。血瘀即是病理产物，同时它又可以成为一种新的致病因素伤肾，导致本病缠绵难治。固以益肾活血之法缓缓图之，取得了满意的临床疗效。

惊叫症

马某某，男，48岁。某某县委干部。

初诊（1980年4月21日）：患者于每夜酣睡后（约2~5点左右），则突然惊叫而醒，遂两手掌心相对，猛力拍击，两足内侧相对，用力碰撞，甚或起来以拳击墙，以脚使劲乱踢，心中明了，不能自制。不仅全家不能安睡，邻舍亦不能安宁，每次约20分钟过后，渐复如常。平素头痛眩晕，胸中痞闷，右半身肢体麻木，写字手颤，但能上班工作。诊见颜面晦暗，两手掌斑点紫红如朱，舌质紫暗，舌下脉络粗张，舌苔厚腻而滑。脉弦硬。

［辨证］痰瘀交结，肝肾阴亏，亢阳化风。

［治法］活血化瘀涤痰，滋肾潜阳熄风。病久瘀痰深伏血络，故重用虫类搜剔与活血化瘀并施。

［方药］生地 12g　　　川牛膝 15g　　　丹参 30g
　　　　琥珀 6g（冲）　川贝母 10g（冲服）　地龙 12g
　　　　僵蚕 10g　　　乌梢蛇 12g　　　豨莶草 30g
　　　　枸杞 10g　　　寄生 15g　　　女贞子 10g
　　　　鳖甲 10g　　　羚羊角 5g（先煎）

［服法］每日 1 付，水煎分两次服。

肌内注射丹参注射液每日 2 次，每次 2ml。

初服 2～3 付，发作反而转频，坚持服上方 15 付，惊叫、拍掌、踢脚、以拳击墙诸证逐渐消失，睡眠转佳，胸闷已无，唯手足心发烧（足心为甚），右半侧肢体麻木。舌黯好转，滑腻之苔略减。脉尚弦硬。药中肯綮，效不更方。故守法以原方加龟板 10g、五加皮 10g，令继续服用。至 30 付后，诸证消失，精神转佳。拟养肝滋肾，化痰活血以善后。

【按】舌黯而晦，手掌朱砂斑点隐隐，为瘀血内阻所由。苔腻而滑，肢体麻木，为痰湿内聚之象，脉弦硬，手振颤乃肝肾之阴不足，阳亢化风之兆。综合分析，良由患者工作操劳，暗耗肝肾阴精，阴液不足，血行凝滞，渐而成瘀，瘀阻痰凝，瘀痰交结，且肝肾阴亏，阳亢化风，风痰瘀血上阻清窍，内侵血络使然。此案乃一"怪病"。虽迭经中西诸法治疗效微，而从活血化痰取效。由此悟及"怪病"不仅多痰，"怪病"也可多瘀。余对瘾病、阳痿、严重恶寒、惊厥、抽搐、翻甲等诸疑难病证，凡见舌质紫暗或舌下有瘀点，或舌下脉络粗张等瘀血见症，并经久用多法治疗效不著者，每以活血化瘀着手论治，往往可收到卓效。至于"怪病"为何多瘀，除因病久正虚不能充达经脉，脉络不能畅通等因外，尚不能得出确切的结论，有待今后进一步研究。

点头症

王某某，男，51 岁。西安市新城区运输某厂。

初诊（1979 年 4 月 18 日）：1978 年来每晚睡觉后（约午夜 12 点许）不自主的点头，遂即致醒，连续点 10 余次而过。有时则连续不断，得出户外游转，习以揉按颈部令止后再行入睡。但有时则抑制不住，严重影响休息，经在西安市某医院多次诊治，未找出病因，化验也无异常，故服以谷维素、维生素等药。自 1979 年 4、5 月开始，伴胸闷气短，心前区疼，记忆力差等，但经西医检查，排除心血管疾患。观舌黯红，诊脉沉涩。

［辨证］痰瘀交夹不解，阻络引动肝风。

［治法］活血化瘀，化痰通络，熄风止痉，佐以升津解肌。

［方药］丹参 30g　　　川牛膝 10g　　　川芎 10g

山楂 15g　　瓜蒌 15g　　薤白 10g
茯苓 15g　　天麻 12g　　钩藤 12g
僵蚕 10g　　菊花 12g　　葛根 12g

［服法］每日 1 付，水煎分两次早晚服。

丹参注射液，每日 2 支，分两次肌内注射。

复诊（1929 年 5 月 6 日）：上方连服 8 付，点头基本痊愈，气短胸闷大减，原方去茯苓加降香 10g，桂枝 6g，再服 7 付，诸证悉除而愈，至今未再复发。

【按】无原因点头，实属少见，“怪病多痰”，“怪病多瘀”，故以瘀痰考虑。舌黯苔腻。脉沉见涩，更可证明。肝为风木之脏而主筋，瘀疾交结，久入于肝，引动肝风，风甚则动。且风痰瘀血交阻，筋脉凝滞不利，故点头乃作。治以丹参、牛膝、川芎、山楂活血化瘀。瓜蒌、薤白、云苓除湿化痰。菊花、钩藤、天麻、僵蚕平肝熄风。点头揉颈则减，说明是阳明经气不利，中焦津液不升，故加葛根以升津解肌舒筋。全方化痰活血，熄风止痉，佐以解肌舒络，药投病机，故如此“怪病”也数剂见愈。

严重恶寒证（植物神经功能紊乱）

贾某某，女，46 岁。铺镇三号信箱工人。

初诊（1977 年 7 月 19 日）：患者 1972 年冬作人工流产术时，衣着单薄受凉，时感恶寒，背冷尤甚。自服“银翘丸”数日未愈，且日趋加重，后虽经医调治，仍感恶寒，但冬重夏轻。延至 1976 年病情复增，身若置冰室之中，寒冷彻骨，虽叠增衣物，近靠火炉，亦属罔然。伴见脘胀纳差，气短倚息不能平卧，胸痛心悸。近四月来渐而天暖，诸症未减，又腰痛甚剧，遍身悉肿，按之如泥，头身困痛，尿频便溏，小腹冷痛，自觉唾液及二便均有凉感。发病至今，月经未行。经汉中某医院 X 光胸透及小便化验检查均无重要发现，诊断为“植物神经系统功能紊乱症”。曾按“肾虚”、“附件炎”等用中西药及理疗治疗而未效。诊时虽为盛夏，仍穿冬寒之衣，其室内仍生火炉，发枯无泽，皮肤干燥覆有鳞屑，颜面滞暗，舌黯红不鲜，舌底有瘀点，脉沉细涩。

［辨证］风寒稽留筋骨之间，延久脾肾两虚，瘀血内阻不行。

［治法］温补脾肾壮阳，祛湿通络散寒。

［方药］黄芪 24g　　制附片 9g　　桑寄生 15g
杜仲 15g　　骨碎补 12g　　当归 9g
鸡血藤 30g　　丹参 15g　　红花 9g

川芎9g　　　　桂枝6g　　　　狗脊12g

独活9g　　　　细辛3g

［服法］每日1付，开水煎分两次服。

复诊（1978年1月25日）：上方略有加减连服100余付后（并服虎骨酒0.5kg），已获大效。于1977年11月25日已上班工作，原诸症大部已除，现仅觉背部凉，有时泛酸便溏，舌正常，脉沉略细。仍宜健脾益骨，调和气血。

［方药］制附片9g　　党参12g　　黄芪15g

白术15g　　茯苓1.5g　　肉桂3g

巴戟天9g　　丹参15g　　红花9g

扁豆15g　　山药15g　　炙甘草6g

［服法］同上。

三诊（1978年3月1日）：上方服10余帖，自觉记忆力较前转佳，心气平和，但背部及少腹部仍微有凉感。诊见：头发润泽，面色红润，舌正常，脉沉缓。仍宗上方加川芎9g、芦芭子9g、益母草15g，以善其后。1978年12月份去信询访，诸症悉除，正常上班至今。

【按】此案有感受风寒史，风寒留恋肌表，入侵筋骨，寒性凝滞而主收引，气血凝涩不畅，卫气不能宣发所致。故多年来严重恶寒，暑天亦需要厚衣烤火御之方可。治此若纯以温经散寒，忽视瘀血阻络，则血不行而气不达，病虽可减而未已。此时，若纯用补剂，则更会瘀阻络道，有增于浮肿。审之证情，拟温补脾肾以壮阳，祛湿活血以通络，逐散风寒，扶正祛邪，显见好转。

单纯恶寒，一般认为“阴盛则寒”，或为“阳虚则寒”，其治疗无非祛除寒邪，扶助阳气。但此案如法施治无效，根据“久病顽疾多瘀”的体会，结合舌下瘀点，脉细涩之见证，断为瘀血内留为症结所在。由此分析，其恶寒之机理，由于寒凝血瘀，阻滞脉络。脏腑阳气失手畅达，肌表卫气不能输布，阳遏寒邪继生，寒瘀凝滞而成。据此，我认为除“阴盛则寒”，“阳虚则寒”外，临床如遇此类特殊顽固之病证，尚应注意“血瘀则寒”之病机。不过“瘀血恶寒”之说，尚缺乏大量依据，有待进一步验证与探讨。

奔豚气

高某某，女，33岁。米脂县某公社社员，咸阳纺织某厂家属。

初诊（1978年9月7日）：腹痛时作，冬季多犯，犯则如物上冲胃脘，疼痛难忍，多年经治未愈，平素头昏头痛，疲乏，便干，极易感冒，月经量多有黑色血块，舌黯苔薄白，脉沉涩。

［辨证］肝郁不疏，气滞血瘀。

［治法］疏肝理气，活血化瘀。

［方药］郁金 12g　香附 10g　延胡索 10g
枳壳 12g　川芎 12g　桂枝 10g
丹参 15g　当归 10g　赤芍 10g
桃仁 10g　红花 10g　生甘草 10g

［服法］水煎服。每日 1 付，分两次服。

丹参注射液 2 支，肌内注射，每日 1 次（4ml）。

伤湿止痛膏数张，贴痛处。

上方 10 付，肌注丹参 20 支后，腹已不疼，头昏已止，月经量及血块亦减少，大便正常，舌略红苔薄白，脉沉缓，大病已退，正虚初现。原方去红花加黄芪 15g 以善其后。

【按】《金匮要略》奔豚气病脉证治第八第二条指出："奔豚气上冲胸，腹痛，往来寒热，奔豚汤主之"。本证临床表现，符合奔豚气病，但病名虽一，病机各异，《金匮要略》所指奔豚病机为肝郁气滞，化热上冲，故奔豚汤下气缓急，和血调肝，清热降逆。此患者其他现象与《金匮要略》所述基本相同，但未见寒热而有瘀血之证，故虽名"奔豚"而未用奔豚汤，只用疏肝下气，活血化瘀之法而愈。奔豚气较为难治，除用药外，使患者心情舒畅，消除顾虑也是重要的一环。本例患者除内服汤剂，肌内注射丹参液外，另外贴伤湿止痛膏亦有作用。我在临床中对多种痛证（特别是属于寒、积、郁、气、血等的）皆配合伤湿止痛膏外贴（或撒敷七厘散），往往收到较好效果。

胁痛（慢性肝炎）

张某某，男，45 岁，教员。

初诊（1979 年 1 月 12 日）从 1974 年以来始觉口苦、胁痛、饮食减少，腹胀、气短、小便黄、脉弦数。经查肝功，转氨酶 400 单位以上，其余正常。肝肋下可触及 1.5cm，压之稍痛，遂用疏肝理气、活血化瘀之品治疗，诸证有所改善，但转氨酶时有增高，仍坚持工作。1979 年元月初又觉口苦眼涩，心烦躁急，胸闷气短，右胁胀痛，矢气频作，饮食减少，疲乏无力，小便黄浊，大便不爽，舌红黯，口唇紫，脉弦硬。经查肝功，转氨酶 200 单位，碱性磷酸酶 9 单位，余无异常发现。中医按其脉症，认为是肝胆郁热，气滞血瘀，故内服山丹糖浆（内含山楂、丹参、郁金或姜黄、决明子，红白萝卜汁等），并每日肌注丹参注射液两支，未服他药，治疗两周后，唯口唇紫，脉弦硬稍有改善外，其他自觉症状全除，1月25日复查肝功、转氨酶降至正常。碱性磷酸酶下降为1.5单位。

【按】慢性肝炎一病，一般属于祖国医学之“郁证”，“胁痛”，甚或“症瘕”等范畴，多因肝气郁结或气郁化火所致，宜采用疏肝解郁理气之柴胡疏肝散或丹栀逍遥散等加减调治。但郁久气滞，血行受阻，故必须重用行气活血或软坚散结之品方能显效。山丹糖浆系我院自拟处方，具有疏利肝胆，活血化瘀，调和胃肠的作用，曾试治50余例具有上述典型症状之急慢性肝炎或单项转氨酶增高的患者，均有改善症状，改善肝功、降酶等近期疗效，如何进一步巩固提高疗效，有待观察。

肝郁（慢性肝炎）

段某某，男，30岁，医生。

初诊（1977年2月3日）：两年来常觉身困乏力，纳差腹胀，大便不畅，口苦溲黄，胸闷气短，胁下胀痛不舒，经查转氨酶增高（500U以上），用多方治疗并间断休息而持续不降，上述自觉症状始终未减。观其面色青黄，精神不振，舌黯苔白略厚，脉沉弦略硬。

［辨证］肝气不舒，血行受阻，脾湿不化，热毒渐生。

［治法］疏肝理气，活血祛瘀，化湿扶脾，佐以清热解毒。

［方药］

柴胡10g	香附12g	郁金12g
延胡索12g	丹参30g	赤芍10g
山楂30g	佛手10g	麦芽12g
川楝子10g	板蓝根30g	生草6g

［服法］每日1付。水煎分两次服。

丹参注射液，每日2次，每次2ml，肌内注射。

山丹糖浆（陕西中医学院附属医院自制药，由丹参、郁金、山楂、草决明、红、白萝卜汁等组成）按说明间断服用。

上方治疗一周，症状减轻，精神好转，遂守法以上方略事加减，治疗两月，症状全消，脉舌正常，转氨酶下降，后再未治疗，全天上班，至今未犯。

【按】本例通过辨证施治，在两调肝脾的基础上，注重瘀、毒内聚的病机，将丹参、山楂、板蓝根之量各用至30g，以活血化瘀，清热解毒，从而使瘀毒祛，肝气疏，脾气调而诸证痊愈。至于瘀毒内聚是否转氨酶升高的根本病因？活血化瘀、清热解毒法有否降转氨酶作用，有待进一步探讨和研究。

臌胀（肝硬化腹水）

李某某，男，59 岁。扶风县揉谷公社社员。

初诊（1978 年 4 月 30 日）：诉腹胀胁痛半年余，近一月来病情加重，纳食锐减，肢软无力，头昏消瘦，渐而小便黄少，大便稀溏，腹部膨大，青筋暴露，气急不得平卧，下肢浮肿，面色青黄灰暗，两耳枯槁，肌肤甲错，毛发憔悴。舌紫苔白，舌下静脉曲张，两侧边缘可见 10 余个紫黑瘀点，脉沉弦硬。超声波检查有腹水。

[辨证] 脾土虚弱，血瘀水结。

[治法] 健脾益气，化瘀行水。

[方药] 黄芪 15g　白术 12g　茯苓 15g
丹参 18g　三棱 9g　山楂 15g
延胡索 9g　白花蛇舌草 30g　泽泻 12g
葶苈子 12g（打）　白茅根 30g　生草 6g
佛手 12g　大腹皮 12g　车前子 9g

[服法] 每日 1 付，水煎分两次服。

复诊（1978 年 5 月 16 日）：上方共服 14 付。服至 7 付时，小便增多，腹胀渐减，再服 7 付，食量渐增，诸证好转。舌尖略红苔白，舌下瘀点渐隐，脉沉弦。病有起色，守前法出入（上方去生草加鳖甲 15g）。

三诊（八月初）：前方继服 10 余付后停药，尿量显著增加，腹水已无，腹胀大减，精神显著好转，且可参加轻微劳动。

四诊（1979 年 3 月 5 日）：近 1 月来劳作过度，旧疾复发，腹胀不适，右肋隐痛，胃纳甚差，口臭，小便短小，大便不爽。舌尖红，舌底瘀点满布，脉沉略弦。超声波检查：肝肋下 2.5cm，密集微小波，脾侧卧 10cm，腹水征（+）。仍遵前法予以调治。

[方药] 黄芪 15g　云苓 15g　茵陈 30g
郁金 12g　白茅根 30g　白花蛇舌草 30g
丹参 30g　焦楂 15g　大腹皮 15g
三七 3g（冲服）　葶苈子 12g　赤芍 12g

[服法] 每日 1 付，水煎服。

并每日肌肉注射丹参注射液 4ml。

5 诊（1979 年 4 月 5 日）：上方连服 10 付，肌注丹参针 30 余支，腹胀大减，二便自如，又能参加轻微劳动，唯纳食量少乏味，舌质稍淡，舌下瘀点减少，脉象同前。超声波检查：肝脾肋下未及，密集微小波，腹水征（+）。于前方去茵陈、三七，加白术 12g、鸡内金 9g（冲服），继续调治。1980 年 2 月 29 日获悉：经调治，基本治愈，并能参加生产。1979 年底因劳作过甚，加之生气，故前病又发，仅在家中调治，不愿出外诊治，遂于1980年2月18日病故。

【按】臌胀为内科四大难症之一，以其本虚标实，攻补两难，向称难愈之症。本例是肝虚脾弱，气聚血结，营络瘀阻，故脘腹痞胀，右胁疼痛；脾失健运，水谷精微不能运化，水反为湿，谷反为滞，而腹胀便滞；水湿漫无统制，加以气机窒塞，营络瘀阻，遂致腹大肿满，发为臌胀。又据其脉舌之瘀血见证，故立攻补兼施之法，着重化瘀利水，辅以健脾益气，而获近效。如果单纯利水，而不注意益气化瘀，虽投大剂通利小便，甚至用峻剂逐水，亦难使小便通畅，腹水消退。本证易反复，故坚持治疗和注意劳作，忌戒烟酒，保持情绪舒畅实属必要。

积聚（早期肝硬化）

张某某，女，30岁。兴平某厂检验科。

初诊（1980年3月28日）：自述1975年曾患急性黄疸性肝炎，于某县医院住院治疗好后，常觉乏困无力，颜面、下肢浮肿，劳则加重，食欲不振，腹部胀满，连及两胁，大便不调，时干时稀，小便量少，月经推后量少。虽经治疗，但症状改变不显。至今年元月以来，两胁下自觉饱胀支撑，隐隐作痛，部位不移，且腹胀日渐加重，时有振水音，饮食明显减少，易动气烦躁，面部发暗青，形体消瘦。查肝功见：黄疸指数正常，谷丙转氨酶175单位，麝香草酚浊度试验9单位，硫酸锌浊度试验19单位，血清总蛋白量7.60g%，白蛋白3.55g%，球蛋白4.05g%，肝大肋下1cm，剑下2.5cm，脾脏增厚4cm。遂经某县医院诊断为早期肝硬化，因治疗效果不理想，故转中医诊治。诊见患者面色萎黄晦暗，形体消瘦，腹稍膨隆，肝区压痛明显，脾大可及，质硬，触则疼痛，下肢浮肿，舌质紫黯，舌底有瘀丝，苔薄白，脉沉弦无力。

［辨证］肝气郁久，血瘀不行，损及脾气，发为积聚。

［治法］健脾益气，疏肝化瘀。

［方药］

炙黄芪15g	白芍12g	三七3g（冲服）
郁金12g	丹参15g	香附10g
白术10g	当归10g	茯苓15g
山药20g	白茅根30g	炙草6g

［服法］每日1付。水煎分两次服。

伤湿止痛膏撒少许七厘散外贴两胁下。

丹参注射液50支，每日1次，每次2支。肌内注射。

以上方法，内外合治，坚持用药25天后，自觉诸症减轻，浮肿消失，精神好转，饮食增加，可上半天班。遂于 4 月 25 日去某某医院复查肝功：麝香草酚浊度试验 3 单位，硫酸锌浊度试验 11 单位；谷丙转氨酶 76 单位；血清总蛋白 7.65g%；白蛋白 4.15g%，球蛋白 3.50g%。超声波复查肝上界由第 5 肋下降至第 6 肋，下界肋下未探及，剑下 2cm，脾不肿大。即以前次方药稍事化裁嘱继续服用。至 6 月 3 日复诊，诸症痊愈，肝功化验正常。5 月份已上全天班，嘱停药观察，并注意劳累和生活事宜，保持情绪舒畅。

【按】肝胆湿热，治不彻底则郁遏肝气，肝气郁结，日久及络，则血瘀不行。又肝气犯脾，脾气亏损，则脾运失职，故发为肝脾不调之证。进而瘀结日甚，脾气日耗，遂成顽疾积聚。据病机，治从益气健脾，理气活血着手，并兼以补母固肾，养子宁心。扶正祛邪，攻补兼施，内外合治，且坚守一法，效不更方，脾瘀化正复而积聚告愈。

狂证（精神分裂症）

马某某，男，40 岁。某县大王公社社员。

初诊（1973 年 8 月 5 日）：患者素性急躁，刚直，因和别人争吵生气后，即觉头昏脑胀，头木发麻，语言不利，后即神志不清，胡言乱语，坐卧不宁，经用镇静剂唇稍安，但过后依然如故。诊时，面色黯红，目赤睛呆，语无伦次，狂乱不安，大便干结，小便黄赤。脉象弦数。舌质红赤，舌下有瘀点。

[辨证] 肝郁气滞，痰瘀交夹。

[治法] 疏肝解郁，涤痰化瘀。

[方药] 丹参 30g　郁金 12g　桃仁 10g
赤芍 12g　礞石 15g　川贝 10g（冲服）
黄芩 10g　青皮 10g　沉香 15g
芒硝 10g（冲服）　大黄 15g

[服法] 每日 1 付。水煎分两次饭前服。

上药 3 付大便已通，较前安静，再服 3 付，诸证大减，遂改为理气化痰安神之剂善后，并作思想开导工作而收功，至今未曾复发。

【按】《证治要诀》云：“癫狂由七情所郁。”《医家四要》载：“狂之为病，多因痰火结聚而得。”此证除以上两因外，舌红见有瘀点，热瘀内阻之症显然。分析实因素体阳气偏亢，加以情志不遂，怒则气上，血随气逆，升而不降，聚而为瘀。且气郁不疏，郁火内生，炼津为痰，痰火、瘀血交结不解，阻于心脑，故狂症乃作。处方以舒肝解郁，清火涤痰，活血化瘀，且予精神诱导。药投病机，法顺病情，故狂证告愈。

阴火（高热不退）

崔某某，男，27岁，工人。

初诊：（1995年3月15日）：主诉：持续性发热74天。患者于1995年1月1日因娱乐过度，夜起高热，T 39℃，微恶寒，身痛肢酸，无汗。自服“银翘解毒片”、“速效感冒胶囊”等药物，未见缓解。遂住院治疗15天，经检查各项物理及生化指标未见异常，使用多种抗生素（青霉素钠、螺旋霉素、先锋Ⅳ号）等，并服用多种辛凉清热解毒中药，收效甚微。体温持续在38～39℃之间。患者长期高热不退，倍感痛苦，精神极差，情急求诊。刻诊：神疲乏力，面色少华，身热面赤（T 39℃），无汗，微恶寒，心慌气短，不思饮食，二便尚通利，舌淡红，苔薄白，脉细数。

［辨证］阴火发热。

［治法］甘温除热法。

［方药］

黄芪20g	升麻10g	柴胡10g
枳壳10g	桔梗10g	橘红12g
黄芩12g	桂枝10g	太子参10g
丹参15g	青蒿15g	麦冬15g
生甘草6g	生姜3片	大枣5枚

2付后高热霍然而退，顿觉爽快，体温降至37.2℃，且不再回升。为巩固疗效，遂自行服原方10付，体温正常，余症大为好转。

二诊（1995年3月23日）：证见精神好转，面色润泽，纳食佳，T 37℃，唯有气短心慌，夜寐不实，舌淡苔薄白，脉细微数。仍用上方去桔梗、橘红加炒枣仁30g　夜交藤30g　服7付后诸症悉除。

【按】阴火理论为李东垣所提出，病因多为饮食不节，情志失畅，劳倦过度，脾胃受损，元气衰弱，因此导致“肾肝相火离位，上乘脾胃，干扰心包，所谓之阴火”。然临床不好辨证，易使医者眩目。但确有此病机症状者。此患者劳倦过度，脾胃气虚，元气衰弱，阴火炽盛，高热由生。前医迭进辛凉退热之剂和清热之品，邪未去而元气更伤，加之高热气阴亦虚，于是酿成高热难退之证。方中黄芪补脾肺之元气，升麻柴胡升脾胃清阳，太子参、麦冬、甘草益气养阴，橘红、枳壳疏理气机之壅滞并恢复升降功能，丹参利血脉并养血安神，青蒿透热外出，桂枝姜枣解肌和营卫，全方升阳益气，补泻、升降透发熔为一炉，故收效甚捷。提示李东垣之阴火论及方药，确实是从实践而来，如辨证确属阴火，用后甚有效验。

感　冒

牛某某，男，43 岁，干部。住院号 50923。

初诊（1994 年 10 月 12 日）：流清涕、打喷嚏 19 年，伴畏寒、盗汗 4 年，心慌气短 4 个月。患者于 1969 年入西藏工作，6 年后不慎感冒，流清涕打喷嚏，涟涟不断，眼泪汪汪，痛苦不堪，甚至影响工作，经服药后症状消失。近 19 年来，频繁出现上述症状，无明显季节性，自服感冒通后症状消失，然 2～3 天后复发如故，曾从脾虚、气虚论治，服多付中药无效。且伴发口舌生疮，大便干结。近 4 年来又有怕冷、盗汗，4 日前又感心慌气短，头晕，手指尖麻木。1979 年回陕工作后病无缓解。查体 T 35.8℃，P 88 次/min，R 20 次/min，BP 14/10kPa，精神不佳，面色萎黄，咽部充血，双侧扁桃腺Ⅱ°肿大，心肺肝肾未见异常，舌淡苔薄黄，脉沉，右寸关重按无力，左迟沉弱，各项理化检查均正常。

［辨证］感冒，阴阳俱损证。

［治法］标本同治，阴阳双调。

［方药］拟麻黄附子细辛汤与加减葳蕤汤合方治之。

生葳蕤 12g　桔梗 10g　白薇 15g
薄荷 5g　炙甘草 3g　细辛 3g
葛根 10g　大枣 2 枚

煎服 3 付后症状显著减轻，要求继服 7 付。

二诊（1994 年 10 月 22 日）：精神好转，面现红润之色，上症基本缓解。舌淡苔薄白，脉沉细略数。外邪已解，正气未复，治宜健补脾胃，培补正气，少佐益肾。处方拟用补中益气汤加葛根、狗脊治之：炙黄芪 40g，党参 12g，白术 12g，当归 12g，陈皮 8g，升麻 6g，柴胡 6g，炙甘草 6g，狗脊 12g，细辛 3g，葛根 10g，服 10 付后数十年顽疾俱消，欣然出院。

【按】感冒为常见病证，依法辨证用药，往往能很快治愈。而此例感冒长达 10 余年经久不愈者实为少见。临床抓住病程长，感冒不发热而以流清涕、打喷嚏为主，咳嗽吐痰亦不明显，患病无季节性，全身症状不显，发冷以背部为甚，舌淡苔薄白，脉沉迟弱等特点，诊为阴阳虚感冒，由于阳衰日久，波及阴液，故有盗汗、便干、口舌生疮等症状。选用加减葳蕤汤滋阴清热，宣肺解表，细辛、葛根收引阴寒痼冷外出，狗脊温肾暖督，稍助真阳。故用后取得显著疗效，继以补气升阳以巩固疗效。此属感冒奇症，治法并无新鲜之处，关键辨证要切中病机。

腰痛（肾下垂）

时某某，女，33 岁，兰州某医院护士。

初诊（1975年1月8日）：腰痛，以左侧为甚，小腹胀满不适，小便频数，心慌心跳，每到下午四肢肿胀，黎明泄泻。小便黄，舌质淡红，脉沉细。经西医检查诊断为肾下垂Ⅱ°，肾最下缘下降到第四腰椎最低边缘，接近骨盆。

［辨证］中气下陷，肾虚水瘀。

［治法］补气升阳，补肾活血利水。

［方药］生黄芪30g　炒升麻6g　茯苓15g
益母草15g　枳壳12g　柴胡6g
苍术10g　寄生15g　狗脊12g
苡仁20g　丹参30g　当归10g
甘草3g

此方连续服用近2月，症状减轻，四肢已不肿胀。1975年3月28日，再诊时上方去茯苓、苡仁、苍术、甘草，加白术15g、陈皮10g、杜仲15g、泽泻10g。1975年7月20日来信诉，上方服10付后，腰痛、小便频数、泄泻等症大减。继续服用后已上班工作。有时腰痛，下午较甚，有时心慌心跳，仍以上方加杜仲、菟丝子以巩固疗效。

【按】肾下垂一病，临床比较少见。补中益气汤虽有报道可用于此证，但疗效较慢。此证不光中气下陷，且兼有肾虚水蓄血瘀。故以补中益气汤为基础，加益母草、薏苡仁、茯苓以利水消肿，寄生、狗脊补肾强腰、丹参、当归再合益母草，养血活血化瘀，使中气足，清气升腾，肝肾强，腰脊稳固，水瘀消散，不再阻滞降浊升清，坚持服药前后达半年之久，终以获得良效。如单用益气升阳，蓄水瘀血不消，清气难升；单消水瘀，中气不升，气化难行，故两相兼顾。再则选药皆平稳不腻不燥之品，宜于久服而无化燥碍胃之弊，故收效明显。

胁痛（乙型肝炎）

陈某某，男，34岁，兴平县干部。

初诊（1993年3月7日）：患“乙型肝炎”已半年，经多次化验，“两对半”一三五项阳性。现症：两胁处疼痛，上腹部疼痛，脘腹胀满，阵发性加剧，伴有头昏、失眠，口干思饮，纳差，大便稀，巩膜轻度黄染，舌质红，苔薄白少津，脉弦缓。

［辨证］脾虚肝郁，毒瘀互结。

［治法］健脾舒肝，解毒化瘀。

［方药］太子参12g　白术12g　茯苓15g
炙甘草3g　五味子10g　丹参15g

三棱 10g　　板蓝根 15g　　香附 12g
猪苓 12g　　大腹皮 10g　　焦三仙各 15g

7 付，水煎服。

二诊（1993 年 3 月 13 日）：服上方后腹痛、腹胀、头昏头胀、口干纳差等症状明显减轻。胁痛减，近 3 天上腹及腰部疼痛，舌质红，苔薄白，脉弦缓。仍用上方加鳖甲 15g（先煎）。因患者服此方感到效果明显，即长期服用约 3 个月，病情逐渐好转，精神大振，纳食增加，腹痛胁痛均除，肝功及两对半已转正常。

【按】“乙肝”难治，众所周知。此例用四君子汤健脾益气，方中用太子参者，防其助热，久用无化热恋邪之弊，香附疏肝气之郁，丹参三棱活血消瘀，板蓝根清热解毒，五味子敛阴护肝，大腹皮、猪苓行气消胀化湿，焦三仙消导化食。其中三棱对顽症瘀血作用较好，猪苓近代研究有提高细胞免疫及抗癌活性，故久服收效甚为显著。“乙肝”治法虽多，但总则还在提高机体免疫能力，加强排毒活血力量，只要坚持用药，还是可以治愈的。

中药及验方篇

试论丹参活血作用的广泛性

丹参是一味药性平和，作用广泛，疗效显著的活血祛瘀药。经数十年应用，深深体会到丹参确为活血良药，祛瘀佳品。

一、活血化瘀疗诸疾，上下虚实皆可用

1. 治疗上部疾病

突发性耳聋，因肝肾不足，血行不畅，耳窍失聪，经中西药物治疗，久治难瘥者，立丹磁耳聪汤（知柏地黄汤加丹参、磁石、蝉蜕、川牛膝）临证用之屡验。治肝热上犯之耳热怪症，则以丹参与磁石、菊花、夏枯草、生地、龙胆草、川牛膝等为伍，清肝火，化瘀滞，通窍络，临证用之，其效甚佳。治疗高血压者，多在辨证论治基础上选配丹参、磁石，效果卓著。动物实验表明：丹参有扩张外周血管、降低血压作用。肺气不宣，血行不畅之咳嗽，常用丹参配杏仁、桔梗、川贝母等，活血宣肺，降气止咳。

2. 治疗下部疾病

丹参通血脉，活血通痹，苦降下行，故对下部经脉久病用之尤验。如治下肢关节风湿痹痛，常以丹参配川续断、独活、川牛膝、桑寄生之属；若风湿热痹，关节红肿热痛者则丹参配银花藤、苍术、川牛膝、黄柏、赤芍、丹皮、松节等；治下肢脉管炎常以丹参配当归、鸡血藤、玄参、生甘草、银花、桂枝、穿山甲等；月经不调、经闭或产后血瘀腹痛者丹参配当归、香附、益母草之类或丹参一味为末，白酒送服，皆有验效。此正如《大明本草》曰：丹参“通利关脉……骨节疼痛，四肢不遂，……调妇人经脉不匀”。治疗肝肾郁（瘀）热之阳痿、早泄之症，则以生地、熟地、知母、川牛膝、黄柏、莲须、阳起石、山萸肉、郁金、羌活、白芍等，名曰固精启阳汤，疗效明显。

3. 治疗虚证

久病正虚，血运无力，久虚多瘀。丹参祛瘀生新，行而不破，前人有丹参一味，功同四物之说。《本草纲目》谓之“养血”。用之治疗虚证眩晕，本杞菊地黄汤之意，创益肾定眩汤（杞菊地黄汤加丹参、磁石、川芎、天麻）对头晕，腰脊酸软，舌黯淡，脉沉细而涩等肾虚挟瘀者甚效；对血虚心悸失眠者，又常以丹参配炒枣仁、当归、生地、五味子等治之，此即

《大明本草》所谓："养神定志"之意也。治气血大虚，肾气亏耗，瘀血不行之虚劳证，又惯以丹参配炙黄芪、当归、首乌、巴戟天之属取效。

4. 治疗实证

无论六淫七情，伤及机体，日久终可导致气血不畅，从而发生气滞血瘀之证。丹参活血行瘀，化滞消积，临床用于实证治疗也多有效验。如肝胃气痛者，常以丹参配檀香、砂仁、郁金取效，此乃气机郁滞，血行不畅，故理气活血，相得益彰。以丹参、茜草根、鸡血藤、紫草、红枣为伍，治疗过敏性紫癜屡效，此即丹参能"破宿血，生新血"，使离经之血归经是也。据报道：动物实验丹参对血小板聚集有抑制作用，降低血小板第三因子活性，使血浆酶原时间延长等，进一步佐证了其功效。对于狂证，我们认为病机多火、多瘀、多痰。在辨证遣方基础上配以大量丹参取效；动物实验证明：丹参具有抑制环腺磷酸二酯酶的活力，对大脑皮层起抑制作用；对经闭、水肿者又常以五苓散配丹参、琥珀、益母草等收功。

二、益心安神除虚热，止怔定悸养心血

丹参味苦性寒，入血归心，能清心火，除血热，安神志，定悸烦：故临证用之得当则病瘥迅捷。如血虚心悸失眠者常用丹参与柏子仁、当归、生地、五味子、炒枣仁等相伍。而心悸怔忡，属心气不足，气虚血瘀者，常以补阳还五汤加丹参、炙甘草、桂枝等治之。胸阳不振者，宗栝楼薤白汤意，创宽胸通痹汤（丹参、栝楼、薤白、檀香、降香、桂枝、鹿寿草、山楂、田三七、赤芍）。气阴两虚者，宗生脉散意，创益脉通痹汤（丹参、太子参、麦冬、五味子、栝楼、炙甘草、炒枣仁、降香、山楂、鹿寿草）。治胸闷胸痛、失眠惊悸、脉律不齐等症，宗炙甘草汤之意创四参养心汤（丹参、西洋参、苦参、玄参、炒枣仁、麦冬、炙甘草、桂枝、山楂、鹿寿草）。临床运用皆获良效，对长期服其他方药治疗无效者，予以辨证处方，也可使心电图等检查较快好转或复常。细细推敲，无论胸阳不振或气阴两虚等，皆可致血行不畅瘀血阻滞而病，故宗"不通则痛"之理，运用丹参寓化瘀于辨证方药之中，可增其效应。《本草纲目》曰："活血，通心包络，……去心腹痼疾结气"。《滇南本草》曰："补心定志，安神宁志，治健忘、怔忡、惊悸、不寐"。可见丹参之功不少也。

三、祛瘀生新通经脉，危笃痼疾显奇功

丹参活血化瘀，通利窍络，调和气血，故临床对危笃痼疾合理用之，则功效倍增。如治中风，宗王清任补阳还五汤之意，创通脉舒络注射液（主要成分：黄芪、丹参、川芎等）。中风（脑肿瘤、脑积水等）属颅脑水瘀证者，宗王清任通窍活血汤之意，创脑窍通口服液（主要成分：丹参、

桃仁、麝香、白茅根等）；治中风先兆、预防中风发作，创清脑通络片（主要成分：桃仁、丹参等）。其动物实验和临床治疗疗效卓著，目前为止均未发现其毒副作用。治疗昏迷闭证病人，属热闭者，可以安宫牛黄丸与丹参同煎灌服或鼻饲；寒闭者，苏合香丸与丹参同煎灌服或鼻饲；而无论寒、热闭证皆常以丹参注射液兑入葡萄糖液中静滴。脱证者，常以参附汤加丹参之属煎服或丹参注射液兑入葡萄糖液中静滴，而昏迷凡属痰湿郁闭者又皆配以蒲金丹注射液（石菖蒲、郁金、丹参）肌注，每日2～4ml，同时可用丹参注射液4～20ml兑入500ml葡萄糖中静滴，临床应用常可使病人症状减轻或转危为安。实践证明丹参之功，在借其活血通络达四末，去瘀生新利窍闭。对出血性和缺血性中风常常同时运用丹参以活血化瘀而均能获效，其理何在？药理研究证明，丹参可抑制凝血功能和增强纤溶活力，但据中医理论“宜行血，不宜止血”和“消瘀止血”，从丹参改善微循环血流和增加毛细血管网，致使出血部位血管压力下降，可解释其止血作用。因此，活血化瘀对出血性中风有其特殊的作用机制和治疗效果，此乃知常达变，用药之妙也。对癫痫的治疗，则常以丹参配石菖蒲、远志、云茯苓、僵蚕、南星之属治之；气血逆乱之夜游症则常以丹参配郁金、云茯苓、当归、石菖蒲、赤芍、夜交藤等治之；肝肾阴虚阳亢，痰瘀深伏血络之惊叫证，又以丹参配龙齿、川牛膝、琥珀、女贞子、丹皮、羚羊角粉等。且对此等疑难怪症又皆在辨证口服汤药时另配丹参注射液4ml/d肌注，临床则常使长期治疗无效者病情转佳。总之，怪病多瘀，久病挟瘀，此乃治疑难杂病之要也。正如《本草求真》所言：“丹参……总皆由其瘀去，以见病无不除。”

四、清肝利胆畅郁滞，症瘕臌胀效堪尝

症瘕积聚臌胀诸证，初多由肝胆湿热，肝失疏泄，气机不利或脾虚湿阻，致肝脾失调，肝、脾、肾三脏功能障碍，久而导致气滞、血瘀、水停，积于腹中形成症瘕积聚臌胀之证。而丹参归心肝经入血分，善行血中气滞，祛瘀行水，活络消肿，故可常用之。如乙型肝炎属肝肾阴虚者，以一贯煎加味则必配丹参；黄疸各期，辨证用药也每配丹参；臌胀水湿瘀阻者，又常以丹参、柴胡、当归、鳖甲、牡蛎、鸡内金、大腹皮、云茯苓、三棱、莪术等相伍；胆结石者则丹参配大黄、鸡内金、柴胡、枳实、金钱草等，临床对改善肝功、软化肝脾、缩小肿块、化瘀排石等皆疗效可靠，而丹参的药理学研究表明，其具有降低SGPT，保护受损的肝细胞，促进肝细胞再生和抗纤维化等作用。此正乃，《本经》所曰之：丹参祛“寒热积聚，破症除瘕”也。

五、化瘀利湿达三焦，阴水阳水咸可消

丹参通血脉，利水道，消水肿，故可治水停血瘀之水肿。动物实验证

明，丹参有改善肾功能，降低氮质血症和消肿增加尿量作用。水肿（阴水）下肢及全身浮肿，腰酸乏力属肾虚血瘀者（慢性肾小球肾炎、慢性肾盂肾炎、肾病综合征等），用益肾化瘀利水汤（五苓散加丹参、黄芪、桑寄生、益母草、川牛膝、山楂、白茅根、通草等）；下肢浮肿，困倦乏力，脘腹胀闷疼痛，舌瘀暗，脉结代等心阳虚弱，水湿血瘀所致者，常用真武汤合丹参、桃仁、黄芪、葶苈子、白茅根；肾阳不足者投以金匮肾气汤加丹参、白茅根、杜仲等；气滞水停者以柴胡疏肝散合五苓散加丹参等；阳水面目浮肿（如急性肾小球肾炎等）属风邪遏肺，三焦气机不利者越婢加术汤加丹参、云茯苓、车前子、连翘等；属肺气虚寒，水道不利者苓甘五味姜辛汤加丹参等皆可增强疗效。临床上只要辨证准确，丹参运用合理，常可有利于消除尿中化验之异常。人体水液的运行，赖肺气之通调，脾气之转输，肾气之蒸腾。若外邪侵袭或脏腑功能失调，或脏气亏虚，皆可使三焦决渎失职，水道不利，外溢肌肤，水肿乃成。水血同源，《血证论》曰："水与血相互倚伏……互相维系"。故水停血瘀相互影响，因而不论阴水阳水、水瘀并存其理同矣，唯轻重缓急侧重有别也，即所谓："血不利则为水……水阻则血不行"矣。

六、凉血解毒消肿痛，痈毒疮疥皆可用

丹参尚有消肿止痛，凉血解毒，排脓生肌之功。如丹参配连翘、花粉、蒲公英、栝楼等药消乳痈；配银花、连翘、乳香、没药等治痈疮毒；急性腹痛（急性阑尾炎等）以大黄牡丹汤加丹参、红藤等药效果甚好；慢性阑尾炎又常以丹参配柴胡、云茯苓、黄连、木香、延胡索、香附、蒲公英、神曲等；由于丹参还具有凉血解毒之性，故用绿豆甘草解毒汤（绿豆、甘草、连翘、石斛、丹参、大黄、白茅根），临证治疗多种中毒每可获效。对湿热毒瘀阴痒带下者（如尖锐湿疣、宫颈糜烂等）常以丹参配黄柏、苦参、生甘草、苍术、白术、淮山药、土茯苓、地肤子、野菊花、白果等内服外洗，疗效明显。湿热瘀毒热痢者又常以白头翁汤加丹参，兼高热神昏者另配安宫牛黄丸合丹参煎服，皆可使疗效提高，疗程缩短；对湿热疥疮则以丹参、苦参、蛇床子等煎水熏洗患处。《大明本草》有：丹参治"恶疮痈癣、瘿赘肿毒、丹毒，排脓上痛，生肌长肉"之说。而现代科学研究证明：丹参对葡萄球菌、大肠杆菌、变形杆菌有强力的抑制作用，对伤寒杆菌、痢疾杆菌有一定抑制作用。

综上所述，药无贵贱尊卑之分，而皆贵在应用之法。丹参性寒味苦，具活血祛瘀，活络通痹，推陈生新，行而不破，达脏腑百骸，安神除烦，解毒凉血，消肿止痛，排脓生肌，且治痈疮。若能辨证用药，恰酌剂量，妙用丹参，则疗效必佳。

然丹参性寒而凉散，凡大便溏泄或血瘀夹寒者，用时宜慎。且剂量虽

可大一些，常用15～30g，然一般也宜从小量开始，不可骤用大剂攻散，不可不知。

牛膝当分川怀补消两擅其长

牛膝，首载《神农本草经》，其性平，其味甘苦酸，临床用途甚广。《本经》载其“主寒湿痿痹，四肢拘挛，膝痛不可屈，逐血气，伤热火烂，堕胎。”现代药理研究已知其对子宫和肠胃有收缩作用，并能扩张心脑血管、降压、利尿等。此药性平，无寒热燥柔之弊，补消兼长，临床常用，每收较理想疗效，故作探讨。

一、活血祛瘀，引血下行，善治头部诸疾

牛膝之功，前人多谓其善补肝肾，强筋骨，善治腰膝酸痛、下肢无力，此常规也，但验之临床，消多于补。其名牛膝，即形容其形状像牛之膝，又善治腰膝部疾病之谓。然而，其活血祛瘀，引血下行，实属其主要功能。考“引血下行”之语，自《本草衍义补遗》提出以后，遂为后世所重视，《本草经疏》曰其“走而能补，性善下行”。尤其张锡钝《医学衷中参西录》说：“牛膝善引上部之血下行，为治脑充血证无上之好品”，其所拟镇肝熄风汤、建瓴汤中均重用此品至一两，临床收效颇佳。查《名医别录》有“填骨髓，除脑中痛及腰背痛”之语，根据多年临床体会，认识到牛膝之活血祛瘀，引血下行，尤善治脑部诸疾。比如临床可用治：

1. 肝阳上亢

患者常有血压高，或不稳定、头痛、头麻木、四肢困乏等症者，以川牛膝为主，配合菊花、磁石、天麻、川芎、豨莶草、地龙等，取其既可补益肝肾，又可引血下行，余常用川牛膝15g左右，疗效较好。

2. 中风证属风中经络者

常表现为肢体麻木、偏瘫、语言謇塞、手足痿废不用等，可用川牛膝配合丹参、赤芍、地龙、川芎、红花、桃仁；兼气虚者，可加炙黄芪等，具有较好的活血化瘀止痛及引瘀血下行之功。

3. 眩晕证

此证以眩晕，不能站立，甚则呕恶等证为主，用川牛膝配合二陈汤，加磁石、丹参、寄生、钩藤、天麻等，治疗多例，甚为效验。

4. 老年性痴呆症

此病多表现为反应迟钝、记忆力明显减退等；若属肾虚血瘀者，可用怀牛膝配合熟地、山萸肉、菟丝子、巴戟天、菖蒲、丹参、川芎等品。

5. 头痛

牛膝性平，微苦，凡实火或虚火上冲之头痛、瘀血头痛，均可以此作主药，引瘀热下行，而头痛可愈。实火头痛用川牛膝配石决明、石膏、龙胆草、栀子、菊花、川芎等；虚火头痛配生地、玄参、知母、黄柏、蔓荆子等；瘀血头痛可配川芎、白芷、丹参、桃仁、当归、僵蚕、露蜂房、赤芍等。

6. 其他

心绞痛、心肌炎、牙痛、龈肿、口舌生疮、吐衄、赤眼、咽肿者，亦可在辨证方中酌加川牛膝以引血、引热下行。

总之，川牛膝之活血化瘀、引血下行之功，在头部及胸部等瘀热所致的疑难病证中应用甚广，其证以实证或虚实挟杂证较多，故用以川牛膝为主。

二、活血化瘀，引血下行，善治妇产科疑难之证

牛膝的活血化瘀，引血下行，对肝肾、冲任、胞宫等下部瘀阻之证，也甚为常用，具有引瘀血下行，引药直达病所，化瘀止痛等多种作用。但有明显的堕胎作用，故孕妇忌用。

1. 治经闭、痛经

川牛膝配伍当归、丹参、桃仁、红花、延胡索、益母草，可治妇女经闭、痛经，属瘀血阻滞者，有很好的化瘀止痛调经作用。

2. 治产后恶露不行，瘀阻疼痛或倒经吐衄

李时珍曰：“牛膝所主之病，大抵得酒则能补肝肾，生用则能祛恶血。”其“祛恶血”之语，即包括牛膝可治产后恶露不行，瘀阻腹痛在内。张锡纯亦谓：“重用牛膝，佐以凉泻之品，化血室之瘀血以下应月事，此一举两得之法也。”临床若以川牛膝配伍生地、当归、白芍、栀子、白茅根之属，治经行吐衄属血热妄行者，用后多有显效。

3. 治癥瘕积聚

此药性较平和，虽化瘀而不太伤正气，故可久服。《日华子本草》及《本草备要》皆记载其有“破癥结”，临床常以牛膝配丹参、三棱、莪术、䗪虫等品，可治癥瘕积聚，有缓化慢消之功。

三、补肝肾，强筋骨，利尿通淋，善治下半身腰膝酸痛，水肿，下肢无力等证

牛膝补肝肾、强筋骨之功，临床应用甚广。但其补益之功强与弱，后人知之甚少。《本草正义》明确指出：“其所谓补中续绝填骨髓，益精，利

阴气诸说，皆壅滞既疏，正气自旺，万不可误认牛膝为填补之品。”由此看来，牛膝之补肝肾并非填精补髓，结合李时珍所说“得酒则能补肝肾”之语，其补多为以通为补，通滞为主，补为次。余等临床体会，多善用川牛膝，以其通滞化瘀之力强于怀牛膝故尔。

1. 治腰膝酸软无力

属肝肾不足者，可用怀牛膝，但须配杜仲、寄生、续断、木瓜等品；若治痿证，可配伍熟地、龟板、锁阳、白芍等。

2. 治风湿痹痛

常用于腰膝以下之风湿痹痛，此品有较好的通利血脉，破瘀导滞之功，如独活寄生汤中用之即属此意。

3. 治肾炎水肿

牛膝活血化瘀，畅行血脉而利水。《纲目》载其可“治五淋尿血，茎中痛。”《中药学》也记载其“能利尿，行瘀以通淋”。临床除用于淋证外，余常用于慢性肾炎水肿。如治一16岁女中学生周某，患肾炎一年多，前后住院一年多，仍离不开激素维持，其形已有满月脸、水牛背，轻度浮肿不退，小便化验蛋白一直维持在1～3个“+”号。用肾气丸配合黄芪、白茅根、益母草、桃仁、红花等，6付显效，继服30余付，明显好转，浮肿消退，尿中蛋白已无，并无任何不适。

4. 治颈椎病

常配葛根、当归、赤芍、川芎、桑寄生、金毛狗脊、路路通等品。

总之，牛膝有川牛膝、怀牛膝之分，补消之力各有擅长。川牛膝有活血化瘀、引血下行之功，擅长用治头脑部、胸肋部瘀阻及下焦、肝肾冲任等处瘀阻之证，故在临床认为其有引血、引热、引水下行之功。怀牛膝补肝肾、强筋骨之力稍强，善治腰膝酸软之疾，但多以通为补取效。

三棱化瘀止痛力宏性平

三棱，首载于唐代陈藏器的《本草拾遗》，其性苦、平，归肝脾两经。历代本草记载其能破血行气，消积止痛，可治症瘕积聚，气血凝滞，心腹疼痛，胁下胀痛，经闭，产后瘀血腹痛，跌打损伤，疮肿坚硬等。习惯看法认为其为破血之品，或认为其攻破之力甚强，久服易伤正气，故临床多畏其力而少用。

余临床治疗一些疑难重症或久病属气滞血瘀所致者，如萎缩性胃炎、长期消化不良、臌胀、经闭日久等证，用一般理气活血化瘀药而力不足者，用三棱后往往收到较好疗效。如一某姓老翁，65岁，因口干口苦、纳差、胃脘部疼痛十余年，口中无味而就诊，其脉弦缓，舌质略红而干等证，少苔，视其病历，曾在许多大医院多处求治无效。胃镜示“萎缩性胃炎”，并有“气管炎”、“尿路感染”、“增生性脊柱炎”等疾病史。先以肝胃不和论治，继服六君子汤加白芍、乌梅、山楂、石斛、丹参而诸症减，久服则力不足，效力差，于是上两方不变，均加三棱1.0g，服后胃脘疼痛锐减。此后则以柴胡疏肝散与香砂六君子汤两方为基础，交替加减，但每次均用三棱，调治三月而愈。于是，以后每遇顽固之胃脘痛，时间经久不愈，有瘀血形征者，用一般理气化瘀止痛药香附、丹参、延胡索作用不佳者，均加用三棱，收效较为理想，且未见不良反应，于是对此药的理气化瘀止痛之力印象颇深。

查《医学切问》载其“破一切血，下一切气，”王好古认为其“破血中之气”，《本草纲目》认为其能“破气散结，故能治诸病，其功可近于香附而力峻，故难久服，”则知古今医家皆言其“破气破血，久服损真”的认识是一致的。然其力究竟峻焉缓焉？损伤正气强焉弱焉？主要还需临床验证。从李时珍所论，其功近香附而力峻之语可知其力并非十分峻猛，而有人多畏其破血破气而不敢用。近览张锡钝《医学衷中参西录》三棱条下，谓其“气味俱淡，微有辛意，性微温，为化瘀之要药，以治男子痃癖，女子症瘕、月经不通，性非猛烈而建功甚速，其行气之力，又能治心腹疼痛，胁下胀痛，一切血凝气滞之证。”余认为前人所谓“破气破血”之说，无非说明其力强而已。而临床一些疑难久病，气滞血瘀顽痼不化者，三棱又为其首选之品，余体会，凡临床如萎缩性胃炎迁延日久，症又痛处不移，痛时拒按，夜晚较甚，舌下脉络迂曲或怒张，舌质淡紫等，常以香砂六君子汤加焦三仙、丹参、三棱等，收效甚捷。尤其对一般理气化瘀止痛药不效或初用有效久用无效者，加用三棱或莪术后，每见止痛之效甚显。观朱良春氏治此病，每用黄芪30~60g，莪术6~15g之论，余之想法与朱老不谋而合矣。

浅谈药贱效佳之豨莶草

豨莶草是价廉易得的祛风湿药，首载于唐代《新修本草》，谓其“味苦，寒，有小毒”，“主金疮，止痛，断血，生肉，除诸恶疮，消浮肿。”迄至宋代《本草图经》，始首次记载其有“治肝肾风气，四肢麻痹，骨间疼，腰膝无力者，亦能行大肠气”，“服之补虚，安五脏，生毛发，兼主风湿疮，肌肉顽痹；妇人久冷，尤宜服用之。”已明显指出其具有祛风湿，补肝肾之功。明代兰藏庵的《滇南本草》进一步明确指出其“治诸风，风湿症，内无六经形症，外见半身不遂，口眼歪斜，痰气壅盛，手足麻木，痿痹不仁，筋骨疼痛，湿气流痰，瘫痪痿软，风湿痰火，赤白癜风，须眉脱落。”从其所列症状者，至少在明代又发现其具有治风中脉络的功能了。

我们临床应用豨莶草多年，对于其前人所说的“有小毒”一语，不敢苟同。豨莶草虽属苦寒之品，但药力比较平和，临床多用至每剂30g，亦未见其有何毒副作用。另外《本草图经》谓其“服之补虚，安五脏，生毛发”，也应正确理解。豨莶草古人有生熟两种用法，生用则苦寒之性较强，主要用于痈肿疮毒，湿疹瘙痒，内服外洗皆可。若加黄酒蒸制，则苦寒之性降而温通之性加强，故可用于风湿痹证。其代表方剂如豨莶丸、豨桐丸。但目前药房所供者，大多属生品，而用于治疗痈肿疮毒者较好，为加强治疗肝肾虚损、痹证等的疗效，应让患者自己加黄酒蒸制为佳。《本草正义》说：“豨莶生时气臭味涩，多服引吐，盖性本寒凉而气猛烈，长于走窜开泄……及其九次蜜酒蒸晒，和蜜为丸，则气味已训，而通利机关，和调血脉，尤为纯粹，凡风寒湿热诸痹，多服均获其效，洵是微贱药中之良品也。”真是对豨莶草之真知灼见之语。

豨莶草之临床应用主要有：

（1）用于高血压病：豨莶草之浸液业已证实有降血压作用，对于高血压病人有四肢麻木，腰膝无力者尤宜。我们临床常配伍川牛膝、天麻、草决明、地龙、菊花及生龙骨、生牡蛎等同用，剂量一般用30g左右，似有较好的改善肢体麻木、头晕等症状的作用。由于其性苦寒，对有肝阳上亢挟瘀热者也甚相宜。

（2）用于中风：豨莶草之用于中风，古人早有认识，临床体会主要用于风中经络、肢体麻木、瘫痪、口眼歪斜等属气虚血瘀型病人，常加入到补阳还五汤中应用，并配伍路路通、桂枝、水蛭等有较好作用。豨莶草因有祛血中风湿及解毒功用，似有活血畅经络作用，故缺血性中风用之甚当。朱良春氏也认为“考之于古，验之于今，豨莶草有解毒活血之功，勿以平易而忽之。”

（3）用于风湿痹证：实验也证实，豨莶草与臭梧桐组成的豨莶丸对实验性关节炎有明显抗炎作用。因此，临床主要用于治疗四肢风湿痹痛，尤其兼腰膝冷痛者，常配伍威灵仙、秦艽、桑枝、桂枝、川芎及当归、乳香、没药等。对虚寒性的风湿痹痛一定要用黄酒蒸制，以改变其苦寒之性，加强温通之力。

（4）对于白癜风：我们临床常配合祛风和血等品辨证的内服和外用亦取得一定疗效。

至于豨莶草之其他功用，因用之不多，不敢妄加议论。

三七活血又止血可治多种瘀血证

三七是常用的化瘀止血药，其止血而不留瘀，活血而不出血，在瘀血与出血单独或同时存在之时，具有其他单味药不可比拟的优势。《本草纲目》首载其药，谓其有“止血，散血定痛”的功效，可治“金刃箭伤，跌扑杖疮，血出不止者，亦主吐血、衄血、下血、血痢、崩中，经水不止，产后恶血不下，血晕血痛，赤目痈肿，虎咬蛇伤诸病。”其药力甚强，疗效显著，古代多作止血药应用，其主治无论跌打损伤，瘀肿疼痛，还是各种出血，皆以化瘀止血为主效，临床应用十分广泛。解放后对其进行药理研究，发现其有很好的活血止血作用，并有类人参作用，可降低毛细血管通透性，并且能增强冠状动脉血流量，减少心肌耗氧量，有明显迅速的降压作用等等。多年来临床应用，体会到可用于下列病证：

（1）可用于冠心病、心绞痛：用三七粉 3g（冲服），配合栝楼、薤白、降香、丹参、桂枝、杜仲、鹿衔草、生山楂等，治疗冠心病、心绞痛，痰瘀交阻者，有明显的缓解减轻疼痛，减少发作的效果，而且用一般化瘀止痛药效果不明显，或作用不佳者，加用三七后其效果明显增强。有的服用心痛定、心得安或硝酸甘油片不能控制心绞痛发作，或者效果不满意者，加用三七制剂后，均取得明显的缓解疼痛、减少发作的效果，证明其确有良好的化瘀止痛作用。

（2）可用于肝病：肝硬化、乙型肝炎属气滞血瘀者，可用三七加入柴胡、白芍、枳壳、川芎、香附、鳖甲、三棱、女贞子、焦三仙等，有活血止痛，改善肝血瘀滞症状的作用。一女性病人，患“乙肝”3 年，经常胁肋、胃脘部胀满不适、暖气、泛酸、纳差、大便不调、眼干涩、脉弦细、舌黯红苔薄白，多方治疗，效果不显，辨为肝气郁滞、肝胃不和，用三七加入柴胡舒肝散中，6 剂药后症状明显减轻，坚持用药 1 月余，临床症状基本消失。临床上凡遇到肝病，凡属气滞血瘀，或肝气犯胃，致胸胁胀满疼痛或胃痛者，我们均适量加入三七粉 3g（冲服），止痛作用明显增强。

（3）用于风湿痹痛：常用三七配入黄芪、当归、威灵仙、独活、细辛、川牛膝、桂枝、淫羊藿等方中，发现其能缓解疼痛，可能与其增强化瘀止痛作用有关。

（4）用于慢性结肠炎：一女性病人，61 岁，左侧小腹隐痛 7 个月，有时大便脓血，镜检示“慢性结肠炎”，有水肿块。患者头晕、消瘦、舌质红、苔黄稍厚、脉细弦。诊为下焦湿热用白头翁汤加茯苓、地榆炭、猪苓、焦山楂、三七粉、白花蛇舌草，七剂显效，十余剂腹痛已除，它症锐减。三七在此病人的主要作用是，其一止血，其二止痛。

（5）可用于风湿性心脏病、二尖瓣狭窄：三七配伍丹参、人参、炙甘草、苦参、桂枝、川芎、赤芍、山楂等或加入桃红四物汤中应用。曾治一例 16 岁少女，患风湿性心脏病、二尖瓣狭窄，患者胸闷、心慌、左胸部有时刺痛，关节疼痛、头晕、月经量多，脉结代，舌黯红苔薄白。以上方加减化裁，诊治六次，服药 30 余剂，两次胸片对比，心界明显改善，症状明显减轻，心慌、心悸大减，结代脉明显减少。

（6）咳血：一葛姓女病人肝火灼肺咳血，痰中带血2月余，伴乏力、失眠、大便干，舌质黯红、苔黄腻，脉弦滑，用龙胆泻肝汤加三七粉3g（冲服）、大小蓟各10g，大黄10g，6剂而诸症皆除。

（7）高血压病：三七可配合菊花、生地、草决明、葛根、地龙、川牛膝、豨莶草、路路通等应用，有明显清脑降压通络作用，尤适用于有动脉硬化、冠心病等心脑疾病同时存在者，效果甚为明显，曾多次应用，均取得较理想疗效。

（8）可用于中风：三七治中风，应用较广，无论是对缺血性中风或出血性中风皆可使用，其出血性，中风列为首选药物。脑血栓形成之中经络者，常以补阳还五汤加三七粉3g冲服，以助益气活血化瘀之功；脑溢血者，出血期，可单用适量三七粉以达活血止血，祛瘀生新之效；后遗症期，三七可配伍黄芪、当归、川芎、路路通、丹参、寄生等物，以消散瘀血。

（9）治瘀血头痛：可配伍川芎、地龙、白芷、桃仁、红花、僵蚕、露蜂房等，对顽固性头痛、刺痛，久治不愈者，用后可收化瘀止痛之效。

（10）可用于胃痛出血：三七对消化系统的肠胃出血，用后可收止血之效，特别是对胃脘痛（如慢性胃炎、胃溃疡等）或伴有黑便等症，尤为适宜，它既可以化瘀止血，又可以化瘀止痛，可配伍蒲黄炭、五灵脂、丹参、延胡索等应用。临床用治多例，均有很好疗效。

至于古今之用于妇科崩漏、产后出血、刀伤、痈肿、跌打损伤、骨折等病征，人皆尽知，此不赘述。

三七之用量，我们一般多采用三七粉冲服，每天3g，最多6g，此种用法剂量较少，节省药材，吸收较好，值得提倡。汤剂煎服，用量需大一些，一般6～10g为宜。曾有文章报道二例，三七粉一次冲服6g后引起房室传导阻滞。我们1993年曾治一例严重肝硬化腹水男患者，曾误将每日3g三七粉服为每日30g，连服7日，不但未见毒副作用，反而诸症减轻，效果明显。故三七的标准用量尚需继续观察研究。

总之，三七此药，化瘀、止血、止痛，内外上下疾患皆宜，内外应用皆可，应用甚广，疗效良好，但无论治何种病证，均不离其活血化瘀和化瘀止血及祛瘀生新之功，故既止血又化瘀，一药二用，对于出血兼瘀兼疼痛者尤宜。

草果仁化腻苔立竿见影

草果，首见于《饮膳正要》，可见最早是作调料用之，民间煮肉时常用草果一二枚，与大茴、桂皮、花椒等共作调味佳品；调凉菜时如将上药泡水浇之，其味香扑鼻，能增强消化，增进食欲，且食后无碍胃壅气及寒凉伤胃之弊。药中用得相对较少。吴又可治疗温疫盼“达原饮”，方中用草果取其能芳香透达膜原湿浊之邪，古今皆知。余受其启发，在内科疑难杂病中，凡舌苔白厚板腻，中焦寒湿壅滞难化，久治效差者，常于方中加草果仁6g，用之取效尤速。如魏某某，男性，33岁，小学教师。1992年2月15日初诊，主诉胃胀、纳差、口苦，苔厚腻略黄，得胃病日久，舌苔常厚而腻，屡治不去，脉象弦缓。辨为脾虚失运，湿盛气滞，食积日久而微有郁热。用四君子汤加焦三仙各15g，沙参12g，干姜6g，厚朴10g，草果仁5g，莱菔子12g，枳实12g。6剂。至6天后复诊时，诉服上药后腹内响动，大便稀，多日之厚腻苔已转为薄黄苔，腹胀大减，继服6剂而愈。

故凡中焦湿浊不化，特别是舌苔白腻而厚者，多于辨证处方中加草果仁5～6g，收效均甚理想，于是进一步体会到前人用草果仁作调料的真正用意，乃用其辛温芳香之性，防止油腻、生冷、滞气碍胃，寓有芳香化湿醒脾之目的。

查草果仁辛温，归脾胃经，具有燥湿除寒，祛痰截疟，消食化积之功，用于疟疾、痰饮痞满，脘腹冷痛，反胃呕吐、泻痢、食积等证。然临证芳化湿邪，每多求助于苍术、藿香、佩兰、砂仁、白蔻之类，常湿可化，难证可消。余思草果仁所治上证虽多，皆取其气味芳香浓馥，辛香可化湿，温燥可散寒，其药力类于草蔻而强于草蔻，且其温燥之性又较草蔻为弱，故不甚伤阴。《本草求真》曰："草果与草豆蔻，诸书皆载气味相同，功效无别，服之皆能温胃逐寒，然此气味浮散，服之直入病所而皆有效。"说明此二药之力量强弱、温燥之性又有差别矣。临证当选优择能而尽量避其毒副作用，为医道知药善任之基本功。又，值得注意的是，草果化浊，必须用草果仁，古之所谓"草果消膨效，连壳反胀胸"之说，尚需进一步体会与研究。

黄芪用途广，益气功效彰

黄芪是临床应用最广的一味补气中药，几千年来它广泛地用于许多种病证，而且其作用不断有新的发现，所治病证也越来越扩大，兹就我们应用此药的体会，谈几点感想。

一、补气升阳，用广效良

黄芪之甘温补气升阳，《本经》即有类似记载，后世药理研究，发现其有类性激素作用和兴奋中枢神经系统，提高免疫功能的作用，因此应用很广，也确有很好的疗效。我们应用黄芪几十年，体会到此药的补气作用和升阳作用非常显著，如辨证准确，配伍得当，往往可收到理想的效果。

1. 补气疗虚

主治久病元气虚损，身体羸弱之少气懒言，语言低弱，四肢疲乏，精神不振等。此时常与人参类配伍。古人认为，黄芪善补肌表气虚，人参善补五脏之气，两药合用，则内外表里皆补，适用于元气虚损较重者，如保元汤，十全大补汤等，均是参芪并用，补力雄强。

2. 补气健脾

黄芪补气，尤长于补中益气，脾胃气虚，疲乏无力，四肢倦怠，食少便溏或泄泻者，炙黄芪配伍白术、茯苓、党参、山药等，有很好的益气健脾作用。如古之名方补中益气汤、黄芪健中汤等。

3. 补气生血

黄芪补气，气血同源，故可用于气虚血虚之证，通过补气而生血。适用于劳倦内伤之肌热面赤，脉洪大而虚或血虚头昏头痛者。常配伍当归，如当归补血汤，也可配伍元肉、枣仁、阿胶等补血药。

4. 补气摄血

用于气虚不摄之便血，崩漏，月经过多等。常配伍人参、白术、元肉、当归等，如归脾汤。

5. 补气助阳

气虚日久，可兼阳虚，黄芪甘温，如配伍附子、肉桂等，可用于气阳两虚之证。如再造散，即益气助阳兼解表证之方，黄芪在方中可补元气，固肌表，助药势，有助于驱邪外出。

6. 补气升阳

黄芪补气，味薄而主升清，本身就有一定升提清阳作用，如配伍人参、白术、柴胡、升麻之品，则可升发脾胃清阳，主治中气下陷之久泻、脱肛、胃下垂、子宫脱垂等清阳下陷之证，如补中益气汤、升陷汤。

7. 补气生津

气阴两伤，气化不及之消渴，亦可用黄芪之补气作用，敷布、布散津液而治消渴，如玉液汤。

二、补气活血，其功卓越

黄芪之益气作用，世所公认，而对其活血作用，尚认识不足。其实，早在《别录》中就有“逐五脏间恶血”的记载，《日华子本草》说能“破症癖”，《本经逢源》说可以“通调血脉，流行经络，可无碍无壅滞也”。王清任的“补阳还五汤”，是将气虚血瘀的理论用于临床，治疗气虚血瘀的著名方剂。

从临床实践看，瘀血证存在于众多疾病的各个阶段及证候中，而气虚血瘀又是造成血瘀证的一种常见病因。因黄芪能补气，气为血帅，气行则血行，气虚则血运无力，必然运行迟滞而致瘀，故气壮则血畅行。《本经疏证》说：“黄芪利营卫之气，故凡营卫间阻滞，无不尽通，所谓源清流自洁也”。现代药理研究证实，黄芪有强心、增加心搏出量，扩张外周血管作用。因此，黄芪的补气活血作用，不仅在理论上而且在临床实践中均是有充分根据的。

1. 补气活血，擅治气虚血瘀中风

黄芪大补脾胃元气，使气旺以促血行，可用于气虚血瘀所致的中风。常用炙黄芪20～30g，配合当归、赤芍、桃仁、红花、川芎、地龙等，如补阳还五汤，用治半身不遂，口眼歪斜，语言謇涩，下肢痿废，小便频数等证。经多年临床应用，确有较好疗效。

2. 补气通滞，可治血痹

黄芪补气，使营卫气足，可推动血运，如配合养血活血药，可治血痹证。如黄芪配伍桂枝、白芍、生姜、大枣等，即黄芪桂枝五物汤，治疗血痹证之肢体麻木，现代用此方化裁，可用于坐骨神经痛，有较好疗效。若以黄芪配伍姜黄、当归、赤芍、防风、羌活等，即蠲痹汤，可用于上肢风湿痹痛，现用于肩周炎等，也取其补气活血通痹之功，故在临床也有较好疗效。

3. 补气活血，可消症散瘤

部分症积，肿瘤病人，元气虚弱，不但因气虚无力推动气血运行而致血滞痰凝，而且因气虚血弱，无力抵抗病邪，驱邪外出，致成症积、肿瘤。可用黄芪配伍其他扶正、活血、化痰软坚、消散症积之品，用于肿瘤病人的防治，起到扶正祛邪，补气活血的作用。现代许多肿瘤防治方中配伍黄芪，其意即在于此。

4. 补气活血，可治折伤、恶血凝滞肿痛

《普济方》有黄芪散（黄芪、白芍、生地、附子、当归、续断、桂心、干姜、大黄、花椒）可治跌打、骨折所致恶血留滞，凝滞疼痛，具有补气活血消肿之功。该书还用黄芪配桔梗治疗胸痹，也是此意。

三、益气解毒，可用于多种慢性内脏炎症及疮痈破溃不收之症

黄芪的补气作用，现已证实，可以提高机体免疫能力，从而可用于多种因免疫能力低下之慢性炎症及疮痈溃后久不收口之症，能取得良好效果。

1. 益气解毒

可治慢性肝炎、乙肝、慢性胃炎、慢性肾炎等疾病，黄芪补气作用显著，具有保护肝脏、防止肝糖原减少的作用，配伍白术、茯苓、五味子、甘草等益气健脾药及茵陈、板蓝根、白花蛇舌草、虎杖、蚤休等解毒利湿药，可治疗慢性肝炎、乙肝。现已广泛地运用于临床，效果良好。若配伍郁金、乌梅、金钱草，可治慢性胆囊炎，配伍黄柏、知母、蒲公英、芡实等，可治慢性泌尿系感染，配伍党参、白术、益母草、茯苓、白茅根、防己等，可用

于慢性肾炎，消除蛋白尿；配伍肉桂、吴萸、枳壳、桃仁、红花、三棱、莪术等，可用于治疗萎缩性胃炎，其他如慢性骨髓炎，阴性脓肿等的某些证型，也多有伍用黄芪的。

2. 益气托毒

可用于疮痈溃后久不收口等证，黄芪有良好的益气托毒生肌之功，古今广泛应用其治疗疮痈等气虚无力托毒外出之阴疽久不溃破或溃后久不收口者。

如黄芪配伍当归、山甲、皂角刺、川芎（即《外科正宗》透脓散），用于内已成脓，外不易溃，漫肿无头等症。若配伍人参、当归、熟地、川芎、茯苓、肉桂等，可治疮疡溃后久不收口者，如内补黄芪汤。

四、益卫固表，为表虚自汗要药

黄芪具有很好的益卫固表作用，是治疗表虚自汗的要药。如配伍防风、白术，即玉屏风散，专治表虚自汗，易感冒者，配伍牡蛎、小麦、麻黄根，即牡蛎散，可治自汗或盗汗，配伍当归、生熟地、黄连、黄柏、黄芩，即当归六黄汤，治阴虚火扰之盗汗。因黄芪最擅长益气走表，故表虚自汗者用之尤佳。

五、利水退肿，可治风水，皮水

黄芪的利尿作用较显著，用药后尿量增加64%，已为实验所证实。古方防己黄芪汤，配伍防己、白术、甘草，主治汗出恶风、身重、小便不利之风水；防己茯苓汤，配伍茯苓、防己、桂枝、甘草，主治水在皮肤之中四肢肿属皮水者。现在气虚水肿病人中也常用黄芪，但应用生者为佳。

总之，黄芪这味中药，补力强，用途广，既治表又治里，是补气之上品，扶正的良剂。性甘温质柔和，为古今所称道。但其用量差异很大，轻者10～15g即可，可益气升阳升压，中等15～30g，补中益气、降压摄血，大量30～120g，可补气化瘀。其益气，固表宜炙用，托毒利水宜生用。另外，黄芪性总属甘温，用大量时若避其温性致变，可稍配知母或川牛膝等，以制其偏温燥之弊或引其阳、热、血、水下行。

磁石为平肝良药

磁石就是磁铁矿石，是一味应用历史悠久的药物，从《神农本草经》到现在，已应用了大约两千年的历史了。但此药的价值，随着科学的进步，又有不少新的发现，药理研究也有不少新进展。我们应用此药于许多疑难病证，也有不少心得体会，因此，很有必要对此药作一回顾和探讨。

磁石又名慈石、吸铁石、吸针石、玄石、磁君等。其基原为氧化物类矿物磁铁矿的矿石，主产于磁州（今河北省磁县）。其吸铁能力强者，称“活磁石”或“灵磁石”，药力最佳。味辛、咸，性寒，归肝、心、肾经。

磁石之药用，与一般金石类药物不同，大凡一般石药皆质重而有毒，不可久服，独磁石性禀冲和，无猛悍之气，更有补肾益精之功。此古今早有认识，《名医别录》首载其“养肾脏，强骨气，益精除烦”，《本草衍义》也记载其“肾虚耳聋目昏者皆用之。”重坠辛寒之磁铁矿石，为何有补益肾阴之功效呢？古人虽从色玄（即黑色）入肾解释，但与理总不够深透，其性可吸铁，质重可下坠，故可镇肝阳之亢而安神，何故又可滋肾水明耳目呢？显然，磁石之补肾益精主要来自临床实践，从长期的临床实践中体会到此药的确有补益作用，这是千真万确的事实，而且认识到其作用主要是与其具有磁性密切相关。

近年来磁疗保健品的兴起和发展，把磁石的作用机制进一步阐明了。磁化杯、磁疗护膝、磁疗保健腰带、磁化药枕等保健品相继问世，使人们加强了对磁化保健机理的研究，现在认识到，磁化后的水进入人体后可以激活人体酶系统，提高机体免疫能力，从而提高机体抗病能力。这与磁石所具有的补益作用是相一致的，这从一个侧面说明了磁石治病的机制，当然还是不完全的，还待于人们今后更深入的进行研究。

磁石运用于临床，确实可以治愈多种疑难病，特别是像高血压、失眠、耳鸣耳聋、白内障、肾不纳气之虚喘、美尼尔综合征、癫痫、癫狂、更年期综合征等，现举例如下：

（1）治阴虚阳亢型高血压：磁石质重入肾，具有既镇肝潜阳、又滋补肾水的双重作用，因此对肝肾阴虚、肝阳上亢之头晕目眩、头胀头痛、烦躁不宁等症兼血压高者，用后疗效十分显著，其作用胜过龙骨、牡蛎。常配伍平肝之生龙骨、生牡蛎、白芍、石决明及清肝滋阴之菊花、夏枯草、栀子、生地、川牛膝及丹参等。

（2）用于美尼尔综合征：眩晕不止、不能闭眼站立，甚则呕吐之美尼尔综合征。磁石有良好的镇静平肝止眩之功。常常配伍橘红、姜半夏、茯苓、钩藤、天麻、丹参、川芎等药应用。我们用此方加减，用治多例此类病人，均获良效。

（3）用于治肾虚耳鸣耳聋：古人即有以磁石配猪肾治久患耳聋的报道。耳聋左磁丸即为治疗肾虚耳鸣耳聋的有效方剂。我们体会，对于年老肾虚、腰酸乏力、头晕嗜睡、伴耳鸣耳聋者，可用磁石加入杞菊地黄丸中，再加丹参、山楂等活血之品，甚效。

（4）治失眠：磁石具有良好的镇静安神作用，质重性寒，兼可清热，有镇静安神作用。对于阴虚火旺、心肾不交、心虚胆怯等型的失眠者，如出现心烦失眠、头晕耳鸣、心烦口苦等症者，均可在所拟方剂中酌加磁石，以取镇静安神之效。

(5) 治目昏不明：磁石治肝肾不足水火不济之视物昏花，常兼有心悸失眠、耳鸣耳聋等症状。王又原说：“磁石直入肾经收散失之神，性能吸铁，吸肺之气归藏于水。”孙思邈之“磁朱丸”，即为治目昏不明之良方。我们临床常以磁石配熟地、枸杞、女贞子、覆盆子、丹参、赤芍、菊花等同用。但此方效果较慢，须坚持用药才能取效。

(6) 用于慢性咽炎：慢性咽炎属肺肾阴虚火旺者，咽部红、肿、疼痛，日久不愈，兼有急躁易怒者，玄麦甘桔汤中加入磁石、知母、白芍、丹参、川牛膝等，可以镇潜滋阴、引火下行。

(7) 用于肾虚喘咳（如肺气肿、支气管哮喘等）：患者表现为呼多吸少、气短心慌、腰膝酸软等症时，磁石配伍五味子、胡桃肉、沉香、苏子、肉桂、代赭石、半夏等，有纳气定喘作用。

除以上所列之外，也可用于更年期综合征之烦躁失眠、汗出及癫痫、癫狂等病症中，其作用仍不外重镇安神、潜阳平肝。

总之，磁石一药具有镇惊安神、滋补肾水、潜阳纳气等多种功能，为金石类药物中能补能滋之佳品，用之得当，的确可以收到较好疗效，其治病机制，还须进一步研究。但久用宜慎。

苦参虽苦用途广

苦参，首载《神农本草经》，谓其主“心腹结气”，症瘕积聚，黄疸，尿有余沥，逐水，除痈肿，补中，明目止泪”。后世对其认识大多从味苦性寒，清火燥湿驱邪立论。如《别录》谓其“利九窍，除伏热肠澼，……小便黄赤，疗恶疮下部䘌，平胃气，令人嗜食”。《药性论》认为其“治热毒风，皮肌烦躁生疮，赤癞眉脱，主除大热嗜睡，治腹中冷痛，中恶腹痛”。《本草正义》更为明确地指出苦参的性味特点：“苦参大苦大寒，退热降泄，荡涤湿火，其功效与芩、连、龙胆皆相近，而苦参之苦愈甚其燥尤烈，故能杀湿热所生之虫，较之芩、连力量益烈”。

也有部分书载苦参有补益及安神作用，如《本经》说“补中”，《别录》谓其“养肝胆气、安五脏、定志益精”。从传统中药理论看，苦参味甚苦，徐灵胎认为其“与黄连功用相近”；李时珍说“苦参黄柏之苦寒，皆能补肾，盖取其苦燥湿寒除热也。”从其所论看，所谓补，实质上是“以清为补”，至于其安神等作用，尚未得到证实。但近年来药理研究，却发现了不少新的作用，给我们很大启示。如：

(1) 利尿作用：有人报道，苦参的利尿有效率为90%，其利尿效力与其他利尿药相比较，毫无逊色。

（2）抗心律失常作用：苦参对在体蛙心及大鼠心肌收缩力及心律无影响，并不增加心肌耗氧量，亦不加重心衰及休克。

（3）升提白细胞作用：通过试验研究，证明苦参总碱有明显升提白细胞作用，并有显著促进小白鼠腹腔巨噬细胞吞噬功能的作用。

（4）抗菌作用：对结核杆菌及某些皮肤真菌有不同程度的抑制作用。

我们临床用此药也体会到苦参作用的广泛性：

（1）用治期前收缩及心肌病的心律失常：用苦参10～12g，配伍补气养阴之西洋参或太子参、五味子、麦冬、玄参，活血之丹参、赤芍，养心安神之炒枣仁、夜交藤等（详见四参安心汤），治疗期前收缩、心肌炎等心率失常症，经数十例病人证实，均有较理想的疗效。

（2）用治黄带：凡湿热下注之黄带，色黄腥臭或下阴瘙痒者，用苦参10g配入二妙散中，或加车前子、土茯苓、野菊花、山药、薏仁等，疗效显著。

（3）用治湿热痢疾：用苦参10g，配伍黄连、大黄、白芍、葛根、木香等，对提高治疗效果，缩短疗程，改善腹痛下坠等症状，有明显效果，也可加入葛根芩连汤或芍药汤中应用。由于其又有利尿作用，故也可用治急性泄泻，因有“利小便、实大便”及燥湿止泻作用。

（4）治急性黄疸型肝炎：苦参清热泻火，利湿燥湿，对湿热阳黄者，既清降湿热，又可使湿热从小便排出。常用苦参10g配伍到茵陈蒿汤中，或再加虎杖、蚤休、郁金、赤、白芍、丹参等，效果显著。

（5）治皮肤病：苦参自古就是治疗湿热所致皮肤病的常用药，其清热燥湿之力甚强，可用于湿疹，阴部湿疮、外阴瘙痒及手足癣等，既可内服，也可外用。内服常配白藓皮、地肤子、蛇床子、白芷、苍术、黄柏、栀子、车前子、土茯苓、野菊花等，外用亦可用上方加花椒、艾叶、芒硝煎水外洗。

（6）其他：苦参用途甚广，据资料报道，还可用于小儿肺炎、慢性肾炎、阴道炎、痢证、失眠、痔疮、麻风、白细胞减少症等。

总之，苦参由于味甚苦、性甚寒，其清热燥湿利湿作用虽强，用途也广，但多以湿热实证为主要适应证，若正虚久病、胃弱、脾虚，用时宜慎。

另外，苦参味苦气浊，与黄连虽大同而实小异，前人所谓“补中”，实则取其“苦以燥脾”、“小苦以健胃”之意，所谓“补肾”，实质乃“泻火存阴”之意，如同黄柏、黄芩之“坚阴”，本身无补益之性。另外，此药困苦而治病，也因苦而致病。临床用量过大，可出现恶心、呕吐、胃部灼热感及疼痛、腹泻腹胀、鼻干、手指发麻等副作用及不适感，故用时常配伍一些健脾养胃护胃之品，用量一般3～9g，不可过量或久用。

水蛭可治中风心痛痼疾

水蛭，咸苦平，有小毒，归肝经，首载《神农本草经》，载其“治恶血，瘀血，月闭，破血瘕积聚……利水道。”张仲景的大黄䗪虫丸以水蛭与大黄、䗪虫、桃仁、虻虫等药配伍，治五劳虚极羸瘦，干血内结，肌肤甲错，两目黯黑，妇女月经不通等证。现用此方治肝硬化，亦有很好效果。在鳖甲煎丸、抵当汤、抵当丸中，均配有水蛭一药，以治疟母、蓄血证。细审仲景用水蛭所治之证，多为瘀血日久成积聚或症瘕，需缓消渐化者，且多入丸散剂。查古代文献，水蛭所治之证虽较广，均言其有破血、逐瘀、通经之功效，用于蓄血、症瘕、积聚、妇女经闭、干血成痨、跌扑损伤、目赤痛、云翳等证。

由于前人记载中有力峻、有毒、破血等论述，故后人皆畏其药力而不敢大胆应用。我们在临床中，遇到一些属疑难久病瘀血所致者，久用活血通经药，如桃仁、红花、川芎等，力不足或久不收功者，便于方中加水蛭一药，久而久之，发现其效果甚佳，且未见毒副作用，故引起我们重视，专门进行理论和临床探讨，体会到水蛭治中风等脑部瘀血疾病，应为重要药物。

如治石某某，男，57岁，甘肃省西峰市农民。该患者从1990年5月6日半夜起，突然右侧肢体瘫痪、麻木，昏迷5天。在当地以“脑血栓”住院四个月，除右肢功能稍有改善外，症状依旧，已有8个月之久。查其脉左弦缓，右缓弱，上肢强直，右下肢稍能迈步，神志清，纳食可，二便正常，舌质红，苔薄黄，舌质不偏歪。观其病历，已用活血祛瘀中药未效。病程较久，从其发病症状看，属中风证，风中经络波及脏腑，按气虚血瘀论治。处方：炙黄芪30g，当归10g，川芎10g，赤芍10g，桃仁10g，红花8g，生地黄10g，路路通15g，水蛭6g，川断12g，桂枝6g，豨莶草30g，生山楂15g，6剂，并嘱其用煎过药渣再加花椒10g，艾叶30g煎水外洗。上方连服12剂，右手已能自主活动，麻木减轻，右下肢步履稍有力，自觉效果明显，嘱其携方回家长期服用。3个月后来诉，瘫痪已大为改善，已不麻木，生活能自理。

此病人原已用过补阳还五汤之类的益气活血方药而未能收功，辨证时其证情未变，考虑到祛瘀方药力量不足，故加水蛭、路路通、桂枝、生山楂、豨莶草等祛瘀通络药物，加强其通络之力，而收效显著。后遇数十例此类病人，用一般药物效力不足时，均加用水蛭后，效果明显增强。

《本草经百种录》记载：“凡人身瘀血方阻，尚有生气者易治，阻之久，则无生气而难治。盖血既离经，与正气全不相属，投之轻药则拒而不纳，药过峻，又反能伤未败之血，故治之极难。水蛭最喜食人之血，而性又迟缓善入，迟缓则生血不伤，善入则坚积易破，借其力以攻积久之滞，自有利而无害也。”结合现代药理研究，水蛭主要含蛋白质，新鲜水蛭唾液中含有一种抗凝血物质水蛭素，水蛭素不受热或乙醇之破坏，能阻止凝血酶对纤维蛋白原之作用，阻碍血液凝固。其醇提取物抑制血液凝固的作用，强于虻虫、䗪虫、桃仁等。

古今论述均说明水蛭是一种较好的活血祛瘀药，其力较强，善缓慢化消人体之瘀血，而又不伤新血，故对疑难病中瘀阻较久，难以化除消散者，加用水蛭可以提高疗效。尤其是中风、心痛等心脑血管疾病中的顽病痼疾，水蛭不失为一种最重要的选择，临床实践也证明这一点。

但水蛭仍属力量比较强的化瘀消症药。一般活血祛瘀药可以奏效的，不一定要首先用水蛭，一些脑出血的病人可首选用。前人所谓水蛭有“小毒”的论述，我们体会到即指水蛭活血化症之力较猛，用之不当可以产生出血等副作用而言，并非对人引起中毒。另外，水蛭用法，有主张焙干研粉冲服者，也有水煎内服者，当视其病情而论。我们一般水煎用3～6g，焙干冲服者，一般1～3g即可，丸散剂中也用1～3g未见毒副作用。

山楂消食又活血，心脑疾病功不灭

山楂是常用消食药，传统认为其善消肉食油腻之积，但经多年临床实践及参考药理研究，发现其能扩张血管，增加冠状动脉流量，降低血压，降低血清胆固醇，强心及收缩子宫等，对心脑血管病作用广泛，临床长期用于心脑血管等疑难病证中，疗效显著，值得认真研究总结。

（1）疑难病擅用活血化瘀，山楂可当重任：余等通过多年的临床实践，发现久病顽疾等疑难病，多有瘀血阻滞之势，或多痰瘀交加、痰水互结等病理。在精细辨证的前提下，合理的选择和应用活血化瘀药，往往可收较好疗效。活血化瘀药甚多，药力强弱差异很大，力猛而峻者固可破久瘀之顽证，荡难治之痼疾，但也有伤血耗正之弊端。而疑难之病，常是几年或数十年长期演变、日积月累而成。对此等疑难之病，欲求速效或偏求奇方绝招，绝大多数是不可能的，只能是欲速而不达。因此必须立持久之战略，建稳中求效之法，方是上策。

活血化瘀药中，其力峻猛者如水蛭、虻虫、三棱、莪术之辈，久用易耗气伤血，对疑难病、久病邪盛正衰者，可暂用而不可久服。桃仁、红花、川芎之属，活血虽为常用，其力亦稍嫌其峻，年老体弱者若搭配不当，也有一定弊端。而丹参、生山楂等，药性平和，作用广泛，一药多能，活血化瘀功效确凿，久用或较大剂量应用，未见副作用。久病顽疾属瘀血所致者，可首选之。我们用其治疗中风、胸痹、高血压、高血脂等，用之多收良效。

例：虢某某，女，41岁，咸阳市外贸车队职工。1991年11月23日初诊：主诉胸闷、心慌、气短1年，下肢浮肿半年。1年前开始胸闷、阵发性胸痛，伴心慌烦躁，气短乏力。近半年来下肢浮肿，曾在西安某医院检查为“冠心病”，经治无效并病情加重。观其舌黯苔白，诊其脉沉细。听诊心律不齐，心音低钝，未闻及病理性杂音，双肺（－），肝区压痛，下肢Ⅰ°浮肿。证属胸阳不振，心气不足，瘀血内阻。处方：瓜蒌15g，薤白10g，降香10g，丹参15g，三七3g（冲），麦冬15g，桂枝6g，寄生15g，杜仲12g，鹿衔草15g，炒枣仁15g，生山楂15g，元参15g，6剂。一日一剂水煎服。

1991年12月1日二诊，患者诉服上方后诸证减轻，现仍感左侧胸部闷、痛，气短乏力，眠差多梦，腹胀，舌质淡红，苔薄白，脉沉细。继用上方去寄生、杜仲，加通草10g，香附10g，琥珀3g（冲），夜交藤30g，五味子10g，茯苓15g。至1992年2月22日再诊时，胸闷心慌心悸均大减，精神愉快，唯因感冒而求治，用前方加疏风止咳之品而愈。

【按】该方以瓜蒌、薤白、桂枝宽胸理气温阳，降香、丹参、三七、山楂活血化瘀，麦冬、玄参、枣仁益阴养心安神，寄生、杜仲、鹿衔草补肝肾强心。方中生山楂配合降香、丹参、三七即起活血散瘀之用，活血而不伤正气，且又防他药碍胃之弊。

（2）活血祛瘀当防耗血伤血，山楂可避害趋利：瘀血现象存在于多种疾病多种证型之中，活血化瘀确能解决不少疑难之证。但若对活血化瘀药力量之强弱，利弊之多寡认识不足，往往也不易取得理想的疗效。凡药皆有其偏性，中药治病就是用药物之偏性纠正人体阴阳气血之偏盛偏衰。活血药固为祛邪之必须，耗血伤血也寓其中，特别是疑难杂证需久用者，对其每味药的弊端、偏性必须有所了解，尽可能想办法避害而趋利。一般在活血剂中佐以补血养血或缓和药性之品，如鸡血藤、当归、白芍、地黄之辈，人皆熟之，的确有防止其耗血伤血作用，而选择既可活血化瘀，又可养血补阴之品的恰当药物，也属临床必须掌握的技巧。李东垣在《珍珠囊》中指出：“山楂之甘，宜脾脏，消食积而不伤于刻，行气血而不伤于荡”，是对山楂的药力有深刻见解的评语。张锡纯谓山楂“苦以甘药佐之，化瘀血而不伤新血，开郁气而不伤正气，其性尤和平也”，是对其进一步解释。两位先辈明确地指出了山楂消食活血药性平和的特点。

在疑难病中，对老年人血管硬化，高血脂所致的冠心病、高血压病、缺血性中风等病证中用山楂一药，既可以活血化瘀，又可以防止伤血，还有消食降血脂之功，故皆常用之。肝阳上亢者可配夏枯草、石决明、川牛膝；冠心病属胸阳不振、痰浊内阻者，可配伍瓜蒌、薤白、丹参、姜半夏等；妇女痛经，产后下腹瘀阻疼痛者常配当归、川芎、延胡索、益母草等。

例：杜某某，女，52岁，工人。1992年6月6日初诊：患者头晕头痛，大便干燥，脑中热痛，BP 22.61/12.64kPa（170/95mmHg），眼花，心情烦躁易怒，腰痛，纳食不佳，有强烈情志不舒史，脉沉弦细，舌质红苔白。辨为肝气不舒，肝阳上亢，挟有肝火伤阴。处方：龙胆草 10g，大黄 10g（后下），夏枯草 30g，磁石 30g（先煎），生地 12g，川牛膝 15g，龙骨 30g（先煎），栀子 10g，白芍 12g，丹参 15g，地龙 10g，生山楂 12g，菊花 12g，6 剂。每日一剂水煎服。

1992 年 6 月 13 日二诊：服上药后头痛头晕锐减，脑中热痛减，但仍纳食不佳，心情怫郁，舌红，苔薄黄，脉细弦。继以上方加减服至 7 月 5 日，诸证悉除，后以杞菊地黄汤善后调理而愈。

【按】此方龙胆草、夏枯草、栀子、菊花清泄肝火，磁石、龙骨、白芍平肝潜阳；生地、白芍养肝益阴；川牛膝、大黄、丹参、生山楂化瘀引血下行；地龙清热降压。方中用山楂者，取其一则活血化瘀，一则酸甘养阴，用不伤正，同时可以降压，故收效甚捷。

（3）择药当尽其所能，山楂一药多用：中药成分复杂，一味药往往有多种效能，经炮制和不同配伍后又可出现新的作用。在临床上如能选优择能，物尽其用，尽可能发挥一味药的多种作用，是医者应尽力追求的目标。山楂是传统的消食药，历来主要将其炮焦（焦山楂），用来消导各种肉食油腻之积，此为山楂的主要功能，人人尽知。山楂一药，酸甘可口，其性平和，生熟皆可消食，其对胃酸缺乏，小儿乳食不消，常服甚有效验。除此而外，生山楂还可活血化瘀以消瘀滞，现代医学认为其能降血脂，扩张血管而降血压，对心脑血管疾病中有瘀血症状，血管硬化、血脂高、冠状动脉供血不良及妇女痛经、产后腹痛等属瘀滞所致者，山楂一药可起多种治疗作用。其次，山楂炒炭，配合三七、白芍、陈棕炭可治胃出血；配合三棱、元胡，可治萎缩性胃炎之胃痛，具有活血止痛及酸甘化阴的双重作用；山楂还有较好的抑制痢疾杆菌的作用，有用山楂 60g 煎服，治疗 30 例轻型及中型菌痢，27 例治愈或好转的报道。临床也可配合肉蔻、木香治疗慢性结肠炎之腹痛腹泻；配枳壳治食滞脘腹痞满。山楂以上这些潜能，都是应该发掘的。

当然，对其不利的一面也不可忽视，山楂味酸较甚，对胃酸过多泛酸者不宜。《本草纲目》认为："生食多，令人嘈烦易饥、损齿"。《随息居饮食谱》认为"多食耗气"，这些是应该注意的。

例：孙某某，男，64 岁，甘肃省驻成阳百货站干部。1992 年 3 月 30 日诉：右下腹痛半月，伴口苦纳差，少饮，大便时溏时结而不调，腹痛喜揉按，小便可，面色少华，心肺未见异常。舌黯红，苔薄黄而腻，舌下静脉粗张，脉弦缓，先以香砂六君子与柴胡舒肝散化裁，诸证减，而胃腹仍疼痛，口于无味喜酸，舌红少苔，后辨为脾胃气阴两虚，处以香砂六君子汤加白芍12g，乌梅10g，山楂15g，石斛12g，丹参15g后，病人述服后症状大减，脉舌均较前明显改善，唯有失眠，夜尿多，经调治而愈。

【按】此证原属肝脾不和，后为气阴两虚，用香砂六君子汤健脾理气，加白芍、乌梅、山楂、石斛酸甘化阴，丹参、山楂活血止痛，故收效甚捷。山楂在此方中既消食治纳差，又活血以止痛，还起酸甘化阴作用，故其多种效能都得到发挥。

漫谈鹿衔草在心血管疾病中的应用

鹿衔草，首载《滇南本草》，《植物名实图考》称为“破血丹”，陕西地区称之为“鹿寿草”。此药甘平无毒，性柔和而不峻。古之记载，有补虚益肾，祛风除湿，活血调经等功效。我院以此作为鹿寿茶，经常当茶饮，经药理和临床观察，有良好的降血脂、降压、强心等作用，是中老年人预防心脑血管疾病的良药，经常服用，有健身防病之功效，在日本及东南亚一带很受欢迎。我们从70年代起，试用于治疗心脑血管疾病，发现其作用广泛而平和，值得推广应用。

如治一张姓女工人，59岁，述经常发生胸闷，胸痛气短约2年之久，近来胸痛加重半月，舌质黯，舌边有齿痕，脉细。辨证属血脉痹阻，宗气不畅。治法宣通宗气，畅行血脉。用鹿衔草15g加入瓜蒌、薤白、丹参、川芎、葛根、降香、赤芍、草决明、枳实、莱菔子、菊花等方中，连服12剂，胸痹症状大减，疗效十分显著，后以上方去莱菔子，继服30余剂而愈。此方用瓜蒌、薤白、枳实行气化痰宽胸散结；丹参、川芎、降香、赤芍、葛根活血行气消瘀；鹿衔草、草决明、菊花清肝益肾，降压降脂，软化血管。此方用治多人气滞血瘀，血管硬化病人，都取得比较理想的效果，于是便体会到鹿衔草对心脑血管疾病确有疗效。查古今资料，《植物名实图考》记载有“通经、强筋健骨，补腰肾，生津液”之功；《陕西中草药》记载其“补肾壮阳，调经活血，收敛止血，治虚劳咳嗽，肾虚盗汗，腰膝无力，风湿及类风湿关节炎，半身不遂，崩漏白带、结膜炎、各种出血。”

药理研究发现其祛风湿、强筋骨，抗菌、强心、降压作用。动物实验对衰弱蛙心能增强心搏，调整心率，但对正常蛙则无明显作用；能扩张血管而使血压下降，叶的作用较根、茎强。

于是进一步认识到鹿衔草对老年的心脑血管疾病，不论理论和临床都证实确有疗效。它药源广泛，性平无毒，补泄兼能，物美价廉，宜于久服。个人体会其补肾强腰膝、祛风湿作用比较显著，可与杜仲、寄生、怀牛膝等配伍应用。鹿衔草还有强心降压降血脂作用，强心可配伍附子、人参、桂枝等；降血压可配伍杜仲、豨莶草、夏枯草、钩藤、川牛膝等；降血脂常与草决明、生山楂等同用。

清解七味饮

［组成］生石膏30～60g（先煎），黄芩10g，柴胡10g，葛根10g，菊花10g，薄荷10g（后下），银花或连翘15g。

［功用］清里疏表、生津除烦。

［主治］外感发热、邪在卫气之间，症见发热或微恶风寒、烦渴口咽干燥或咽喉肿痛，或咳嗽少痰，舌边尖红，苔薄白或黄白相兼，脉浮数。

［方义］外感热邪，传入气分而卫分未解，徒解表热巩里热更甚，唯清里热则表热不除，且可引邪入里，故而治疗时须清里透表，使邪热分消，同时根据热有化燥伤津之势，佐以清热生津之品，此即本方立方之意。

方中石膏清热泄火，除烦止渴，既可内清肺胃之火，又可外解肌表之热，故为本方主药。黄芩清肺泄热，柴胡疏表透热，二药相伍，一清里、一透表，取和解表里之意，共为辅药；葛根解肌退热、生津止渴，菊花疏散风热，薄荷疏散解表又清利咽喉。以上共为佐使，如内热甚则选加连翘清热解毒；表热甚则选加银花以加重疏散风热之力。

［煎服法］清水煎服，武次急煎，勿过煎，每日2剂（昼夜各1剂）热甚病重者，可日4时1剂，夜2剂。

［加减运用］

①口渴甚者加天花粉10g，阴伤者（尤其是素体阴亏者）加生地10g、沙参10g。

②鼻衄或咯血丝者加焦栀10g，白茅根30～60g。

③咽喉肿痛著者加马勃10g（包煎）玄参15g、山豆根10g

④热象较高并见斑疹者加丹皮、赤芍、生地各10g、大青叶15g。

⑤咳嗽咯吐黄痰者加桑白皮10g、黛蛤散10g（包煎）。

⑥热甚动风而抽搐者加钩藤10g、羚羊角6g（另煎）。

⑦兼食滞不化者加焦三仙各9g。

［病例］郝某某，女，6岁，1978年2月19日突发高热（体温39℃），微恶寒，不欲食，腹胀痛，唇干，舌红、苔白厚，脉浮数，虽肌注及内服抗生素及解热镇痛药，而病情无好转，至21日体温升高至40℃，并多次抽搐，此为外感风热毒邪郁表、渐入于里，兼积食内停，热极生风，以清解七味饮化裁治之。

［方药］生石膏30g（先煎）　柴胡、黄芩、菊花、葛根、丹参、连翘、焦三仙各9g　枳实6g　钩藤、薄荷各5g（均后下）

服上方2剂。1剂热退，2剂诸症悉除。

本方为风热毒邪侵于卫气之间而设，若邪已全然去表，且有明显入营动血之象或里热独炽者，均非本方所宜；本证忌用辛温发汗之品，服药期间禁食肥甘油腻食物；另外若邪虽在卫气之间，但热势亢盛，则亦可有动风之征，此时当重在清热透邪，可酌加凉肝镇痉之品，但不可冒用虫类熄风药。

绿豆甘草解毒汤

［组成］绿豆 120g　生甘草 15～30g　草石斛 30g
丹参 30g　连翘 30g　茅根 30g
大黄 15 或 30g（后下）

［功用］解毒益阴，兼顾心肾。

［主治］多种食物或药物及其他中毒后，见发热，口干舌燥，心烦呕吐，甚则神志恍惚，小便混浊等症。

［煎服法］上方用冷水浸泡后煎服，煎时以水淹没全药为度，文火煎煮，大剂量频服，一般昼夜各服 1 剂，必要时可服 3～4 付。对于接触性中毒患者，则须清洗皮肤。

［加减］有黄疸等中毒性肝炎表现者加板蓝根 30g，茵陈 30g；若抽搐频繁加羚羊角 6g（另煎）；钩藤 15g（后下），全蝎 6g；若神疲脉弱，汗多无力者，加黄芪 15～30g，白芍 15～30g；若目红唇赤者加栀子 10g，黄芩 10g。

［方义］误服各种毒药或毒物，由于毒素内留，聚而生热，阻血为瘀，进而毒瘀交夹，一可耗伤津液，二则肝肾受损，甚或犯扰心神，治疗上应以解毒排毒，清热利尿为主，同时又须活血化瘀，兼顾心肾，宗此而创绿豆甘草解毒汤。方中绿豆味甘性寒，有清热解毒利尿功效；甘草味甘性平，对各种药物，毒物有解毒之力；丹参味苦性微寒，可活血祛瘀，清热除烦，镇静安神；茅根清热利尿，加速毒物排泄，并可防止出血，兼以护肾；连翘有清热解毒，强心利尿之作用；石斛主解热邪，养胃阴，益精液，抑制毒物吸收；大黄荡涤毒热，加速毒物排泄并可化瘀止血。诸药相伍，共奏清毒热，开心窍，益阴液，排毒邪之效。

［病例］韩某某，男，45 岁，工人，住院号 46053，患者得癫痫十余年，发作频繁，多治无效，听人讲一次服大量苯妥英钠可愈，故于 1973 年 9 月 8 日自服 0.1g 苯妥英钠 102 片，服后不久，突然晕倒，被家人发现送往医院抢救。当时患者呈中毒病容，神识昏迷，T：36.5℃，P 72 次/分，BP 15.96/9.3kPa（120/70mmHg），白细胞 12700，中性 80%，后查肝功 GPT 正常，随用洗胃、输液、利尿、抗感染等药物，至 10 日患者仍神志昏朦，烦躁不安、躁动时两三人压抑不住，体温升到 38℃以上，白细胞 21600，中性 89%，呕吐大量痰涎。曾先后用安定、冬眠灵、爱茂尔、可拉明、洛贝林、颅痛定、美解眠、速尿、维生素 B_1、C、B_6，青霉素、氯霉素、7007，液体

等，至11日，病情无改善，反而烦躁更甚，头痛剧烈，频繁呕吐痰涎，巩膜出血，大便二日未下，腹胀脉洪大有力，舌质深红而干，体温38.6℃，中医辨证为毒热内聚、邪犯清窍，故予绿豆甘草争毒汤加郁金12g，茯苓15g，黄芩15g，急煎一剂频服，药后病情逐渐好转，体温下降，原方服3剂，唯大便未通，故加芒硝15g，一剂便通，尔后稍事加减，予以调理，10天痊愈出院。

以本方稍事加减，曾先后治疗过因误食鲜商陆中毒，口服敌敌畏中毒，大剂量安眠药中毒、老鼠药中毒、玉米发霉中毒、极大剂量“和血丹”中毒等，在洗胃后内服本方，或在用西药时兼用本方，均取得较好效果。

本方以解毒排毒之品与活血化瘀药同用为特点。因毒瘀交夹实为各类中毒病证的重要病理特征，故徒解毒而毒难去，只有结合化瘀之品，使浊瘀得去，气血畅行，一可促进毒汁的排泄，二使毒汁失去凭藉，方能达到良好的解毒效果。本方药量较大，旨在力重效猛，迅速解毒排毒，使邪去正安。

四参安心汤（自拟方）

［组成］西洋参10g（也可用太子参代替）

丹参15g	玄参10g	苦参10g
炙甘草10g	炒枣仁10g	麦冬15g
生山楂10g	桂枝6g	

［用法］西洋参另炖，余药加水煎，二者兑入，1日1剂，每剂服2～3次。

［功用］补益心气，活血养阴。

［主治］病毒性心肌炎所致心动悸不安，胸闷心慌，疲乏无力，头昏自汗，或有轻度浮肿，舌质红少苔，脉虚大而数，或有结代。检查有“心肌损害”、“心肌缺血”等。

［加减］胸闷加全瓜蒌，气短汗出加炙黄芪、五味子；身微热者加白薇或地骨皮；胸痛者加赤芍、桃仁、三七；轻度浮肿者加茯苓、益母草。

［方义］此方用西洋参或太子参、甘草益心气，元参、麦冬养心阴，丹参、生山楂活血化瘀改善心脏血液供应，苦参清热解毒且能纠正心律失常，炒枣仁养心安神，桂枝振奋心阳。全方具有阴阳两调，益气养阴，通阳复脉，改善心脏供血，纠正心律失常，营养心肌等多种作用。

【体会】病毒性心肌炎的后期，毒热已减，余热未净，而气阴两虚，血脉不畅症状突出。古方生脉散虽有很好补益气阴作用，然少散余热，化瘀血等作用。故拟此方，针对病毒性心肌炎之心肌损害，供血不良、心律失常等机制，几方面兼顾，经多例此类病人应用，凡坚持用药者，均有较好疗效，且比炙甘草汤效佳。但若属心肌炎早期热毒炽盛者，应重用清热解毒之品；风湿性心肌炎者，应重在清热祛除风湿，不可早用此方。

清脑通络汤（自拟方）

［组成］草决明 30g　川芎 12g　赤芍 10g
山楂 15g　丹参 15g　磁石 30g（先煎）
菊花 12g　葛根 15g　地龙 10g
豨莶草 30g　川牛膝 15g　水蛭 6g

［用法］水煎服，每日 1 剂，水煎分两次服。

［功用］清脑降压，活血通络。

［主治］中风先兆症（小中风），症见头痛头昏，眩晕，耳鸣，肢体麻木，手足逐渐不利，疲乏无力，舌质淡紫，舌下脉络瘀阻，脉弦细等。

［加减］肝肾不足者加山萸肉、杜仲、桑寄生；语言迟钝者加胆南星、菖蒲、郁金、天竺黄；胸闷胸痛者加瓜蒌、薤白、三七；肢体不利者加鸡血藤、威灵仙等。

［方义］草决明、菊花清肝脑之热，水蛭、川芎、赤芍、山楂、丹参化心脑之瘀，磁石平肝阳之亢，川牛膝补肝肾之虚，地龙、豨签草通络降压，且草决明和山楂可以降血脂，以软化血管。

【体会】清脑通络汤是多年临床总结出来的针对常见的中风先兆症（俗称小中风）的经验方。高血压是危害人民身体健康的重要杀手，其形成有一个较长的发展过程，早期以头昏眩晕，肢麻舌麻，血压升高或上下波动，血脂增高等为主要特征。早期预防和治疗对减少中风病的发生有十分重要的意义。因此，我们针对其早期病机属肝热血瘀，做拟定清脑通络汤应用于临床，取得较满意的疗效。根据此方加减改造而成的"清脑通络片"，现已通过有关部门鉴定申报新药。"高冠心"是临床常见疾病，此方加上瓜蒌、薤白、三七等，也可辨证运用。

益肾化瘀利水汤（自拟方）

［组成］茯苓 15g　猪苓 10g　泽泻 10g
白术 12g　桂枝 10g　丹参 15g
川牛膝 12g　桑寄生 15g　山楂 12g
益母草 30g　白茅根 30g　通草 10g

［功用］益肾化瘀，利水消肿。

［主治］肾虚血瘀水肿，如肾小球肾炎，肾病综合征、慢性肾盂肾炎之水肿、小便不利，腰膝酸软，困倦乏力，脸色发暗，脘腹闷胀，舌瘀黯，脉

沉涩等。

［加减］阴虚者加阿胶、女贞子；气虚者加生黄芪；气滞腹胀满者加大腹皮；槟榔等。

［方义］方中以五苓散为基础，理气健脾利水；加川牛膝、桑寄生益肝肾；丹参、山楂、益母草活血化瘀利水；白茅根、通草理气利水而不伤正。

【体会】肾虚血瘀是许多疾病过程中的一个共同病机，它可以引发许多疾病。《血证论》曰："水与血相互倚伏……互相维系。"血气不利则为水，水阻则血不行，故水肿病证中，许多与血瘀密切相关。且肾虚蒸化无力，水湿易于停蓄，所以肾虚、血瘀、水停三者同时存在，特别是在一些久治不愈的肾病患者中，尤为常见。所以此方据此病理而拟定，以补肾活血，利水消肿为法，用于肾虚血瘀水肿病人，经长期应用，观察到其疗效较满意。

散结软坚汤

［组成］夏枯草 30g　浙贝母 12g　露蜂房 12g
山慈菇 12g　穿山甲 6g　广郁金 12g
北柴胡 10g　生牡蛎 30g　制香附 12g
血丹参 15g　僵蚕 10g　海藻 10g

［功用］理气活血，软坚散结。

［主治］凡因痰气交结，血行不畅所致之痰核、结节、肿块，症瘕积聚，乳腺增生，淋巴结核等。

［加减］如疼痛明显者加三七粉 3g 冲服，乳香、没药各 10g；肿块在头颈部者，一般可用"独角莲膏药"外贴局部，因其有毒切勿入口内；在胸腹部包块可外贴"阿魏化痞膏"或"伤湿止痛膏"，内撒"七厘散"。其煎服后药渣可再加艾叶 30g，花椒 10g 热洗熨局部，有助症状减轻。

通脉舒络汤

［组成］黄芪 30g　红花 10g　川芎 10g
地龙 15g　川牛膝 15g　丹参 30g
桂枝 6g　山楂 30g

［功用］益气活血，通脉舒络，排滞荡邪，祛瘀生新。

［主治］中风、痹证等偏于气虚血瘀者。

［用法］水煎服，每日 1 剂。

［方义］本方由清代王清任之补阳还五汤加减而成。方中黄芪为补气要药，健脾益肺，补气通阳，配合诸活血之品，其补气活血之功更甚，乃

方中君药；川芎为血中之气药，其性辛香走窜，可温通脉络，活血行气，祛风止痛，走而不守，既能上行头目，又可外彻皮毛，旁达四肢，更可通行血海；红花活血祛瘀行滞之力甚强，二者相得益彰，共司臣职；地龙咸寒走窜，入络剔邪，畅通血气，熄风止痉；川牛膝味苦重于甘，攻破之力甚强，非但可活血通络，祛瘀，亦可引血、引水下行，走而能补，兼滋肝肾；丹参功似“四物”，善活血凉血、养血益心、祛瘀生新、安神定志；桂枝则可温经行瘀、通阳化气，此四者相伍，可佐君臣，增其活血祛瘀止痛之效。山楂入血分，不但消食化积之功甚强，且其活血散瘀消肿之力亦佳。故而独领使命。该方能补能攻，能上能下，且寒温之品并施，以防辛温走窜之品伤及阴血，共奏益气活血，通脉舒络，排荡滞邪，祛瘀生新之功。同时一味山楂既可奏活血散瘀之效，又可消解诸药之腻，健脾和胃。

［煎服法］常规煎服。

［加减运用］

①意识、语言障碍明显，属气郁或痰湿内阻者加郁金 12g，菖蒲 10g，法半夏 10g，茯苓 15g。

②语言障碍，吞咽困难者，原方去桂枝，加胆南星 10g，郁金 10g，天竺黄 10g。

③头痛甚者去桂枝、红花，加僵蚕 10g，菊花 15g。

④眩晕明显，属肝阳上亢者去桂枝、川芎、黄芪加珍珠母 30g（先煎），茺蔚子 10g，天麻 10g。

⑤纳呆胸闷、舌苔白腻、湿浊明显者，加白术、茯苓各 10g，苡仁 20g 或藿香、佩兰各 10g。

⑥呕吐者加竹茹、姜半夏各 10g。

⑦便秘、口臭者加大黄 12g（后下）。

⑧抽搐者去桂枝加僵蚕、钩藤各 10g。

【体会】我们用此方为主加减治疗风中经络之气虚血瘀证病人近数人，发病在 3 个月之内者，均取得较满意疗效。以此方为基础缩减，制剂成为复方静脉滴注剂“通脉舒络液”，已广泛的用于住院病人的治疗，并获国家中医药管理局科技成果乙等奖。临床体会，早期应用，坚持应用，效果较好，一般在发病后 3 个月以内，最迟不超过半年者，用后效果最佳；一年以上则能改善部分症状。另外，一般要坚持用药 1～3 个月，可不间断，不可图速效而朝令夕改。在中风后遗症时，根据本方原则，辨证加减，内外合治，亦取得良好效果。

通窍活血利水汤

［组成］丹参 30g　　桃仁 10g　　红花 10g

茯苓 20g	川牛膝 15g	白茅根 30g
川芎 10g	赤芍 10g	水蛭 6g
麝香 0.1g	黄酒 30 ~ 90g	葱白 3 寸

[功用] 通窍活血，利水化浊。

[主治] 中风、颅脑外伤、脑积水，顽固性头痛，脑肿瘤，辨证属颅脑水瘀或颅脑积血者。

[方义] 中风、解颅（脑积水），或颅脑损伤诸疾。每因瘀血阻塞，脑络不通，或血不利而为水，致水湿停聚，水瘀壅塞，脑窍闭阻而成。瘀阻是病之本，治当以活血化瘀为主，水聚为病之继续，须兼以利水化浊，窍闭为病之标，故必伍通窍开闭之剂，据此立通窍活血、利水化浊之通窍活血利水汤。本方由王清任通窍活血汤化裁而来，方中麝香通窍活血，通阴达阳，香窜走络，用于颅脑积血积水之证最宜，故为主药；川芎辛温走窜，行气活血，为血中之气药，与麝香同用，可增其通窍之功；桃仁、红花活血通络，祛瘀除滞；赤芍通顺血脉，与桃仁、红花配用，于瘀滞重者最为相宜；丹参养血活血，水蛭活血化瘀，逐痹通络。以上诸药相伍，功专活血化瘀，通脉逐滞，直接针对瘀阻脑络之病机关键，为本方辅药。茯苓、白茅根利水化浊，川牛膝滋益肝肾，又能活血通络，且可引水引血下行，共为佐药；黄酒为辛散之品，能疏通经脉，又为药引，故以为使药。诸药合用，使滞者通，浊者清，故可治疗颅脑水瘀或颅脑积血证。

[煎服法] 先将黄酒洒在干药上，用纸或布封紧器口，20 分钟左右，使黄酒渗入药中，而后除麝香外，余药清水煎，取药汁或温开水冲服麝香粉。

【体会】*以本方加减治疗颅脑水瘀证 11 例，其中男 10 例，女 1 例，年龄 18 岁以下 3 例，19 ~ 50 岁者 5 例，50 岁以上者 3 例；脑积水 4 例（先天性及外伤性脑积水各 2 例）；脑出血 2 例，脑梗死 2 例，严重脑挫伤 1 例，顽固性头痛 2 例。病程最短者 2 月，最长者 10 年，其中 2 ~ 6 个月者 4 例，1 ~ 2 年者 5 例，2 年以上者 2 例。结果：痊愈 4 例，显效 4 例，好转 3 例。*

本方中黄酒用量酌情，少则 20g，多可用至 90g，药后有面色微红，有微醉象，效果反好，原因待以后总结。麝香是本方的主要药物，其性温，馨香，能开诸窍通经络，并兼活血化瘀，如缺此则常常影响疗效。单纯的颅脑瘀血证，如顽固性头痛，宜去掉白茅根、茯苓等利水化浊之品。如麝香没有可以用冰片 0.2g 冲服，或可加用白芷 6 ~ 9g 以试代之。

加减柴胡舒肝散

[组成]	柴胡 10g	白芍 10g	川芎 10g
	香附 12g	枳壳 10g	甘草 3g

郁金 10g　　三棱 10g　　焦山楂 15g

延胡索 10g　　丹参 15g　　麦芽 12g

[功用] 舒肝解郁，活血止痛。

[主治] 肝气郁结，气滞血瘀或犯胃克脾之胸胁胀满不舒或胁痛、胃痛、乳房胀满或走窜作痛，或伴消化不良，舌质黯红，舌下脉络粗张，脉弦涩等。

[用法] 清水煎服，每日 1 剂。

[加减] 脾气虚者加党参、白术、茯苓；胃阴虚者加沙参、玉竹、石斛；肝阴虚者加女贞子、枸杞子；肝郁有热者加黄芩、川楝子；肝气犯胃，寒热错杂者加黄连、干姜；气郁血滞或痞积者，加鳖甲、牡蛎等。

[方义] 古今之舒肝解郁方剂甚多，诸如四逆散、逍遥散等，应用很广，各有优劣。张景岳之柴胡舒肝散，在四逆散的基础上加减，侧重于疏肝解郁，和血止痛，其疏肝理气和血止痛作用较强，临床用之效果较理想。我们在长期临床实践中发现，肝气郁结实是众多疾病过程中的一个常见证候，故以柴胡舒肝散为基础，改建为"加减柴胡舒肝散"，方中陈皮行气和胃，主理脾胃气滞，与枳壳同类，故去之。因此方中柴胡、香附、郁金三药，皆舒肝解郁之首选药物，用为主药。川芎、丹参、三棱、延胡索，活血兼可行气，又可止痛，主治气滞血瘀之证；白芍敛肝阴，枳壳理脾气，焦山楂、麦芽消导健胃，又佐疏肝活血，甘草调和诸药，故此方重在疏肝活血，兼可敛阴止痛，对肝气郁结较重，甚至气滞血瘀、犯胃作痛者，疗效较佳。

【体会】加减柴胡疏肝散具有疏肝理气，活血止痛的功效。临床广泛用于各种肝气郁结，气滞血瘀较重所致的病证。如肝炎、肝硬化、肝气犯胃克脾之胃炎、胃神经官能症等。方中疏肝之药较多，量不宜过重，柴胡性疏散，疏肝一般用 6～10g 即可。三棱、延胡索行气活血止痛，肝区胃脘不痛者可去之，或只用一味即可。如遇乳癖（乳腺增生）之类，可酌加散结通络之品，如丝瓜络、浙贝母、露蜂房、僵蚕等。

新加杞菊地黄汤

[组成] 枸杞子 10g　　菊花 10g　　生地 12g

山萸肉 12g　　山药 15g　　泽泻 10g

丹皮 10g　　茯苓 10g　　磁石 30g（先煎）

川牛膝 12g　　决明子 20g　　川芎 10g

山楂 15g

[用法] 清水煎服，每日 1 剂。

[功用] 益肾养肝，清脑通络。

［主治］肝肾阴虚、肝阳上越之头晕、目眩、眼干涩、视物昏花，头麻头摇，反应迟钝，记忆力减退，腰膝酸软，兼血脂高、动脉硬化、血压高，舌质红，舌下脉络紫而胀，脉弦硬者等。

［加减］肾虚甚者，可加杜仲、桑寄生；肝阳上亢重者，加石决明、龙骨、牡蛎；便干者，加草决明至30g，并酌加大黄6～10g；血压高明显者，加豨莶草30g，川牛膝增至15～30g；失眠者加炒枣仁20～30g，夜交藤20～30g；头震摇者加天麻10g；记忆力下降者加远志10g，菖蒲10g。

［方义］此方以杞菊地黄丸为主化裁改造而成。方中生地、山萸肉、山药、泽泻、丹皮、茯苓，即六味地黄丸补益肝肾之阴以治本；菊花、枸杞子补肝肾兼明目，清肝热兼清脑；磁石滋肾水以潜阳；决明子、山楂清肝降血脂；川牛膝、川芎益肾兼活血通络。全方合用，益肾养肝，清脑通络之力较强，对肝肾阴亏阳亢，兼有肝热血瘀之证，颇为适宜。

【体会】经多年临床发现，肝肾阴虚，肝阳上亢，肝热血瘀一证，十分常见，而苦于无一对证方剂。杞菊地黄丸虽为良方，清肝活血力量不足，天麻钩藤饮清肝平肝虽善，补肾之功较弱，于是综二方之义，取两方之长，而成为“新加杞菊地黄汤。”此方既融合补肾潜阳、清脑通络之功，又具降脂降压之用，是脑病科常用之方。方中特别是磁石，既滋肾水而明目，又潜降肝阳而安神，诚为良药，但用药量及时间适可而止。川牛膝、川芎相配化脑中之瘀阻而又引血下行；草决明降血脂润大便；生山楂活血而消食，对心、脑血管三方面均有兼顾，对老年性心、脑血管病变，经多年临床实践，用后均较理想。如遇心肾不交而产生之失眠等，亦可在此方基础上减去一些如泽泻、山药等药物，再加如夜交藤、合欢花，炒枣仁、生龙骨等药物，效果亦好。

脑窍通方

［组成］麝香0.1g　丹参15g　桃仁10g
川芎12g　赤芍10g　白茅根30g
菖蒲10g　三七3g

［用法］上方经制剂，做成口服液；或将丹参、桃仁、川芎、白茅根、赤芍、菖蒲煎汤，三七、麝香冲服。

［功用］活血利水，醒脑开窍。

［主治］脑溢血或其他外伤，热病所致之颅脑水肿，脑压高，神志昏迷，人事不省或小儿脑积水以及脑肿瘤等颅脑水瘀证者。

［方义］方中取王清任通窍活血汤意，用丹参、桃仁、川芎、赤芍活血化瘀；三七化瘀又止血，祛瘀生新；麝香、菖蒲芳香开窍醒神；白茅根利水

而不伤阴。全方合用，具有化瘀止血，开通脑窍，苏醒神志、利水降低脑压等作用。

【体会】临床所见不少患者，因颅脑络脉破裂，血溢于外，致脑窍闭塞，神机失运，或因脑内水瘀互结，不能畅行，致脑内压增高，神志不清；根据其病因病机，证候表现，拟定此方，名曰脑窍通方。为方便于服用，曾试制成口服液，有时亦作汤剂应用，经大量临床观察，证明对脑溢血、脑水肿、脑外伤、高热昏迷、中风病之急性期、恢复期以及后遗症期的早、中、晚康复，脑积水、脑肿瘤等有较好的疗效。

加味桃红四物汤

［组成］生地 12g　　川芎 10g　　赤芍 10g

当归 10g　　桃仁 10g　　红花 10g

丹参 15g　　三七 3g（冲服）　　益母草 15g

阿胶 10g（烊化）

［用法］清水煎服，每日 1 剂。

［功用］和血活血，养血调经。

［主治］①妇女月经提前，量多，色紫质地黏稠，或有血块，腹痛腹胀者。

②血液性疾患中属血热血瘀者。

［方义］本方在清·《医宗金鉴》桃红四物汤基础上，将滋腻大补精血之熟地改为生地。养阴柔肝之白芍改为赤芍，使之更好地适用于血热血瘀之证。再加丹参既加强活血化瘀之功，又无伤正腻邪之弊，三七，阿胶活血止血，祛瘀生新，故对妇女月经不调，属血热血瘀者更为适宜。曾用此方去阿胶，加瓜蒌、薤白、寄生、山楂、桂枝等，曾治疗风湿性心脏病二尖瓣关闭不全、左胸部隐痛或刺痛，心慌，心悸等患者，也收到改善症状，缓解疼痛的明显效果。

【体会】月经不调是妇科常见病，其中挟热挟瘀有血块，腹痛为常见证候。其病机多实多瘀，桃红四物汤虽可活血祛瘀，但对血热挟瘀之实证则总嫌其有滋腻之品。故变通之，加上丹参，加强破宿生新之力。三七、阿胶既可增强化瘀止血之功，又有养血扶正之意，使单纯的补血活血之方，变为补血、活血、化瘀止血之方，临床用之更为恰当。我们曾用加减桃红四物汤治疗数十例血热挟瘀之月经不调病人，疗效满意。后又用于心病之心悸胸痛属血热血瘀者，也取得较好疗效。此方具有补血而不滞血，止血而不留瘀的特点。但不宜于气虚不摄或肾虚失固之月经过多。

眩晕宁

［组成］橘红 10g　茯苓 15g　姜半夏 10g
磁石 30g（先煎）　丹参 15g　川牛膝 10g
桑寄生 15g　菊花 12g　钩藤 12g
天麻 10g　女贞子 10g

［功用］熄风止痉，益肾定眩。

［主治］眩晕或呕吐，时发时止，发则如坐舟船，不能站立。胸闷不舒，少食多寐，舌胖，苔厚白而润，脉弦滑等。

［加减］胸闷较重者，可加砂仁、白蔻仁以芳香化湿；呕吐频繁者加旋覆花、代赭石、黄连、干姜；偏寒者合苓桂术甘汤，或再加干姜、白芥子，偏热者加竹茹、黄芩；气虚症状突出者加白术、黄芪。瘀血较重者加桃仁、红花。

［方义］方中用橘红、茯苓、姜半夏燥湿化痰，兼以行气止呕、天麻、钩藤、菊花清肝定眩，以制肝风之上扰；磁石、川牛膝、桑寄生、女贞子滋补肝肾兼潜浮阳；丹参与川牛膝共用，可散瘀并引虚热下行，合用成方，既化痰熄风以治标，又益肾活血以治本，润燥相济，滋潜结合，可平风痰上逆，兼固肝肾之根本，故治风痰眩晕甚效。

【体会】眩晕是临床常见症状，可由多种病因引起，内耳眩晕比较常见，而少对症之方。古方半夏白术天麻汤虽可应用，但难以适应眩晕复杂多变证情。经过多年探索，发现美尼尔综合征之眩晕往往病因多端，病情复杂，常常一人兼有风痰，肝阳、肾亏、血瘀及偏寒偏热，夹虚夹实等多种病机。因此，拟成上方，经多年临床应用，收效比较满意。例如罗姓病人，女性，53 岁。1979 年因眩晕，不能站立，闭眼欲倒，不时呕吐，腰酸乏力，经西医诊为“美尼尔综合征”。迭进中西药无效。处以上方，连服 12 剂，其症根除，十余年未犯。患者单位有同样病人求到此方，用治数人亦收良效。后余用此方，治疗多例病机相同的病人，均获较好疗效，故记于此，以供同道试用。若遇肝风上扰，每加羚羊角 3 ~6g（另久煎）效力更佳。

强胃汤

［组成］香附 10g　砂仁 6g　陈皮 10g
党参 12g　白术 12g　半夏 8g
白芍 12g　山楂 15g　石斛 10g
丹参 15g　三棱 10g　甘草 5g

［功用］益气健脾，养阴止痛。

［主治］脾胃气阴亏虚，胃不能纳，脾不能运之脘腹隐痛，腹胀纳差，喜温喜揉，口干少饮，口淡乏味，大便时干时溏，舌暗红苔白微腻，脉弦缓或弦细等。

［加减］有郁热者加黄芩、川楝子；寒热错杂者加黄连、干姜；肝气犯脾克胃者，加柴胡、郁金；胃痛较重者加延胡索；食积明显者加焦三仙；泛酸者去山楂加煅瓦楞子；胃阴亏乏，口干少津者可加乌梅。

［方义］此方是在香砂六君子汤基础上加减而成。方中用党参、白术、甘草，益气健脾作为强建中州的基础。加香附、砂仁、半夏、陈皮行气消胀化湿祛痰，以除痰湿气滞；石斛养胃阴，白芍合甘草，酸甘化阴，使阴阳互剂，生化有源；丹参、三棱、生山楂化瘀止痛，健胃消积。全方可益气养阴，行气化积，兼除痰湿，扶正祛邪，补中有消，阴阳两调，刚柔互济。脾胃虚弱者，长服之可以健脾强胃，故名“强胃汤”。

【体会】脾胃薄弱失纳失运者，临床十分常见，气虚者“四君”“六君”；伤阴者“益胃”“麦门冬汤”。此医者常识，人皆知之。但我们经长期临床观察，所谓脾胃气虚、阴虚，只是相对而言。气虚者是以气虚为主，阴亦不足；阴虚者是以阴虚为主，气亦有不足；阴阳两虚者亦甚常见。更有偏脾阴不足，胃阳不足者，气阴两虚者不得不知。故以香砂六君子汤为健脾益气化湿祛痰作为基础。加白芍合甘草、山楂酸甘以化阴，以使益气健脾之中兼养脾胃阴液。使阴生阳长，生化无穷，此亦符合张景岳“善补阳者，必阴中求阳，则阳得阴助而生化无穷”之意。再加丹参合生山楂、三棱，活血消瘀止痛，气虚阴亏络阻者，用之甚宜。

曾治一孙姓男子，64岁，干部。胃痛腹胀年余，揉按可减，大便时干时稀，伴口干少饮，纳差，消瘦，四肢乏力，面色少华，苔薄黄，脉弦缓。曾经多方治疗，迭进补中益气，香砂六君，柴胡舒肝诸方不效。经仔细辨析，其胃痛腹胀，喜温喜按，四肢乏力，面色少华，消瘦皆脾气虚弱无疑；而口干少饮，纳差，大便时干时稀，苔薄黄少，显然阴亦不足，故拟上方加减12剂后，诸症大减，连诊4次，服药20余剂，其病竟愈。后遇此类病人，若属气虚阴亏者，稍事化裁，疗效甚为满意。故记于此，以备进一步验证。

变通天麻钩藤饮

［组成］天麻10g　　钩藤10g　　磁石30g（先煎）
菊花10g　　川牛膝15g　　地龙10g
川芎10g　　生龙骨30g（先煎）　　草决明20g
杜仲12g　　桑寄生15g　　栀子10g
炒麦芽10g

［功用］平肝熄风、益肾活血。

［主治］肝肾不足，肝阳偏亢，肝风上扰之头痛，眩晕，头麻，耳鸣，腰酸，肢乏，烦躁易怒，血压偏高，或睡眠不佳，脉弦数者。

［加减］睡眠不佳者加炒枣仁、夜交藤；大便溏稀者去草决明；阴虚较重者加龟板、生地、白芍；心悸心慌者加柏子仁、茯苓。

［方义］此方为针对肝肾阴虚，肝阳偏亢而设。此类病人临床十分常见，镇肝熄风汤虽为常用好方，但其力甚猛，胃弱者不宜；天麻钩藤汤清肝安神虽优，平肝益肾活血之力不足，故变通此两方之义，结合现代中药研究成果而拟此方。

方中用天麻、磁石、生龙骨平肝阳之上亢，磁石兼可益阴壮水，钩藤、菊花、栀子、草决明清泄肝热，重用草决明还可通便泄热，杜仲、寄生补益肝肾以治本，地龙通经络而降血压；川芎、川牛膝活血化瘀，引血下行。炒麦芽健脾护胃，防止重镇药损伤胃气。全方具有清肝平肝，益肾活血，通络降压之功效。

【体会】肝肾阴虚，肝阳上亢是临床许多病证的一个常见发病机制，高血压病中尤其多见。我们临床观察到，此类病人多在中年以后，肝肾日衰之时发病，其病主因年老体衰，肝肾不足，肝阳偏亢，但其形成有一个较长的发病过程。且多有肝气不疏，肾虚血瘀，脉络被阻等因素综合作用而成。故对瘀血阻络，腑气不通，血脂高，动脉硬化等因素引起之诸多病证临床用之有较好效果。方中草决明、地龙、川牛膝等品，据实验室研究均有较平和的降血压作用，草决明还可降血脂，磁石、杜仲、桑寄生补肝肾而不滋腻，故可久服以收功。

临床经数百人试用，证明疗效确实。当然，由于体质因素差异，在具体应用时，应该结合病情轻重，体质强弱作相应的加减，以求方证更加贴切，取得更理想的疗效。

宽胸通痹汤

［组成］	瓜蒌15g	薤白10g	降香10g
	丹参15g	三七3g（冲服）	麦冬10g
	桂枝6g	生山楂15g	炒枣仁15g
	川芎10g	赤芍10g	鹿衔草15g

［功用］宽胸散结，活血止痛。

［主治］冠状动脉粥样硬化性心脏病属气滞痰阻血瘀者。表现为胸闷胸痛，心慌气短，疲乏无力，或下肢浮肿，眠差多梦者。

［加减］胸闷属气滞较甚者，可加檀香、枳壳；痰湿重苔厚腻者，加半夏、厚朴、陈皮；偏阳虚怕冷，四肢不温者，加制附子，并重用桂枝；浮肿

较显者加茯苓；眠差者加夜交藤、五味子；血瘀而胸前区刺痛者，再加琥珀、桃仁、红花；肝肾不足者加杜仲、寄生。

[方义] 方中瓜蒌薤白宽胸理气，化痰散结，以驱痰浊之闭阻，降香、丹参、三七、生山楂、川芎、赤芍、鹿衔草活血行气，祛瘀镇痛，以通心脉之痹塞。且此类药皆性质比较平和之品，具有活血不伤正的特点，故可久服。炒枣仁、麦冬，可养心之阴血，桂枝助心阳之布展，并可通脉，使痰除脉通，胸痹可解。

【体会】胸痹之证十分常见，治胸痹之方亦多。古有张仲景的瓜蒌薤白白酒汤，枳实薤白桂枝汤诸方，后有王清任的血府逐瘀汤，近有冠心Ⅱ号方等，若辨证准确，用之均有良效，前人多有报道。我们临床观察，胸痹或心痛病人中以胸阳不振，痰浊阻闭，阴乘阳位，心脉瘀阻病人最多，而这诸多相互并见，只是偏盛不同而已。故综合古今论述及自己临床体会，草拟宽胸通痹汤方，作为治疗胸痹心痛之主方，临床凡病机属痰浊闭阻，心脉不通者，咸以此方加减，甚为得心应手。另外，凡病胸痹者，均非一日之寒，而有一个较长的发生发展，由轻到重的过程。因此，除急症须迅速止痛外，大多应守法守方常服，根除去病根，有彻底治愈之望。故此方择药多着眼于长远，不图速效，而求远期疗效。方中之药，性较平和，且加入养阴益血之品，防止出现偏弊。经临床众多病人验证，只要辨证准确，用药得当，剂量合适，用之皆收较理想疗效。

四参安心汤治疗心肌炎体会点滴

病毒性心肌炎是临床比较常见的疑难病证。是由于病毒侵犯心脏后引起心肌细胞变性、坏死和心肌间质发生炎症改变的一种疾病。小儿患病者比较多见，病程较长，容易因劳累、营养不良等因素而复发。临床常见此症，经多例辨证施治体会，结合西医理论和中药近代研究成果，自拟“四参安心汤”，经多年应用体会，疗效较佳，现报告如下，并谈点滴体会。

病案1

李某某，男，10岁，学生。

初诊（1993年5月30日）：患病毒性心肌炎1年余，病情反复，时发时止，经多次心电图检查，提示频发室性早搏，心肌供血不良，近一周，病情加重，随来求诊。刻诊：胸闷、心慌、气短，出汗，纳差，全身疲乏无力，大便干，舌质红，苔薄白，脉结代。

[辨证] 心气不足，心经瘀热。

[治法] 益气养血，清心化瘀。

[方药] 玄参10g　　苦参10g　　太子参10g
丹参12g　　麦冬10g　　鹿衔草10g

炒枣仁 15g　　生山楂 10g　　当归 10g
瓜蒌 10g　　玉竹 10g　　炙甘草 5g

4 剂，清水煎服。

二诊（1993 年 6 月 2 日）：胸闷心悸、气短乏力减轻。仍用上方去玉竹，加茯苓 10g　薤白 6g　6 剂。

三诊：（1993 年 6 月 13 日）：服上方后诸症明显好转，大便已不干，时有汗出，舌红少苔，脉虚数，间有歇止。上方加炙黄芪 10g，6 剂。

四诊（1993 年 6 月 19 日）：服药后胸闷消失，精神明显好转，纳差，口淡无味，大便时干时溏，舌质淡红，苔薄白，脉虚数，上方加焦三仙各 10g，以巩固疗效。

病案 2

刘某，女，17 岁，中学生。

初诊（1993 年 4 月 4 日）：患者 1 年前因上呼吸道感染，遂后出现肢体颜面浮肿，胸闷心慌，气短，曾在某医院住院治疗，诊断为“病毒性心肌炎”，经治疗好转后出院，1 月前复因感冒诱发，患者全身浮肿，胸闷心慌，心率 96 次/分，律不齐，舌质淡舌尖微红，舌苔中心黄，脉细数。

［辨证］水瘀互结，心经瘀热。

［治法］通阳化水，清热化瘀。

［方药］丹参 10g　　苦参 10g　　炒枣仁 15g
山楂 10g　　细辛 3g　　桂枝 6g
茯苓 12g　　桑寄生 10g　　白茅根 30g
玉竹 10g　6 剂，清水煎服。

二诊（1993 年 4 月 18 日）：服上方后病情症状无明显改善。拟四参安心汤加减：太子参 10g，丹参 10g，玄参 10g，苦参 6g，麦冬 10g，炙甘草 6g，焦三仙各 10g，炒枣仁 12g，瓜蒌 10g，桂枝 6g。6 剂，清水煎服。

三诊（1993 年 4 月 24 日）：服药后胸闷心悸有所减轻，浮肿微消，仍守原方 6 剂。

四诊（1993 年 4 月 30 日）：药后症状明显减轻，眼睑微肿，仍守上方治疗 1 月余，临床症状消失，心电图复查未见异常。

病毒性心肌炎之中医辨治，初起多因感受温热邪毒，侵犯肺卫，表现为外感发热症状，继之，毒舍心经，则可出现低热、心悸、怔忡、气短、胸闷，脉结代等症状。此时治疗，一般原则为清心解毒、兼以养阴，药用连翘、大青叶、黄芩、玄参、麦冬、生地之类。中后期由于毒热久留，易伤气阴，传统多用补心丹、生脉散及炙甘草汤等方加减，若用之得当，并坚持治疗，亦有一定效验。

余临证观察发现，病毒性心肌炎由于毒舍心经，久留不去，往往表现热毒症状不重，而阴伤、气耗或气阴两伤比较明显，再结合西医对此病的认识，基本病理变化主要在热、瘀、虚三个方面，尤其是中后期病程较长，病情症状变化不太，可以以此病理拟定一基本方，来治疗心肌炎，于是草拟了“四参安心汤”。方中用太子参（若条件允许用西洋参更好），性凉来补益心气心阴，且无助热之弊，配合炙甘草，益心气作用更好。丹参苦微寒，化心血之瘀，且能养血安神，可以改善心肌韵血液供应，玄参滋阴清热散结解毒，能标本兼顾，既滋补阴液又清热散结解毒，若瘀热较重或挟有热毒时，宜再加连翘、大青叶、黄芩之类；苦参古多作清热燥湿药用，近代药理证实有调节心脏节律作用，对脉结代者用之甚宜，但其味甚苦，量不可过大，以防伤胃呕吐。苦参还可清热解毒。以上四种“参”为主药，具有益心气，养心阴、化心瘀、清心热、调心率之作用。再加炒枣仁补养心阴心血，气阴双虚而热毒不甚者可合生脉散同用，心阳亦衰者可加桂枝，胸闷者可加瓜蒌、薤白。经十多例临床验证，确有较好疗效。

麻黄附子细辛汤临床应用举隅

麻黄附子细辛汤出自张仲景的《伤寒论》，原用以主治太阳与少阴表里两经同时受寒的“两感”之证。余用此方治疗外感病薄有体会，兹不揣赘笔，简介于下。

赵本《伤寒论》第301条曰：“少阴病，始得之，反发热，脉沉者，麻黄附子细辛汤主之。”此虽寥寥数字，却道破了临床辨证遣方的关键。盖伤寒病证之初起阶段，邪遏卫表，每多恶寒而不发热或先恶寒、后发热，今始得之，便见发热者，非纯太阳表证所属也，复有脉沉为征，知其卫阳之本不足，无力达邪外出，反被邪遏使然。其证实属虚实夹杂，少阴里虚，卫阳不充是本，寒邪乘袭，羁留遏阻是标。仲景立麻黄附子细辛汤一方，诚为标本兼顾之法，意在温阳扶正固本，解表散寒祛邪。所谓的“两感”证候，多见于素体阳虚而感受寒邪者。临床上，每表现为畏寒喜温，或发热（多为自觉性发热而体温不一定很高），面色晄白或少华，时或面赤，头痛以巅顶或后项明显，并往往伴有腰疼、口不渴、舌质不红或反见淡胖、脉或沉、或濡弱、或虚大无力等。例如：刘某，女，44岁，1986年3月就诊。患者平素常患感冒，每每寒热头痛，缠绵数日未愈。因日前汗出当风，感觉全身拘困不舒，啬啬恶寒，厚衣不济，头昏重痛，无汗，自觉身热，食欲不振，口不渴，时泛涎水，面色虚浮，舌质淡胖，苔白，脉沉弱。是证显属阳虚体质，寒邪侵袭，为太、少两感之证，处以麻黄附子细辛汤酌加桂枝、白术、茯苓等，两剂告愈。

“两感”之证不但见于素阳不足之体，尚适于感寒前后伤肾乏精者，如房事、遗泄及劳损等，发病后每可形成太少两感之证，即古人所谓之“夹阴伤寒”。这方面的病例临床尚较多见，但往往易被忽视。例如：患者王某，男，32岁。外出行商返家，途遭雨淋，翌日卧床不起，周身困重，恶寒不甚，反身热灼手，无汗，项背拘强，巅顶空痛，腰酸膝软。曾服感冒胶囊及复方阿司匹林等药，病情有增无减。邀余诊之，见患者貌似壮实，但精神不振，面色少华，眼眶黑晕，舌黯淡，脉缓大而无力，尺部脉沉。据其妻云，患者平素体力健壮，很少罹疾，余思其何以一遭雨淋便成是证？再三追问，方知患者是晚未节房事，临证之转机全在乎此。不唯外遭邪侵，更因内竭肾精，正伤而邪獗，是故出现此证。遂投以麻黄附子细辛汤加葛根、川断、杜仲，连服五剂，热退病除。

麻黄附子细辛汤虽为治疗伤寒而设，然余于临床用之并不局限于伤寒，只要证情对当，有是证便用是方。如：余尝会诊一般姓男患者，患“流行性出血热”临床愈后，热象起伏，持续不已，时觉寒冷，伴头痛，腰酸，乏力，先后门诊并住院治疗半年余，病情毫无减轻。患者自觉身热，但体温并不甚高（38℃±），午后稍升，面色潮红，汗出不畅，头痛阵作牵掣项背，口渴不欲饮，舌质黯红，脉虚大无力。其症似属温病范畴，乃疫毒余邪，羁肾伤精，且未尽去表，郁于太阳、阳明二经，久而生热。病在少阴、太阳、阳明三经。遂试处麻黄附子细辛汤加石膏、知母、狗脊、杞子、杜仲等味，一图益肾固精，复冀开发太阳之表、清泄阳明郁热，以使正气充而邪气去。幸服6剂后，热势渐退，病状日轻，不久便痊愈出院。

综上所述，麻黄附子细辛汤在临床上运用是相当广泛的。除外感病外，一些杂证如痰饮咳喘、阳虚水肿、阳痿、遗精、自汗以及寒湿痹证等均可辨证使用本方加减治疗。该方组成简单，药仅三味，但体现了温阳扶正、发散表邪的治疗大法。临床运用本方时，须师其法而不拘其方，适当地增损药味及剂量，以期更合复杂多变的病情，这是取得临床疗效的关键，亦是应当掌握的一个原则。

附　篇

改进温病学硕士研究生教育之我见

我想结合以往的经验就温病学专业硕士研究生如何进一步提高培养质量问题谈一些看法，不当之处，敬请指正。

一、温病学硕士研究生的培养方向和目标

能否培养出高质量的研究生，很重要的一点就是培养方向是否正确，目标是否明确。总的说来，温病专业的研究生，其培养方向和目标是由温病学这门学科的性质所决定的。

温病学究竟是什么性质的学科？对此，见仁见智，各有所云，或归之于基础课，或言之为桥梁课，亦有谓之属临床课者。我认为，温病学不属于基础课，也不是什么桥梁课，应当肯定地说，它是一门实践性很强的临床课。只要我们对温病学的发展史稍作回顾就可以发现，温病学从它诞生之日起就与临床结下了不解之缘，它是从实践中产生又在实践中不断充实和完善起来的。它的理论不像中医基础、中药学、方剂学那样只作为临床各科的基础而不把临床讲得那么具体，相反，它要以各基础学科的理论作指导，因此说，它完全是一门临床应用性的学科。不言而喻，离开了临床实践，要发展温病学理论是十分困难的甚至是不可能的。可以想象，一旦温病学不能解决传染病的治疗问题，自然它就没有必要作为一门学科而继续存在了。

有鉴于此，我们首先要端正对温病学学科性质的认识。既然它是一门临床学科，那么，温病学专业研究生的培养就必须面向临床。众所周知，叶天士、吴鞠通等先贤正是在临床实践中发现问题、悟出新理从而阐明大意，为温病学的创立和发展做出杰出贡献的。研究生教育是中医教育的最高层次，我们的目标就是要造就一批既有丰富的理论知识，又有过硬的实践技能的高级研究人才，以冀他们为温病学的发展和温病的治疗做出较大的贡献。过去，我们虽然也注意到了这一点，但实际做得还很不够，毕业出去的研究生也存在着“高学历、低能力”的现象，人喻之“眼高手低”，“理论学了一大套，见到病人汗水冒”，这种状况跟我们的培养目标是背道而驰的，必须彻底改变。

二、几点改进意见

针对过去我们在温病学专业研究生培养方面存在的重理论、轻临床的弊端，我认为，加强临床实践能力的培养是改进研究生教育，提高培养质量的中心环节。具体地说，要注意以下几个方面：

第一，考生要有一定的临床实践经验。从招生来讲，温病学专业与其他临床专业一样，报考者当有若干年的临床工作经历。研究生在学校学习的时间仅有三年，要使他们具有较强的临床实践能力，光靠短短的三年时间是根本不够的。如果研究生在入学前缺乏实践基础，则势必会影响教育质量。

第二，研究生进校后要早接触临床。一般说来，第一年以学习专业基础理论为主，与此同时，要适当地安排他们跟师抄方或外出参加一些疑难急重病证的会诊，以让他们尽快地了解导师的一些学术特点，并增加他们的感性认识；第二年，研究生要在临床自己动手看病，由导师或指导小组的其他老师把关指导。这一年是研究生全面提高实践能力的关键一年，应要求他们在实践中认真收集资料，发现问题，为下一步的选题打下基础；第三年，根据选题情况，搞专题研究，如临床疗效的观察，或结合临床的实践研究等，也可搞与临床密切相关的文献研究，但要力戒从抽象到抽象的“纯理论”探讨，防止脱离实际的实验研究。

第三，研究生的临床实践能力的培养，不能只局限于温病学的范围。温病学专业研究生的主攻方向固然是温病学，但温病学不是孤立的，它与其他临床各科，尤其是内科学有着密切的联系。即使将来专搞温病临床，也不可避免地要接触其他的有关症证，因此要让他们多看、多学、多实践，以便为以后从事临床工作打下基础。更重要的是，通过多学多练，可以开阔眼界，启发思维，触类旁通，举一反三，从而提高临床应变能力。

第四，鼓励研究生发扬敢想敢干，知难而进的精神，向急重危证挑战。温病属于急性病，病变中每可出现危急证候，有些在现代医学方面也没有理想的治疗办法。温病学要向前发展，急重危证是一个突破口。研究生作为未来温病学研究的中坚力量，如能把前人在急危证处理方面的经验较好地继承下来并使之发扬光大，温病学的发展就大有希望。

第五，要做到理论联系实际，通过实践来加深加强对理论的理解和认识。理论和临床总有一定的差距，导师有责任指导研究生突破理论框框，解决在实践中遇到的新问题。例如：温病初起的卫分证，当邪浅病轻之时，病人仅有全身不适感，脉舌却无明显的寒热之象，遇到这种情况，如何辨其寒热属性呢？这在书本上找不到现成的定规。我根据自己的经验，每提示他们应从口鼻呼出之气、小便是否有热感等细微之处观察分析，这样来帮助他们增长书本以外的知识并解决临床实际问题。总之，“实践出真知”，让研究生在实践中学习，在实践中提高是十分重要的。

对于一些学术问题也应让研究生通过实践体会来辨明是非。如长期以来的寒温学派之分究竟有无必要？我认为，无论是卫气营血辨证，还是六经辨证，对外感病来说都是具有普遍指导意义的，可以随机运用。至于伤寒学派、温病学派或所谓的经方派、时方派等不同的学派，在促进学术发展方面是有一定的积极意义的，但如果我们在临床应用时囿于学派之分，则反会束缚住我们的手脚。我在临床曾遇到一患者患流行性出血热后，遗留发热，起伏不退绵延半年，多方治疗无效。诊之面赤、头痛（前额尤甚），伴腰酸痛，项背不适，舌质黯红，脉沉弱，结合其病史，辨证属陈寒入肾、久郁化热，以致太阴亏虚、阳明热郁、正虚邪羁之证，治疗投以麻黄附子细辛汤加生石膏、狗脊等，在场的两位研究生对处方感到不可理解，觉得这跟正统的温病学理论挂不上钩、对不上号，然患者服药后热退病轻，渐渐好转。这一事实，使他们领悟到，伤寒学说与温病学说之间并没有不可逾越的鸿沟，伤寒方可用来治温病，温病法有时也适用于治伤寒，要在灵活变通而不可胶柱鼓瑟。实践是检验真理的标准，临床实践无疑将有利于他们提高学术水平。

第六，教学相长，共同提高。研究生教育不同于本科教育，研究生在入学前一般都已接受了系统的理论学习，他们对温病学的研究大多有自己的想法。因此，我们要改“跟我学”为“相互学”。作为导师要跟研究生打成一片，主动关心他们的学习和生活，及时了解他们的思想动态、治学态度和学术见解。实践证明，融洽的师生关系，有利于调动双方的积极性，有利于我们把工作做得更好，有时可起到事半功倍的效果。另外，还要大力提倡研究生之间的相互协作，尤其在临床方面，有的经验丰富些，有的可能比较欠缺，通过互帮互学，可以取长补短，共同提高。

综上所述，我们培养温病学专业研究生的工作还处在起步和探索阶段，各兄弟院校一定也有不少好的经验。我在这里主要强调了加强临床教育的重要性和一些具体的改进措施。我认为研究生的理论学习与临床实践和科研锻炼三者之间是相辅相成的。对于温病学专业的研究生涞说，学理论和搞科研决不能脱离临床，不能没有临床基础。当然没有扎实的专业理论和科学研究的头脑同样是不行的。由于我是针对以往工作的薄弱环节从改进的角度来谈研究生的培养问题，所以重点指出了临床一面，当然并不是说完全以临床来代替其他。

加强中医内科急症教学环节的体会

作为中医临床研究的重大课题之一——中医内科急症，越来越得到中医理论研究者与临床工作者的极大重视。近年来，专题探讨历代医学家治疗急症经验的学术论文以及以中医辨证治疗发热、急黄、血证、痛证、脱证等重危急症的临床报道日益增多。有不少中医刊物已增设急症专栏，对这一众所瞩目的问题进行学术交流或专题讨论。然而，在中医内科教学中，突出“急症”这一环节，在学生中灌输中医急症学观念，以促进中医急症研究之进程，实属中医内科急症教学和研究的重要内容。现行高等医学院校《内科学》教学大纲（中医专业用）明确要求：“通过本课程学习后，使学生……基本掌握内科疑难症，重急病的中医治疗原则”。基于这一精神，并根据中医内科急症研究的实际需要，我们认为：“在中医专业中占有相当重要的地位”的中医内科学教学中，加强有关急症内容的教学环节，对于继承、发扬、整理、提高中医急症学内容，巩固中医急症“阵地”，培养中医急症研究人才，促进中医急症科研之进程，皆不无裨益。现就我们在中医内科教学中如何加强急症教学环节的点滴体会以及一些初步设想，略述于下，以供同道们参考并祈指教。

1. 讲中医急症简史，激发学生钻研内科急症的兴趣

教育心理学认为：学习动机是直接推动学生进行学习的一种内部动力。而学习动机中最现实、最活跃的成分是认识兴趣。认识兴趣是力求认识世界，渴望获得科学知识和不断探求真理而带有情绪色彩的意向活动，古今中外，许多科学家、发明家取得伟大成就的原因之一，就是具有浓厚的认识兴趣和强烈的求知欲。爱因斯坦说：“热爱是最好的老师。”由于历史的原因以及各种因素的影响，在许多学生及一些中医工作人员的头脑中有一种片面认识：中医只能治慢性病，而西医擅长治急性病。针对这种情况，为了激发学生钻研中医内科急症的兴趣，我们编写了《历代名医治疗中医内科急症简史（概况）》，抽一定学时进行专题讲座（或分别穿插在某些教学内容中讲述），使学生们逐步认识到，中医诊治急症，有其悠久的历史，积累了丰富的实践经验，理论上的一些重大成就，也是古代医家通过医疗实践，其中就包括大量的急症治疗实践而形成的。张仲景之所以能创立“六经辨证体系”，制白虎、承气、四逆等经久不衰之名方；李东垣之所以能创立脾胃内伤学说，制出生脉散、补中益气汤、当归补血汤等至今仍行之有效的方剂；吴又可之所以能创立和发挥杂气病因学说；叶天士、吴鞠通之所以能创立卫气营血与三焦辨证论治纲领，奠定温病的理论基础等，无一不是潜心研究急症而取得的丰硕成果。这些事例提示我们，传统的中医理论，有可能从急症研究中得到发展和突破。因而，有目的地培养与激发学生钻研中医内科急症的思想，不仅可以引导同学们对中医治疗急症的浓厚兴趣，而且对巩固和发展中医队伍颇有裨益。

2. 讲现代研究成果，使学生了解最新知识，坚定其用中医方法治疗急症的信心

自50年代，石家庄运用中医温病理论治疗“乙脑”取得显著疗效以后，中医诊治内科急症，代有发展。近年来，中医急症研究成果尤为突出。各地在发热、中风、厥证、痛证、血证、脱证以及钩端螺旋体病、流行性出血热等病证和清热解毒、醒脑开窍、通里攻下，清营凉血、熄风镇惊，回阳固脱，活血化瘀等治法的研究中，均取得了可喜的成就。我们本着《大纲》“了解中西医结合防治内科疾病新成果”的精神，及时搜集了这方面的资料，专题综述，或结合有关病证向同学们进行介绍。例如：我们在教学过程中。结合中医内科教材中的发热、急黄、厥证、中风等急症，适当介绍我们自己以及各单位经过研究所取得的新成果、新经验。这样对于学生毕业后从事中医内科急症的诊治和研究将进一步坚定其信心。

3. 重视实践教学，培养学生掌握诊治急症的基本技能

列宁指出：“实践高于（理论的）认识，因为它不但有普遍性的品格，而且还有直接现实性的品格”。《教学论》认为：学生在学习过程中的实践活动，是一种学习性的实践，其目的是为了更多地增加他们的直接经验，并能使学生通过直接经验的途径去获得感性知识，掌握实际操作的技能，并验证理性知识。因此，我们在加强中医内科急症教学环节中，非常重视实践教学，紧密结合中医内科中的有关急症，充分利用为教学服务的临床基地，选择典型的急症病例，由教师指导并与学生一起辨证、抢救和观察病人，使学生把书本上的理论知识与临床实践紧密结合起来，不断提高学生用中医理法方药抢救内科危重急症的能力和技能。使学生不断树立中医不但能够治疗急症的思想，而且还能体会到其优越性和可以挖掘的潜在力。当然，我们目前用中医的方法还难以解决所有的急症。但是，我们对某些急症，例如对于发热、痉厥、癃闭、急黄、毒痢、痉证、中风、药和食物中毒等，已摸出了一些规律及救治方法，这些作为内科急症的实践教学是可行的。具体如流行性出血热少尿期，个别危重病人，即使使用大量速尿，亦无济于无尿之危。这时我们从毒瘀交结、阴液亏竭，水气不行的病机考虑，内服解毒化瘀、滋阴养液，浚泻攻下之药或暂用三物白散内服；脐部外敷车前草、葱白、麝香药饼；针刺肾俞三阴交等穴；静滴化瘀解毒针剂（如丹参注射液）等综合救治，往往可以逆转病机，缓其沉危。又如用自拟绿豆甘草解毒汤（绿豆120g，生甘草15～30g、丹参30g，连翘30g、白茅根30g、草石斛30g、大黄15～30g）加减，急煎多量频服，救治多种中毒取得了较好效果。通过这样病例的教学实践可以收到课堂教学无法取得的效果。至于救治失败的病例，一则可总结经验教训，二来对于激发学生的创造性

则更有意义。

4. 注重课堂教学，突出教材中的急症内容

教育学认为：课堂教学是教学的基本形式，是学校运转机制的主轴。因此，我们要充分发掘课堂教学的潜力，重视书本知识的教学，使学生在系统掌握中医内科常见病、多发病的病因病理、辨证施治和处方用药规律的基础上，加强急症教学内容，讲深讲透急症诊治的理法方药和经验教训，作为我们教学的重要内容之一。关于教材的使用问题，《教学论》规定：教师要创造性地使用教科书，既不能脱离教科书的基本内容去另搞一套，也不要把教科书看作是教学的唯一依据而照本宣科。教师应创造性地使用教科书，应广泛地阅读有关参考书和结合自己的临床体会，并注意搜集资料，结合科学技术发展的新成就，结合科学研究的实际需要，在充分发挥教科书作用的基础上，补充必要的新成就，使教学保持先进性，具有较新较高的水平。根据这一要求，又鉴于现行中医内科教材尚不能完全满足临床急症的需要，我们的做法是：①对于讲义中属于急症范畴的病证，尽量增加一些从急症角度认识其病因病机和辨证救治规律的内容。②根据我们临床辨治急症的体会，将某些急症归纳在一起讲。如流行性出血热和急黄，在病机上都有毒瘀交结的特点，根据异病同治的原则，就联系在一起讲。③在每届毕业班、西学中班、进修班、提高班、师资培训班等班级以及一些学术报告中，尽量安排一定学时，进行中医内科急症专题讲座，内容包括中医内科急症的发展概况，发热、中毒等急症辨证施治的体会，中医内科急症的治疗大法等，以弥补教材之不足。我们建议，现正在编写的中医内科教材中，应当重视这一问题，在有关急症章节中，尽可能地增加急症辨治的内容。还应积极创造条件，组织力量，统一安排，分病证或法则专题研究，不断总结经验，然后编写一部实用的《中医内科急症学》教材或中医内科教材的急症部分，以促进中医急症学的发展。

5. 讲清中医急症中存在的问题，培养和引导学生为研究和解决这些问题而努力

中医治疗内科急症，有悠久的历史，有比较系统的理论和丰富的经验，有广阔的发展前景。但是必须看到，中医内科急症的理论和临床，还存在着许多值得研究和探讨的问题，如有些急症的治疗，措施不力，疗效不佳，手段落后等亟待解决。如剂型的改革和更新，给药途径的改革，一些政策法令的制定，疗效的巩固和判断，保持中医特色，解决疗效起伏，新药的研制、中药、针灸、单验方等传统中医救治方法的发掘整理和配合等等，都必须实事求是地给学生讲清楚，引导学生毕业后为解决这些问题而努力。这样做，既使学生看到中医治疗内科急症的光明前景，又愿意为中医急症

的研究倾注毕生力量。我们认为，讲清楚存在问题，不但不会使学生丧失信心，只要引导得法，反而会激励学生像陈景润攻攀“哥德巴赫猜想”那样，出现积极的效果。

上述关于加强中医内科急症教学的体会仅是初步的，我们的工作还处于尝试和摸索阶段，其中错误和不足之处在所难免，愿借此机会就教于同道。

认真加强理论学习，充分利用实践机会

《陕西中医函授》编辑室约我谈一谈在中医函授教育中如何利用有利条件，坚持理论联系实际的问题，我感到这个问题确实很重要，它关系着函授教育的质量问题，同时也关系着能否把每个函授生培养成既有较高理论水平，又有实际工作能力的中医人才的大问题。因此，想结合个人肤浅认识和临床体会，谈一点不成熟意见供参考，不妥之处，请同志们批评指正。

中医举办函授教育，为广大在职中医药人员学习、提高理论水平和业务能力提供了一条理想的道路，创造了难得的机会。在目前我国的历史条件下，举办中医函授教育，的确是多出人才，快出人才，解决中医后继乏人、后继乏术的好方法之一。现在，从中央到地方的党组织和各级政府，都很重视函授教育工作，这就使我们办好这一事业提供了可靠的保证。我省有一批热心于中医事业的卫生干部和能胜任中医教学工作的兼职教师，广大学员认真学习、刻苦钻研的积极性很高，加之函授教育比较适合中医的特点，中医自古以来就有自学的良好习惯，古今许多著名医家中有些都是通过自学或从师学习成才的。这些都是中医函授教育能够发展起来，成长壮大的有利条件，也是中医函授事业能够兴旺发达的有利因素。我们从事中医函授教育的领导、教师、工作人员和广大学员，都应当看清这种形势，坚定我们搞好中医函授的决心和信心。

中医函授教育和大学本科相比较，虽然在学习条件方面差一些，老师讲的少，学习和工作的矛盾较突出等，但它也有自己的有利条件，这些有利条件中最突出的一条就是绝大多数学员都是在职学习，即一边工作一边学习，有理论联系实际的好机会。在实践中学习理论，边干边学，这是得天独厚的，是函授教育的长处。我们应该充分利用这个长处，充分利用实践机会，把理论学习和临床实践紧密地结合起来。

众所周知，中医是一门实践性很强的自然科学，它从实践中产生，又在实践中不断得到发展壮大。所谓“神农尝百草，一日而遇七十毒”，就形象地说明了中草药是劳动人民在长期的实践中发现的。其他病因、病机、诊法、治法等基本理论，都是劳动人民在同疾病做斗争中总结概括出来的，这也就是祖国医学历经几千年而不衰，至今在自然科学突飞猛进飞速发展

的形势下，仍保持其旺盛生命力的一个重要原因。对这一点有了清醒的认识，我们既能对我们所从事的事业充满信心，又可在理论学习阶段，不低估临床实践的作用，而是充分利用这个有利条件，在实践中进一步学习、提高理论水平，发挥我们的优势，取得优异成绩。

当然，在理论学习阶段，我们必须首先学好中医基本理论，一开始就把基础打好。该记的一定要记清，该背的一定要背熟。不论记、背，均得理解，不能含糊其辞。要防止和克服只想多记单验方而忽视对基础理论学习的倾向。虽然，在大家尚未进入中医函授大门之前，就已经具备了一定的中医基础理论知识，有的积累比较丰富的临床经验，有个别的甚至有相当的水平，但要求达到大学专科水平，要达到更高一级的程度，就必须进一步切实打好基础。对中医基本理论如阴阳五行、脏腑经络、病因病机、诊法治则、中药方剂等等，都必须从头学起，认真学好，即使学过，也可温故而知新，更上一层楼。首先是在理论上一定学懂弄通，不能似是而非。俗话所说的“基础不牢靠，临床不会好，即使治了病，道理讲不了”，就是强调了理论学习的重要性。同时，要提高哲学、文学等方面的知识，自然科学受哲学的支配，中医学中哲学与医学相互联系更为突出。具备了这方面的知识，就思路更广，少走弯路，有利于提高学术水平。中医的古籍浩如烟海，要想对整理、提高祖国医学做出贡献，必须具备有相当的古汉语知识，首先要能看得懂，才能谈得上取其精华，去其糟粕。

函授学习除应特别注重以上几个方面外，还必须根据中医的特点，坚持理论联系实际的学风。

关于学习方法问题，前贤已谈得很多，学员们也各自积累了不少经验。很多人爱用死记硬背的方法，当然，对一些中医的基本概念、脉象、中药、方剂等，记得越熟越好。中医培养接班人，集几千年的经验，背诵即其惯用一法。但背的东西是机械记忆的东西，时间稍久即易忘掉，且年龄越大，则记忆更困难，如果结合临床来学习和记忆，财不但理会得深，而且记忆得牢。这是许多人的共同体会。

由此说明，函授学员除认真学习书本上的理性知识外，必须重视临床实践，增加感性知识。在实践中学理论，可以加深对一些中医基本理论的理解和记忆，也可以在临床实践中去探索新的理论，为进一步发掘提高祖国医学做出贡献。如果在理论学习阶段就注意理论联系实际这个环节，必将获得事半功倍的效果。例如“瘀血”理论，是祖国医学中的一个传统理论。在《中医学基础》中只是概括地指出了它是一种重要的致病原因及其常见的具有疼痛不移、脉涩、瘀斑瘀点等临床表现。在长期的临床实践中我们发现很多瘀血患者还有舌下静脉曲张等症状，通过学习前人有关理论和系统观察，发现许多久病顽疾多有瘀血阻滞之势，通过活血化瘀治疗，往往取效甚佳。在温热病中，不只营血分病证有瘀热互结病机，有的在卫分、气分也同样有瘀血证的存在。从而对瘀血理论有了进一步体会，加深了对瘀血理论的理解。如果不参加长期反复的临床实践，只停留在书本上，对这一理论的认识只会是停留在原来的水平上，就谈不上发掘、提高了。

那么，在职函授学员在工作忙、时间紧、拖累大的情况下，怎么样才能做到理论学习与临床实践两不误，而且能够密切结合、互相促进呢？

首先，必须了解祖国医学产生、发展、成长、壮大的历程及其特点。我们已经学过中国医学史的都知道，祖国医药学是几千年以来我国劳动人民同疾病做斗争的经验总结。医药起源于劳动，成长发展于实践。它的许多理论、经验都是直接从同疾病作斗争中总结出来的。我们常说的中医学的两大特点，整体观念和辨证论治，就是在长期的实践中总结归纳出来的。因此有人认为中医学是一门实践性很强的科学，这也可以说是中医学的又一个特点。我们了解了这一点，就要在思想上树立起实践第一的观点，处处事事注重在理论指导下的实践，认真对待每一个病人，不放过每一次实践的机会，注意剖析每一个病证的机制。长期坚持，数十年如一日，理论水平和业务能力自然地就会提高了。

现在不管在城市和农村，人们都很重视甚至于迷信老中医，有病总想找位老中医看看，其原因就是他们经历多，见识广，经验丰富，这是与他们长期的艰苦的临床实践分不开的。我们不论初学或者提高者，都应明白这个道理。

第二，坚持认真学习理论，在理论指导下勇于实践，不断增长理性和感性认识。前面已谈到，函授教育中自学和面授，都侧重于理论学习，它的目的在于通过自己刻苦钻研和系统讲授，把前人的经验继承下来，以增加理性知识，作为今后实践时的指导。这当然是很重要的，是首先必须掌握的。但须知，仅仅做到这一点还是很不够的，而且也未能达到深刻、全面的地步。要对所学理论深刻全面地领会，还必须将所学的东西运用到临床实践中去，在实践中进一步验证理论正确与否，并进一步加深对所学理论的理解。我们大多数函授学员都是在职的中医人员，每天都有大量的机会接触病人。我们要充分利用这大好的时机，认真按照祖国医学的理论，进行精细的诊断，准确的辨证，恰当的遣方用药，而且不要老是停留在一个水平上。特别是遇到疑难病证的时候，不要轻易地放过每一个问题，务必对每一个病的病因、病机，证候辨得清晰确当，力求用中医的理论阐述每一个症状的原因和机理。如果不懂或弄不清楚时，一定要向老师请教或向书本求教，不要随便开一处方了事。俗话说：处处留心皆学问，只要在临床实践中坚持严谨治学的态度，处处认真分析思考，天长日久，经验自然就积累得多了，对一些理论问题自然就认识深刻了，相应地，我们的学术水平也就会有较大的提高。

第三，要认真总结经验和失败教训。在临床上，经常见一些人由于诊治繁忙，不注意总结经验，这是不好的。现在一般医院都要求写病历，病房里的住院病人当然非写不可，即使门诊上也要求写出简明扼要的病历。目的就是为了总结经验，观察疗效。常见有些学术造诣较高的中医，对一些典型的病人，不仅写出详细病历，以利总结经验，而且有的还专门登门访问或信访，甚至几年十几年还注意专访，以观察其远期疗效。这样做，不仅是为了观察疗效，探索积累经验，而且也是对病人负责的表现。如果我们养成认真书写病历、认真总结经验（包括失败的教训）的好习惯，则技术水平的提高将会是与日俱增的。近年来见到有些中医书刊登了一些医案、医话，随诊记录，临证体会，或失败教训都是一点一滴地在总结，在探索。我们每个函授学员在临床工作中，都应养成严谨的治学态度和踏踏实实的工作作风。不仅认真学习一些名老中医的经验，而且总结出自己的新鲜经验来。

第四，要养成勤学好思，刻苦钻研，分析比较的好学风。祖国医学积几千年劳动人民同疾病做斗争的经验之大成，其中有丰富宝贵的成熟经验，有发人深省的理论苗头，也有亟待发掘整理的精华和有待剔除的糟粕。要使自己成为既精通医学理论又具有丰富临床经验的中医人才，在学习中，必须养成勤学、好思、分析、钻研等好学风，在临床工作中尤须如此。我们在面授或自学中学到了某一理论，但到临床用不上或解释不通时，不要轻易地放过它，而把它记在心头，处处思索反复捉摸，总欲一解为快。不要遇到问题漠然置之或干脆绕道走，这都不是正确的态度。

以上所谈几点，无非是强调一下在函授学习中，不要轻视临床实践的作用，不要认为临床工作单调乏味，而应充分利用临床的时机，将理论学习和临床实践很好地结合起来，做到互相结合，互相促进，学用结合。争取通过系统的理论学习，使我们的临床诊疗水平有较大的提高，从而为达到教学计划所规定的要求而努力。

同学们，我们现在所处的环境和所得到的条件，是那样优越，而我们现在所处的时代和党对我们的要求，又是那样迫切。因此，我们每一个中医函授生都应珍惜这大好时光，抓紧每时每刻，认真学习和钻研祖国医学，勇于实践，大胆探索，以实际行动去迎接中医事业蓬勃兴旺的未来。

试论孙思邈的形神医学观

在临床上，目前西医查不出阳性体征或查有阳性体征而疗效不显著的心身疾病，愈来愈引起人们的普遍关注。它促使了固有的“生物医学模式”

向新兴的“生物——心理——社会医学模式”的转变。这类疾病在中医医籍中是不乏其说的。如《备急千金要方》、《千金翼方》就倡导人们要“内省身心”、“戒勒身心”预防身心疾病并阐明了心身合一的整体观，心身相互致病论，多维性的形神并治论等观点，它是继《内经》之后的又一部心身医学佳作，对研究心身疾病，目前仍有重要意义。

一、形神相济的整体观

形神医学，目前称之为心身医学。孙氏著作中既称身心，又称形神。这里的“形”，泛指人的身形、形态、体质，包括脏腑、经络、气血、津、液、精、骨、肉、筋脉髓等范围的生理活动；“神”，即神志神明。泛指人的感觉、知觉、记忆、思维、想象、情感、意志等范畴的心理活动。孙氏用人体形与神相济的观点来诊察和防治心身疾病。他在阐发《内经》旨意的基础上，首先指出了形与神俱，是人体结构的特点。在这一结构中形是神的物质基础，神是形的功能体现。两者是密切联系不可分割，相互依存的统一体。他把形神之间的关系提高到唯物辩证的高度来认识。使形神脱离了唯心说教。他指出“五脏者，魂魄之舍也，精神之所依托也”；“魂肝为郎官，随神往来谓之魂，魂者，肝之藏也，肝藏血，血舍魂”；“脾藏营，营舍意”；“肺藏气，气舍魄”；“心主神，神者，五脏专精之本也，心藏脉，脉舍神”；“肾藏精，精舍志”。上述经文中，心、肝、脾、肺、肾、气、血、营、脉、精，都是人的生理现象；而神、魂、意、魄、志，是人的心理现象。足以看出，一个有生命活动的人必然是形与神俱，不可缺一。其次指出，形与神在功能上是相互为用的，形健神亦健，形衰神亦衰，如果形不存在，神就失去存在的必要性。他说：“唯无形者，可得远于忧患矣”并在《千金要方·自序》中用张仲景“厥身已毙，神明消灭”的名言，来证实这种观点的正确性。

可见，人的心理活动离不开生理活动，生理活动也离不开心理活动，没有生理的心理活动和没有心理的生理活动都是不存在的。

二、形神互病论

人是形神相济的统一体，形与神相互依存，不可分离，处在协调平衡的发展状态中，无论一方太过或不及，均可导致另一方失调，发生种种心身疾病，并且在病变中，还常互为因果，出现错综复杂的证候。

1. 形病致神病

一个人脏气虚弱或患病之后，可以影响其情感、意志和性格，发生复杂的心理活动，即所谓“因病而郁”。孙氏认为，脏气的虚实变化，会引起不同的疾病，并产生异常的心理活动。他以五脏气血虚实对情志的影响为例，来阐明这一观点。孙氏指出：“肝气虚则恐，实则怒”；“心气虚则悲，实则笑不休”；“心伤者，令人善忘，妄怒无常”；“胆病者，善太息，口苦，呕宿汁，心澹澹，恐如人将捕之”，充分说明了脏腑气血虚实的变化会导致情志的异常变化。孙氏进一步指出，脏腑气血虚实还能产生不同的梦境。如：“肝气虚则梦见园苑生草，肝气盛则梦怒”；“肝实则热，热则阳气壮，壮则梦怒，肝气虚则梦山树”；“脾气虚则梦食欲不足，脾气盛则梦歌乐，体重手足不举”；“肺气虚则梦见白物，见人斩血籍，肺气盛则梦恐惧哭泣”；“心气虚则梦救火，心气实则梦喜笑及恐畏”；“心气虚者，其人即畏，合目欲眠，梦远行而精神离散，魂魄妄行。阴气囊者即为癫，阳气囊者即为狂”；“肾气虚使人梦见舟船弱人”；“肾气盛则梦腰背两解而不属”；“阴盛则梦涉大水而恐惧，阳盛则梦飞场，下盛则梦堕坠”等等。其实，所谓梦境已被现代科学家所承认，认为“梦是包含有原始进程和续发进程两种思维的任何组合”。

2. 神病致形病

不良的心理变化，可以引起异常的生理变化，而发生种种病变，即所谓“因郁而病”。孙氏认为，喜、怒、忧、思、悲、恐、惊，是人正常的情志活动。他说：“天无一日不寒暑，人无一日不忧喜。

若情志活动太过，就会造成严重的心理损伤，造成心身疾病。他指出“深忧重悲伤也，悲哀憔悴伤也，久谈言笑伤也”；“远思强虑伤人，忧恚悲哀伤人，喜乐过度伤人，念怒不解伤人”；“语笑无度，思虑太深，皆能损寿”。并且还指出，不同的情志失调，损伤不同的脏气、不同部位，形成不同疾病。“怒气为病，则上气不可当，热病上冲心，短气欲死，不能喘息；忧气为病，则不能苦作，卧不安席；恚气为病，则聚在心下，不能饮食；愁气为病，则平局而妄置物还取，不记处所，四肢浮肿，不能举止”；“志伤则善妄其前言，腰脊痛不可以俛仰屈伸”“神伤则恐惧自失，破腘脱肉，毛悴色夭”，“意伤则闷乱，四肢不举”。

另外，孙氏还指出了心理活动的复杂性。认为的心理活动是多种多样的。各种心理活动不是孤立的，而是错综复杂，互相联系互相影响的。他说：“肝在志为怒，怒伤肝，精气并于肝则忧，怒而不已亦生忧矣”；“神劳则魂魄散，志意乱”；“喜伤心，心气并于心则喜，心气虚则悲，悲则忧”；“喜乐无极则伤魄，魄伤则狂，狂者意不存”；“愁忧不解则伤意”充分阐明了各种心理活动相互交错的复杂性。

三、异性异龄心身疾病因素差异说

孙氏认为，不同性别，不同年龄的人，产生心身疾病的因素是不相同的。他在《千金方》中以妇女、小儿、老年人为例，进行了论述，他说：

“妇女者，众阴所集，常与湿居，十四以出，阴气浮溢，百想经心，内伤五脏，外损姿颜，月水去留，前后交互，瘀血停凝，中道断绝，其中伤堕不可俱论”。因此“女人嗜欲多于丈夫，感病倍于男子，加以慈恋，爱憎、嫉妒、忧恚、染著坚牢，情不自抑”，指出了诸因素是造成妇人不同于男子的种种心身疾患根源。对于小儿，则认为，子在母腹，随母听闻，孕妇情志异常，可影响胎儿的心身健康，不同情志，可造成胎儿的不同心身疾病。怀子恐惧其子多癫病。怀子挟愤，子多暴恨。鉴于此，他强调妊娠期孕妇要怡情爽志，进行胎教。至于出生后的婴幼儿的心身疾患，则认为多与乳妇情志异常而影响乳汁及惊恐伤及婴幼儿有关。《千金翼方卷十一·小儿》说：“母怒以乳儿，令儿喜并发气疝，又令儿上气癫狂”。“若行仗罚，亦令儿得癫痫”。对于老年人，孙氏认为“人年五十以上，阳气日衰，损与日至，心力渐退，忘前失后兴居怠惰，计授皆不称心，视听不稳，多退少进，日月不等，万事零落，心无聊赖，健忘瞋怒，情性变异，食欲无味，寝处不安”。指出了这个年龄段由于心理生理变异而造成的心身疾病。这对我们研究不同年龄阶段、不同性别的心理卫生，都是有启迪的。

四、多面性的防治观

孙氏在心身疾病的防治上，强调防治的多面性，并制定了多种防治措施。

1. 精神调治心理摄生

孙氏对因郁而病者强调精神调治，心理摄生。他认为心因性疾病用药针是不能治愈的。他说，过去名医治病“用药不过二三，灸不逾七八，而疾无不愈者，晋宋以来，虽复名医间世，然治十不能愈五六，良由今人嗜欲泰甚，立心不常，婬放纵逸，有阙摄养所致耳”。并强调心因性疾病是“病起无端，医疗万品，闾阖之内，犹有天枉之哀，朝野之中，尚致膏肓之疾”。因此，他主张，必须注重心理摄生，神为指导的思想。提倡“一曰治神，二曰治养身”。把精神调治放在首位。这种观点体现在以下几个方面：①治病先调神，神调药亦灵。孙氏认为医生治心因性疾病，除具有高明医术和高尚医德外，仪表风度，亦要庄正。他说：“夫大医之体欲得澄神内视，望之俨然，宽裕汪汪，不皎不昧”。事实上，医生的仪表风度、言行无一不影响着病人。病人对医生的信仰程度越高，医患才能配合得好，医生才能掌握和控制病人的心理活动，发挥病人的心理效应，否则疗效往往不佳，所以孙氏强调：“疑师不治病，疑药不服之，服之即不得功，决意不疑者必大神验，一切药有从大意即神，疑人必失，及久多必损，不疑久者有益。治病多有愈”，指出了治病先调神的重要性。

另外，治病调神，用药也灵。心因性疾病的病人，思绪万千，多疑善感，如果先不调神，用药徒劳。孙氏以中风病人为例，指出了调神重于用药的意义。他说："不得用未病之前，当须绝于思虑，省于言语，为于无事，乃可永愈，若还用俗类名利是务，财色为心者，幸勿苦事，医药徒劳为疗耳，宜于此善以推之"。②心病心药医。孙氏说："古有调针切脉之君，尝药炼石之帝，忧劳庶类不遑宁处者，亦以众矣。"所以，他对心因性疾病还采用禁咒法，专设"禁经"篇。他利用病人的信仰，借"神鬼"之事，安慰说服病人，释去其心中之"神鬼"，改变病人的心理状态；移精变气，使其精神变强而内守，以达治病之目的。他认为禁咒也是救急之术，《千金翼方·禁经》篇说"有汤药焉，有针灸焉，有禁咒焉，有符印焉，有导引焉，斯之五法，皆救之术也"。他用禁咒法治愈了许许多多的心因性疾病。其实这种方法，是一种宗教式的原始的心理疗法，表面上好像在搞迷信活动，但在迷信的表象里蕴含着科学的真谛。这是利用病人的信仰系统来解除不良情绪；用言语、信号系统和环境、气氛（包括声、色、气、味、动作等形成的气氛）等综合方法，来转移患者注意的客体，是值得我们研究临床心理治疗时所借鉴的。③精神调治因人而异。孙氏对不同的人采取不同的调治方法。如，他对胎儿则采取调节妊娠情志，安静妊娠情绪以及"外象而内感"的胎教等方法，以保持胎儿的心身健康。因此，他主张妊娠读诗书，听礼乐，节嗜欲，和悦性情，端正行动，还提倡欲子贤良，端坐清虚。这样，通过潜移默化，把外界的信息，转化为思维、心理等信念传递给胎儿。现代研究已表明：胚胎第四周就发育出神经管，能对刺激做出反应，第八周大脑皮层粗略分层，脑细胞发育迅速，对母体传来的信息比较敏感，第二十三周大脑皮质结构形成，沟回增多，出生前，脑细胞分裂基本定型。足见孙氏，调神方法的科学性。对于小儿，孙氏提倡"常当慎惊，勿令闻大声，抱之持之间当安徐勿令怖也"。对十岁下小儿"不得苦行扙罚"。"不得大散大漫令其志荡，亦不得称赞聪明，尤不得诽毁小儿"，以免影响小儿的心身健康。

产妇心情紧张不但造成难产，还会发生心身疾病。所以孙氏主张，一则"产妇不得忽忽忙怕"，二则"旁人极须稳审，皆不得预缓预急及忧悒，忧悒则难产"，强调了精神调节对于产妇顺利分娩的重要性。

孙氏在《千金方》中对"驰骋六情，孜孜汲汲，追名逐利，千诈万巧，以求虚誉，没齿而无厌"的人，进行了严厉的批评。说这类人"邀名射利，聚毒攻神，内伤骨髓，外败筋肉，血气将亡经络致壅，皮里空疏，唯招囊疾"。要求他们"于名于利，若存若亡，于非名非利，亦若存若亡"。不要"嗜欲煎其内，权位牵其外，过分内热之损"。

对于老年人，孙氏要求他们退居养性，忍怒以全阴，抑喜以养阳。他说："养老之要，耳无妄听，口无妄言，身无妄动，心无妄念，此皆有益于老人也，又当爱情每有诵念，无令耳闻，此为要妙耳”。另外还要“常念善，无念恶，常念生，无念杀，常念信，无念欺”。以保持美好善良的心境和达观的态度，促进老年的精神卫生。

2. 药针食疗，却病悦神

孙氏对于因病而郁，即以躯体病变为主，神情病变为次，或虽表现为神情病变的症状，但实为病邪侵扰所致的内脏气血失调的病变，他用药针饮食来治疗，这种方法是治疗躯体疾病的根本方法。形病除，躯体健，阴阳气血协调，病痛渐消，则神情自然舒畅安宁。故孙氏说“气血已调，形神乃持”。

《千金方》中蕴藏着许多名方异术，如“梦与鬼交通去精惊恐虚乏方”，“忧恚绝伤吐血胸痛虚劳地黄煎方”，“心气虚惊恍惚大定心汤”以及“治惊劳失志方”，“定志丸”，“大小定心汤”，“大小镇心汤”等等，不胜枚举。“若按法施行，功效出于意表”。还有针灸治疗者，如《千金要方》就有“梦泄精，灸中封五十壮”，“男女梦与人交泄精，三阴交灸五壮”的记载。孙氏还特别强调食疗对心身疾病的作用，他说“食能排邪而安脏腑，悦神爽志以资血气，若能用食平疴释情遣疾者：可谓良工”。

综上所述，人们不难看出，一方面孙思邈的形神医学观有其独到之处，它是对《内经》形神理论的继承和发展，是祖国医学的宝贵财富。另一方面，尽管心身医学概念形成于近代，但《千金方》中具有十分深邃的心身医学观念。可以说，它是古代心身医学观念的宝库，值得进一步发掘与整理。

日本在活血化瘀研究领域对中国的挑战

一、日本活血化瘀研究计划及进展

日本有组织、大规模地研究活血化瘀起步很晚，自1980年，日本科学技术厅资助的活血化瘀研究会才成立并开展工作。以熊谷朗为研究委员长，有地兹等18人为委员，重点进行基础理论研究，研究经费为每年三亿五千三百万日元。其设想和规划是：

1. 从“瘀血证”入手研究

研究分两个阶段：第一阶段从血液、内分泌、免疫、神经、循环等方面分析“血瘀证”的病态，建立“血瘀证”的科学诊断和分类方法，观察用药后“血瘀证”的各种病态改变，企图从临床方面阐明药物的作用机制及“血瘀证”的病因。第二阶段，为了客观评价汉药对“血瘀证”的有效性，

*此文为张学文、孙景波作于1985年

附篇

进行临床比较观察。

2. 从“活血化瘀方药”入手研究

研究亦分两个阶段：第一阶段，为了证实活血化瘀药的治疗效果及其作用机制，研究中药中的化学成分并以动物实验等研究其含有效成分对血液、内分泌、免疫、神经、循环等系统的作用。第二阶段提出有效成分。

日本活血化瘀研究会自1980年成立以来，研究工作十分活跃，召开了三次活血化瘀综合研究会，出版了三集《瘀血研究》。其活血化瘀研究阵容庞大，有30余名学术带头人，无论在思路及研究经费上都比中国处于有利地位，而且研究手段先进，并对各研究课题进行了精细的分工，研究领域十分宽广。下面就具体谈谈他们的分工。

关于“证”的研究由寺泽提出瘀血诊断的统一标准，在全国范围内执行，用电子计算机对其临床结果进行综合分析。有地滋等研究瘀血体质与HLA抗原的关系，瘀血与末梢血的性状等。熊谷朗等研究原发性浮肿月经周期时的水、电解质代谢，肾素－血管紧张素及交感神经系统的活动，进而观察牡丹皮对抑制血小板聚集的作用和对前列腺素代谢的影响。藤冈晨宏等详细分析被确诊为血瘀证病人的自觉、他觉症状，特别是观察其与免疫系统、纤溶系统、血液凝固系统的关系。村田等在妇产科领域内以热象图及温度计检查瘀血现象，并观察不孕症、子宫异常出血、盆腔瘀血、更年期综合征等和瘀血的关系。中川良隆等研究瘀血的心身医学。大塚恭男等以肝炎、肝硬化为对象，将自觉、他觉所见的检查结果，以电子计算机进行因子分析，并分析其相互关系。

关于“活血化瘀方药”的研究主要是分析其化学成分。尽可能使用同一材料研究其多种药理作用。具体是：三川潮研究生药提取液对前列腺素合成、膦酯酶、凝血致活酶合成的抑制作用。庄司顺三研究桃仁、泽泻的活性成分。并提供苦杏仁苷及其他样品。辰野研究现代中国使用的三棱、红足蒿等活血化瘀药的成分。田中制备丹皮酚、芍药并研究茵陈蒿、三七、人参、重楼等对网状内皮系统的促进作用。名取信策制备当归、川芎、芍药的提取液，并探索红花等九种生药的成分，获原幸夫研究核桃承气汤等八个方剂的抗炎作用，抑制血小板聚集作用，并观察内源性糖皮质激素的变动。川岛观察丹皮酚、苦杏仁苷等对水、电解质排泻的效果。木村正康氏用小鼠横膈膜神经——肌肉标本观察芍药苷、甘草甜素并用的阻断效果，观察桃核承气汤、桃仁、苦杏仁苷对血管平滑肌的作用。高仲正观察连续服用当归、川芎、桃仁、芍药时大鼠的一般状态、自发活动、血液组成、凝固能力、血清化学值、肝及胃组织中的酶活性等。室田诚逸研究生药成分对前列腺素合成的作用，苦杏仁苷、丹皮酚等对血管壁细胞前列环素产生的影响。渡边和夫观察芍药、丹皮、当归、川芎、桃仁、莪术等对应激性胃出血及脏器血流的作用。

另外，日本神户市钟纺医院、钟纺癌症研究所自1982年起进行活血化瘀的药理研究，有10位医学、药学、理学博士参加，每年经费二亿日元。

至今为止，日本活血化瘀研究计划已经实施五年多，在各研究领域，他们已取得惊人的进展，有些领域已经领先于我国。寺泽用多元逐步回归法制订出血瘀证诊断标准，此标准采用积分法，可以半定量地确定瘀血的轻重。有研究发现：出现瘀血的患者HLA抗原类型中A_{11}或B_5的频率比正常组高，因此认为具有HLA抗原A_{11}或B_5者容易出现瘀血。村田研究证明，瘀血部位的温度低，而且是在压痛部位，所以他认为用温度计也可以确定瘀血。熊谷朗研究认为，活血化瘀药川芎、当归等可引起家兔一过性中枢兴奋，接着出现自发运动低下，四肢麻痹，瞳孔缩小，伴有镇静催眠状态，体温下降，对脊髓反射系统出现一过性兴奋，而后麻痹。藤冈研究发现当归的免疫促进多糖体可能具有调节细胞免疫内环境稳定性的作用[2~4]。

在活血化瘀药的研究方面，他们已经分离出20多种活血化瘀药的有效成分，并发现某些活血化瘀中药如香附、良姜等的有效成分对前列腺素合成有强烈的阻碍作用。田中对丹皮酚、芍药苷、重楼等的研究证明，活血化瘀药的免疫应答调节作用是通过网状内皮系统的激活而实现的。北里洋研究所研究发现，许多汉方药是干扰素诱导物，其中包括活血化瘀药红花、当归、川芎、大黄等29味中药。在中药对血液流变学、血小板功能的影响的研究方面日本和我国进度差别不大。

从以上的资料可以看出，日本对活血化瘀的研究相当重视，组织了强大的阵容，多学科协作，分工精细，着重运用现代手段进行研究。在获取信息方面，他们通过及时翻译我国发表的论文、参观、短期学习，邀请讲学及派留学生等方式吸收我国的研究进展。

二、我国活血化瘀研究现状

我国对血瘀证及活血化瘀治则的研究起步较早，1960年中国医科院血液病研究所就运用活血化瘀治疗硬皮病，研制出了“通脉灵”，在临床上取得满意疗效。70年代初，活血化瘀的研究已经在全国大规模开展。经过近30年的大力研究，不论在文献整理、基础研究和临床研究上都取得了一些突破性进展，特别是在临床研究上，取得了可喜的成就。活血化瘀治则对心脑血管病、结缔组织病、出血性疾病和免疫性疾病均有良好的疗效，对许多疑难病证的治疗也取得满意的效果，目前已经用于内、外、妇、儿、皮肤等各科40多种疾病的治疗，研制出了一系列活血化瘀复方或单味药、单体的注射剂，如冠心Ⅱ号、丹参注射液、丹参酮－Ⅱ－A－磺酸钠等。在活血化瘀机制研究方面，也在血液流变学、凝血－纤溶系统、血小板系统、前列腺素、微循环、免疫等领域，从器官水平、细胞水平和分子水平上进行了研究，证明活血化瘀方药具有：①抗血小板聚集作用。②抗血栓形成和溶栓作用。③提高纤溶活性和抗血液凝固。④降低血液黏稠度。⑤改善微循环和扩张血管。⑥增加冠脉流量，保护心肌。⑦降低血脂，抗动脉硬化。⑧体液免疫的抑制作用和细胞免疫增强作用。⑨调整结缔组织代谢，促进组织修复再生。⑩其他还有抗炎、抗平滑肌痉挛等作用。

中国中西医结合研究会还于1982年12月成立了活血化瘀专业委员会，委员49人，负责组织全国范围内进行活血化瘀研究，使该研究有计划地进行。目前活血化瘀专业委员会已经召开了三次活血化瘀学术讨论会，并成立了活血化瘀防治肝炎、心脑血管病等疾病的协作组，全国从事活血化瘀研究的组、室、研究所已有113个，研究人员1000人左右，研究课题涉及内、外、妇、儿、皮肤等各科病约169个。

三、两国活血化瘀研究对比

可以这样说，我国目前活血化瘀的研究水平高于日本，并且我们还有很多优势：我国从事活血化瘀研究人员的中医理论水平普遍比日本的研究人员高得多，在中医古籍文献研究上我们有着明显的优势；我国研究人员的队伍比日本庞大得多，我们的中药资源比日本丰富。但也不能不看到，我国在活血化瘀研究中存在着危机。可以这样认为，日本在活血化瘀研究领域对我国的挑战是严峻的。

1. 在决策方面，日本有更明确的目标和周密的计划以及充足的经费

对活血化瘀的研究，日本虽起步晚，但它一开始，就进行了周密的计划，由国家科学技术厅主持，全国数十所大学、研究所参与。更重要的是，在制定本计划时，他们深入而广泛地研究了我国当时的研究状况，所以，从某种意义上说，他们是从一个高起点上起步的。我国虽然起步较早，但有计划地研究却很晚，1982年底才成立活血化瘀专业委员会，此日本还晚。并且在活血化瘀研究的科研管理工作方面非常薄弱，缺乏统一的规划或统一规划实施情况很差，很多科研项目重复，造成人力、物力、财力浪费。日本科学技术厅每年拨给活血化瘀研究会的经费是三亿五千三百万日元，并且各地方政府亦拨款赞助此项研究，仅日本神户每年就拨款二亿日元，赞助活血化瘀的药理研究。而我国活血化瘀研究经费远远比不上日本，我国整个中医事业经费仅占卫生经费的5%～7%。研究活血化瘀的专项经费就更不用提了。

2. 研究人员及其素质、研究领域比较

在研究人员数量上，我们有明显的优势，但是在素质上，他们却有一

定的优势。参加日本科学技术厅及其他组织的研究人员涉及医学、药学、生物学、理学、社会学、物理、化学等十几个学科，并且都有各个学科的知名教授、博士充当本学科活血化瘀研究带头人。我国从事活血化瘀研究的人员绝大多数局限于中医界和少数西医院校，中医界研究人员的现代医学理论水平比较低。中西医结合研究人员，突出的问题是缺乏中西医结合科研基地，使他们无法相对集中起来，进行协作研究，还处于单干的地步。

我国活血化瘀研究领域比较窄，不能够与其他学科形成横向交叉。虽然多学科研究中医在我国已开展，但成效还不明显。日本从事此项研究的人员涉及十多个学科，他们的研究真正形成了多学科研究活血化瘀，研究领域十分宽广。

3. 研究重点和研究手段比较

我国进行活血化瘀研究的指导思想是重点进行临床研究，在保证临床有效的基础上进行更深一步的研究。所以，活血化瘀方面的研究成果，绝大多数是临床研究方面的。基础研究进行的较少，成果更少。当然，这里有一些实际问题。首先，许多单位无力进行基础研究，研究人员素质差，设备简陋，经费少等原因，使他们只能进行一些低水平的临床疗效观察。其次，临床研究的科研题目容易被主管部门批准，研究经费亦多，而基础研究的科研题目则很难被通过，第三，临床研究经济效益显著，一旦出成果，马上见效益，而基础研究则不具备此特点。

日本的活血化瘀研究与我国相比，他们在基础研究方面做的工作更多，这主要与政府的鼓励有关。日本官方拨出高额经费，组织多学科协同研究活血化瘀的作用机制，目的是想在基础理论方面有所突破。更值得一提的是，他们运用先进的研究手段，如电子计算机网络，电镜、CT、同位素技术、放免法等进行研究。而我国这些设备还比较罕见。

4. 目前两国的研究水平比较

总的来说，在活血化瘀研究领域，我国处于领先地位，特别是活血化瘀的临床研究，我国走在最前面。但是在某些方面，日本则比我们早走一步或超过了我们。譬如在瘀血体质与 HLA 抗原的关系研究方面，日本已经取得了一些成绩，我们还未起步，用热象图及温度计研究瘀血现象，日本亦取得一些经验，我国开展的亦很少。关于瘀血的身心医学的研究，日本亦领先于我国。微机在瘀血研究中的运用，日本很普及，我国则还处于摸索阶段。在活血化瘀药物研究方面，生药的有效成分及提取，日本已处于明显的优势，但复方研究方面，他们的方法和收效不如我们。在研究动态、研究经验交流方面，日本非常主动，情报工作做得很好。

四、关于对策的几点建议

我国在活血化瘀研究方面有一定的优势，但也应看到日本近年来在这一领域里对我们的威胁。从目前的形势看；日本在此领域的研究，步子迈得很大，照此下去，再过几年有可能超过我们。所以，面对日本的挑战，我们应当有一个强有力的对策。下面，我想就我们的对策提几点建议。

1. 加强活血化瘀研究的组织、管理工作

我国中西医结合研究会活血化瘀专业委员会是全国活血化瘀研究的组织者和管理者，制订活血化瘀研究计划，组织全国此领域的研究人员，分工协作，并负责研究经费的分配。在管理方面，日本有很多先进经验值得我们借鉴，譬如：他们分工精细，信息灵通，对每个研究所、研究人员都有明确的分工，他们的研究面很宽，但却很协调，不做重复性工作。研究经费根据研究课题分配，责任落实到人。我国在此领域虽然也有分工，但分的比较笼统，加上信息闭塞，所以做了很多重复性工作。今后应加强活血化瘀研究的管理工作，分工明确，经费明确，责任明确，避免重复劳动。

2. 建立多学科活血化瘀研究基地，培养高层次人才，培训基层人员

有必要建立一个多学科活血化瘀研究基地，使它成为全国活血化瘀研究中心，并培养活血化瘀领域高层次的研究人员及培训基层研究人员。我国目前从事活血化瘀研究的人员并不少，但比较分散，形不成一个强有力的阵容。由于人员分散，研究设备也很分散，不能发挥有效的作用。应组织一批包括医学、哲学、天文、地理、历史、生物等学科的研究人员，组成一个多学科研究活血化瘀的强大阵容，使活血化瘀研究基地成为全国活血化瘀研究中心、情报中心、研究人员培训中心。

3. 创办一种全国性的活血化瘀杂志，并定期有目的地召开活血化瘀研究讨论会

活血化瘀杂志的创办，可有效地、及时地传递信息、交流经验、掌握研究动态。在适当的时候，召开一次全国性的活血化瘀讨论会，及时了解全国在此领域所处的水平和发展动态。每次研究会都应有一个讨论重点，有本次会议的目的，避免每次会议都没有主题，结果在哪一方面都没有大的成就。活血化瘀杂志的创办和定期有目的地召开活血化瘀研讨会，使全国活血化瘀领域形成一个信息网。

4. 继续发挥临床优势，并加强基础研究，拓宽研究领域

活血化瘀的临床研究，是我国的一大优势，也是我国的研究重点，今后还应继续发挥这一优势。但是我国目前的临床研究还存在着一些问题，主要是低水平的重复较多。今后对临床研究要加强管理，严格审查科研课题的科学性、先进性和实用性，坚决杜绝低水平的重复。在进行临床研究的同时，不放松基础研究，运用多种科学技术手段，去探讨瘀血证的实质及活血化瘀疗法的作用机理，促进基础理论方面的发展。

5. **做好活血化瘀研究的国际交流工作**

应积极举办活血化瘀研究的国际性交流会议，邀请日本及世界各地的同行参加，交流在此领域里的研究成果。国外的很多研究成果很值得我们借鉴，他们的研究领域宽，有些领域在我国还是空白或刚起步。此外，国外的一些研究方法、研究手段我们应该借鉴。召开活血化瘀国际交流会，及时掌握国际上此领域的研究动态，制定今后我们的研究重点，加快活血化瘀的研究步伐，还可提高我国在活血化瘀领域里的国际声望，使我国逐步成为活血化瘀研究的国际中心。

总之，对活血化瘀的研究应该抓好管理工作，使全国步调一致；其次是人才，组织多学科研究人员，从不同角度进行研究；做好信息工作，使此领域的研究人员及时了解研究动态。这些工作做好了，活血化瘀研究的步子会迈得更大。

中医发展简史、现状与展望

中国医药学是我国劳动人民在长期与疾病作斗争的实践过程中积累起来的经验总结，它是我国宝贵文化遗产的一个重要组成部分，通过长期的医疗实践，它逐步形成并发展为独特的医学理论体系，为中国人民的保健事业和中华民族的繁衍昌盛发挥了重大作用，对世界医学的发展也有所贡献。近几十年来，我国的医务工作者除积极认真地发掘、整理古代文献外，还积极地进行临床实践，并充分运用现代科学技术进行广泛深入的研究，取得了很多可喜的成果。本文仅就中医发展的简史、现状以及前景作一概略介绍。

一、中医发展简史

中国医药学有着非常悠久的历史。早在3000多年前商代的甲骨文字中就有关于疾病和医药卫生的记载。如殷墟出土的甲骨文已记载了许多疾病名称，如头病、耳病、眼病、牙病、腹病等。甲骨文的（蛊）字，像虫在皿中。《说文解字》："蛊，腹中虫也。"即表示腹中寄生虫。甲骨文的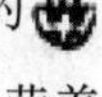（龋）字，表示牙齿上有窟窿，是由虫蛀所致。在周代，就有了食医（营养医）、疾医（内科）、疡医（外科）、兽医的医学分科。

战国时期（2000多年前），出现了多种医学著作，其中《黄帝内经》长期以来被认为是我国现存的医学文献中最早的一部典籍。但马王堆三号汉墓发掘出土帛书《足臂十一脉灸经》、《阴阳十一脉灸经》、《五十二病

*此文为1985年在日本讲学时讲稿。

方》等的成书年代，可能比《黄帝内经》更早，并保存着更早期的医学面貌。仅就《五十二病方》而言，约15000字，所述疾病涉及内、外、妇、儿、五官等各科一百多种，医方280个，用药243种。《黄帝内经》的成书，初步奠定了中医学的理论基础，其中对人体的解剖、生理、病理以及疾病的诊断、防治等方面作了比较全面的阐述。如最早提出了血液循环的概念，认为“心主血脉”，血液在脉管内“流行不止，环周不休”，这些认识在世界医学史上是居于最前列的。公元2世纪时，民间医生华佗创造性地使用酒服麻沸散，进行全身麻醉，施行剖腹等外科手术，这在世界医学史上也是罕见的。1800年前写成的药物学专书《神农本草经》，总结了汉代以前的药物知识，收载药物365种，其中植物药252种，动物药67种，矿物药46种。书中记述的黄连治痢、常山截疟、麻黄治喘、海藻治瘿瘤、水银治疥疮等，不仅确有临床实效，而且也是世界药物学上最早记载。东汉末年的张仲景著成《伤寒杂病论》（宋代分编为《伤寒论》、《金匮要略》两书）一书，提出了理、法、方、药比较系统的辨证施治原则，使中医学的基础理论与临证实践密切地结合了起来。并对方剂学做出了突出的贡献。《伤寒论》载方113首，《金匮要略》载方262首，其中使用药物达214种。所用剂型种类之多，亦大大超过前代。如有汤剂、丸剂、散剂、酒剂、洗剂、浴剂、熏剂、滴耳剂、灌鼻剂、吹鼻剂、软膏剂、肛门栓剂、灌肠剂、阴道栓剂等。张仲景的学术思想对后世影响很大，后世仅对《伤寒论》作注释的就有400多家，足见其在学术上的重要价值。

唐代是中医药学的兴盛时期。此期中药学从药性、药理的研究到药物炮制和制药化学，都有了很大发展。公元659年，唐皇朝组织编写的《新修本草》，不仅是中国历史上由政府颁行的第一部药典，也是世界上最早的国家药典（欧洲最早的佛罗伦萨药典于1498年出版；世界医学史上有名的纽伦堡药典于1535年颁发；俄国第一部国家药典颁发于1778年）。这一时期临证医学也有了显著发展，不仅出现了大部头的综合性医学著作，临证各科也取得了显著成就。例如众所周知的《千金要方》、《千金翼方》、《外台秘要》等著作，就成书于这个时期。这几部著作均载述有食治疗法，脏器疗法，用大豆、牛羊乳治脚气病，用动物肝脏治疗青盲和夜盲，“胎盘”入药，用海藻、羊靥（羊的甲状腺）、鹿靥治瘿等，这些都是世界药史上的重要创造，现代科学也都证明了它是成功的经验。

宋代，由于印刷术的改进和造纸业的发达，有力地促进了医学的著述和传播。宋政府对医药加强了管理，设立“太医局”，培养医学人才。医学分科由唐代的四科，发展至九科（大方脉、风科、小方脉、疮肿折伤、眼科、产科、口齿咽喉、针灸、金镞兼书禁）。还成立了“校正医书局”，编辑整理医书。很多重要的中医药典籍都是在宋代经过校订、整理、印行后流传下来的。宋元时代，出现了大量的方书，其中有民间医学家的著作，也有政府编辑的医书。如《太平圣惠方》(成书于公元982~992年)，全书共1670卷，载方16834首，堪称方书之最。这一时期还出现了脉图和舌苔图，如施发著的《察病指南》(1241) 一书，内载脉图33种。法国人马瑞 (E. J. Maney) 在1860年制成脉波描记器，才实现了用科学仪器描记脉波形态的愿望，但施发早在600年前就致力于这种研究，实在是值得称道的事。

“金元四大家”的学术争鸣，它标志着中医学术思想已发展到一个新的阶段。刘完素（倡火热论）、张从正（攻下派）、李杲（补土派）、朱震亨（滋阴派），他们在理论和治疗上各有独特之处，从不同角度丰富了中医学内容，对中医理论的发展起了很大的促进作用。

明清时代，最值得称道的是李时珍著的《本草纲目》的重大贡献和温病学派的崛起。《本草纲目》共52卷，载药1892种，其中有374种为新增药物，并附图一千余幅，其内容非常丰富，于1603年刊行以后，不仅促进了药物学的蓬勃发展，而且还间接地推进了对植物学的研究。《本草纲目》出版后，不久即传到国外，以后陆续被全部或部分地译成朝、日、拉丁、英、法、德等多种文字，在世界科学史上占有一定的地位。

明末吴有性所著《温疫论》一书，不仅广泛论及传染病的病源、病因，而且包括了对某些流行病学的见解和传染病的临证知识，内容颇为丰富。特别是他的“戾气”说，在17世纪中叶细菌学出现之前，提出如此明确的观点，是很可贵的。在我国医学史上，也是一个突破旧说的创新成就。

继吴有性之后，清代的叶天士、吴鞠通等人，力倡温病学说，创立了卫气营血与三焦韵辨证论治理论体系及治疗法则，遂成独立学派，与伤寒学说相辅相成，在治疗急性传染病方面发挥了重要作用。对保障我国劳动人民的健康做出了很大贡献。

中医药学发展到明清时代，已渐趋成熟，表现在对疾病的认识上更加深化，理论上日益完善，治法上不断丰富，在理法方药等方面自成了独特的完整体系。

二、中医的现状及展望

近几十年来，在我国政府的卫生工作方针和中医政策的光辉照耀下，经过全体中医工作者、中西医结合工作者和部分西医工作者以及其他学科的同志们的共同努力，中医事业有了很大发展，我国传统的医学得到了继承和发扬，并展现了美好的前景。

现在成立有中华全国中医学会，各地设有分会。在全国有31万名中医工作者，并有一支庞大的“中西医结合”工作者队伍。至1983年末，全国已创建中医学院24所，还有近10所西医院校建立了中医系。在校生达数万人，近28年共培养近十万名高级中医药人才，有16所院校每年招收数百名中医硕士和博士研究生。此外，各地还成立有众多的中等中医学校，并成立有中医函授机构，向数以万计的中医爱好者进行函授教育。中医医院遍布全国各地，各省市（县）几乎都有中药制造厂。1958年以来，北京、上海、广州、成都、南京等中医学院还培养了数千名外国留学生和进修生。

在临床研究方面也取了很多可喜成果，如针刺麻醉和中药麻醉的成功，针拨套出术治疗白内障，小夹板固定治疗骨折，中西医结合治疗急腹症、乙型脑炎、大面积烧伤等等，都是在中医学理论和实践经验的基础上发展起来的，是中西医团结合作，继承发扬传统医学遗产所取得的成果。

近年来，我们的党和政府又采取了一系列得力措施，加强了对中医工作的领导，从而使中医的发展又有了一个新的飞跃。中医要实现现代化的呼声越来越高，令人高兴的是，某些现代科学技术已开始进入中医学，并已显示出它的生命力。如国内有些专家运用生理学、生物化学、生物物理学、分子生物学、量子化学、数学、原子物理学以及现代医学的先进技术，对针麻原理、气功外气、活血化瘀、肾本质以及阴虚阳虚的物质基础等进行了研究，取得了初步的进展。在临床方面，也有人运用电子计算机诊断、处方。还有人对中药剂型进行改革，制成静脉滴入剂，以抢救危重病，也初获成效。在中药研究方面，也展现了可喜的苗头。1966年，中国医学科学院等单位，通过对当归芦荟丸的拆方筛选研究，从方中的青黛里分离出有效成分，用治慢性粒细胞性白血病，有效率达87%。1972年我国又从中药青蒿中提取分离出抗疟新药——青蒿素，其起效快，毒性低，优于氯喹及其他抗疟药。我们相信，在继承、发扬、整理、提高祖国医学的同时，不断吸取现代自然科学的成就，中国医药学将有更大的发展，它必将为中国人民和世界人民的保健事业做出新的贡献。

谈老年保健原则和抗衰防病的措施

一、老年的含义

在中国对老的含义有两种认识：一种是把形体衰退，年事过高者称为老，如《战国策》说“姿天逝曰老”。另一种认识是把老划定年龄界限，超过界限就称为老。晋·皇甫谧说：“人年五十以上为老”。《太平御览》则谓“六十曰老”。事实上60岁以后，机体生理发生比较明显的变化，适应外界能力降低，患病率增高，所以，从生理病理上说，把60岁作为划分老年的界限是恰当的，因此，中医把60岁以上称为老年期。按中国传统习惯，70

*此文为在日本讲学讲稿整理而成

岁曰耄，80岁曰耋，90岁曰鲐背，百岁曰期颐。

二、老年的生理病理特点

1. 生理上阴阳低度平衡、低度稳定与病理上的阴阳失调

人进入老年期，精血日耗，五脏皆虚，体内阴阳气血相对平衡、相对协调的关系与一般成年人相比较，处于一种较低水平状态。阳虚而不能固护于外，阴虚不能营守于内，故常常对自然界的气候变化不能做出适应性调节，对外界适应性较差。机体内环境也因各脏腑功能活动显著降低而处于一种较低下的活动状态，这样就造成了自身平衡的不稳定性，稍稍遇到六淫七情的变化影响，这种低度的平衡就会被破坏，造成阴阳平衡失调，发生多种病变。所以阴阳失调是老年的主要病理，是造成早衰或罹患疾病的主因。

2. 五脏虚实互致

老年人“五脏皆虚，神气皆去，形骸独居”（《灵枢·天年》）。五脏皆虚是老年生理的一大特点，正因为如此，老年人抗病能力降低，自我调节能力不足，所以易于患病、易传变，脏腑精气损而难复。元·邱处机说“人年六十，心气衰弱”；宋·陈无择也说：“衰晚之年，心力倦怠，精津耗短”。所以正虚邪实，虚实夹杂，气虚血瘀，脾虚痰多，经脉不利，筋骨失养等等变化便会接踵而来。现代医学也认为老年以后，心肌萎缩，血管弹性减低，心肌负荷增加，常出现心肌劳损、冠心病、心绞痛、心肌梗死等。

老年后肝脏功能也明显降低。《灵枢·天年》篇说：“五十岁，肝气始衰，肝叶始薄，胆汁始灭，目始不明”。明确指出肝脏随年龄增大而功能降低。但老年也常见肝气郁结、肝阴不足、肝阳偏亢、肝火旺盛等虚实并见之证。

老年人脾胃功能明显降低。《灵枢·天年》篇说老年人“脾气虚皮肤枯”，宋·陈无择也云“老人肠胃虚薄，不能消纳”。现代医学也明示老年人胃黏膜变薄，分泌消化酶的腺体萎缩，胃及大小肠扩张等，因此，饮食减少，消化功能薄弱，易造成水湿停滞，痰食凝聚，气虚便秘等虚实夹杂之证。

中医认为肺主呼吸，由于老年人肺气不足，故呼吸能力减弱，吐故纳新的气体交换受限，人体诸气如宗气、营气、卫气的化生、输布受到影响，所以老年人常出现气短、自汗、语言低微、易感冒、皮肤干燥、痰多咳嗽、气喘乏力等病证。

中医有“五脏至虚，穷必极肾”之说。老年人五脏虚衰，肾衰更为明显。首先表现为肾精不足。肾精是肾阴肾阳的物质基础，肾精化生肾气，《素问·阴阳应象大论》指出：“年六十，阴痿，气大衰”。说明肾精气之衰减，是人类变老的主要原因。正因为如此，老年人出现生殖器官萎缩、性功能减退乃至消失，腰膝酸软，牙齿脱落，毛发枯槁，大小便失禁或不利，

听力减退或耳聋等症状。老年人以肾虚为本，但也有实证，如肾脏湿热、寒湿，可出现“肾客砂石”、水肿等。

三、衰老的成因与症状

衰老是什么原因引起的？历来为人们所注目。千百年来，人们都在积极探索衰老的奥秘。中医认为，衰老的原因不外先天不足或后天失调。《素问·上古天真论》说：“以酒为浆，以妄为常，醉以入房，以竭其精，耗散其真，不知持满，不时御神，务快其心，逆于生乐，起居无节，故半百而衰也”。汉·王充也说：“强弱寿夭，以百为数，不至百者，气自不足也”。故衰老的成因概括起来主要有以下几方面：

1. 基樯卑薄，先天不足

衰老与基樯有密切关系。过早地衰老，基樯卑薄、先天不足是其原因之一。《灵枢·天年》篇说“基樯高以方，通调营卫，三部三里起，骨高肉满，百岁乃得终”。所谓基樯，与现代医学称为遗传基因有相似之处，基樯卑薄的患者，易受外邪侵袭而患病，由于疾病的影响，又容易过早地衰老，还可因各种原因的遗传疾病而损害健康。但这并不是绝对的，通过后天的努力，惜慎精神，锻炼身体，注意摄生保健，注意加强营养，先天不足的患者，仍然有可能长寿。明代张景岳说得好：“先天强厚者多寿，先天薄弱者多夭，后天培养者寿者更寿，后天断削者，夭者更夭……先天之强者不可恃，恃者并失其强矣，后天之弱者，当知慎，慎则人能天矣”。可见先天禀赋强厚虽有益于健康长寿，若不爱惜，厚者可以变薄。相反先天不足，若知养慎，也可以颐享天年。

2. 失于养慎，后天失调

人体的衰老，与后天精神形体调摄、正气的培养有密切关系。若“以酒为浆，以妄为常”，必然早衰。

脾胃是人体气血的源泉，脾胃之水谷精微化源不足，或肝气犯脾、食积气滞、劳倦过度久病失养等因素，均可损伤脾胃，造成早衰。

肝气不舒不但可以使气血不畅，月经不调，脾胃受困，还可以使情志抑郁，进而造成神志失常，五脏受累。若肝血肝阴不足，则头目失养，筋骨不健，亦可造成早衰。

肺、肾等脏若不知吐故纳新，不知持满，也是造成早衰的重要原因，已如前述。

起居无节，妄于作劳：劳动工作，起居休息没有规律，是造成早衰的成因之一。《摄生秘录》指出：“心劳弗疾去，其志气日耗，所以不得寿其终”。心劳则神疲志散，日久则损其寿。《三元参赞延寿书》曰“大醉入房，气竭肝伤，精液衰少，阳痿不起，女子则月事衰微”，从而出现早衰现象。

喜怒无常，神失调摄：《素问·阴阳应象大论》说：“为无为之事，乐恬淡之能，从欲快志于虚无之守，故寿命无穷”。说明人要十分注意精神的调摄，保持乐观豁达大度的气质，防止过激的情志变动，精神内守，才能防止早衰。《养生延命录》指出：“喜怒无节，过之为害”。强烈的情志刺激或过度变化，易使气机发生变化，出现气上、气结、气下、气乱的病理结果，从而出现早衰。

3. 神虚精耗，脑力损伤

精气神是人身之“三宝”，三者相互补充，相互化生，相互影响。神虚精耗，脑力不足，引起的原因是多方面的。《老子养生要诀》认为主要是名利、声色、虚妄、贷财、滋味、嫉妒等情志因素的影响。葛洪及孙思邈都提倡“少思少念少欲少事少语少笑少愁少乐少喜少怒少好少恶”等十二少养性方法，虽有一定片面性，但过度亦可造成伤害。清·程钟龄说：“人之有生，唯精与神。精神不蔽，四体长春。嗟彼味者，不爱其生，多言伤气，喜事劳心。或因名利，朝夕热中，神出于舍，舍则已空”。从临床实践看，精神负担过重，抑郁寡欢，容易衰老多病。

4. 气血亏虚，早衰早损

气血是人体生命活动的重要物质基础，与健康长寿有十分密切的关系。若肺虚脾弱，久病失养，劳倦过度，产育过多，情志抑郁等等原因，都可使气血暗耗，脏腑失养，导致早衰。朱丹溪说：“人生至六十七十以后，精血俱耗，比及至五十，疾已蜂起，气耗血竭”。指出气血亏虚是早衰早损的重要原因。

5. 阴阳俱损，衰老之因

清·喻昌说：“夫人身之阴阳，相抱而不脱，是以百年有常”，如果人身阴阳因各种原因而失常，机体必然出现衰老症状。唐·孙思邈说“人五十以上，阳气日衰，损与日至，心力渐退，忘前失后，兴居怠惰”。临床上许多患者因阳虚及阴，阴虑及阳，或阴阳两虚，日积月累，必然导致多种疾病。

6. 四时地域，影响寿夭

人与自然息息相关，四时气候、地域对人体影响很大。一般认为热带的人发育较早，即所谓“其成速，其败也速，故多夭”。寒带的人发育较慢，即所谓“其荣迟，其枯亦迟，故多寿。”（《景岳全书》）只有内在脏腑与外界环境统一协调；起居生活顺应四时的变化，像万物一样适应生长发育的正常规律，才能健康长寿，反之则衰亡。

衰老的症状表现，在《内经》中已有记载，如“发鬓斑白”、“发坠齿槁”、“面焦发坠”、“筋骨不坚”以及善忘、无子、肉削、齿落、耳聋等等。朱丹溪在总结前人经验结合自己实践后认为人生至六七十以后，精血俱耗，五脏渐损，体格渐衰，从而出现“头昏目眵，肌痒溺数，鼻涕牙落，涎多食少，足弱耳聩，健忘眩晕，肠燥面垢，发脱眼花，久坐易睡，未风先寒，食则易饥，笑则有泪”。（《格致余论·养老论》）他并且指出：“但是老境，无不有此”，认为只要具备了上述表现，就可以认作已经衰老。此可以作为诊断衰老与否的标志。

四、中医抗衰老的原则

（一）协调阴阳达平衡

阴阳失调是老年人的主要病理变化，所以协调阴阳实为推迟衰老、强身延年的基本法则。其具体方法很多，概其大要如下：

1. 顺应四时，护养阴阳

春季要“夜卧早起，广步于庭，被发缓行，以使志出”。夏季要“夜卧早起，使志无怒”。“春夏养阳”。“春食凉，夏食寒，以养于阳”。秋季要“早卧早起，与鸡俱兴，使志安宁……收敛神气”。冬季要“早卧晚起……使志若伏匿”，在饮食方面则须“秋食温，冬食热，以养于阴”。并要“秋冬养阴”。

2. 壮阳补阴，调整阴阳

阴阳两亏是人体衰老的根本原因。《素问·阴阳应象大论》说：“年四十而阴气自半，起居衰矣”。孙思邈也说：“人年五十以上，阳气日衰，损与日至”。因此，除要始终重视阴阳的护养外，还要根据阴阳的偏盛偏衰，适当补益阳气和阴精。在运用此法时要注意辨别是偏于阴虚或还偏于阳虚，分别采用温阳或补阴的方法。另外还要重视阴阳互根。张景岳说：“阳虚则精血衰，生气衰也。”并要“善补阳者，必于阴中求阳，则阳得阴助而生化无穷；善补阴者，必于阳中求阴，则阴得阳升而泉源不竭。”这种阴阳互济的治疗法则，对老年病的具体治疗有重要指导意义。金匮肾气丸就是这种法则的具体应用。

3. 怡情畅志，和养阴阳

情志过极，可严重损害人体的阴阳气血。《内经》云：“暴怒伤阴，暴喜伤阳”、“大怒则形气绝，而血菀于上，使人薄厥”。中医主张老年人应怡畅情志，以避免过度喜怒对人体阴阳的损害。《千金要方》说：“忍怒以全阴，抑喜以养阳”。《摄生要录》曾载“唐柳公年八十余，步履轻捷，人求其术，曰：吾无术，但未尝以元气佐喜怒”。这确是戒喜怒过度以养阴阳的宝贵经验。

4. 重视食宜，扶益阴阳

人体阴阳精气的资生，依赖于食养。《素问·脏器法时论》说：“五谷为养，五果为助，五畜为益，五菜为充，气味合而服之，以补益精气”。老年人有偏阴俯阳之体，食品性味有寒凉温热之别。故根据体质情况，适当地选用相宜食物，有时比服药物更有效力，此即“药补不如食补”之意。长期坚持食补，可使阴阳之气逐渐得到补益。

（二）补益脾胃壮气血

脾胃是后天之本，气血生化之源，对于老年人来说，保持脾胃正常功能尤为重要。首先，要根据脾胃的特点来保健，即遵循“脾宜升财健，胃宜降则和”，用药注意升降功能，防止过于滋腻碍脾及过于温燥伤阴。第二，节饮食无过饱过饥。人届老年，脾胃功能已逐渐薄弱，饭食不可过量，古人云“一顿省一口，要活九十九”，过量则有害，但也不要过分节食，以清淡易消化而营养丰富为原则。第三，常运动劳逸适度。常运动则筋骨强健，脾胃吸收功能好，气血充盛。既不过分休闲安逸，也不要过劳伤脾。第四，要肝气舒畅条达，使之不克伐脾土，同时要节欲强肾，使先后天互资互养。

（三）节欲护肾保精神

保精护肾是中老年保健第一重要措施。精是人体生命活动的重要物质基础，中医养生理论对此非常重视。《庄子·达生》篇说：“形全精复，与天为一”。孙思邈也说过“四十以上常固精养气不耗，可以不老”。《医医偶录》也说：“寡欲惜精，保行陈气，以延年益寿”。所以补肾惜精在抗衰老中有重要意义。

保精贵在节欲。《吕氏春秋·情欲》篇说“圣人修节以止欲，故不过行其情也”“知早涩则精不竭”。《金匮要略》也说：“房室勿令竭乏，不遗形体有衰”。孙思邈说得更为具体：“善摄生者，凡觉阳事辄盛，必谨而抑之，不可纵心竭意，以自贼也，年六十者，闭精勿泄”。这些都是节欲保精的至理名言。

滋肾与温肾不可偏执。肾为水火阴阳之宅，滋肾与温肾可以调节肾之阴阳平衡。所以在抗衰老用药时，要参考喻昌的观点：“年高之人，肾水已竭，真火易露，下虚者，不但真阴虚，究竟真阳亦虚”。也正如徐灵胎所说的：“能长年者，必有独盛之处，阳盛者当补其阴，阴盛者当补其阳。”这样，就可纠正阴阳之偏盛偏衰，从而延缓衰老。

五、老年保健措施

（一）精神调摄是老年保健重要措施

中医历来把精神调摄列为养生之首要方法。诸如建立良好的生活环境、工作环境，家庭和睦，人际关系融洽；另一方面要强调情志的自我调养，遇事不怒，处事不惊，清心寡欲，淡泊名利等。具体说可以从以下几方面做起。

1. 社会保健，尊老养老

《礼记·礼运》说："大道之行也，天下为公，选贤与能，讲信修睦。故人不独亲其亲，不独予其子，使老有所终，壮有所用，幼有所长，鳏寡孤独，疾者皆有所养"。孟子也主张"老者安之"。古人主张人与人之间要相互信赖，相互尊重，互相帮助，尊老爱幼，给老者创造一个颐享天年的良好社会环境。

2. 节制过分名利欲

名利思想是人之常情，如过分地追求或采取不正当手段，易引起身心方面的疾病。因此，适当节制过分的名利欲，是防止身心疾病的重要措施。孙思邈在《千金要方》中引彭祖语说"口目乱心，圣人所以闭之，名利败身，圣人所以去之"。《万寿丹书》引老子语曰："名与身孰亲，我知之矣，我当既明且哲，深根固蒂，以保其身，不取虚名也"。说明了淡泊名利，实为养身要诀。

3. 节制贷财私欲

《万寿丹书》引广惠子曰："财固人所必用，但以轻重较之，财则又轻于命也。何则，人既病则危如累卵，善调则生，不善调则死，岂常病可例视乎？必静心寡欲，凝神定虑，毋以纤物扰心君，俟火息水恬，病或可疗"。所以，节制财帛欲，实有利于却病延年。

4. 节制性欲养精强身

古人对节欲以养生积累了丰富的理论和经验。如提出"明理智可以制欲"，《养心录集要》指出"见理既明，嗜欲有寡"，反之则"嗜欲既寡，见理自明"。还说："常存敬心，嗜欲自然寡矣"。《万寿丹书》还提出："不怕念起，唯恐觉迟，觉速止速，二妙相宜，知非改过，遽颜可师"。《养心录集要》还指出锻炼可以制欲："练心如练将，制欲如制敌"。这些制欲养生方法，都有积极的意义。

5. 注重养神

古人认为"神清则骨老，多情则早衰"。神在于养，情在于调，确为至理名言。但养神贵在虚静和安心。

虚静养神法：庄子说："抱神以静，形将自正，必静必清，无劳女形，无摇女精，乃可以长生"。《内经》进一步发展了庄子学说："恬淡虚无，真气从之，精神内守，病安从来？""清静则腠理闭拒，虽有大风苛毒，弗之能害"；"独立守神，肌肉若一"。强调了清静养神的观点，如能形与神俱，邪不可犯。后世对此多有发挥。如《医钞类编》就有"养心在凝神，神凝则气聚，气聚则形全，若日逐攘忧烦，神不守舍，则易于衰老"的论述。

安心养神法：安心养神法是指对任何事都豁达乐观，泰然处之。培养理智与冷静的品德，如出现突然变故，就会处事不惊，正确处理各种不顺心的事，不要扰动心神。中国有一名言叫作“既来之，则安之”，也是强调安心以养神之法。另外要学会排解不良心绪，《千金要方》说：“凡人不可无思，当以渐遣除之”。《友渔斋医话》也说：“遇逆境，即善自排解。”这些名言指出了自我排解忧愁可以安心养神之法。

6. 舒畅情志

古人对舒畅情志可以健身延年积累了丰富的理论和经验。传统做法有：

（1）读书吟诗，益友清谈：诗言志，歌吟言，作诗歌可以陶冶人之情操，开畅心怀，益友清谈更是发人进取，解人心事的重要途径，交友清谈可以畅胸中郁积之气，吐肺腑之言，学朋友之长，补己之短，对养生起着重要作用。

（2）琴棋书画，临池观鱼：画可以供人闲玩，琴棋书画，尤为陶冶性情良法。陈直亦说：“养老之法，凡人平生为性，各有好嗜之事，见即喜之，有好书画者，有好琴棋者，或以所好之物，如书画、琴棋、花鸟、珍奇等，择其精者，布于左右，使其喜爱，玩悦不已，不致孤寂，不生郁闷”。抚琴、下棋、练字、作画，可以手脑并用，防止大脑老化。赏花观鱼，亦可涵养精神。徐勉《怡情小录》说：“冬日之阳，夏日之阴，良辰美景，负杖蹑履，逍遥自乐，临池观鱼，披林听鸟，浊酒一杯，弹琴一曲，求数刻之乐”。确为怡情养性良策。《养志奉亲书·古今嘉言》引用述齐斋十乐歌曰：“淡义理字，学法帖字，澄心静坐，益友清谈，小酌半醺，浇花种竹，听琴玩鹤，焚香煎茶，登城观山，寓意奕棋”。

（3）栽花种竹，游山玩水：老年人利用空余时间栽花种竹，或种植药材蔬菜，可以给人以生机勃勃气象，有益于怡情养志。游山玩水，能开阔人的视野，调畅心境情志。雄伟的高山，翠绿的松柏，碧绿的湖泊，柳树成荫，青山绿水，鸟语花香，这一切诗情画意的自然美景，都会给人以美的享受，对人是一种良性刺激，对养老防病，保健长寿颇为有利。

（二）饮食调摄是老年保健的重要环节

中国有句名言叫“安身之本，必资于食”。年老之人，脾胃功能下降，消化吸收功能减弱，饮食调理尤应审慎。《寿亲养老新书》云：“高年之人，真气耗竭，五脏衰弱，全仰饮食以资气血”。因此，饮食调摄是老年保健的重要环节，它涉及到饮食的调配，烹调加工，进食卫生，饮食前后的保养，饮食的节制、饮食的禁忌及食疗保健等多个方面。

1. 饮食调理的原则

总的原则是要合理调配。具体说①谷肉果菜，全面配伍。各种饮食中含的营养不同，只有各种饮食合理搭配，才能满足各种生理功能的需要。《素问·藏气法时论》说：“五谷为养，五果为助，五畜为益，五菜为充，气味合而服之，以补精益气”。这早就告诫人们饮食要互相搭配得宜，食品要多样化，且忌偏嗜，才能健康长寿。②甘辛咸苦，五味合调：中医把药物分为五性（味），同样也把食物分为五味，五味与五脏有选择性亲和作用。《素问·至真要大论》说："五味入胃，各归所喜，故酸先入肝，苦先入心，甘先入脾，辛先入肺，咸先入肾，久易增气，物化之常也"。五味入五脏，五味和调则滋养五脏，若过偏嗜，可伤五脏。故《素问·生气通天论》有"阴之所生，本在五味，阴之五宫，伤在五味，味过于酸，肝气以津，脾气乃绝……"等语。③烹调有法：老年人脾胃薄弱，饮食忌过嗜五味，寒热不和，亦忌香炙燥煿，黏硬生冷。《寿亲养老新书》指出："老人之食，大抵宜温热、熟软，忌黏硬生冷"。因此在烹调食物时要注意保留其营养成分，并注意调和阴阳寒热五味等。使其既不可于阴柔滋腻，又不过于辛热燥烈。如在养阴滋腻食物中加入茴香、胡椒、花椒、干姜、肉桂等辛热之品，可制药其弊端；在助阳食物中加入青菜、青笋、果汁、竹笋或各种甘润瓜果，以防止阳热燥烈伤人之阴。④食宜清淡：老年人提倡素食和淡食是中国古代养生家的一贯主张。《素问·生气通天论》说："高粱之变，足生大疔"，就是说嗜食膏粱厚味之品，易生痈疮一类病证。《千金翼方》也有"老人所以多疾者，皆由少时春夏秋冬取凉过多，饮食太冷，故其鱼腥、生菜、生肉、腥冷物多损于人，宜常断之"。现代已研究证实，食宜清淡可以防止许多老年病的发生，如高血压、高血脂、动脉硬化、冠心病、中风等。淡食还要求控制食盐的摄入量，中医认为"咸多损人寿"，《素问·五脏生成》篇说："多食咸则脉凝泣而变色"。所以最好像古人歌云："厚味伤人无所知，能甘淡薄是吾师，三千功行从此始，淡食多补信有之"。⑤食宜熟软温和：老年人牙齿、肠胃功能均减退，食物宜熟软、易消化者为佳。《医学入门》曰："人至中年，肾气日衰，加之佚欲，便成虚损，戒一切生冷时果时菜，恐伤脾也"。《寿世保元》也说："凡以饮食，无论四时，常令温腹，夏月伏阴在内，暖食尤宜"。这些都明确告诫人们饮食熟软温和的道理。

老年人除饮食调理外，还应注意饭后保养之术：

饭后缓行：俗语说，"饭后百步走，要活九十九"。《摄养枕中方》亦说："食后行数百步，大益人"。饭后稍事活动，有促进肠胃蠕动，促进消化吸收功能。

饭后摩腹；饭后常摩腹有助于饮食物的消化吸收。《寿世保元》记载有："食后常以手摩腹数百遍，仰面呵气数百口，缓行数百步，谓之消化"。

饱勿急行：食后不宜进行剧烈活动，反之，则伤脾胃。《寿世保元》说："食饱不得速步走马，登高涉险，恐气满而激，致伤脏腑。"

食后忌卧：食后即卧，可招致宿食停滞、发生腹胀等多种病变。《千金翼方》说："饱食即卧，乃生百病"。《寿世保元》亦说："食后便卧，令人患肺气、头风、中痞之类，盖营卫不通，气血凝涩故尔。"

2. 饮食疗法可却病延年

中国的食疗源于夏朝，迄今已有3000多年的历史。食疗有补充营养，调整脏腑平衡，却病延年的重要作用。但在使用这一疗法时，应因人因地因病制宜。如老年人体虚体寒，宜多食温性食物，如羊肉、狗肉等；肝肾阴虚，肝阳上亢者宜多食贝类食物；肠燥便秘者，宜食富含油质的食物如芝麻、核桃，肺热咳嗽少痰者，宜食润肺化痰止咳之品，如梨、百合、白果等。心神不宁，心悸心慌者，宜食元肉、红枣、柏子仁等；脾虚胃弱者，宜食健脾助消化之食物，如豆芽、豆腐、山药、薏仁等。必要时食疗和药疗可融为一体，适时自作药膳服之，则疗效更佳。值得注意的是，食疗宜坚持常服才有效。

（三）顺应自然是老年保健的重要途径

中医天人相应学说，是顺应自然养生的理论基础，可分为四时养生法和一日养生法。

1. 一年顺应四时养生

《灵枢·本神》说："智者之养生也，必须四时易适寒温，和喜怒易安居处，节阴阳而调刚柔，如是则僻邪不至，长生久视"。故顺应四时而养生是养生保健的重要途径。

春季养生要则：春季万物生发，天地俱生，养生要做到夜卧早起，广步于庭，被发缓行，以使志生。此时阳气初升，应焕发精神。一般可观花春游，不吃冷腻食品，防止宿疾发生。

夏季养生要则：夏季是天地气交，万物华实之际，养生要调息净心，无使志怒，怒则动火，易与炎夏相互为害。《摄生消息论》说："夏三月欲安其神者，安熄火炽，澄和心神，外绝声色，内薄滋味，可以居高，朗远眺望，早卧早起，无厌于日，顺于正阳，以消暑气"。在饮食起居方面，不可在阴冷风盛处纳凉，防止贼风侵入。饮食宜温软，不可过饱，少食生冷肥腻。注意护养阳气。

秋季养生要则：秋季根据其天气变凉，易生燥邪的特点，应早卧早起，与鸡俱兴，使志安宁，以缓秋刑，收敛神气，使秋气平，无外其志，使肺气清。陈直还指出。"秋时凄风惨雨，老人动多伤感，若郁而不乐，便须多方诱说，使役其心神，则忘其秋思"。在饮食方面，应遵《饮膳正要》之说"秋气燥，宜食麻以润其燥"。

冬季养生要则：冬季气候寒冷，万物收藏，老年人应注意防寒保暖，使阴精潜藏于内不致妄泄。在养生方面要与气候相应，以使阴平阳秘。《素问·四气调神大论》说："冬三月，此为闭藏，水冰地坼，无扰乎阳，早卧晚起，必待日光，使志犹若匿，若有私意，若已有得，去寒就温，无泄皮肤，使气亟夺"。养生家邱处机也指出：冬月阳气在内，阴气在外，老人多有上热下冷之意，不宜淋浴，阳气内蕴之时，若加汤火所逼，必出大汗，高年骨肉疏薄，易于感冒，多生外疾，不可早出，以犯霜感。切勿房事，不可多食炙博肉面馄饨之类”。

2. 一日昼夜晨昏的调养

一日之中也有生长化收藏的规律，所以老年人也要注意一日之中阴阳变化规律。平旦人气始生，宜在户外作呼吸吐纳，活动肢体，可使气血流畅；日中可适时休息1小时左右，以恢复神气，晚间稍事活动后宜早点睡眠休息，切忌“熬夜”。现代医学已研究证实人体24小时肾上腺皮质功能在清晨最高，午夜最低，故顺时养生，是有其科学性的。

（四）起居调理是老年保健的重要方法

老年人起居有常，就是生活要有规律。首先要顺应四时气候的变化，保持一定的节律，如合理安排一天的工作、锻炼、饮食、睡眠。《养老寿亲新书》就强调：“行处坐卧，晏处居处，皆须巧立制度”。

其次安卧要有方，即睡前、睡时和醒后要有一整套完整的安卧方法。如睡前要神安，《睡诀》指出：“先睡心，后睡眠”，睡心就是要排除杂念，白天参加适当体力劳动，往往有促眠作用。《紫岩隐书》有“每夜入睡时，绕室行千步，始就枕”的论述，可以动后易静。要戒除食后即卧的不良习惯。即避免“夜膳勿饱，饱余勿便卧”，否则“胃不和则卧不安”。另外睡前忌用茶、酒、咖啡等刺激性的食品。

中医对睡眠也有要求，提倡“松宽衣带而侧卧之”、“卧如弓”、“卧不欲左胁”、“暮卧不复首”。《类修要诀》有“服药千朝，不如独宿一宵”的说法。这些都是养生的经验之谈。

醒后保健一般有叩齿、吐纳、咽津、按摩颜面眼鼻，左右耳眼，活动四肢、头脊腰背等方法。

另外，老人要慎房事。人届老年，肾气已亏，房室活动应随年龄而递减。《寿世保元》说：“年高之人，血气既弱，阳事辄盛，必慎而抑之，不可纵心恣意”。《千金要方》还具体指出房事频率应“六十者闭而勿泄；若体力犹壮者，一月一泄，凡人气力自有过强人者，亦不可抑忍，久而不泄，致生痈疽”。很有科学道理。

老人居处要安静优美，气候凉爽，空气清新，防寒防潮，床褥要经常翻晒。陈直说：“栖息之室，必常洁雅，夏则虚敞，冬则温密，其寝寐床榻，不须高广，比常之制，三分减一，低则易于升降，狭则不容漫风，被褥厚藉务在软平，三面设屏以防风冷”。

衣着合体也很重要。一般着装应随气候变化而随时增减；老人衣着以轻、软、宽大、舒适，式样简单，穿脱方便为宜。

双脚保暖亦需注意。四肢为诸阳之本，俗语说“寒从脚下起”，故一方面穿鞋要温暖舒适，另一方面要勤于温水泡脚，俗语说“温水泡脚，强于吃药”。

（五）传统保健是老年保健常用良法

1. 气功

古称导引吐纳。气功通过调身、调心、调息进行自我控制和调节，有自我修复自我建设的作用，具有明显的老年保健作用。它虽有众多的派别和方法，但共同特点是内练“精、气、神”，外练“筋、骨、皮”。老年人应根据自身特点、身体状况，选择一两种简便易行功法，坚持数十年如一日，久练必然有强身健体作用。

2. 按摩

按摩健身法对老年人尤为适宜，常用按摩方法如叩齿、净口、搓手、摩脸、梳头、揉太阳、揉眼、点睛明、鸣天鼓、揉胸脯、豁胸廓、揉腹、搓腰、点环跳、擦大腿、揉小腿、按揉涌泉、深呼吸等等。每天早晚，可由上及下顺序作一次，坚持数年，必有好处。按摩可以平衡阴阳，调节气息，疏通经络，扶正祛邪，活血化瘀，强壮筋骨。

前人创造的“床上八段锦”、“太极拳”、“六字诀”等常用方法，均可量力而行。

饮食疗法简论

饮食与人体生命息息相关。人们如能在日常生活中注意饮食疗法，并根据自身的需要，选择适当的食物进行补充，就能更有效地发挥维持生命活动的作用。所以中医十分重视饮食疗法，远在中医《内经》中就有很多关于食疗的论述。《素问·五常政大论》说：“大毒治病十去其六，常毒治病十去其七，小毒治病十去其八，无毒治病，十去其九。谷肉果菜，食养尽之。”意思是说在运用气味性能猛烈的药物时，应注意在病去大半的情况下，便应更换性能较缓和的药物，到病去其九的时候，就要停止使用，所余留的病邪，要用饮食疗法，来恢复正气以尽驱余邪。《素问·脏气法时论》还指出：“毒药攻邪，五谷为养，五果为助，五畜为益，五菜为充，气味合而服之，以补益精气”。进一步强调了治病要注意饮食调养，反对“唯药观点”，主张配合饮食营养疗法。

中医在治疗疾病的过程中，逐渐了解和认识到许多物品，既是食物又是药物，它作为食物，可以养生保健，延年益寿；作为药物，可以养生保健，治疗疾病。中国最早的一部药学专著《神农本草经》中，就记载着大

---

*此文为1985年在日本讲学时讲稿

枣、龙眼肉、百合、山药、芡实、赤小豆、蜂蜜等等食物的治病功效，为后世应用食品治疗疾病开辟了先河。如海生藻类植物，在医疗上应用的历史就可以追溯到几千年以前的《神农本草经》，本书中就有海藻“主瘿瘤气，颈下核、破结散气，痈肿癥瘕坚气，腹中上下鸣，下十二经水肿”的记载。

东汉张仲景所著的《伤寒论》中也有病后食复的记载，提示病后注意饮食调养的重要性。在应用大枣治疗疾病方面，张仲景更是独具匠心的，《伤寒论》所记载的绝大多数方剂中都配有大枣。《金匮要略》十分重视食物对人体疾病的影响，如其中载：“凡饮食滋味以养于身，食之有妨，反能有害。……所食之味，有与病相宜，有与身为害，若得益宜，则益体；害则成疾……。”有关用鸡肝、牛肚、百合等药用食物配方治疗疾病的记载，在《金匮要略》一书中也屡见不鲜。

孙思邈非常重视食疗，《千金要方》中曾引用扁鹊的话说：“为医者当洞察病源，知其所犯，以食治之，食疗不愈然后命药。”竟将食疗推为治疗疾病的首要疗法。书中记载好多食疗的方法。如以羊肝疗目暗不明，羊肺、牛肺以补肺等。

明代李时珍的《本草纲目》中，有关食疗的论述及收载的药用食物就更多了，仅就常用的粥就达五六十种。其他海生藻类、动物脏器等药用食物皆一一备载。详述其功效、性能用法等，是一部食疗的主要参考著作。

清代温病学家在治疗温病的过程中，也总结出了不少食疗的经验。如《温病条辨》载：“太阴温病，口渴甚者，雪梨浆沃之；吐白沫黏滞不快者，五汁饮沃之。”雪梨浆即是以甜水梨大者一枚，切成薄片，在凉水内浸半日，时时频饮。五汁饮是梨汁、荸荠汁、鲜苇根汁、麦冬汁、藕汁（或蔗汁）组成的清凉饮料。另外《温病条辨》还记载以牛乳饮（牛乳一杯）治疗秋燥病；胃液干燥、外感已净者。叶天士在《温证论治》中说：“若斑出热不解者，胃津亡也，主以甘寒，重则如玉女煎，轻则如梨皮蔗浆之类。”除此，温病学家也十分重视西瓜清热解暑，生津止渴的作用，有人还给西瓜以天然白虎汤的誉称。

以上举例可见，古人是很重视饮食疗法的，数千年来的医学实践证明，它是一种行之有效且方便易行的治病方法。现结合前入学说参以个人点滴体会，谈谈食疗的肤浅看法，并介绍一些常用的食疗方药，以供先生们参考。

一、饮食疗法的机制

饮食为什么能治疗疾病呢？总的说来，有以下几点：自然界的不少食用物品，本身就有两方面作用，既可作为食物以养人体，又可作为药物以治疗疾病。如大枣、水梨、山药、蜂蜜、海藻、海带、石花菜（琼枝）等。

药物具有寒热温凉四气，辛甘酸苦成五味。以药物的寒热温凉，治疗疾病的寒热温凉，即所谓治寒以热，治热以寒。食物也不例外，也有寒热温凉四气和辛甘酸苦咸五味。药物通过一定方法的炮制，可以改变其气味属性；食物经过烹调，也同样可以改变其性质和滋味。这样借用食物的四气五味，就可调整阴阳的偏差，与药物治病，其基本原理一致，同样可收到治疗的效果。

中医理论认为，脾胃为后天之本，气血生化之源，胃主受纳，脾主运化，饮食水谷全赖脾胃之作用，才能变成人体所能利用的营养物质。脾胃为饮食转化之枢纽，故饮食与脾胃有着必然的生理和病理联系。饮食调和，脾胃健旺，则元气充沛，生机蓬勃；饮食不调，脾胃损伤则元气衰颓，生机减退。元气根源于脾胃，与饮食息息相关。而调节饮食本身就可以调和脾胃，何况不少药用食物又都具有调和脾胃，以养脾胃的作用，如大枣补脾气，梨汁滋胃津等。由此可见，调节饮食，注意食疗，可以顾脾胃，养元气，从而达到养生或治疗的目的。

谷物、水果、蔬菜、饮食种类千百，总不出辛、甘、酸、苦、咸五味的范围。五味对五脏的组织各有所入，如辛味先入肺，甘味先入脾，酸味先入肝，咸味先入肾，以养五脏之气。若五味太过或不及，五脏之气必然遭受戕害，而出现病态。而饮食疗法，十分强调饮食的调和，这样便有利于保养五脏之气。另外，五脏有病，可以通过调节饮食的五味，而达到五脏之气偏盛偏衰的目的。如肝气横逆之病，可用五味子酸以敛之，肺气不宣之病，可以用大葱辛以散之等等。

由此可见，食疗以养生或治病、防病，都是有其深刻的道理的。所以宋·陈直在其所著的《奉亲养老》中说："若有疾状，且先详食医之法，审其疾状，以食疗之，食疗未愈，然后命药，贵不伤其脏腑也"（说明食疗是中医学的重要组成部分）。总而言之，中医对食疗的机制，主要是根据饮食物的性味及其通过脏腑的作用等方面来论述的。

二、饮食疗法的运用

1. 以清淡之品，作为病后调养

疾病初愈，正气未复，身体衰弱，特别是急性热病初愈的时候，如能抓住这一时机，适当给予相宜的饮食进行调理，就能使身体早日恢复健康。但若饮食不当，或余邪还未完全肃清之前，任意进食滋养厚腻与身体不相适宜的食品，就会适得其反，并有可能使其所得旧病复发。如《素问·热论》说："病热少愈，食肉则复，多食则遗……"。《血证论》说："失血家，……若伤饮食，则中宫壅滞，气与火不得顺利，上冲于肺，则为咳嗽；处蒸肌肉，则发热；内郁于心，则为烦；由是血不得宁，因而复发，名曰食复"。说明病后注意饮食调养的重要意义。病后元气虚弱，消化功能受到一定影响，容易停食。《医宗金鉴·伤寒心法要诀》说："新愈之后，藏府气血皆不足，营卫不通，肠胃未和，唯宜白粥静养"。指出病后调理，首先应从容易消化吸收的食物着手，以清淡而滋补。关于粥，中国大诗人陆游曾有《食粥》诗一首："世人个个学长年，不悟长年在目前。我得宛丘平易法，只将食粥致神仙"。实践证明，粥对好多病，都具有帮助促进恢复健康的作用。《伤寒论》在桂枝汤服法中，就强调要喝稀粥以助药力。故古人对粥颇为重视，常以种种谷类及果菜等煮粥以调治疾病。《本草纲目》中就记载着常用的粥达五六十种，《粥谱》中则列二百多种。认为粥能"畅胃气、生津液"。因此，初产、病后调理，粥最适宜，特别是粥油（粥的上面一层）更具有良好的滋养作用，前人认为如能常食，对青壮年肾亏精薄不孕或遗泄者大有好处。温热病后期，以津伤为主者，则以果汁最宜，如《温病条辨》的五汁饮等，还可选用西瓜水、橘子水等。

2. 以食物寒热偏性调节人体阴阳平衡

《本草求真》说："食物虽为养人之具，然亦于入脏腑有宜不宜"，"食之入口，等于药之治病同为一理，合则于人脏腑有益，而可却病卫生；不合则于人脏腑有损，而即增病促死"。说明饮食物与人们体质是否合适，对于人体健康具有一定的影响。《太平圣惠方》更进一步从调节生理机能，补充营养着眼，说明食物治疗和预防疾病的重要意义。在《食治论》中说："夫食能排邪，而安脏腑，清神爽志，以资气血，若能用食平疴，适情遣药者，可谓上工矣。"所以当医生，不仅要洞察病情，了解患者的体质和平日饮食的喜恶以及病时的改变，同时还必须熟悉食物的性味功能，大致"气辛而荤，则性助火散气；味重而甘，则性助湿生痰；体柔而滑，则性通肠利便；质硬而坚，则物食之不化；烹炼而熟，则物服之气壅"。如王晋三用荸荠海蜇以治肝亢眩晕、目赤、便秘；王孟英用青果萝卜以治肺热咳嗽、喉痹；张锡纯用山药鸡子黄粥治肠滑久泻；民间以姜糖汤驱除风寒感冒，山楂蔗糖茶治疗痢疾初起，菊花茶之明眼目、降血压，绿豆汤之清暑热解百毒，赤小豆汤之退肿胀，益脾胃，藕节之止吐血衄血，海带、紫菜之用于瘿病（甲状腺肿）；动物肝脏之疗夜盲，鸡肫皮之消食积，……凡此等等不胜一一枚举。而这些食疗方药，早为临床实践证实，其疗效确切可靠，既可配合药物应用，也可单一治疗疾病。以食物的偏性（寒热温凉）来调节人体内部的平衡，达到病体逐渐恢复的目的。一般说来，热体热病需忌辛辣煎炸，寒体寒病须忌生冷瓜果，脾胃湿热重者，则当少吃脂肪油腻。此外，如吃热性药物时，不宜进食绿豆芽等凉性食物；服寒性药时不宜进葱椒大蒜等热性食品，否则可使药物失去应有的效用。还有一些药品与食物具有相反作用，如蜂蜜之与葱，荆芥之与鱼蟹，柿子之与蟹等，都不宜一起食用。所以掌握饮食物的寒热温凉之性，根据病情的寒热虚实，注意饮食对疾病的影响，适当调节饮食，是十分必要的。

3. 谨和五味，力戒偏亢以调养五脏之气

一般人认为，只要营养价值高就是好，不知各种营养成分，既不可少，也不宜过多，必须达到合理、平衡，才能对身体有利，否则营养过剩，也足以影响健康。《素问·生气通天论》说："高粱之变，足生大疔"。就是说，吃了过多的滋腻荤腥、营养丰富的厚味不仅无益于人体，反而会引起如疔痈疮疡等某些疾病，影响身体健康。所以《素问·脏气法时论》篇主张"五谷为养，五果为助，五畜为益，五菜为充，气味合而服之，以补益精气"。随其所宜进食各种食物，以求其营养平衡合理。否则一味偏嗜，就会损伤脏腑之气，导致疾病的发生。近年来，现代医学亦有相类的认识，如在心血管系统、内分泌系统和癌症的研究中，也发现有不少病种、很多病例的发病原因和诱发因素，与食物中的某些营养成分过高或某些物质含量过多密切相关。因此，食疗的一个主要内容就是强调在饮食中要注意各种食物的合理搭配，而不应该单纯追求口味，过多的食用膏粱厚味。不仅如此，饮食并须注意调和五味。《素问·生气通天论》说："谨和五味，骨正筋柔，气血以流，腠理以密，如是，则骨气以精，谨道如法，长有天命。"又《五脏生成》篇指出，咸苦辛酸甘五味服用过多，能伤及五脏，故《金匮要略·禽兽鱼虫禁忌并治》篇有"肝病禁辛，心病禁咸，脾病禁酸，肺病禁苦，肾病禁甘"以及《千金要方》有"咸多促人寿"之说。说明饮食五味亦要适中，切忌偏亢；否则伤及各脏，有害于健康。而对某一脏器的疾病出现时，更须注意禁忌，饮食必须以调养脏气的偏盛偏衰为原则。

三、常用"食疗"之药方

兹将常见的药用食物，归类介绍其性味、功能和临床应用，以供参考。

（一）全草类

1. 大蒜

性味辛温，主要含有大蒜素、蛋白质及维生素 A、B、C 等。对伤寒、副伤寒、痢疾、霍乱、白喉及肺炎等细菌有杀菌作用。药用以独头紫皮蒜为佳。

有解毒、抗菌、消炎和驱肠道寄生虫作用，并有健胃、镇静、止咳、祛痰、强壮等功能。常用于：

（1）预防流脑：①大量（量不限）生吃。②大蒜头 60g、野菊花 30g，煎浓汁含漱。流行期间每日数次。

（2）百日咳：大蒜 15g、白糖 30g。大蒜捣烂，加糖和开水一杯，浸泡 5 小时，分 3 次服，连服 4 ~5 天。

（3）肺结核、结核性胸膜炎：独头大蒜一个，切成薄片，平放于大椎穴，把艾绒搓成如小豆大的3团，放在蒜片上点燃（燃尽为1炷），连灸1~3炷，以感觉灼痛、不起泡为度。隔天或2~3天灸1次。

（4）蛇咬伤：雄黄和大蒜头同磨，涂于患处。

（5）小便不通：大蒜3片、蝼蛄（即土狗）5个，捣烂如泥，贴脐中约半小时即可见效。

（6）腹泻：大蒜5头，烧熟顿服。

（7）鼻衄：把大蒜嚼碎后敷于脚心，右鼻出血敷左，反之敷右。

（8）胃气痛：小蒜连叶7根，用盐醋煮熟，痛时顿服。

禁忌：阴虚有热者忌用。多食伤肝损目。

2. 葱

性味辛温，无毒。内含蛋白质、脂肪、糖类及维生素B_1、B_2、C，镁、铁等。

具有发汗解表、散寒通阳、健胃、杀菌等作用。常用于：

（1）预防流感：葱白0.5kg，大蒜头250g。上药切碎加水2kg，煎煮。

（2）乳腺炎：葱白、芫花根适量。上药捣烂蘸酒，用布包裹塞鼻孔，左右交替约1~4小时均可。

（3）遗尿：葱白7个，硫黄9g，共捣如泥，每晚睡前敷脐部，次晨取下。

（4）阴户疼痒：四季葱适量，火硝6g，水煎。用棉花蘸洗，数次即愈。

（5）鹅掌癣：葱头14根、白蜜130g。共捣烂搽患处。

禁忌：阴虚有火者忌用。

3. 胡荽

性味辛温。含有右旋甘露糖醇，黄酮苷等。

有芳香健胃，驱风解毒，透疹等作用。透发麻疹及风疹，有促进外周血液循环功能。常用于：

（1）麻疹透发不快：①鲜芫荽（香菜）120g，水煎汤，擦洗全身，并可少服。②芫荽30g，酒60g。将芫荽捣烂，加酒煮沸，外擦全身皮肤，擦后避风寒。③芫荽、白茅根各3g，水煎代茶饮。④芫荽、荸荠或加胡萝卜，煮汤饮服。

（2）感冒：芫荽一把，水煎温服。

（3）消化不良：芫荽子、陈皮各6g，苍术9g，水煎服。

（4）痔疮肿痛，肛门脱垂：芫荽（或芫荽子）煮汤熏洗，同时用醋煮芫荽子，以湿布温罨患部。

禁忌：凡患脚气、金疮、狐臭、口臭、龋齿者禁食。不可久食，久食令人善忘，发宿疾，脚软。气虚者忌食。

4. 菠菜

性味甘、冷、滑，无毒。含有维生素 A、B、C 及铁质。有利五脏、通血脉、下气调中、止渴润肠之功。常用于：

(1) 咳嗽气喘：菠菜籽用文火炒黄，研成细末，每次服5g，1 日 2 次，温水送服。

(2) 高血压、便秘、头疼、面红、目眩等：鲜菠菜置沸水中烫约30分钟，用麻油拌食，1日2次。

(3) 糖尿病：鲜菠菜根60～120g、干内金15g，水煎，饮服，1 日 2～3 次。

(4) 夜盲症：鲜菠菜0.5kg，捣烂，榨取汁，每日1剂，分2次服。须常服。

禁忌：菠菜含有很多草酸，会与人体内的钙质结合，不易吸收。小孩不宜多吃。

5. 韭菜

性味辛甘、无毒。富含硫化物、蛋白质、脂肪、糖类、胡萝卜素、维生素 B、C 等。

具有温补肝肾，助阳益精之效用。常用于：

(1) 腹痛：带根韭菜0.5kg、红糖30g。韭菜捣汁加红糖，开水浸泡服。

(2) 吐血、下血，妇人崩漏不止：生韭叶或根捣榨汁 1 小杯，加温，和入等量童便（须用刚解的小便）饮服。

(3) 痔疮、脱肛、子宫脱垂：用韭菜煎水放入大竹筒内乘热坐上熏，每日熏2次，痔核逐渐缩小，继续熏之即愈。

(4) 牙痛：韭菜子，当烟叶吸熏。

(5) 产后瘀血，血晕昏迷（流血过多，昏晕，包括出血性休克）：韭菜或根捣烂，置于瓶中，另用醋或酒煮沸冲入，乘热熏口鼻，有急救回苏之效。

(6) 阳痿、遗精、遗尿。小便频数等症，用韭菜子9g，1 日 3 次煎服。亦可作散剂。是温肾壮阳、固精佳药。

禁忌：①阴虚阳亢者忌服。

②消化不良、胃病（溃疡）者不宜吃。

6. 茶叶

性味甘苦、微寒、无毒。

含咖啡因、茶碱、可可碱、维生素 B、C、鞣质、胡萝卜素等成分。

具有解渴、提神、消食、利尿及止泻之功，能起到兴奋、强心、收敛、杀菌、消炎等作用。常用于：

(1) 细菌性痢疾：10%茶叶煎剂服15ml，1 日 4 次；20%茶叶煎剂，保留灌肠200ml，1日1次。以瓜片茶最好，红青碧绿茶亦有效。

（2）肺原性心脏病及其他心脏病，充血性心力衰竭：老茶树根30g，水煎，以米酒（黄酒）和服。1日2次分服，或睡前1次服，连服1～2个月。

（3）癫痫：红茶0.5kg，明矾0.5kg，研成细末，糯米饮为丸，如小豆大，发病前服49丸，用茶汁送服。或用生明矾30g，细茶叶15g，炼蜜丸如梧桐子大，成人每次服50丸，小儿酌减。1日2次。

（4）煤气中毒：浓茶、好醋各一碗混和后分3次服下，每半小时1次。

（5）牛皮癣：茶树根30～60g，切片，加水浓煎，每日2～3次空腹服，服至痊愈。

禁忌：失眠、心慌、心跳的不宜吃。

7. 海带

性味咸、寒，滑，无毒。含有蛋白质、氨基酸、碘、维生素B_1、B_2等。

有消积、软坚、利水、散结之能，常用于：

（1）甲状腺肿大：海带，经常煮饮，或用红砂糖腌吃。

（2）睾丸肿或癞疝偏垂：海带、海藻各50g，小茴香6g，水煎服。

禁忌：脾胃虚寒者及阴寒凝聚之瘰疬结核忌用。

8. 紫菜

性味甘咸平。含有无氮物质、蛋白质、纤维、灰分、水分、碘质、甘露醇、维生素A、B_2等。

本品为优良的变质解凝药，有滋补及软坚作用。常用于：

（1）咳嗽咯吐臭痰（包括肺脓肿、支气管扩张等）：紫菜研细末，炼蜜为丸，每服6g，1日2～3次，食后服。

（2）瘿瘤（包括甲状腺肿大、淋巴节结核）：①紫菜30g，萝卜1个，陈皮1片，泡汤饮。②紫菜60g泡汤吃，连吃1月余，可取良效。③紫菜60g，黄药子60g，用高粱酒浸泡7～10天，每日饮服适量。

9. 芹菜

性味甘凉，无毒。含芫荽苷、挥发油、甘露醇、铁、钙、磷等。

有健胃、利尿、净血调经、降血压、镇静等作用。常用于：

（1）高血压病：①芹菜浆水（作浆水时芹菜要多用），加糖少许，每日当茶喝。②芹菜头半斤，捣烂取汁，冲白糖饮。③芹菜根60g，水煎服，或用芹菜0.5kg，苦瓜90g，水煎服。

（2）呕吐：芹菜鲜根30g，甘草15g，鸡蛋1个，药煎水打鸡蛋冲服。

（3）月经不调、崩中带下，或小便出血：鲜芹菜30g，茜草6g，六月霜12g，水煎服。

（4）角膜白斑：水芹15g（草药，带毛者），冰片1.5g。用水芹捣汁，白铜滤过后取汁入冰片末。用法：点滴白斑，其效甚佳。

（5）虚寒牙痛：水芹鲜根30g，加鸡蛋或猪头肉煮食。

备注：野生芹（常见为毒芹及水毒芹。毒芹又名斑芹、毒人参，茎上有沟中空，下部有暗红色斑点，色绿而透明，开小白花，有臭味）有毒，食后麻痹运动神经，引起胸胀闷、发烧、头晕、头痛、恶心、呕吐、嗜睡、肌肉无力、行走困难，严重者引起四肢麻痹不能活动，最后发生呼吸麻痹藤致死。发现中毒应立即用0.5%鞣酸洗胃，然后用4%鞣酸200～300ml灌入胃中作解毒剂，对症处理，并尽早用呼吸中枢兴奋药（如洛贝林）。

10. 木耳　（附：白木耳）

性味甘平，无毒。含有脂肪、蛋白质、纤维、铁、镁、钾、钙、磷、硫及钠等。

有滋肾益胃、和血养营之功。常用于：

（1）痢疾、便血、腹痛：木耳15g、红糖60g，用水一碗半煮熟，连渣服。

（2）高血压、血管硬化、眼底出血：黑木耳3g，清水浸泡一夜，在饭锅里蒸1～2小时，加入适量冰糖，睡前服。

（3）大便带有鲜血、瘀血或便血水：黄花菜30g、木耳15g、血余炭6g。先用水煎黄花菜和木耳，煮成一碗水后，冲血余炭服。

（4）贫血：黑木耳30g、红枣30枚，水煎温服。

（5）误吞铜钱：木耳30g、韭菜一把（芝麻油炒），砂仁15g，水煎后加醋服。

（6）血淋：木耳30g、黄花菜120g，用水五碗煎成一碗，1日2次服。

（7）内外痔疮：木耳30g、砂糖60g，泡汤一碗吃。

（8）崩漏：木耳3g，用炭火焙焦存性，研为末。病情轻，用热酒调服；病重，把铁秤砣烧红，投入酒中，等酒热后，再调服。

（9）胃柿石：木耳30g，蜂蜜适量。木耳泡软，放入蜂蜜中6小时后吃木耳喝蜜。

（二）根茎类

1. 生姜

性味辛微温，含姜油酮。有杀灭阴道滴虫作用。为芳香性辛辣健胃药，有温中、兴奋、发汗、止呕、解毒之功。常用于：

（1）百日咳：①生姜汁一酒盅，川贝母粉15g，蜂蜜300g。将以上三味同入茶缸内搅匀，另用一小锅盛水，茶缸放锅内大火烧1小时取出备用。每天服3次，开水冲服，2岁小孩每次1匙勺，1剂可愈。②生姜6g，柿饼1个。将生姜切碎夹柿饼内焙熟吃。

（2）阴黄、不发热或微热、腹胀泻泄：干姜3g，白术9g，茵陈18g，水煎分两次温服。

（3）久痢不止、腹冷下坠：干姜3g，糯米9g，赤石脂15g，水煎温服，每日2次。

（4）中风不语：鲜生姜120g，鲜橘子叶180g，鲜葱3根，共捣如泥，蒸熟贴头顶土。

（5）呕吐：生姜9g，灶心土30~90g。每日1剂，水煎2次分服。或生姜9g，黄连3g，苏叶3g，灶心土60g（澄清）共煎服。

（6）胃、十二指肠溃疡：生姜250g，猪肚子1个。生姜切碎放猪肚中，文火炖，喝汤吃肚，连吃3个，可获良效。

（7）手足麻木：生姜60g，老葱120g，陈醋120g，水煎熏洗数次可愈。

（8）食蟹中毒：生姜15g，紫苏15g，水煎服。

（9）半夏中毒；生姜汁一盅，白矾9g，调匀内服。或生姜汁一盅，浆水一碗冲服。

（10）烫伤：将生姜放口内嚼烂，并与唾液充分混合，敷患处。

（11）刀、枪伤：生姜、食盐，捣烂敷。

（12）蜈蚣咬伤：姜汁调雄黄末，外用加青苔涂。

（13）坐骨神经痛：生姜45g，山椒子1把，鸡蛋3个。先将山椒子、生姜放锅内煮沸后，去渣，再将鸡蛋打入锅内（成荷包蛋）煮熟，每日服1次，连服3~4天，发汗。

禁忌：阴虚内热、表虚汗出、因热失血者均忌用。

2. 番薯

性味甘平、无毒。含淀粉、维生素A原等。

红皮黄心薯含维生素A较多，治疗夜盲症，黄肉者更好。有健脾胃、补虚乏、益气力之能。常用于：

（1）湿热黄疸：用甘薯煮食。

（2）便秘：红薯叶250g，加油、盐炒熟，一次吃完，1天2次。

（3）大小便不通：生番薯叶，捣捶，调黄糖，贴腹脐。

（4）消渴病：干番薯适量，水煎服。

（5）遗精、淋浊：每天早晚用甘薯粉调服。

（6）枪伤：红薯叶捣烂敷伤处。

3. 荸荠

性味甘微寒、滑，无毒。含粗蛋白、粗脂肪、淀粉、钙、磷、铁、维生素C。

有下丹石热毒、除胸中实热之功，可为清热、利尿、降血压药。常用于：

（1）预防流脑：鲜荸荠、生石膏适量，煮汤代茶饮。

（2）麻疹透发不快：荸荠90g，柽柳15g（鲜枝叶30g），水煎服。

（3）血吸虫病：荸荠2.5kg，烧酒1.5kg。将荸荠和烧酒合浸半日以上，先食荸荠，再饮烧酒。

（4）高血压：荸荠、海蜇头（洗去盐分）各30～60g。煮汤，1日2～3次分服。

（5）误食铜物、硫酸铜中毒等：荸荠捣烂绞汁灌服。

4. 萝卜

性味甘辛平，微凉。含葡萄糖、氨基酸、维生素B、C等成分。

有健胃消食、顺气止咳化痰、利尿、清热解毒之功。常用于：

（1）细菌性痢疾：干萝卜菜（越陈越好）90～120g，加水浓煎，当茶频饮。

（2）高血压病：鲜萝卜汁，1日2次，每次服一小酒杯。

（3）偏头痛：生萝卜捣汁，让患者仰卧取汁灌鼻孔，左痛灌右，右痛灌左，加冰片少许更好。

（4）胃出血：鲜萝卜汁、鲜藕节各一盅，调匀服。1日2次，连续服用。

（5）便血：红萝卜叶不拘多少，研为细面，每服3g，每日3次。

（6）中毒性肠麻痹：红皮萝卜1只、蒜头1个，取汁，每日分2次服。

（7）煤气中毒：①鲜萝卜，捣汁服。②萝卜汁一杯、白糖60g，二味搅化，将患者移在通风处灌服。

（8）矽肺：每日大量吃鲜萝卜、鲜荸荠，日久黑色痰减少，咳嗽减轻，可坚持服半年至1年。

（9）肠梗阻：红皮萝卜1.5kg，芒硝120g，水2.5kg。先将萝卜切片，加水煮1小时，取出萝卜加芒硝再熬至约1碗，顿服。

禁忌：气虚者及服人参等补品时忌服。

5. 甘蔗

性味甘平，无毒。含糖分、矿物质等。

有下气和中、助脾健胃、利大小肠、止渴消痰、除烦解酒之功。常用于：

（1）麻疹后咳嗽：红皮甘蔗（连皮去节）去芽、荸荠连蒂，烧汤代茶饮。

（2）干呕不止或呕吐反胃、朝食暮吐、随食随吐（包括慢性胃痛、神经性呕吐、胃癌初期等）：甘蔗浆（甘蔗榨汁）半杯、生姜汁一调匙，和匀，每日饮服。

（3）消渴：甘蔗芽0.5kg，水煎当茶饮。

（4）尿血：甘蔗梢一大把（切碎），红花、黄酒各少许。先将红花、甘蔗梢入锅内同煎，去渣，再将黄酒倾入甘蔗红花饮内混合，大量饮用。

禁忌：胃寒中满者勿用。

（三）种子、瓜果类

1. 蚕豆

性味甘、微平、无毒。含蛋白质、脂肪、钙、磷、铁、碳水化合物、维生素 B 等。

有止血、止带、降血压、健脾利湿之功。常用于：

（1）咯血、呕血：蚕豆梗 15～30g，水煎服。

（2）高血压病：鲜蚕豆花 60g，或干花 15～18g，水煎服。或鲜蚕豆花蒸馏成“蚕豆花露”每服半杯。

（3）大便下血：鲜蚕豆或荚壳 60～90g，水煎后和红糖适量，1 日 2 次分服。

（4）带下病：蚕豆花 15～30g（干品），水煎，1 日 2 次分服。

2. 绿豆

性味甘寒，无毒。含绿豆淀粉、脂肪油、蛋白质、维生素 A、B_1、B_2，烟碱酸。

有清热、解毒、消暑之功。常用于：

（1）预防麻疹：绿豆适量，紫草 6g，甘草 3g，水煎服。连服一星期。

（2）痢疾、肠炎：猪胆汁，浸泡绿豆粉，每次 0.5g，首次加倍，每日 3 次，温开水送服。

（3）高血压：苦胆（牛、羊、猪胆均可）内装绿豆，阴干或焙干，研为细面。每服 4.5～6g，每日 2 次。或枕头内装入绿豆衣，长时间睡此枕头也可降压、醒脑。

（4）肝硬化腹水：绿豆 0.5kg，猪苦胆 4 个。用猪胆汁调绿豆面为丸如绿豆大，每日 3 次，每次 6～9g，服完为止。

（5）糖尿病：绿豆 120g，水煮烂吃。

（6）误食毒药中毒：生绿豆粉适量，急用凉水调服 1 茶杯，或用绿豆一把煎汤，冷后频服。

（7）烫伤：绿豆粉 30g，鸡蛋清适量。上药调匀，涂伤处。有水泡者，先刺破水泡，再涂。

（8）跌打损伤：绿豆粉 30g，醋调匀敷患处。

（9）避孕：紫花棉子 7 个，明绿豆 7 个，胡桃格（又名分心木，药店有售）3 个。共研细末，于月经来第 3 日，用开水 1 次冲服。

3. 小麦

性味甘微寒、无毒。含蛋白质、糖类、脂肪、维生素 B、尿胆素等。

有除烦养心、敛虚汗、止唾血、利小便之功。常用于：

（1）黄疸：小麦苗适量，合水绞取汁。每服 6～7 小杯，每日 3 次。

(2) 咳嗽日久不止：麦麸子（炒）、蜜少许。调匀，贴背心。

(3) 失眠：小麦45g（布包），黑豆30g（布包），合欢花30g，煎汤约200ml，喝汤吃小麦和黑豆。

(4) 腹水：小麦面245g，黑芝麻15g，芫花15g。将芫花研细末和面调匀，做成烧饼，将芝麻贴在烧饼两面，烙干，每日早、晚空腹服9g。

(5) 疯癫：生锈铁一块磨水，小麦120g，铁锈水煮小麦粥吃。

(6) 鹅掌风：患手带上手套，用米醋炒热的麦麸托熨。

禁忌：寒湿症忌用。

4. 大麦

性味咸温、微寒，无毒。含淀粉酶、维生素B、脂肪、卵磷脂、麦芽糖等。

有益气调中化食、回乳宽中下气之功。常用于：

(1) 传染性肝炎：大麦叶一二把，捣烂挤汁一杯，加白糖后饮，1日2次，连服数十日。

(2) 乳腺炎：大麦芽9g，山慈菇3g。共研为细末，用茶调敷患处。

(3) 乳汁稀少：生大麦芽60~120g，水煎温服。

(4) 回乳（断乳）：炒大麦芽120g，水煎，红糖为引，分2~3次服。

禁忌：孕妇及脾胃无积滞者忌用。

5. 辣椒

性味辛热。含辣椒红素、脂肪油、大量维生素C（在蔬菜中含量占首位）等。

具有调味、健胃作用。常用于：

(1) 预防麻疹：辣椒蓬烧烟熏屋内。

(2) 腮腺炎、蜂窝组织炎、下肢溃疡、多发性疖肿：老红辣椒放铁锅内焙干至焦，研末，调成油糊状外敷。

(3) 蛇咬伤：①生食辣椒十余枚，另取数枚捣烂敷患处。②用辣椒叶一把，捣烂敷伤口；或用大红辣椒嚼烂敷伤口。

(4) 秃发：辣椒酒频擦于秃发部位，1日数次。

禁忌：胃及十二指肠溃疡、急性胃炎、肺结核有咯血倾向以及痔疮患者忌用。

6. 茄子

性味甘寒，无毒。

有散血、止痛、收敛止血、利尿、解毒作用。常用于：

(1) 咳嗽气喘：茄子秸90~120g，水煎服，每日2~3次，也可煅灰存性研末，1日3次，每次9g。

(2) 风湿关节痛：生白茄子30~60g，煮后去渣，加蜂蜜适量，1日分

2次服。

（3）无名肿毒：把茄子蒂（晒干）放在火盒里燃烧。用纸做一个椎形盖子，上开一孔对着患处，让盆中燃烧茄蒂烟熏。每日熏3～4次。未成脓者即消，已成脓者亦很易收效。

（4）疝气：青茄蒂15～30g（干品减半），水煎服。

（5）避孕：紫茄花14朵，置新瓦上焙燥（忌用铁器），研成细末。产后或月经来潮之后，用黄酒送服，每日1次，连服7天。

（6）牙痛：茄子蒂浸泡烧酒，用棉球蘸塞齿孔。或茄蒂烧汤熏，或做成卷烟来吸。亦可把茄蒂烧存性，细辛研细末，等分混合，涂擦患处。

7. 冬瓜

性味甘、微寒，无毒。含组织胺、维生素B、C等。

有清热、利尿、化痰、排脓之功。常用于：

（1）肺痈、肠痈：冬瓜子仁15g、桃仁9g、丹皮6g。肺痈，加桔梗、甘草各6g。水煎服。

（2）消渴：冬瓜干、麦冬各30～60g、黄连9g，水煎服。

（3）误食蟹、河豚及其他鱼类中毒：鲜冬瓜捣烂绞汁，大量饮服。

（4）雀斑、酒渣鼻：鲜冬瓜瓤适量，捣烂取汁，涂擦患处，每天1～2次。

（5）催乳：冬瓜皮适量，加鲜鲫鱼炖服。

8. 南瓜

性味甘寒，无毒。含脂肪、蛋白质、维生素A、B、C等。

有消炎、止痛、驱虫、治咳喘之功。常用于：

（1）绦虫、姜片虫、蛔虫病：①南瓜子炒熟，取50～100粒，研细，用蜂蜜调服，1日2次。②生南瓜子仁75g、槟榔液200ml（含槟榔120g）。将南瓜子仁研粉，早晨空腹服下，半小时后服槟榔液。腹胀痛有便意时，坐在一温水盆上，绦虫徐徐而下。

（2）肺癌：南瓜藤1.5～2.5kg，水煎，在2～3天内服完。

（3）误食农药中毒：把生南瓜丝、萝卜丝捣烂绞汁灌服，可立刻催吐，且能解毒。

（4）取弹片、签刺：①老熟南瓜瓤（去籽），按1：5比例加入蓖麻子仁，一同捣烂如泥，敷伤处，包扎，每日换药1次，以吸出为度。②用老南瓜瓤（去籽）、蓖麻子各30g、䗪虫10个，加桐油捣烂，外敷10小时。

（5）乳癌、乳疽、乳痈：南瓜蒂，烧炭存性，研末，每次服两个，用黄酒60g调服。能饮酒者，可加重酒量，早晚各服一次。

9. 西瓜

性味甘淡、寒、无毒，含磷酸、苹果酸、果糖、葡萄糖、萝卜素、维生素 C 等。

有清热解暑、止渴、利尿除烦之功。常用于：

（1）高血压病：西瓜翠衣 9～12g、草决明子 9g，煎汤代茶饮。

（2）吐血：西瓜子壳 30g，水煎去渣，加冰糖适量，1 日 2 次分服。

（3）糖尿病、尿浊：西瓜皮、冬瓜皮各 15g，天花粉 12g，水煎服。

（4）烫火伤：西瓜皮 60g（晒干烧灰），冰片 0.9g，共研为细末，香油调敷。

禁忌：暑病而有寒湿者不宜服。

10. 枣

性味：大枣甘温，无毒；酸枣甘酸、平、无毒。含蛋白质、脂肪、糖类、钙、磷、铁及维生素 A、B_2、C 等。

有健脾补血、和药性之功。常用于：

（1）过敏性紫癜：成人每次吃生红枣 10 个，每日 3 次。

（2）盗汗：大枣 10 枚、乌梅 10 枚，每日 1 剂，分两次煎服，连服 10 天。

（3）外伤出血：老枣树皮适量，焙干，研细粉，撒伤处。

（4）蛀牙：红枣肉、雄黄各适量，共研成糊状，搓成丸，放入蛀牙的空洞内，勿食下。

（5）荨麻疹：酸枣树皮、樟树皮各适量，煎水洗拭，每日 2 次。

禁忌：凡小儿疳病、中满、痰热、齿痛者忌用大枣。有实邪郁火者忌用酸枣仁。

11. 香蕉

性味甘寒无毒。含淀粉、蛋白质、脂肪、糖分、维生素 A、B、C、E 等。

有止咳润肺、解酒毒、解丹石热、润肠、降血压之功。常用于：

（1）高血压病：香蕉皮或果柄 30～60g，煎汤服。香蕉花，水煎服，能防止脑溢血和中风。

（2）痔疮出血、大便干结：每日早晨空腹吃香蕉 1～2 个。

（3）痈肿、疖肿：鲜香蕉根茎或叶捣烂绞汁，涂敷患部。

禁忌：脾胃虚寒泄泻者禁用。

12. 苹果

性味酸、甘平、微温，无毒。含苹果酸、糖类、维生素 A、B、C 等。

有止渴、止泻之功。常用于：

(1) 水痢腹泻：苹果半熟者适量，水煮，连汤吃。

(2) 慢性腹泻、神经性结肠炎、肠结核初期：苹果干粉15g，空腹时温水调服，每日2～3次。

13. 梨

性味甘寒、微酸，无毒。

有润肺清心、止热咳、消痰火之功。常用于：

(1) 霍乱吐下：梨树叶，煮汁服。

(2) 急性气管炎：生梨1个，洗净后连皮切碎，加冰糖炖水服。

(3) 赤目胬肉：取好梨1个，捣汁，黄连3枚捣碎，以棉裹渍，令色变，仰卧注目中。

(4) 失音：雪梨捣汁，慢慢含咽。

禁忌：金疮、产妇及脾虚泄泻者禁用。

14. 橘

性味甘温酸，无毒。含有葡萄糖、枸橼酸和大量维生素B、C等。

有理气健胃、燥湿化痰、通络之功。常用于：

(1) 咳嗽痰多：橘皮、生姜、苏叶等各适量，水煎服。

(2) 痰膈气胀：陈皮水煎服。

(3) 烫伤：烂橘子搽涂患部。坏的烂橘子，可放在有色玻璃瓶内，密封贮藏，越陈越好，含一种橘霉素，有强力抗菌作用。

(3) 乳房结核、乳癌初起：青橘叶、青橘皮、橘核各15g，加黄酒与水合煎，1日2次温服。或单用青皮，时时煎服。

(5) 腰痛：橘核同杜仲为末，盐水加酒送服。

(6) 乳汁不通：鲜橘叶、青橘皮、鹿角霜各15g，水煎后冲入黄酒少许热饮。

(7) 口臭：橘皮30g，水煎代茶饮。

禁忌：阴虚燥渴者忌用橘皮。

15. 葡萄

性味甘平、涩、无毒。含糖类、蛋白质、维生素A、B_1、B_2、C等。

有营养强壮及镇静、止呕、止痛作用。常用于：

(1) 肝炎、风湿痛：鲜葡萄根30～90g，水煎服。

(2) 痢疾：白葡萄汁三杯，生姜汁半杯，蜂蜜一杯、茶叶9g。将茶叶水煎1小时取汁，然后将各汁混合1次服。

(3) 肺癌：野葡萄根（干）60g，水煎服。野葡萄根可代茶频服。

(4) 跌打损伤：葡萄根或藤60～90g，加酒水合煎服，并用鲜根皮捣烂敷于患处。

(5) 胎动不安：葡萄须适量，水煎代茶饮。

（四）加工类

1. 醋

性味酸、苦、温、无毒。含磷、钙、铁、蛋白质、碳水化合物等。

有消肿痛、治疮癣、治黄疸之功。常用于：

（1）风湿性关节炎（包括急性关节炎肿痛）：好醋二碗，煎至一碗；加入切细的葱白一碗，再煮1～2沸，过滤后，用布包好，趁热敷于患处，1日2次。

（2）蛋积（多吃蛋，胸闷腹胀）：饮好醋即消。

（3）肥皂中毒：米醋适量，灌下。

（4）喝卤水中毒：醋适量，喝下。

（5）火烫伤：米醋搽洗患处。此方搽洗患处，既不起泡，又能止痛。

（6）胆道蛔虫病：①米醋30g，温开水送服，每日3～4次。②米醋30g，冷开水30g。痛时顿服。如痛不止，可于半小时后再服1次。

（7）干脚气：醋0.5kg，加水0.5kg，每天浸泡1小时。

（8）腋下狐臭：好醋调石灰粉，清洗患部拭干后涂敷，1日2～3次。

（9）鱼骨卡喉：醋120g，缓缓喝下后，把馒头或米饭嚼碎大口咽下。

禁忌：凡风寒外感及脾虚者禁用。醋多食易伤筋软齿，小儿宜慎用。

2. 豆腐

性味甘咸、寒、平。

常用于：

（1）麻疹出齐时宜清热：豆腐250g、鲫鱼二条，煲汤饮。

（3）吐血（胃出血）：软豆腐0.5kg，红糖120g。一起放锅内，加水一大碗，煮沸10分钟，连吃带喝，一次吃完。一次吃不完，1～2小时后再吃。

（4）盗汗：豆腐粑（即豆腐锅巴）120g，加水煎汤，连粑一次或几次服完。

（5）牙缝出血：用黄豆腐渣敷于患处，即可止血。

备注：豆浆中毒：生大豆含有一种有毒的胰蛋白酶抑制物，较耐热，需加高热才能破坏。胰蛋白酶抑制物到人体内，可抑体内蛋白酶的正常活性，并对胃肠有刺激作用而引起中毒。喝了未煮开的豆浆后可在半小时至1小时内发生恶心和呕吐等胃肠症状。急救则进行一般处理，无特效治疗。豆浆必须煮开再喝。

（五）肉、蛋类

1. 鸡（鸡蛋）

性味甘咸、平、无毒，含蛋白质、脂肪、多种维生素等。

有补虚温中、补益五脏、治脾胃虚弱之功。常用于：

（1）预防麻疹：鸡蛋1个，用针将蛋扎7孔，浸入童便内7日，放冷处，洗净煮熟，去皮吃。

（2）肝炎：山栀根30g，鸡蛋两个。药与蛋同煮，水开蛋熟，去渣，饮汤吃蛋。每日1剂，分2次服，连服2～3天。

（3）痢疾：白矾面3g。鸡蛋煮熟，蘸白矾面服用。

（4）气管炎：五味子30g，鸡蛋8个。五味子水煎；将鸡蛋浸泡在五味子煎液中一星期后取出。加白糖30g，开水冲服。每日1个，8天为1疗程。

（5）胃脘痛：鸡蛋壳烧灰存性研末，每日开水冲服0.9～1.2g。此方治吐酸收效较快。

（6）癫痫：红蓖麻根（红茎红叶者）60g、鸡蛋1～2个，黑醋适量。将鸡蛋破壳煎熟，后放黑醋、蓖麻根共煎服，每日1剂，连服数日。

（7）砒霜中毒：一只公鸡的血，童便半盅，灌服。

（8）烧伤：鸡油，敷患处。

（9）骨质增生：蛇蜕1.5g、鸡蛋清2个。调匀，用猪油炸着吃，一天吃2个鸡蛋（内放蛇蜕皮），连吃1～2个月。

（10）牙痛：鸡蛋1个，75%酒精20ml。鸡蛋打入酒精内拌匀，漱口。一日数次。

禁忌：脾弱无积者忌用鸡内金。

2. 鹅

性味：鹅肉甘平，无毒。鹅血咸平。鹅胆苦寒。

鹅血有解毒之功。鹅胆有解热、止咳、消痔疮之功，常用于：

（1）慢性支气管炎：鹅胆，每次吞服1个，1日2次。

（2）绝育方：血管鹅毛（鹅毛拔下后，毛管带血者），烧灰存性，百草霜等分，共研细末，每服3g。于月经过后温黄酒调服。

3. 羊

性味：羊肉性热、无毒。血成平。肝苦寒，无毒。角咸温，无毒。

羊肉有补中益气、安心止惊、开胃健力之功。羊血解丹石药毒。羊肝养肝明目、羊角为有效的平肝熄风药，主治头风及小儿惊搐风痫，功用与羚羊角相似。常用于：

（1）流行性乙型脑炎，高热神昏谵语抽风：山羊角30g、钩藤6～9g，水煎服。或配入对症处方煎服。

（2）哮喘：新鲜羊胆汁120g，蜂蜜250g。二味调好放在碗里，再放锅内蒸两小时取出，每天早晚各服1汤匙。

（3）肾炎：煮沸新鲜羊奶，每晨服500ml，如病重，可每日服2次。1个月为1疗程（羊奶有利尿的作用）。

（4）血小板减少性紫癜、再生不良性贫血：生羊胫骨1～2根，敲碎，加红枣10～20个，糯米适量，同煮稀粥，每天2～3次分服，半月为1疗程。

（5）误吞铜铁：羊胫骨灰9g，米汤送下。

（6）胎衣不下：羊耳血一杯，内服，服后1时许即下。

（7）夜盲：羊肝120g，苍术9g。将二味混合碗内，置笼上蒸熟，去苍术，将羊肝晚上顿服，可取良效。

4. 兔

性味：兔肉辛平无毒。兔脑性温。兔胆咸寒无毒。

功用：兔肉补中益气。兔脑催生利胎。兔肝泻肝热、明目。兔头骨治头眩痛。兔皮毛烧灰治胎衣不下，产后血晕。兔血治癌症。兔尿能明目、去痘后翳障。常用于：

（1）肺结核、肝炎、慢性支气管炎：兔一只，去皮爪五脏，加水煎稠，去渣澄冷，渴即饮。

（2）乳汁稀少：野兔耳二只，焙干研面。白开水冲服。

（3）胎衣不下、血晕将危：兔皮毛烧灰，酒服，饮下即安。

5. 乌贼鱼（乌贼骨）

性味咸、微温，无毒。

有治经闭崩淋、去目翳、疗湿疮。收敛止血之能，并为良好和胃制酸药，常用于：

（1）肺结核咯血：乌贼骨9g、白及9g、藕节15g，水煎去渣，加蜂蜜调服，每日分3次服。

（2）哮喘：墨鱼骨干研末。每次9g，红砂糖拌食。

（3）胃痛、泛酸：啄木鸟1只，乌贼骨60g。将啄木鸟去毛肚、焙干，与乌贼骨共研成细末，每次用开水冲服6g，每日2次。

（4）刀枪伤：乌贼骨末敷伤口，如血不止，把蚕蛾炒研末敷。

（5）角膜翳：乌贼骨6g，研成细末，用密筛筛过与蜂蜜调和，点眼内。

6. 虾

性味甘温，有小毒。

有托痘疮、下乳汁、壮阳之功。常用于：

（1）小儿麻疹、水痘：活虾煮汤服，能促其早透早回，并可减少并发症。

（2）阳痿：生虾120g，韭菜250g。加油盐同炒熟吃。

（3）乳少：虾米120g，黄酒250g，同煎至虾米烂为止，热服。

7. 蛙（附：蛤蟆）

性味甘寒，无毒，含蛋白质、脂肪、糖类、磷、硫、维生素A、D、多种激素等。

有利水消肿、疗跌打损伤、解劳补虚之功。常用于：

(1) 白喉：青蛙胆1个，用凉开水吞服，数个即愈。

(2) 癫痫：活蛤蟆1个。将其腹割开，贴于胸口鸠尾穴位上，用布固定。

备注：服蛤蟆有出现中毒而命危者，故用此药时，需在医师指导下服用，用量应特别慎重，以免发生意外。

以上略举了一些常用的药用食物，其中所含的成分只介绍其主要成分，临床应用方面也只介绍比较常用的“食疗”方法，其他不太常应用的，就不一一介绍。以上仅供同道参考应用。

结　语

综上所述，饮食疗法由来已久。有其丰富的内容和深刻的医理。根据人体生理、病理的特点，掌握常见饮食物的性味功能。适当应用饮食疗法，则有预防疾病、治疗疾病、调养气血、制药物治疗的偏性等重要意义和作用。因此，进一步深入研究食疗的方法和机制，是我们研究中医理论的一个重要组成部分，也是摆在我们中医研究人员面前的一项重要任务，有望先生朋友们共同努力。

附：食疗歌

生梨润肺化痰好，　苹果止泻营养高。
黄瓜减肥有成效，　抑制癌症猕猴桃。
番茄补血助容颜，　莲藕除烦解酒妙。
橘子理气化痰好，　韭菜补肾暖膝腰。
萝卜消食除胀气，　芹菜能治血压高。
白菜利尿排毒素，　菜花常吃癌症少。
冬瓜消肿又利尿，　绿豆解毒疗效高。
木耳抗癌散血瘀，　山药益肾浮肿消。
海带含碘散瘀结，　蘑菇抑制癌细胞。
胡椒驱寒兼除湿，　葱辣姜汤治感冒。
鱼虾猪蹄补乳汁，　猪牛羊肝明目好。
益肾强腰食核桃，　健胃补脾吃红枣。

注①参考资料从略。

②为日本国群马中医研究会石黑协先生等讲食疗课用。

参考文献

[1] 成都中医学院. 伤寒论释义 [M]. 上海: 上海人民出版社, 1973.
[2] 浙江中医学院. 温病条辨白话解 [M]. 北京: 人民卫生出版社, 1963.
[3] 孙思邈. 备急千金要方 [M]. 北京: 人民卫生出版社.
[4] 浙江中医研究所. 温疫论评注 [M]. 北京: 人民卫生出版社.
[5] 上海中医学院. 中草药学 [M]. 上海: 上海人民出版社, 1974.
[6] 俞根初. 重订通俗伤寒论 [M]. 上海: 上海科技出版社, 1959 年 1 版.
[7] 吴瑭. 温病条辨 [M]. 北京: 人民卫生出版社, 1978 年 1 版.
[8] 张机. 伤寒论 [M]. 上海: 上海科技出版社, 1983 年 1 版.
[9] 王士雄. 温热经纬 [M] 人民卫生出版社, 1959 年 1 版.
[10] 何廉臣. 重订广温热论 [M] 人民卫生出版社, 1983 年 1 版.
[11] 赵朝群等. 师古不泥, 索源创新 [J] 陕西中医学院学报, 增刊 (2); 35. 1983.
[12] 薛芳. "热厥" 机制及其治法 [J] 辽宁中医杂志, 1983, 4: 22.
[13] 沈凤阁. 温病神昏一席谈 [J] 中医杂志, 1984, 5: 14.
[14] 黄道生. 肛趾温差与热厥证 [J] 上海中医药杂志, 1982, 7: 17.
[15] 孙世道等. 甲皱微循环的变化与气血关系 [J] 上海中医药杂志, 1981, 2: 44.
[16] 陈朗清. 温病厥逆 [J] 江苏中医. 1964, 1: 29.
[17] 戴麟郊. 瘟疫明辨 [M], 上海: 上海科技出版社, 1959 年.
[18] 吴瑭. 吴鞠通医案 [M] 人民卫生出版社, 1981 年 1 版.
[19] 沈庆法. 风温逆传救治案 [J] 绍兴中医, 1983, 1: 45.
[20] 李聪甫等. 金元四大医家学术思想之研究 [M], 北京: 人民卫生出版社, 1983, 第 1 版.
[21] 苗香圃. 肾虚血瘀的相关性及临床意义 [J]. 山东中医杂志, 1992. 11. (5): 3.
[22] 张学文. 中风先兆证发病规律的研究 [J]. 中国中医急症, 1992. 2. (1): 7.
[23] 杨树德. 中西结合对中风理论与治则的新认识 [J]. 中国中西医结合杂志, 1991 (2): 35
[24] 房定亚. 中风先兆及其防治 [J] 辽宁中医杂志, 1981; (12): 20.
[25] 詹文涛. 中风先兆的诊断及其防治《北京中医学院学报》1986; 9 (3): 19.

[26] 黄茂生. 中风前期的防与治 [J] 云南中医杂志, 1981; (2): 18.
[27] 邓振明. 中风病辨证刍议 [J] 陕西中医, 1988; 9 (9): 430.
[28] 高庆通. 小中风的辨证论治 [J] 新中医, 1988; (1): 20.
[29] 孙丽敏. 480 例缺血性中风先兆中医辨证分型的分析 [J] 北京中医, 1983; (3): 21.
[30] 施永德. 缺血性中风先兆预报和预防性治疗的初步探讨 [J] 中华医学杂志, 1979; 59 (12): 710.
[31] 鲍洪良. 心理因素在中风病因学中的位置 [J] 辽宁中医杂志, 1982; (11) : 3.
[32] 郝少杰. 风寒气候与中风病因的初步探讨 [J] 陕西中医, 1980; 5: 4.
[33] 何裕民等, 论肥人多阳虚痰湿, 瘦人多阴虚火热 [J] 中西医结合杂志, 1985; 5 (11): 674.
[34] 曾大方等. 缺血性脑卒中证候转归与腑气不通的关系 [J] 辽宁中医杂志, 1982; (9): 10.
[35] 王永炎. 中风病的临床研究——建议与展望 [J] 陕西中医, 1988; 9 (9): 391.
[36] 张沅昌. 脑血管疾病 [M] 人民卫生出版社, 1984: 139.
[37] 施永德. 中风的预防和治疗 [M] 上海: 上海科技文献出版社, 1988 年 1 版.
[38] 闻立斗. 老年性神经系统疾病诊治荟萃 [M] 武汉: 武汉出版社, 1990 第 1 版.
[39] 颜德馨. 老年性痴呆从瘀论治 [J] 上海中医药杂志. 1993: (10): 12.
[40] 张党人. 从痰瘀论治老年脑血管性痴呆 [J] 新中医. 1993, (2): 50.
[41] 麦巍. 缺血性脑血管病性痴呆 [J] 基础医学与临床. 1994: (1): 5.
[42] 姚培发等. 祖国医学抗老延龄问题初探 [J] 上海中医药杂志 1981, (6): 4.
[43] 曹钧等. 现代老年医学 [M] 山东科学技术出版社, 1984 年第 1 版.
[44] 何裕民等. 略论体质与年龄 (附 2263 例对象体质与年龄的调查分析) [J] 中医药学报, 1986 (3): 1.
[45] 施永德等. 年龄与血液流变学关系的初探 [J] 老年学杂志, 1988 (4) 241.
[46] 朱宝宽等. 老年人青紫舌血液流变性和舌尖微循环观察 [J] 江苏中医杂志, 1985 (8): 42.

［47］张鹤年等. 对缺血性中风发病机制的探讨［J］上海中医药杂志，1981（8）：8.
［48］陈素云，益气通络丹治疗中老年内伤杂病 30 例小结［J］四川中医，1987（2）：14.
［49］李守朝. 益气活血法治疗老年性疾病 150 例［J］陕西中医 1989，（1）：10.
［50］黄志强等. 保元通闭汤治疗前列腺肥大 52 例［J］新中医，1987（10）：54.
［51］张有明等. 46 例慢性肺心病患者全血黏度与舌象的临床分析［J］天津中医，1987（6）：10.
［52］王承训等. 益气化瘀法治疗眩晕 132 例临床观察［J］北京中医 1986（5）：24.
［53］杨刚. 益气活血祛瘀法治疗 88 例高血压病临床观察［J］云南中医学院学报，1986（1）：22.
［54］张学文等. “通脉舒络液结合辨证治疗中风”［J］中医杂志，1987（7）：26.
［55］冯亦璞等. 小鼠脑缺血后的能量代谢改变和药物的作用［J］药学学报，1989（2）：89.
［56］孙景波. 通脉舒络液对激素性瘀血模型大鼠血液流变性的影响［J］北京中医学院学报，1989（3）：40.
［57］吴汉卿等. 105 例冠心病疗效分析［J］上海中医药杂志，1988（3）：13.
［58］祝其锋等. 血浆过氧化脂质水平在冠心病诊断上的意义［J］湖北医学院学报. 1985（1）：23.
［59］李景德. 日本研究活血化瘀的动态［J］国外医学·中医药分册，1983，5（3）：264.
［60］陈可冀. 日本活血化瘀研究进展［J］中西医结合杂志，1985（3）：185.
［61］熊谷朗. 用现代医学观点探讨中医学的秘密［J］日本医学介绍，1984；5（9）：29.
［62］陈可冀. 关于活血化瘀研究的国内外进展［J］国外医学·中医中药分册，1986；8（4）：1.